간호조무사
10일 합격 총정리

합격을 결정하는 실전 모의고사

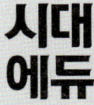

끝까지 책임진다! 시대에듀!
QR코드를 통해 도서 출간 이후 발견된 오류나 개정법령, 변경된 시험 정보, 최신기출문제, 도서 업데이트 자료 등이 있는지 확인해 보세요!
시대에듀 합격 스마트 앱을 통해서도 알려 드리고 있으니 구글 플레이나 앱 스토어에서 다운받아 사용하세요.
또한, 파본 도서인 경우에는 구입하신 곳에서 교환해 드립니다.

편집진행 노윤재·장다원 | **표지디자인** 김지수 | **본문디자인** 장성복·유가영

간호조무사 윤리강령

INTRODUCE

합격의 공식 Formula of pass
시대에듀 www.sdedu.co.kr

대한민국 간호조무사 윤리강령

간호조무사는 간호대상자가 필요로 하는 간호를 차별 없이 평등하게 제공하고, 건강취약계층의 건강권을 보호한다.

간호조무사는 간호대상자의 존엄성과 기본권을 존중하고, 사생활과 개인정보를 보호한다.

간호조무사는 최선을 다해 성실하게 간호하고, 간호대상자에게 안전하고 편안한 간호환경을 조성한다.

간호조무사는 의료법규를 준수하고, 보건의료인으로서 품위를 지키며, 자기관리를 철저히 한다.

간호조무사는 지속적인 자기계발과 학습을 통해 간호인력으로서 직무능력을 유지하고 개발하기 위하여 노력한다.

간호조무사는 다른 보건의료인들의 역할을 존중하고, 상호 협력적인 관계를 유지하는 가운데 간호업무를 수행한다.

간호조무사는 자신의 권익과 처우개선, 전문성 향상을 위하여 협회 활동과 사회 및 정책 활동에 적극 참여한다.

간호조무사는 국민보건 향상에 관한 정부의 요청에 협력하며, 사회적 재난과 국가적 위기상황 시 구호 및 의료 활동에 적극 참여한다.

CBT 모의고사, 이제 선택이 아닌 필수!

※ **CBT 모의고사**는 쿠폰 등록 후 30일 이내에 사용 가능합니다.

CBT 모의고사	간호조무사	2회 무료쿠폰	ZBIG-00000-DD47C

| 응시방법 | ▶ | 01 시대에듀 www.sdedu.co.kr | ▶ | 02 합격시대 CBT 모의고사 상단 FAMILY SITE → 모의고사 | ▶ | 03 검색창에 시험명을 입력하세요! 🔍 간호조무사 | 시대에듀 www.sdedu.co.kr/pass_sidae |

이 책의 구성과 특징

STRUCTURES

합격의 공식 Formula of pass
시대에듀 www.sdedu.co.kr

★ 이렇게 학습하세요!

출제범위가 넓은 간호조무사 자격시험에 합격할 수 있는 방법은 체계적인 계획과 성실한 복습입니다. 다음에서 안내하는 본서의 특징을 활용하여 그동안 시험에 출제되었던 유형을 중심으로 계획을 세워 성실하게 학습하세요. 전략적인 합격 노하우를 담은 본서와 함께라면 간호조무사 자격시험에 완벽하게 대비하여 확실하게 합격할 수 있습니다.

간호조무사 출제키워드 분석

최신 시험에 활용된 주요 키워드를 일목요연하게 정리하였습니다. 2016년부터 2025년까지의 시험출제에 활용된 키워드를 살펴보며 이를 중심으로 현명하게 학습할 수 있습니다.

합격을 결정하는 총정리 출제유형 분석

출제유형을 분석하는 과정은 앞으로의 학습에 있어서 길잡이 역할을 해줍니다. 시험에서 어떤 내용을 묻는지, 출제에 자주 활용되는 전문용어나 법령은 무엇인지 꼼꼼하게 숙지해 보세요.

총 10회분의 모의고사 수록

수험생이 꼭 풀어보아야 할 문제를 중심으로 구성한 총 10회분의 모의고사를 만나보세요. 최신 출제경향을 철저하게 분석하여 앞으로 출제될 가능성이 높은 문제를 선별하였습니다. 반복적으로 풀어보며 합격에 가까이 다가가세요.

핵심을 짚는 명쾌한 해설

본서 한 권으로도 충분한 학습이 이루어질 수 있도록 친절하고 명쾌한 해설을 수록하였습니다. 전문적인 해설과 함께 별도의 이론서 없이도 부족한 부분을 보완하고 빈틈없이 복습할 수 있습니다.

간호조무사 시험안내

INFORMATION

합격의 공식 Formula of pass
시대에듀 www.sdedu.co.kr

※ 다음 사항은 시행처인 한국보건의료인국가시험원에 게시된 시험정보를 바탕으로 작성되었습니다. 시험 전 최신 공고사항을 반드시 확인하시기 바랍니다.

➕ 간호조무사란?

간호조무사는 각종 의료기관에서 의사 또는 간호사의 지시하에 환자의 간호 및 진료에 관련된 보조업무를 수행하는 자를 말한다.

➕ 인터넷 접수

❶ 응시원서
국시원 상시(기간제)시험 홈페이지 [시험안내 홈] → [원서접수] → [응시원서 접수]에서 직접 입력

❷ 응시수수료 결제
국시원 상시(기간제)시험 홈페이지 [응시원서 작성 완료] → [결제하기] → [응시수수료 결제] → [시험선택] → [온라인계좌이체/가상계좌이체/신용카드] 중 선택

❸ 응시표 출력
국시원 상시(기간제)시험 홈페이지 [마이페이지] → [응시원서 관리] → [시험선택] → [응시표 출력]

➕ 시험일정(2025년 기준)

구 분			일 정	비 고
응시원서 접수	일 시	상반기	01.06.~01.23.	• 응시수수료 : 37,000원 • 접수시간 : 해당 시험직종 접수 시작일 09:00부터 접수 마감일 18:00까지
		하반기	07.07.~07.24.	
	방 법		인터넷 접수 : 국시원 상시(기간제)시험 홈페이지 [원서접수]	
시험시행	일 시	상반기	03.06.~03.14.	응시자 준비물 : 응시표, 신분증
		하반기	09.04.~09.12.	
	장 소		전국 시험센터	
최종합격자 발표	일 시	상반기	03.19.	휴대전화번호가 기입된 경우에 한하여 SMS 통보
		하반기	09.17.	
	방 법		국시원 상시(기간제)시험 홈페이지 [합격자조회]	

➕ 시험과목

시험종별	과목수	문제수	배 점	총 점	문제형식
필 기	3개	70문제	1점/1문제	70점	객관식 5지선다형
실 기	1개	35문제		35점	

간호조무사 시험안내

INFORMATION

합격의 공식 Formula of pass
시대에듀 www.sdedu.co.kr

➕ 시험시간표

구 분	시험과목(문제수)	입장시작	입장완료	중도퇴실 가능	시험시간
오 전	• 기초간호학 개요[(35), 치의학기초개론 및 한의학기초개론을 포함]	09:20~	~09:40	11:00~	10:00~11:45 (105분)
오 후	• 보건간호학 개요(15) • 공중보건학개론(20) • 실기(35)	12:40~	~13:00	14:20~	13:20~15:05 (105분)

➕ 시험센터

❶ 서울구로 시험센터[서울특별시 구로구 공원로 21(구로동)]
❷ 경기성남 시험센터[경기도 성남시 수정구 산성대로 573(양지동)]
❸ 부산경남 시험센터[부산광역시 남구 신선로 365(용당동)]
❹ 대전충청 시험센터[대전광역시 서구 문정로 6(탄방동)]
❺ 대구경북 시험센터[대구광역시 동구 첨복로 80(동내동)]
❻ 광주전남 시험센터[광주광역시 남구 봉선로 1(봉선동)]
❼ 전북전주 시험센터[전북특별자치도 전주시 완산구 온고을로 13(서신동)]
❽ 강원원주 시험센터[강원특별자치도 원주시 중앙로 189(학성동)]
❾ 제주 시험센터[제주특별자치도 제주시 한라대학로 38(노형동)]

➕ 응시자 유의사항

❶ PC를 이용한 컴퓨터시험으로만 응시할 수 있음. 수험자는 PC를 통해 답안을 마우스로 클릭하여 답안카드를 작성
❷ 컴퓨터시험을 사전에 체험할 수 있는 프로그램은 국시원 상시(기간제)시험 홈페이지 → [시험안내] → [CBT 체험하기] → [상시 · 기간제 CBT 체험하기] → [간호조무사 CBT 체험하기]에서 확인 가능
❸ 응시자는 본인이 접수한 시험일의 입장완료 시간까지 해당 센터 및 시험실의 지정 좌석에 착석해야 함
❹ 응시자 본인이 접수한 시험일정(시험센터, 시험일시)에만 응시 가능
❺ 신분증을 지참하지 않은 사람은 시험에 응시할 수 없음

➕ 합격기준

❶ 매 과목 만점의 40% 이상, 전 과목 총점의 60% 이상 득점한 자를 합격자로 함
❷ 응시자격이 없는 것으로 확인된 경우에는 합격자 발표 이후에도 합격이 취소됨

➕ 합격자 발표

❶ 합격자 명단은 다음과 같이 확인할 수 있음
  ㉠ 국시원 상시(기간제)시험 홈페이지 [합격자조회]
  ㉡ 국시원 상시(기간제)시험 모바일 홈페이지
❷ 휴대전화번호가 기입된 경우에 한하여 SMS로 합격 여부를 안내함

01 채인 구성

CONTENTS

합격의 공식 Formula of pass
시대에듀 www.sdedu.co.kr

출제기준 · 출제경향 분석

모의고사

1영차 총정리	3
2영차 총정리	13
3영차 총정리	23
4영차 총정리	33
5영차 총정리	44
6영차 총정리	55
7영차 총정리	66
8영차 총정리	76
9영차 총정리	87
10영차 총정리	98

정답 및 해설

1영차 정답 및 해설	111
2영차 정답 및 해설	116
3영차 정답 및 해설	121
4영차 정답 및 해설	126
5영차 정답 및 해설	131
6영차 정답 및 해설	136
7영차 정답 및 해설	141
8영차 정답 및 해설	146
9영차 정답 및 해설	153
10영차 정답 및 해설	159

2025년 간호조무사 출제키워드 분석

2025년 시험 총평 및 2026년 시험 예상

2025년 간호조무사 시험에는 두 가지의 변화가 있었다. 시행방식(지필시험에서 컴퓨터시험으로 전환)과 문항수(100문항에서 105문항)의 변화이다. 수험생들은 많은 수험을 수행하는 방법이나 문항의 기술을 고려할 때 변경된 시행방식이 보다 편리하다는 반응을 보였다. 또한, 특별히 시험이 어려웠거나 이슈가 될 만한 것은 없었으며, 한국어가 예상에 비해 크게 벗어나지 않은 정형적인 시험 추세는 한국보건의료인국가시험원에서 제공하는 기출문제 유형과 유사하게 출제되었다. 특히 난도가 낮은 내용은 시험의 소중함을 깨닫게 되는 것에 유의해야 한다고 생각이 든다. 이를 통해 지역적인 내용을 암기하기보다는 보조적인 인지와 내용을 이해할 수 있는 지문을 보고 내용을 암기하기보다는 보조적인 인지와 내용을 이해할 수 있는 부분이다. 보편적인 업무와 한계에 필요한 사항은 보건복지부령으로 정한

국가고시는 특별히 난도 높은 시험은 아니었지만, 출제범위가 넓기 때문에 2026년 시험을 치르기 위해서는 참고로 하여 공부하는 것이 필요하다. 또한, 변경된 CBT 형식의 국가공정에 시험을 치르기 전까지 충분히 활용하여 미리 체험해 보기를 권장한다.

간호조무사의 업무

- 간호조무사는 간호사를 보조하여 업무를 수행할 수 있음
- 간호조무사는 의원급 의료기관에 한정하여 의사, 한의사의 지도하에 환자의 요양을 위한 간호 및 진료의 보조를 수행할 수 있음
- 구체적인 업무의 범위와 한계에 필요한 사항은 보건복지부령으로 정함

간호조무사의 직접적 직업적 태도

- 근무시간 변경을 원할 때는 가능한 빨리 직속상관에게 사유와 함께 알리기
- 환자가 집병 및 검사결과를 질문하면 의사, 간호사에게 문의하게 안내하기
- 환자가 귀중품을 채용할 때는 병원규정상 수행할 수 없다고 하며 정중히 거절하기
- 환자 사망 시 귀중품은 반드시 보호자가 채임지도록 하기
- 업무상 알게 된 환자의 개인정보 등 비밀을 사적으로 공유하지 않기

간호기록

- 집병예방
- 수행연장
- 신체적·정신적 호흡 증진

윈슬로우(Winslow)가 주장한 공중보건학의 목적

- 집병예방
- 수행연장
- 신체적·정신적 호흡 증진

질병예방수준

- 1차 예방
  - 질병이 발생하기 전에 인간의 건강수준을 자체를 향상시키고 저항력을 높이는 것으로 질병예방, 건강증진 활동을 하는 단계
  - 예방접종, 산전간호, 보건교육, 상담 등
- 2차 예방
  - 조기발견과 진단, 조기치료의 단계로 질병의 발견을 지연시키 중증화되는 것을 예방하는 단계
  - 중등증선별검사, 진단자, 치료 등
- 3차 예방
  - 질병 후에 그 합과를 최소화하는 재활 및 사회복귀의 단계
  - 신체재활, 정신적 사회복지 지원

기생충

- 무구조충
  - 전파경로: 불충분하게 가열한 소고기 섭취로 감염
  - 증상: 의장장애, 중수수섬, 담관염, 북통, 현기증 등
  - 예방: 대변처리, 충분히 익힌 소고기 섭취
- 유구조충
  - 전파경로: 불충분하게 가열한 돼지고기 섭취로 감염
  - 증상: 장과증세, 빈혈, 체증 감소
  - 예방: 대변처리, 충분히 익힌 돼지고기 섭취
- 회충
  - 전파경로: 집 세계 널리 퍼진 회충감염, 두통, 소아에게서 경련을 일으킴
  - 증상: 식욕감퇴 등
  - 예방: 위생적 분변처리, 신발 착용
- 요충
  - 전파경로: 자가감염, 집단감염
  - 증상: 항문주의 소양감, 수면장애, 야뇨증
  - 예방: 손 씻기
- 십이지장충
  - 전파경로: 오염된 흙과 접촉한 경우 감염, 채소를 통해 감염
  - 증상: 폐럽증세, 빈혈, 지혈안, 부종, 변비, 간증대, 성장지연 등
  - 예방: 대변처리, 충분히 익힌 채소 세척

수질 오염도

- BOD(생화학적 산소요구량)
  - 물속의 유기물질이 호기성 미생물에 의해 분해되어 안정화되는 과정에서 소비되는 산소량
  - 20°C, 5일간 시료를 배양하여 소모되는 산소량
  - BOD가 높다는 것은 유기물질의 양이 많다는 것을 의미함 → 결과적으로 그로 이러한 수역은 용존산소의 소비가 많아 활기가 보족하여 발생하여 부패되어 생물의 생존에 악영향을 미침
- COD(화학적 산소요구량)
  - BOD와 더불어 수질의 오염정도를 간접적으로 나타내는 지표
  - 시화제를 이용하여 배수 중의 유기물질을 산화하는 데 필요한 축증의 mg/L(ppm) 단위로 표현
  - BOD로 측정이 불가능한 무기물질도 측정할 수 있는 장점
  - 용존산소가 부족하면 협기가 발생하기 때문에 부패

사회보장

- 사회보험
  - 의료보장: 건강보험, 산재보험, 장기요양보험
  - 소득보장: 산재보험, 국민연금, 고용보험
- 공공부조
  - 의료보장: 의료급여
  - 소득보장: 기초생활보장
- 사회서비스
  - 기초노령연금, 경로우대, 노인복지, 가사부 바우치, 예방접종 등

보건교육 방법

- 분단토의(버즈세션)
  - 개인이 소집단으로 나누어 토의한 후 다시 전체 회의에서 종합하는 방법
- 배성토의(패널토의)
  - 가자 5~10명간 자기의 상반된 의견을 가진 전문가가 사회자의 안내에 따라 발표한 뒤 청중의 질문에 도의하는 방법
- 심포지엄
  - 전문지식을 가진 전문가가 발표 후 청중의 질문에 답하는 방법
- 강의
  - 교의: 일방적인 교육 방법으로, 많은 양의 지식을 주어진 시간에 전달 가능
- 시범: 이론과 실제의 작용 방법

복수천자

- **목 적**
  - 복수의 성분 분석
  - 축적된 복수 제거

- **주의사항**
  - 감염 예방을 위해 무균적으로 시행하기
  - 천자 부위의 출혈 및 복막 액체를 지속적으로 관찰하기
  - 복수천자 시행 중의 복부 둘레를 측정하여 비교하기
  - 앙와위에서 시행하기(심한 호흡곤란 시 좌와위 반좌위에서 시행하기)
  - 시행 전 배뇨·배변을 하도록 하기
  - 시술 후 환자의 천자 부위를 호소 시 부패들 착용시키기
  - 배액이 역류할 경우 부위를 대배하여 방수포를 얻어두기

MRI

- 금속성 예체서리와 물질(귀걸이, 목걸이, 팔찌, 반지, 신용카드 등) 제거하기
- 정확한 검사를 위해서는 검사 중 환자의 움직임이 없어야 함
- 폐쇄공포증 환자는 수면 검사가 가능함

대상자를 침대에서 이동차로 옮길 시 유의사항

- 이동차를 침대와 같은 높이로 두기
- 두 명이서 안아 옮기기
- 허리를 굽히지 않기
- 무릎을 굽히고 무게중심을 낮춰 이동차를 침대 높이로 하여 한쪽 팔의 힘을 이용을 이용하여 당기기

편마비 환자 보행 시 간호

- 환자의 마비가 있는 쪽에 서기
- 환자의 허리 주변 한 손을 대어 안정시키기
- 환자의 무게를 쉽게 지지하기 위해 가드랑 부위에 팔을 지지하기
- 환자가 불안정할 때는 항상 이동벨트를 사용하기
- 안전을 위해 두 명이 돕는 것이 좋음

한방간호

- 침 : 유침시간 20분 정도, 발침 후 남은 침이 있는지 살피고 알코올 솜으로 마무리
- 실내고 일교을 쾌적으로 유지
- **뜸(구법)** : 온열을 이용하여 면역을 올림, 출혈 시 금기
- 화상 주의
  - 얇은 다른 병으로 옮기면 안 됨
  - 사용량 이상으로 따뜻 많은 바람
- **부황요법** : 음압펌프질로 관 속에 든 공기를 빼내어 피부 표면에 중창시키거나 간접화력을 이용하여 음압을 일으켜 지료하는 방법
  - 치내용 발표명하면 담당의사에게 확인
  - 환자가 부적용을 보고하고 지시를 기록
- **주사요법(수기법)** : 음압조절, 근육체적 손상 시 바로 제 경행하는 방법
- **훈증요법(벌뜸요법)** : 동성인부, 소염, 소양(노폐물)제거, 제주 조절)
- **수지요법** : 냉장 16℃, 온장 42℃, 자극과 진정 작용

투약 시 주의사항

- 의사의 처방에 의해 사용
- 약의 용량, 방법, 시간, 환자, 차방을 확인하여 사용
- 얇은 다른 병으로 옮기면 안 됨
- 사용량 이상으로 따뜻 많은 바람
- 약의 사용이 중단된 당일이에게 확인
- 차방이 불분명하면 담당의사에게 확인하고 지시를 기록
- 환자가 투약 시에도 보고하고 지시를 보관
- 잘못 투약 시에도 보고하고 지시를 보관
- 마약은 약장에 넣고 잠가 차고 마약은 약을 준비한 사람이 해야 함

노인의 낙상예방

- 근력 강화를 위해 규칙적인 운동을 시키기
- 맞잡이 낮고, 폭이 넓으며, 미끄러지지 않는 신발 사용하기
- 보행기나 지팡이를 사용하기
- 천천히 앉고 천천히 일어서기
- 실내조명을 개선하고 실내장애물을 치우기
- 손잡이, 미끄럼 방지 매트 등을 설치하기
- 잠자에 잠자난간을 설치하기
- 병실 바닥에 물이나 용액이 엎질러져 있지 않도록 하기
- 호출들을 손에 닿기 쉬운 곳에 두기
- 식사 시 의자는 등받이가 있고 팔걸이가 있는 것을 사용하기

임 종

- **임종단계**
  - 부정단계 : 자신의 죽음을 받아들이지 않음
  - 분노단계 : 분노와 적대감을 신하고 주위의 사람에게 과음을 내고 분개함
  - 협상단계 : 죽음을 조금 인정하나 자신의 죽음이 빠진 의 죄악 때가나고 생각함
  - 우울단계 : 죽음을 인정하고 슬픔에 빠짐
  - 수용단계 : 죽음을 인정하고 평화롭게 죽음을 기다림

- **임종 환자 간호**
  - 독방을 주지만 혼자 두지 않음
  - 방을 밝게 하고, 실내온도는 약 22℃를 유지
  - 청각이 제일 마지막까지 남아있으므로 조용히 하고, 정상 음성으로 말함

진료기록 등의 보존(의료법 시행규칙 제15조)

- 2년
  - 처방전
- 3년
  - 진단서 등의 부본(진단서·사망진단서 및 시체검 안서 등을 따로 구분하여 보존할 것)
- 5년
  - 환자 명부, 검사내용 및 검사소견기록, 방사선사진 (영상물 포함) 및 그 소견서, 간호기록부, 조산기록부
- 10년
  - 진료기록부, 수술기록

실태조사(정신건강복지법 제10조)

보건복지부장관은 5년마다 다음의 사항에 관한 실태조 사를 하여야 한다. 다만, 정신건강증진 정책을 수립하는 데 필요한 경우 수시로 실태조사를 할 수 있다.
- 정신질환의 인구학적 분포, 유병률 및 유병요인
- 성별, 연령 등 인구학적 특성에 따른 정신질환의 치료이 력, 정신건강증진시설 이용 현황
- 정신질환으로 인한 사회적·경제적 손실
- 정신질환자의 취업·직업훈련·소득·주거·경제상태 및 정신질환자에 대한 복지서비스
- 정신질환자 가족의 사회·경제적 상태
- 정신질환자 및 그 가족에 대한 자별 실태
- 우울·불안·고독 등 정신건강 이상으로 우려되는 문제 그 밖에 정신건강증진에 필요한 사항으로서 보건복지부 장관으로 정하는 사항

모자보건 용어(모자보건법 제2조)

- 임산부 : 임신 중이거나 분만 후 6개월 미만인 여성
- 모성 : 임산부와 가임기 여성
- 영유아 : 출생 후 6년 미만인 사람
- 신생아 : 출생 후 28일 이내의 영유아
- 미숙아 : 신체의 발육이 미숙한 채로 출생한 영유아
- 선천성이상아 : 선천성 기형 또는 변형이 있거나 염색체 에 이상이 있는 영유아

사후처리

- 의사의 사망선고가 있은 후 시작됨
- 사용된 의료기기와 보비물을 제거
- 경직되기 전에 신체를 적절한 자세로 만듦
- 배설 정리 및 소독, 환기

2024년 간호조무사 출제키워드 분석

2024년 시험 총평 및 2025년 시험 예상

간호조무사 상반기 시험은 합격률이 90.6%로 평이했지만, 하반기 시험은 수험생들이 다소 어렵게 느꼈다. 상반기 시험은 기존 시험에서 나왔던 정도로 평이했지만, 하반기 시험은 수험생들이 다소 어렵게 느꼈다. 시험은 기존 시험에서 나왔던 이론의 공부만으로 수험생에 대한 수험을 계속해도, 하반기 시험에는 많이 흘러나와서 문제은행식 학습대로 정답에 이르지 못한 문제 풀이 때 야박하게 풀 수 있었다. 그러므로 하반기 시험에서는 출제된 것이 많아서 문제은행식 학습대로 정답에 이르지 못한 문제 풀이 때 야박하게 풀 수 있었다. 그러므로 하반기 시험에서는 심기도 30문제에서 35문제로 늘어나면서 시험시간도 5분 연장되는 등의 변화가 생긴만큼 다른 해보다 더욱 철저한 학습이 필요할 것으로 전망된다.

간호조무사 윤리강령

- 간호대상자가 필요로 하는 간호를 차별 없이 평등하게 제공하고, 건강수명의 건강권을 보호한다.
- 간호대상자의 존엄과 기본권을 존중하고, 사생활과 개인정보를 보호한다.
- 최선을 다해 성실하게 간호하고, 안전하고 편안한 환경을 조성한다.
- 의료법규를 준수하고, 보건의료인으로서 품위를 지키며, 자기관리를 철저히 한다.
- 지속적인 자기계발과 학습을 통해 직무능력을 유지하고 개발하기 위하여 노력한다.
- 다른 보건의료인들의 역할을 존중하고, 상호 협력적인 관계를 유지하는 가운데 간호업무의 전문성을 확보하기 위하여 협력한다.
- 자신의 권익과 처우개선, 전문성 향상을 위한 동료 사회 및 정책활동에 적극 참여한다.
- 국민보건 향상에 관한 정부의 요청에 협력하며, 사회적 재난이나 국가적 위기 상황 시 구조 및 의료활동에 적극 참여한다.

할 구

- 직할구 : 산소 및 이산화탄소의 운반
- 백혈구 : 식균작용, 면역기능
  - 과립백혈구(호중구, 호산구, 호염기구)
  - 무과립백혈구(림프구, 단핵구)
- 혈소판 : 혈액응고

식사 유형

- 경식 : 소화기능 장애인 환자가 쉽게 변화되게 조리하여 제공하는 식사
- 일반식 : 특별한 식사조절이나 소화장애가 없는 환자에게 제공하는 식사
- 관식 : 위장관 기능은 정상이지만 구순으로 영양섭취가 하든 환자에게 관을 통해 영양을 공급하는 식사
- 연식(죽식) : 음식을 잘 설치 못하거나 위장장애가 있는 환자에게 제공하는 식사
- 유동식 : 수술 후 회복기 환자 또는 고형음식을 섭취할 수 없는 환자가 처음으로 경구섭취를 시작하는 경우 주는 식사

구강간호 예방

- 1차 예방 : 칫솔질, 영양관리, 불소 사용, 치면 세마
- 2차 예방 : 치은염 치료, 초기우식병 충전, 부정교합 치료
- 3차 예방 : 치아 발치, 부정교합 교정, 진행우식병소 충전, 치주수복, 의치보철

일괄만든

- 일괄만든는 의자보다 있는 힘이 경함
- 일괄만든는 치아에도 치면세균막이 발생함
- 수유한 날에는 고정성 약팀에 의한 치아에 남아있을 때 6개월 정도 경험
- 일괄만든는 좌우양쪽 약팀에서 차단력이 약하므로 백대만든 칼하고 칠긴 음식은 피해야 함

추나요법

- 추나요법에 쓰는 오도는 20℃를 유지한
- 시술 중 환자가 오심을 호소하면 시술을 중단함
- 시술 후 고강적인 운동은 금지함
- 공복 환자에서 출혈이 있어서는 시술하지 않음

통증

- 심부통 : 근육, 골격, 관절 신경 등에서 발생하는 통증으로, 두탈고 넣게 퍼짐
- 작열통 : 의상이 있을 때 손상을 받은 부위가 타는 통증
- 기통 : 출산 당일에 아닌 시기에 일어나는 자주수축에 의한 통증
- 환상통 : 몸의 한 부위가 절단적으로 없는 상태임에도 있는 것처럼 느끼는 감각
- 실차신경통 : 건물정으로 안면에 갑작스럽게 된 듯한 통증을 느끼는 만성통증

신생아의 인공영양법

- 젓네에 놓인 채 수유하지는 안 됨
- 수유 적 전은 2시간으로 견해되게 교체함
- 받기에 젓을 담아 식어지면 알맞게 데움
- 남은 것은 고정하지 맙고 바로 버려야 함
- 수유 중간과 후에 트림을 시켜야 함

신생아의 가지기 훈련

- 옷이나 대소빨을 보더라도 정체를 구조하지는 않음
- 모래, 여이나 비교하지는 않음
- 받기에 앉는 시간은 5분 이내로 하고, 음변은 못 보면 다음에 다시 시도하도록 함
- 대변은 12개월 사이 시작할 안정, 소변은 16~18개월
- 시작~24개월에 안전할 수 있게 됨
- 평소에 유아용 변기에 앉힘을 시켜야 함

영유아 대소변 가리기 훈련

- 집이 박힌 이음장은 재공함을 대부맞힘의 가능성이 있으므로 유아용 대신 대변을 더 고정함
- 빠가 뛰어나왔돈 해도 다시 위치기키
- 노출을 위하는 성장시설에서 정작하여 나용해는 생리사성으로 직접 판란 가지로 이룸

응급약물모음

- 자각경부가 부부르 정우에 어릅약을 재워한 후 염색제를 부상하는 법
- 입시 10~13주 사이에 시행

감상생의 질환 환자를 위한 간호보조활동

- 그의반, 고단배 및 충분한 수분을 제공함
- 살라가 발생할 수 있으므로 안전한 환경을 제공함
- 방안이 있으므로 시원한 환경을 제공함
- 정서적 안정을 위해 방문객을 제한하고 존언을 위하게 함

임신의 손상 환자를 위한 응급처치법

- 손상을 극부린 상체에서 안 손으로 맞대는 동시들 지극할 때 손등과 소의 무급대체지나 자리는 밤

소화개양 환자를 위한 간호보조활동

- 안고온, 탄산음료, 카페인 제공하지 않음
- 소량씩 자주 섭취할 수 있게 함
- 금연, 절주한 운동, 충분한 수면을 취하게 함
- 으으은, 인산 정반을 주진하기에 심수할 때에야 함
- 비스테로이드성 항염증제는 소화궤양의 원인이 되므로 북용해서는 안 됨

교육평가

평가단계에 따른 분류
- 진단평가 : 질병 감염 후 획득된 면역
- 형성평가 : 교육을 진행되는 수시로 실시하는 평가
- 총괄평가 : 교육이 끝난 후의 평가

평가효용에 따른 분류
- 과정평가 : 교육 개최과로 진행되었는지에 대한 평가
- 영향평가 : 교육의 결과로 나타난 영향에 대한 단기적 평가
- 성과평가 : 교육을 통한 성과에 대한 장기적 평가
- 구조평가 : 투입되는 자원이 적절한지에 대한 평가

가단내성력

- 단위시간 내 인체의 단위면적에서 손실되는 열량
- 공기의 쾌적도와 기류 측정 시 사용

교토 의정서

- 지구온난화를 일으키는 6가지 온실가스 배출을 억제하기 위함
- 온실가스 배출량을 약속한 대로 줄이지 않는 국가에 대해서는 무역이익 붙여서 배출권을 적용하기로 함함

부 패

- 단백질이 미생물의 작용으로 분해되는 것
- 분해과정에서 암모니아 등이 생성되어 악취를 내고 유해 물질을 생성함

폐기물 처리법

- **매립법** : 지표면 아래에 쓰레기를 묻고 흙이나 화학약품을 입어가지 않는 물질로 덮음
- **소각법** : 가장 위생적인 처리법이지만 주변 지역의 공기를 오염시킬 수 있으며, 전선이나 배냇을 처리하는 과정에서 인체에 유해한 다이옥신 등을 방출함

병원력

- 병원체가 숙주에 침입하여 현성감염을 일으키는 능력
- 감염자 중에서 현성감염자가 차지하는 비율

면 역

- 자연능동면역 : 질병 감염 후 획득된 면역
- 인공능동면역 : 예방접종으로 획득된 면역
- 자연수동면역 : 모체로부터 얻는 면역
- 인공수동면역 : 혈청제제로 감증으로 획득하는 면역

정신의료기관 입원 등인 의사(정신건강복지법 제 41조 및 제42조)

정신의료기관 등의 장은 자의입원 동의입원 등을 한 날부터 2개월마다 퇴원 등을 할 의사가 있는지를 확인해야 한다.

구강보건사업(구강보건법 제2조)

구강질환의 예방 · 진단, 구강건강에 관한 교육 · 관리 등을 함으로써 국민의 구강건강을 유지 · 증진시키는 사업을 말한다.

단순도뇨 목적

- 무균적인 소변 검사물을 확보하기 위해
- 수술이나 검사 전 방광을 비우기 위해
- 배뇨 후 잔뇨량을 측정하기 위해
- 소변이 정체될 때 방광의 팽만을 줄이기 위해

클로르헥시딘

- 그람양성균에 대해 효과 스펙트럼이 높음
- 바이러스, 포자, 결핵균에는 살균력이 없음
- 용도에 따라서 손 소독, 점막 소독, 관 삽입부위 피부 소독 등에 사용함

상처 드레싱을 돕는 방법

- 상처부위의 인접부에 배액쪽으로 배액함
- 사용 후 혈액이 묻은 드레싱 세트를 차가운 물로 씻은 후 미온수와 비누로 닦음
- 상처에 붙어서는 편안함을 주고 혈관수축을 일어나지 않도록 차갑지 않게 유지하는 사용함
- 이동검자 끝부분이 아래로 향하게 잡음
- 드레싱 세트를 환자마다 별도로 준비함

환자의 체위를 변경하는 방법

- 2시간마다 체위를 변경함
- 환자가 바로 누운 자세를 취하였을 때 대전자 주둥이를 다리 안쪽에 대주어 영야관절의 외회전을 방지함
- 환자의 체위를 유지할 때 관절은 약간 구부린 상태가 되도록 함
- 마찰력을 유발하지 않게 환자를 끌지 말고 들어서 옮김
- 체위를 변경할 때마다 압박받는 부위의 피부를 관찰함

구강 간호보조활동

- 자극적 점심을 일으키는 부드러운 칫솔모로 전원한 꼼꼼하게 닦음
- 구토나 점심을 일으킬 수 있으므로 너무 깊이 닦지 않음
- 치실 사용 시 출혈이 발생할 수 있으므로 혈액응고장애 환자는 치실 사용을 주의함
- 치아 바깥쪽 면을 앞은 닦은 그 다음 연속 번 씩는 면의 순으로 닦음
- 잇몸이 연속 면을 닦을 때는 칫솔을 45°로 기울여서 닦음

수도위세기술

- 연초으로 누운 상태에서 검사를 진행함
- 검사 시 투여된 진정제로 인하여 위험하므로 검사 당일에는 운전등을 하지 않아야 함
- 검사 중 의지는 제거해야 함
- 검사 전 8시간 이상은 금식을 필요하며, 검사 당일에는 부드러운 음식 위주로 식사함
- 검사 전 장 내 기포를 감소시키기 위해 가스제거제를 투여함

영아 심폐소생술

- 발바닥을 때려 의식을 확인함
- 영아의 경우 무호흡이거나 단순한 헐떡임일 경우 구이리 기도폐쇄될 수 있음
- 두 손가락으로 양 젖꼭지 연결선 바로 아래의 흉골을 압박함. 이때 검상돌기와 갈비뼈를 압박하지 않도록 주의함. 100~120회/분의 속도로 가슴압박을 함

치매 환자와 의사소통하는 방법

- 가까운 곳에서 얼굴을 마주 보고 말함
- 한 번에 한 가지씩 질문만 간단하고 명료한 단어를 사용하고, 쉬운 단어와 짧은 문장을 사용함
- 지나친 화려하면서 자신감 떨어진 불안한 감정을 가질 수 있으므로 과도 화려하면 유도함
- 어린아이에게 이야기하는 것처럼 말하지 않으며 반드시 존칭어를 사용함
- 목소리는 낮은 음조로 천천히, 자분히, 상냥하고 예의바르게 함

통 감

- 간호조무사가 환자의 말 속에 담긴 감정이나 느낌을 함께 가지며 환자에게 솔직하게 얘기하는 의사소통 방법

목발 이용 환자의 평지보행을 돕는 방법

- 손이나 손바닥으로 무게중심을 지탱하여 전개 함
- 액와지를 20~30°로 굽힌 상태로 손잡이를 전개 함
- 처음 목발을 사용하여 보행하는 경우 보호자를 옆쪽에 걷도록 함
- 건측이 점검 보조물을 넘김
- 머리를 들고 앉은 보면서 전개 함
- 목발 사용에 앞서 팔과 어깨근육 강화운동을 충분히 개선해야 함

멸균물품을 다룰 때 주의사항

- 멸균된 물품 위로는 손이 지나가지 않도록 함
- 주효일자가 임박한 멸균물품을 보관장 앞쪽에 둠
- 멸균용품을 사용하기 직전에 개봉해야 함
- 멸균포가 가장자리 내 2cm를 까지 때는 이동점자를 이용함
- 멸균통에서 가드를 꺼낼 때는 별도로 준비된 이동점자를 이용함

2023년 간호조무사 출제키워드 분석

2023년 시험 총평 및 2024년 시험 예상

간호조무사 시험 평균 합격률은 80%대로, 2023년 시험도 역시 81.6% 합격률을 보이면서 평이한 시험이었다. 그래도 수험생들이 어려운 과목으로 중에게 가장 어렵게 느낀 과목은 공중보건학일 것이다. 지난해에 이어 2023년 시험도 공중보건학이 큰 틀에서 이해하고 학습하여야 출제되면 이제 공중보건학은 다른 과목보다 더 꼼꼼한 학습이 필요하다. 과거 시험에서는 기간 등의 단순한 암기만 해도 문제를 풀 수 있었지만 이제는 세부내용을 이해하고 풀어야만 풀 수 있기 때문에 암기하기를 추천한다. 통권 합격률이 지속적으로 80%대를 유지하는 것을 보아 2024년도 시험도 비슷한 수준이 될 것이기 때문에 난이도는 출제될 것으로 전망된다.

병실의 환경관리

- 청결: 청소는 위쪽에서 아래쪽으로 함
- 병실의 복도부터 청소 시 비질을 하지 않음
- 아침에는 바닥에 간접조명을 켜줌
- 산소요법 시 정전기를 일으킬 수 있는 물건들 자제
- 임원실 청소는 오염이 덜 한 구역에서 심한 구역으로 함
- 사용하지 않는 활체에의 바퀴 잠금장치는 잠가 둠

약물

- 리도카인: 국소마취제
- 모르핀: 반드시 이중잠금장치를 해서 보관해야 함
- 실부타몰: 천식 환자에게 투여하는 기관지확장제

영양소

- 포도당: 뇌세포의 주 에너지원
- 칼슘: 뼈와 치아를 구성하며 결액 응고에 관여
- 피리독신: 항경련약을 이소니아지드를 장기간 복용할 경우 결핍될 수 있으며, 결핍 시 신경장애를 유발함

밤기 직후의 환자를 위한 간호보조활동

- 방지 부위의 뼈가 내려앉을 수
- 격렬한 운동은 피하게 함
- 뜨거운 음식은 피하게 함

고혈압 분류 단계

혈압 분류	수축기혈압(mmHg)	범위	이완기혈압(mmHg)
정상 혈압	<120	그리고	<80
주의 혈압	120~129	그리고	<80
고혈압 전 단계	130~139	또는	80~89
고혈압 1기	140~159	또는	90~99
고혈압 2기	≥160	또는	≥100
수축기 단독고혈압	≥140	그리고	<90

문맥 17l

- 경관개류 8cm
- 2~3분 간격의 잦은 수축

바빈스키반사(Babinski reflex)

신생아 발바닥 중 발바닥을 발뒤꿈치에서 발가락 쪽으로 자극하면 엄지발가락은 발등 쪽으로 구부러지며 나머지 발가락들은 쫙 펴지는 반사

시범

교육자가 바람직한 행동양식을 보여주고, 학습자는 관찰과 모방을 통해 이를 습득하는 교육방법

공청

보건의료서비스는 사회경제적 특성상 공공의 성격이 사비스

- 공공보건의료인 경보의 개입을 요구함
- 특별한 한계기점이 이유 없이 특정 개인이나 집단에게는 보건의료서비스를 유리하게 제공하거나 회피하는 것은 허용되지 않음

감수성

- 면역력이 없어서 병원체에 노출되었을 때 감염되는 정도
- 특정 질병에 대한 면역력이 없을 때의 상태

환경영양가

대규모 개발사업이 환경에 미치는 영향을 최소화하기 위해 사전에 조사하고 예측하는 평가

수질오염 지표

- 용존산소(DO)가 높다는 것은 생물학적 산소요구량(BOD) 깊이 낮다는 것을 의미함
- 오염도가 높을수록 용존산소(DO)는 감소함
- 수질성 물질이 과다한 경우에 반산될 때 용존산소(DO)는 감소함
- 화학적 산소요구량(COD) 깊이 높으면 수질이 좋지 않는 것을 의미함
- 생물학적 산소요구량(BOD) 깊이 낮으면 부패성 유기물이 적게 포함되어 있다는 것을 의미함

질병관리청

방역·검역 등 감염병에 관한 사무 및 각종 질병의 시험·연구에 관한 사무를 관장하는 중앙행정기관

국민기초생활보장

생활이 어려운 사람에게 필요한 급여를 실시하여 이들의 최저생활을 보장하고 자립을 돕는 공공부조 제도

국민건강보험의 특징

- 국민들이 평소에 보험료를 내고 보험자인 국민건강보험공단이 이를 관리·운영하다가 국민이 질병이나 부상이 발생한 경우 보험급여를 제공함으로써 국민상호간 위험분담을 통하여 필요한 의료서비스를 받을 수 있도록 하는 사회보장제도
- 본인의 의사와 관계없이 건강보험 가입이 강제되며 보험료 납부의무가 부여됨
- 부담능력에 따라 보험료 부과함
- 보험료 부담수준과 관계없이 보험급여가 이루어짐

수돗물의 수질기준

- 불소: 1.5mg/L를 넘지 아니할 것
- 암모니아성 질소: 0.5mg/L를 넘지 아니할 것
- 총트리할로메탄: 0.1mg/L를 넘지 아니할 것
- 일반세균: 1mL 중 100CFU를 넘지 아니할 것
- 총 대장균군: 100mL에서 검출되지 아니할 것

전염병
식품에 소금, 설탕, 식초를 넣어 삼투압 또는 수소이온 농도(pH)를 조절함으로써 부패 미생물의 발육을 억제하는 보존방법

건강관리구분 판정

건강관리 구분	내 용
A	건강관리상 사후관리가 필요 없는 근로자 (건강한 근로자)
C_1	직업성 질병으로 진전될 우려가 있어 추적 검사 등 관찰이 필요한 근로자 (직업병 요관찰자)
C_2	일반질병으로 진전될 우려가 있어 추적관 찰이 필요한 근로자 (일반질병 요관찰자)
D_1	직업성 질병의 소견을 보여 사후관리가 필 요한 근로자(직업병 유소견자)
D_2	일반 질병의 소견을 보여 사후관리가 필요 한 근로자(일반질병 유소견자)
R	건강진단 1차 검사결과 건강수준의 평가가 곤란하거나 질병이 의심되는 근로자(제2차 건강진단 대상자)

토착성(Endemic)
- 지역의 특수성으로 인해 그 지역에 환자가 지속적으로 존재하여 감염 수준이 일정하게 유지됨
- 오랜 기간 환자 발생 수준이 일정함

장출혈성대장균감염증
- 오염된 쇠고기를 덜 익혀 먹을 경우 발생할 수 있음
- 사람 사이에서도 쉽게 전파되어 소아 집단시설에서의 관리가 중요함
- 주 증상 : 복통, 설사, 발열, 구토
- 합병증 : 용혈요독증후군, 혈전혈소판감소자색반병 등

쯔쯔가무시병(Tsutsugamushi disease)
- 감염된 털진드기의 유충에 물려서 감염됨
- 초기에는 오한, 발열, 심한 두통 등이 있다가 구토, 기침, 근육통 등이 동반됨
- 발진과 가피(Eschar) 발생

노령화지수
14세 이하 인구 100명에 대한 65세 이상 인구의 비율을 나타내는 지표

장기요양 등급 판정

장기요양 등급	기 준
장기요양 1등급	• 심신의 기능상태 장애로 일상생활에 서 전적으로 다른 사람의 도움이 필 요한 자 • 장기요양인정 점수 : 95점 이상
장기요양 2등급	• 심신의 기능상태 장애로 일상생활에 서 상당부분 다른 사람의 도움이 필요한 자 • 장기요양인정 점수 : 75점 이상 95점 미만
장기요양 3등급	• 심신의 기능상태 장애로 일상생활에 서 부분적으로 다른 사람이 도움이 필요한 자 • 장기요양인정 점수 : 60점 이상 75점 미만
장기요양 4등급	• 심신의 기능상태 장애로 일상생활에 서 일정부분 다른 사람의 도움이 필요한 자 • 장기요양인정 점수 : 51점 이상 60점 미만
장기요양 5등급	• 치매(노인성 질병에 해당하는) 환자로 한정 • 장기요양인정 점수 : 45점 이상 51점 미만
장기요양 인지지원등급	• 치매(노인성 질병에 해당하는) 환자로 한정 • 장기요양인정 점수 : 45점 미만인 자

모성사망률과 모성사망비
- **모성사망률**:
  $$\frac{\text{모성 사망자수}}{\text{당해 연도 15~49세 가임기 여성수}} \times 100,000$$
- **모성사망비**:
  $$\frac{\text{모성 사망자수}}{\text{당해 연도 연간 출생아수}} \times 100,000$$

해 리
- 방어기전이 어려운 인격의 일부가 자아의 통제를 벗어나 하나의 독립된 인격으로 행동하는 것
- 정서적 고통을 피하기 위하여 개인의 성격이나 정체감을 일시적으로 분리하는 것

진료기록 등의 보존(의료법 시행규칙 제15조)
- 2년 : 처방전
- 3년 : 진단서 등의 부본(진단서·사망진단서 및 시체검 안서 등을 따로 구분하여 보존할 것)
- 5년 : 환자 명부, 검사내역 및 검사소견서, 방사선 사진(영상물을 포함) 및 그 소견서, 간호기록부, 조산기록부
- 10년 : 진료기록부, 수술기록

구강보건사업에 관한 기본계획에 포함되어야 하는 사항(구강보건법 제5조)
- 구강보건에 관한 조사·연구 및 교육사업
- 수돗물불소농도조정사업
- 학교 구강보건사업(유치원포함)
- 사업장 구강보건사업
- 노인·장애인 구강보건사업
- 임산부·영유아 구강보건사업
- 구강보건 관련 인력의 역량강화에 관한 사업
- 그 밖에 구강보건사업과 관련하여 대통령령으로 정하는 사업

쿠스마울호흡(Kussmaul respiration)
- 호흡 리듬은 규칙적이나 호흡의 비정상적으로 깊고 호흡 수가 증가함
- 당뇨병케톤산증 발생 시 나타남

남성의 회음부 간호보조활동
- 양와위를 취하게 함
- 항문 주위를 포함하여 닦음
- 젖은 수건으로 닦은 후 물기를 제거함
- 포경수술을 하지 않은 경우 포피를 뒤집어 닦은 음경 끝에서 직장 부위를 향해 나선형으로 닦음

한쪽 다리가 불편한 환자가 보행기를 이용하여 걷는 순서
1. 불편한 다리와 보행기를 함께 앞으로 한 걸음 정도 옮김
2. 일단 체중을 보행기와 손상된 다리 쪽에 실으면서 건강한 다리를 앞으로 옮김

슬흉위
- 목적 : 산후 자궁수축 예방, 자궁 내 태아 위치 교정
- 병명 : 임신에서 무릎을 굽히고 바닥에 가슴을 침상에 닿도록 하여 엉덩이를 들고 머리를 옆으로 돌리고 무릎을 올려 대퇴와 침상 을 직각이 되게 함

낙상예방 활동
- 욕실에 손잡이를 설치하기
- 야간에는 화장실, 계단, 복도 등 넘어질 위험이 있는 장소에 조명을 켜두기
- 취침 시 침대 높이를 최대한 낮추기
- 발에 꼭 맞는 신발, 바닥에 미끄럼방지 처리가 된 신발을 신게 하기

대변 검체검사
- 검사 전 금식할 필요는 없음
- 검사 전 붉은 육류 섭취를 자제하도록 함
- 검사 3일 전부터 철분제를 복용하지 않아야 함
- 소변이 섞이지 않게 채취해야 하며 농, 혈액, 점액이 많은 부분을 채취하여 채취함

2022년 간호조무사 출제키워드 분석

2022년 시험 총평 및 2023년 시험 예상

올해 상·하반기 시험의 합격률은 82.7%로, 지난 합격률 86.35%에 비하면 3.65% 하락하였지만 평이한 시험이었다. 시험 문제는 대부분 평이하게 출제되었으나 공중보건학 과목에서 이례적으로 생활이 있었다. 공중보건학은 신유형 적용하는 과목이 아니기 때문에 공주보건학 결과는 문제가 출제될 수 없고, 출제방식도 바뀌어 출제될 수도 있다. 그럼에도 모두들 반기별 본인이 생활하는 것보다는 대부분 시험문제를 풀면서 케 유용할것이다. 최근 5년간 간호조무사 시험 합격률은 80%를 남아왔으므로, 2023년에도 80% 이상의 합격률에 맞춰서 시험문제가 어렵지 않게 출제될 것으로 예상된다.

호흡곤란
- **복강성호흡으로**: 횡격·경부 보조근 등도 사용하면서 호흡·모으로, 뼈속의 길유로 호흡을 수초 추로 제출하시게 현통
- **응모성자노호으로**: 인식 조기 소변에서 검출되어 임신을 진단하는 데 활용

약물
- **디곡신**: 심근 수축력과 심박출량을 증가시키고 맥박을 느리게 하는 효과가 있어 심부전 치료에 사용
- **아세트아미노펜**: 발열과 통증을 완화하기 위해 사용
- **폰바트 아이요인**: 가벼운 상처의 소독에 사용하는 피부소독제

비타민
- **비타민 C**: 시 약산병의 초래
- **비타민 B₁₂**: 프로트롬빈 형성에 관여하여 결핍 시 지혈 지연시킴

산재기관
- **혈청**: 외부비생이 기능과 내분비생의 기능을 모두 단당
- **비(脾)**: 피의 순환을 충분하며 음식물에서 영양분을 빨아들여 전신에 보냄

치아우식증 예방법
- 치아에 있는 흡 홀히 매우기
- 단물이 많이 함유된 식품의 섭취 제한하기
- 섬유소가 많이 함유된 채소와 과일 섭취하기
- 치실과 치간칫솔 사용하기
- 치면세균막 제거하기

천식 환자를 위한 간호보조활동
- 수면성취 충분히 하기
- 실내를 건조하지 않게 하기
- 먼지가 쌓인 유발물질 제거하기
- 따뜻한 곳에서 추운 곳으로 가는 등 급작스러운 온도변화 피하기
- 호흡곤란이 심한 경우 반좌위 시각 30분 전에 기관지확장제를 투여하기

인슐린 투약 중인 당뇨병 환자를 위한 간호보조활동
- 저혈당 시 설탕물을 마시게 하기
- 인슐린은 피하주사로 투여하기
- 발을 건조하지 않게 발 보습제 바르기
- 매일 규칙적이고 힘들 수 있는 운동을 무리하지 않게 하기

역류성 식도염 환자의 식사요법
- 식후 곧바로 눕지 않기
- 시사량을 규칙적으로 소량씩 자주 하기
- 고지방식, 땅콩 젖음식, 초콜릿, 알코올 섭취하는 자제하기

관상동맥 질환의 발생 위험이 높은 대상자
- 흡연자
- 배경한 여성
- 고혈압 환자
- 경구피임제를 장기 복용한 여성

자궁내막염
- 태반이 붙어 있던 부위로 세균이 침범하여 발생
- 오로의 양이 증가하고 악취가 남
- 38°C 이상의 체온 상승, 전신피로, 심한 산후통이 발생함

낙상의 수정과 작용 과정
- 남성 노인보다 여성 노인에게서 발병률이 높음
- 수정란이 성발은 정자에 의해 결정
- 수정란이 자궁에 착상하기까지 대략 1주 정도 걸림
- 난관이 팽대부에서 수정이 이루어지는 것이 정상임
- 수정란은 22쌍의 보통염색체 1쌍의 성염색체로 되어 있음

코피증
- 남성 노인보다 여성 노인에게서 발병률이 높음
- 전체 골밀도의 감소로 골절의 원인이 됨
- 빠른 치유에서 예세포가 성장되어 골질도가 낮어짐

치매 노인의 옷 입기를 돕는 방법
- 안전을 위해 앉에서 지켜보고, 앉아서 입게 하기
- 시간이 걸려도 가능한 한 스스로 입도록 격려하기
- 단추 대신 부착성 접착천으로 여미는 옷을 이용하기
- 앞뒤 구분하지 못하는 경우에는 어떠한 식으로 입어도 무방한 옷을 입게 하기
- 춘련을 예방하기 위해 색깔이 요란하지 않고 장식이 없는 옷을 선택하기

심폐소생술 중 가슴압박 방법
- 환자를 바닥이 단단하고 평평한 곳에 등을 대고 눕히기
- 가슴빼 아래쪽 절반 부위에 깍지를 낀 두 손의 손바닥 뒤꿈치를 대기
- 양쪽 팔꿈치 편 상태로 이인되도록 검산등이 부어 알박하지 않기
- 분담 100~120회/분의 속도로 가슴을 압박하도록 하기
- 부모내 장기간 이완되도록 검산들이 부어 알박하지 않기

평가
- **총괄평가**: 보건교육 후 학습목표상이 성취되었는지 측정하기 위한 평가
- **형성평가**: 보건교육 진행 중 교육의 문제점을 파악하여 교육 방법이나 내용을 개선하기 위해 실시하는 평가

면역
- 병원체가 숙주에 침입해 증식하는 능력
- (감염성 감염자수 + 현성 감염자수) / 접촉자수

보건교육 방법
- **심포지엄**: 한 주제에 대해 의견이 성반된 전문가들이 다수의 청중 앞에서 사회자의 안내에 따라 한 사람씩 발표하고, 청중이 모두 주제에 대해서도 답표와 토론, 청중의 질문이 모두에 따라 의견을 제시하는 모임 형태

07

수질오염 지표

- 용존산소(DO)양이 낮을수록 수질의 오염도가 높음
- 생물화학적 산소요구량(BOD)이 높을수록 수질의 오염도가 높음
- 화학적 산소요구량(COD)이 높을수록 수질의 오염도가 높음
- 대장균지수(Coli index)가 높을수록 수질의 오염도가 높음
- 과망간산칼륨(KMnO₄) 소비량이 많을수록 수질의 오염도가 높음

감염병의 발생 양상

- 유행성(Epidemic) : 특정 질병이 평상시 기대했던 수준 이상으로 발생하는 양상
- 토착성(풍토성, Endemic) : 인구집단에서 한정된 일상적인 양상
- 전세계성(범유행성, Pandemic) : 여러 국가와 지역에서 동시에 발생하는 양상
- 산발성(Sporadic) : 시간이나 지역에 따른 질병의 경향을 예측할 수 없는 양상

렙토스피라증

- 매개체 : 설치류(특히 들쥐)는 10% 감염, 소, 돼지, 개 등의 일부 가축
- 전파경로 : 감염된 동물의 만성적으로 보균상태를 유지하다가 렙토스피라균을 소변으로 배설하여 흙, 진흙, 하수, 개울, 논둑 물, 강물 등을 오염시키며, 식품과 물 등은 오염된 소변에 직접 접촉하거나 오염된 물이나 환경에 간접적으로 노출되어 감염

모자보건 관련 용어(모자보건법 제2조)

- 임산부 : 임신 중이거나 분만 후 6개월 미만인 여성
- 모성 : 임산부와 가임기 여성
- 영유아 : 출생 후 6년 미만인 사람
- 신생아 : 출생 후 28일 이내의 영유아
- 미숙아 : 신체의 발육이 미숙한 채로 출생한 영유아
- 선천성이상아 : 선천성 기형 또는 변형이 있거나 염색체에 이상이 있는 영유아

폴리오 접종시기

- 생후 2, 4, 6개월에 3회 기초접종
- 만 4~6세 때 1회 추가접종

장기요양급여의 종류

- 재가급여 : 방문요양, 방문목욕, 방문간호, 주·야간보호, 단기보호, 기타재가급여
- 시설급여
- 특별현금급여 : 가족요양비, 특례요양비, 요양병원간병비

기타재가급여

수급자의 일상생활·신체활동 지원 및 인지기능의 유지·향상에 필요한 용구를 제공하거나 가정을 방문하여 재활에 관한 지원 등을 제공하는 장기요양급여로서 대통령령으로 정하는 것

암의 종류별 검진 주기와 연령 기준

암의 종류	검진 주기	연령 기준
위 암	2년	40세 이상의 남·여
간 암	6개월	40세 이상의 남·여 중 간암 발생 고위험군
대장암	1년	50세 이상의 남·여
유방암	2년	40세 이상의 여성
자궁경부암	2년	20세 이상의 여성
폐 암	2년	54세 이상 74세 이하의 남·여 중 폐암 발생 고위험군

정신건강복지센터(정신건강복지법 제3조)

"정신건강복지센터"란 정신건강증진시설, 사회복지시설, 학교 및 사업장과 연계체계를 구축하여 지역사회에서의 정신건강증진사업 및 정신질환자 복지서비스 지원사업을 하는 기관 또는 단체를 말한다.

결핵의사환자(결핵예방법 제2조)

"결핵의사환자"란 임상적, 방사선학적 또는 조직학적 소견상 결핵에 해당하지만 결핵균 검사에서 양성으로 확인되지 아니한 자를 말한다.

불소 도포사업(구강보건법 시행규칙 제10조)

불소 도포사업에 필요한 불소 도포의 횟수는 6개월에 1회로 한다.

감염병의 예방 조치(감염병예방법 제49조)

시·도지사 또는 시장·군수·구청장은 감염병을 예방하기 위해 식수를 사용하지 못하게 하려면 그 사용금지 기간 동안 별도로 식수를 공급하여야 한다.

편마비 환자의 식사 돕기

- 가능하면 앉아서 상체를 약간 앞으로 숙이고 턱을 당기는 자세로 식사하기
- 건강한 쪽을 밑으로 하여 약간 옆으로 누운 자세 취하기
- 수분이 적은 음식은 삼키기 어렵고 신맛이 강한 음식은 침이 많이 나오게 하여 사레들릴 수 있으니 주의하기

편마비 환자를 침상에서 휠체어로 옮기기

- 이동 전 방 환경에는 다리가 걸리지 않도록 물건 정돈하기
- 이동 전 환자의 건강한 쪽에 휠체어를 놓아 두기
- 이동 중 환자를 중심으로 다른 쪽 손으로 휠체어 팔걸이를 잡게 해주기
- 이동 중 간호조무사의 무릎으로 대상자의 마비 측 무릎을 지지하기
- 이동 후 휠체어에 깊숙이 앉기

시각장애 환자와 대화하는 방법

- 지시대명사를 사용하지 않기
- 대상자를 중심으로 오른쪽, 왼쪽을 설명하기
- 접촉하기 전에 그 이유를 설명하기
- 이해하기 쉬운 언어를 사용하고 천천히 정확하게 말하기

자동심장충격기(AED)의 패드(Pad) 부착 위치

- 오른쪽 패드 : 오른쪽 빗장뼈 밑
- 왼쪽 패드 : 왼쪽 중간 겨드랑선

심전도 검사를 위한 간호보조활동

- 안정된 상태로 침대에 반듯이 눕도록 하기
- 검사실 오기 직전에 담배를 피웠는지 확인하기
- 검사 중 말하거나 움직일 경우 정확한 검사가 불가능함 수 있음을 알리기

이동섭자 사용방법

- 섭자통에 덮개보 섭자를 한 개 넣기
- 섭자와 섭자통은 24시간마다 소독하기
- 섭자를 섭자통 가장자리에 닿지 않게 주의하면서 꺼내기
- 섭자의 끝이 항상 아래로 향하도록 하며, 허리 높이 아래로 내려가지 않게 하기
- 멸균 물품을 소독된 부위에 놓을 때 섭자를 부위에 닿지 않게 내려놓기

복부 밀어내기(하임리히법)

- 이물질에 의한 상기도 기도폐쇄로 이식이 있는 성인 일 수 있는 성인에게 시행하는 기침을 하게 함 → 대상자의
- 방법 : 대상자에게 배꼽과 명치 사이에 기침을 하게 함 → 대상자의 뒤에 서서 배꼽과 명치 쪽 손의 엄지손가락 이 배에 닿도록 놓음 → 다른 한쪽 손으로 주먹 쥔 손을 감싼 다음 양손으로 복부 후상방으로 힘 차게 밀어 올리는 양손으로 → 한 번으로 이물질이 빠지지 않으면 반복 시행

면역

- 자연능동면역 : 질병 감염 후 획득된 면역
- 인공능동면역 : 예방접종으로 획득된 면역
- 자연수동면역 : 모체로부터 얻는 면역
- 인공수동면역 : 항체제제로 획득하는 면역

2021년 간호조무사 출제키워드 분석

2021년 시험 총평 및 2022년 시험 예상

코로나 19로 인한 보건인력 수요의 확대와 관련 시험과 관련하여 올해의 시험도 코로나 방역을 철저히 하면서 시행되었다. 한격률은 86.35%로 높았지만 이전 해와 느끼는 수험생들도 많았다. 코로나 장기화에 따라 인기가 높아져 응시자도 많아지고 있는 요즈음, 해결률은 자료제시형이 출제되기 시작하여 단순히 외우기만 해서는 최신시험 유형이 익숙하지 않으면 풀기 어려운 문제가 많이 출제되었다. 기출문제를 학습하는 것보다 시험에 좋은 독특한 방향이 나오지는 않으므로 많은 수험생들에 이렇게 다양하게 문제를 구성하고 기출문제를 바탕으로 정리해 나가는 학습법을 추천한다. 간호조무사 한격의 한명은 인구 1,000명당 7.9명으로 OECD 평균 9.4명보다 낮은 수준이다. 이에 따라 2021년에도 국내 간호인력을 확보하기 위하여 올해와 비슷한 난이도의 시험 문제가 출제될 것으로 전망된다. 보건복지부 2021에 따르면 국내 보건소에 따르면, 간호조무사는 인구 1,000명당 7.9명으로 OECD 평균 9.4명보다 낮은 수준이다. 이에 따라 2022년에도 국내 간호인력을 확보하기 위하여 올해와 비슷한 난이도의 시험 문제가 출제될 것으로 전망된다.

안전한 환경을 위한 병실 관리 방법

- 매끄럽지 않는 표면의 종이 파일 부분에서 호발함
- 병원감염보다 상위에서 더 빠른 속도로 확산함
- 집은 도탁이 심해질 경우 차아수소산의 발생열이 증가함

화재 시 대피 요령

- 자기 힘으로 움직일 수 있는 환자는 신속히 대피시키기
- 재활용할 엘리베이터 사용은 하지 않기
- 바닥으로 나온 후 환자를 구조하기 위해 다시 건물로 재진입하지 않기
- 손수건을 물에 적셔 입과 코에 대고 숨을 내쉬면 낮은 자세로 이동하기
- 재활용할 협을 입은 공기가 안전하게 차단되게에 가급적 신속하게 측정하기
- 해파라인으로 고립화된 주사기를 사용하기

치아우식증

- 산에 의해서 치아 표면의 결정과 건은 무기질이 빠져 나가고 그 속의 단백질과 건은 유기질이 용해되어 결국 치아의 파괴현상을 일으키는 증상

통증

- 급성 통증: 돌연 후에, 호흡수 증가, 신체활동 증가, 골반, 심한 고통, 인정부절문, 진정하지 않는, 수면 방해, 기억 감퇴, 드라움, 브랜강
- 만성 통증: 무감각, 체중 감소, 실육 감퇴, 활동에 대한 흥미 상실

동맥가스분석 검사 시 주의사항

- 검사 전 유치를 심분간 체온을 잰 다음 측정
- 채혈 후에는 채혈 부위를 문지르지 않고 알을 주어 지혈하기
- 채혈한 혈액은 공기에서 안전히 차단되게에 가급적 신속하게 측정하기
- 헤파린으로 고립화된 주사기를 사용하기

반복적 질문이나 행동하는 치매 노인을 위한 대처법

- 크게 손뼉을 치는 등 관심을 바꾸는 소음을 내기
- 같이 대상자가 좋아하는 음식을 제공하기
- 좋아하는 노래를 함께 부르기
- 과거의 경험 또는 고향과 관련된 이야기를 나누기
- 콩 고르기, 나물 다듬기, 빨래 개기 등 단순하게 할 수 있는 일거리를 제공하기

신생아 반사

- 모로반사: 신생아가 누워있는 상태에서 크스락거리는 소리에서 나타나며 바깥에 놀라는 것처럼 갑자기 변화면 이것이 팔과 발을 벌리고 손가락을 쫙 펼쳤다가 무엇을 개안느냐 오므림
- 빨기반사: 신생아의 혀, 입술 등에 무엇이든 물은 빨기 시작함
- 움켜쥐기반사: 신생아의 손가락이나 손바닥을 건드리면 손가락을 오므려서 물체를 잡으려고 하는 동작
- 바빈스키반사: 신생아의 발바닥을 살짝 긁거나 간질입혀서 발가락을 활짝 국거나 한쪽으로 구부러
- 긴장목반사: 신생아의 머리를 한쪽으로 돌리고 바라보는 쪽의 팔과 다리는 펴고 반대쪽 한쪽으로 구부러 는 구부림

노인의 신체적 변화

- 골밀도 감소
- 배활량 감소
- 신체활량 감소
- 혈관저항 증가
- 기초대사량 감소

독감의 요점

- 기침, 웃음, 재채기, 달리기, 줄넘기 등 부분 내 압력 증가로 인해 소변이 나오는 것
- 미처 화장실에 가기 전에 내보내지 못하고 소변을 보는 것
- 노인성 질환의 종류: 혈관성 치매, 노인성 치매, 파킨슨병 등

국민건강보험

- 국민들의 일상속에 보험료를 내고 보험자인 국민건강보험공단이 이를 관리·운영하다가 질병 등으로 인한 건강 위험이 발생한 경우 보험급여를 제공함
- 보험에 의사가 판단해는 건강보험 기관이 강제되며 보호료 남부의무가 부여되며 보험료 부담능력에 따른 보험료를 분공 부담하는 것이 이점

보건진료소

- 설치 목적: 보건의료 취약지역의 보건의료 접근성 제고
- 법적 근거: 농어촌 등 보건의료를 위한 특별조치법
- 설치운영자: 시장·군수
- 서비스 내용: 건강증진 서비스, 예방접종, 집병·부상 상태를 판별하기 위한 진찰·검사 등

노인장기요양보험의 대상자

- '65세 이상인 자' 또는, '65세 미만이지만 노인성 질병을 가진 자로 기본을 보행한다거나 장애 등으로 인상 거주 가지 6개월 이상이 기간 동안 일상생활을 수행하기 어려운 사람'

가족성장주기의 임부적 4단계

- 진헌: 헤드
- 가정 지타내어 보살하기
- 모두 올바르고 체계등 시행하기

출산 관련 용어

- 태반: 태아와 모체의 자궁벽을 연결하여 영향 공급, 가스교환, 노폐물 배출 등의 기능을 담당하는 기관
- 이슬: 분만 전에 분비되는 것으로, 자궁경부를 막고 있던 점액마개가 빨려서 나오는 분빛

총부양비

- 생산가능인구(15~64세)에 대한 유소년인구(0~14세)와 고령인구(65세 이상)의 합의 백분비로, 인구의 연령 구조를 나타내는 지표

$$\frac{0 \sim 14세 \text{ 인구} + 65세 \text{ 이상 인구}}{15 \sim 64세 \text{ 인구}} \times 100$$

질병의 예방대책

- 1차 예방 : 예방접종, 환경위생관리, 생활개선, 보건교육, 모자보건사업 등
- 2차 예방 : 조기진단진단, 감염병 환자의 조기치료, 질병의 진행감소, 후유증의 방지 등
- 3차 예방 : 재활치료(신체적·정신적), 사회생활 복귀 등

기생충 감염경로

- 채소류 : 회충, 십이지장충(구충), 편충, 요충, 동양모양선충
- 육류 : 무구조충(민촌충), 유구조충(갈고리촌충), 선모충
- 어패류 : 간디스토마(간흡충), 폐디스토마(폐흡충), 요꼬가와흡충, 광절열두조충(긴촌충), 유극악구충, 아니사키스(고래회충)

모자보건 관련 용어(모자보건법 제2조)

- 임산부 : 임신 중이거나 분만 후 6개월 미만인 여성
- 모성 : 임산부와 가임기 여성
- 영유아 : 출생 후 6년 미만인 사람
- 신생아 : 출생 후 28일 이내의 영유아
- 미숙아 : 신체의 발육이 미숙한 채로 출생한 영유아
- 선천성이상아 : 선천성 기형 또는 변형이 있거나 염색체에 이상이 있는 영유아

사회기술훈련

정신재활 프로그램으로서, 정신장애로 인해 결함되어 간판계의 개선 및 독립적 생활에 필요한 기술을 교육함으로써 환자에게 일상생활을 영위해 나가는 데 필요한 기술을 익힐 수 있는 기회를 제공함
즉, 증상관리, 스트레스 관리, 대인관계 교육이 대표적임

단기 보호

부득이한 사유로 가족의 보호를 받을 수 없어 일시적으로 보호가 필요한 심신이 허약한 노인과 장애노인을 보호시설에 단기간 입소시켜 보호함으로써 노인 및 노인가정의 복지를 증진하기 위한 서비스

의료인(의료법 제2조)

의사, 치과의사, 한의사, 조산사 및 간호법에 따른 간호사

응급입원(정신건강복지법 제50조)

정신질환자로 추정되는 사람으로서 자신의 건강 또는 안전이나 다른 사람에게 해를 끼칠 위험이 큰 사람을 발견한 사람은 그 상황이 매우 급박하여 입원 등을 시킬 시간적 여유가 없을 때에는 의사와 경찰관의 동의를 받아 정신의료기관에 그 사람에 대한 응급입원을 의뢰할 수 있다.

업무종사의 일시 제한(결핵예방법 제13조)

특별자치시장·특별자치도지사 또는 시장·군수·구청장은 전염성결핵환자에 대하여 접단생활이나 그 밖에 사람들과 접촉이 많은 업무에 종사하거나 접단생활시설에서 수행하는 업무에 종사하는 것을 전염성 소실의 판정을 받을 때까지 정지하거나 금지하도록 명하여야 한다.

불소용액의 농도(구강보건법 시행규칙 제10조)

불소용액 양치사업에 필요한 불소용액의 농도는 매일 1회 양치하는 경우에는 양치액의 0.05%로, 주 1회 양치하는 경우에는 양치액의 0.2%로 한다.

채용 전 실시하여야 하는 건강진단(학교보건법 시행규칙 제6조)

과거의 현병력과 직업력 및 혐오검사진단과 채용금지대상자 여부의 조회
- 문진·시진 및 촉진
- 채온 및 맥박 측정
- 체중 측정
- 혈압 측정
- 법원검사사구리법에 따른 혈액비중검사, 혈색소량
- 시험관응집반응검사
- 혐오감사(혈소판성분체의 경우에만 해당한다)

욕창

- 1단계 : 피부가 분홍색이나 푸른색을 띠고 누르면 색깔이 일시적으로 없어져 하얗게 보이고 염증이 있음
- 2단계 : 피부가 벗겨지고 물집이 생기고 피하조직이 상함
- 3단계 : 깊은 욕창이 생기고 과상조직이 발생함
- 4단계 : 뼈와 근육까지 괘사가 진행됨

참상목록

- 손목 중에서 팔꿈, 발끝에서 허벅지 쪽으로 닦기
- 눈은 안쪽에서 바깥쪽으로 닦기
- 손톱은 둥글게, 발톱은 일자로 자르기

의치관리 방법

- 세면대에 수건을 깔아 놓고 의치를 닦음
- 칫솔이나 의치용 솔에 의치세정제를 묻혀 의치를 닦음
- 의치를 뺄 때에는 찬물이 담긴 용기에 보관해야 함
- 의치의 변형을 막을 수 있음
- 의치 세척할 때는 의치세정제를 사용하고, 주방세제를 대신 사용할 수 있음

낙상 환자의 의사소통 방법

- 입 모양으로 이야기할 수 있도록 입을 크게 벌리며 정확하게 말하기
- 보청기 착용 시 입력이 크게, 출력이 낮게 조절하기
- 눈으로 직접 신호를 주거나, 손바닥 등으로 의사를 전달 돕기
- 몸짓, 얼굴표정 등으로 의미 전달 돕기

활력징후

- 측정 순서 : 체온 → 맥박 → 호흡 → 혈압
- 체온 : 열이 사호에도 비접촉 방식으로 감염 예방의 효과적
- 맥박 : 정상범위는 분당 60~80회
- 호흡 : 의식적으로 조절이 가능하므로 환자가 눈치채지 못하도록 측정해야 함
- 혈압 : 양쪽 하부 측정해야 함

욕창 환자를 위한 간호보조활동

- 시트에 주름이 있으면 욕창이 더 잘 생기므로 주름을 펴기
- 정상이 젖어 있지 않도록 자주 확인하기
- 침대는 2시간간마다, 의자나 휠체어는 1시간간마다 체위를 변경해주기
- 대상자를 이동시킬 때 피부가 밀리지 않도록 주의하기

보건교육 순서

- 도입 : 주의집중, 학습동기 부여, 학습목표 전달
- 전개 : 실질적인 교육활동이 이루어지는 단계
- 종결 : 요약정리 및 중요내용 검토

산업피로

- 개인적 생체변화를 의미함
- 정신적, 육체적 노동부하와 관련이 있음
- 적절한 휴식과 충분한 영양섭취로 예방하는 것이 중요함
- 예방방생산수와 산업피로도 비례함
- 작업의 합리화를 적응강도 및 작업시간을 주시하고 작업환경 개선하게 개선해야 함

치과 진공흡입기(Suction)

- 치료 중 구강 내 고여있는 물·침·혈액 등을 흡입하여 제거하는 기구
- 진공흡입기 팁은 1회용으로 사용함
- 진공흡입기 팁은 치아 가까이에 대주어
- 진공흡입기 팁이 치경을 가리지 않게 함
- 진공흡입기 팁이 치경을 임의 건드리지 않게 함
- 진료 중 시야 확보 및 연조직 보호를 위해 진공흡입기를 부드럽게 끌어당겨 입구로 뺀낸다.
- 진공흡입기 내로 연조직이 빨려 들어가지 않도록 함
- 치과의사가 오른쪽으로 기구를 사용하면 간호조무사도 오른쪽으로 진공흡입기를 잡아 진료에 방해되지 않도록 해야 함

영아 예방접종 후 주의사항

- 귀가 후 최소 3시간 이상 주의 깊게 관찰하기
- 접종 후 20~30분간 접종기관에 머물며 아이의 상태를 관찰함
- 접종 당일에는 과격한 운동을 삼가야 함
- 접종 후 최소 3일간은 특별한 관심을 가지고 관찰하여 고열·경련이 있을 시 의사 진찰을 받도록 함
- 아이는 반드시 바로 눕혀 재움
- 접종 당일은 목욕을 시키지 않는 것이 좋음
- 접종 부위는 청결하게 함

2020년 간호조무사 출제키워드 분석

2020년 시험 총평 및 2021년 시험 예상

2020년은 코로나 19로 인하여 상반기 시험 일정이 3월에서 6월로 미뤄졌으나, 하반기에는 시험자가 공개도 전환되는 등의 변화가 있었다. 상반기의 합격률은 장년과 비슷한 수치를 보였고, 기초간호학 실기 과목의 공개된는 모든르, 하반기에는 시험자가 공개되기 때문에 공중보건한 과목에서는 지문 수도 한 과목당 91.9%를 보였다. 하반기에 새로이 공개되는 시험자가 공개되기 때문에 공중보건학 상승할 것이라는 수요한 달리 기본적인 학습만 되어 있다면 충분히 풀 수 있는 문제들이 많아, 2021년에는 보건행정 관련 문제가 다소 어렵겠다. 하반기에도 과목별 치우침이 없었으며, 보건간호학 과목에서는 직종별 사업들이 필요하다. 진료비 지불제도 등 보건행정 경향 분야의 시험에서는 내용이므로 정확한 학습이 필요하다. 2021년에도 코로나 19로 인해 브리핑이 출제되는 종으로 확보하기 위해서 평이하게 출제될 것으로 전망한다.

혈액
- 혈장(55%) + 혈구(45%) = 혈액
- 혈장: 90% 이상의 물, 알부민, 글로불린, 피브리노겐 등으로 구성
- 혈구
  - 적혈구: 산소 및 이산화탄소의 운반
  - 백혈구: 식균작용, 면역기능
  - 혈소판: 혈액응고

뇌
- 대뇌: 뇌의 가장 큰 부분을 차지하며, 운동·감각·언어
- 사이뇌(간뇌): 대뇌와 중뇌 사이에 위치하며 시상과 시상하부로 주로 구성
- 중뇌: 뇌의 한가운데에 있으며, 자율신경계의 조절 관여
- 소뇌: 평형감각과 운동에 관여
- 연수: 교감신경 척수 사이에 위치하며, 생명유지에 직결되는 호흡중추가 있는 부분
- 뇌교: 중뇌와 연수 사이에 있는 부분

호흡
- 외호흡: 지구 수축 작용
- 이완호흡: 횡격 지하 작용
- 흉식호흡: 흉곽 상승 작용
- 복식호흡: 주로 조절 중심
- 심장성호흡음: 대사조절 작용
- 부교감신경호흡: 혈중 칼슘 농도 조절 작용

3대 영양소
- 탄수화물: 1g당 4kcal, 뇌의 에너지원, 소모성 질환 환자에게 필요
- 단백질: 1g당 4kcal, 생체 주성분, 감염으로부터 저항, 새포의 조절 형성
- 지방: 1g당 9kcal, 세포막 구성, 체온 유지

무기질
- 나트륨(Na): 체내 수분 유지, 신경과 근육의 예민성 조절
- 칼륨(K): 근육의 수축과 이완, 신경전 홍분전달
- 칼슘(Ca): 뼈와 치아의 구성성분, 혈액응고, 근육수축, 예방
- 요오드(I): 갑상샘호르몬의 티록신의 주성분
- 철분(Fe): 헤모글로빈(혈색소)의 성분
- 불소(F): 부족 시 충치 발생
- 코발트(Co): 비타민 B_{12}의 성분

담석산증
- 정의: 인체가 수술을 받은 경우 사람에게 나타나는 증후군으로, 심리적 음식물이 소장으로 급속히 이동하는 현상
- 치료: 고단백, 저탄수식 공급

치아의 구조
- 법랑질: 치아의 가장 밖의 부위
- 상아질: 치아의 가장 많은 부위
- 백악질: 치근 주위의 생아질을 둘러싸는 조직, 치아를 치조골에 고정시키는 역할
- 치수: 신경과 혈관이 분포한 조직

치태(플러그)
- 사람의 치아 중에서 첫 번째 어금니
- 보통 6세 전후로 맹출
- 맹출 시기가 빨라서 유치로 착각할 수 있음
- 영구치이기 때문에 중치 예방이 중요함

발치 후 주의사항
- 고인 침과 피는 뱉지 말고 삼키도록 함
- 지혈을 위하여 거즈는 2시간 정도 물고 있도록 함
- 부종과 통증을 예방하기 위하여 냉찜질을 해야 함
- 빨대 사용 시 음입으로 인해 출혈의 위험이 있음
- 흡연, 음주, 뜨거운 음식은 피하도록 함
- 배에도 평소보다 조금 더 높은 것을 사용하는 것이 좋음
- 받치한 부위에 칫솔질을 하는 것보다 구강계세제를 사용하는 것이 적절함
- 음식물이나 부드러운 음식을 섭취하도록 함
- 충분한 휴식으로 빠른 회복에 도움이 됨

비타민 결핍증
- 수용성 비타민
  - 비타민 B_1: 각기병
  - 비타민 B_2: 구각염
  - 비타민 B_6: 피부염, 빈혈
  - 비타민 B_{12}: 악성빈혈
  - 비타민 C: 괴혈병
  - 나이아신: 펠라그라
- 지용성 비타민
  - 비타민 A: 야맹증, 각막연화증
  - 비타민 D: 구루병, 골연화증
  - 비타민 E: 빈혈, 적혈구 용혈, 불임
  - 비타민 K: 혈액응고장애(신생아에게서 흔히 발생하므로 투여)

골다공증
- 정의: 뼈 강도와 뼈의 골량이 감소하여 뼈가 얇아짐으로 골질이 용해됨이 가능 통로
- 증상: 요추에도, 답답함, 신장저하, 골다공증성 가슴 등
- 간호보조활동: 식사 후 곧바로 눕지 않도록 하며, 비타민 D와 함께 채광(신체수용법)을 높이기 위해 걷기 운동 권장

응급 환자 간호
- 등제를 유지하면서 중지 두지 않음
- 방은 밝게 하고, 실내온도는 약 22℃를 유지하며
- 환자가 말할 때 경청하며 공감해줌
- 청각이 제일 마지막까지 남아 있으므로 정상 음성으로 조용히 말함

약물성 식도염
- 원인: 위식도 경계 부위의 하부식도 괄약근 기능 약화
- 중상: 수속임, 답답함, 신트림, 무호흡, 가슴 통증 등
- 치료
  - 베게 높음대사의 불편감으로 베게 용해함이 가능
  - 식사 후 곧바로 에스트로겐 또는 골다공증 감소시키면 갈관장
  - 검산류 보충: 비타민 D와 함께 채광(신체수용법)을 높이기 위해 걷기 운동 권장

중이염
- 침: 유치시간 20분 정도, 발진 후 남은 침이 있는지 살피고 입근용 숨으로 마무리
- 곰(구병): 은없을 이용하여 면역을 올림 출혈 시 고기, 화상 주의
- 부중요법: 음이팸프질로 간접화혈를 이용하여 응혈을 일으켜 치료하는 방법
- 추나요법(수기요법): 음양조화, 근골격계 손상 시 따른 지정하는 방법

정규 산전진찰 횟수
- 임신 7개월까지 : 월 1회, 4주마다
- 임신 8~9개월 : 월 2회, 2주마다
- 임신 10개월 : 월 4회, 매주

초유
- 분만 후 며칠 동안 분비되는 유즙으로, 농도가 짙고 황색을 띔
- 감염으로부터 보호할 수 있는 면역물질이 풍부함
- 태변 배출을 도움
- 단백질이 성숙유에 비하여 풍부함

요실금 노인 환자의 간호
- 규칙적으로 소변을 보게 하기
- 정서적으로 지지하기
- 수분 섭취를 제한하지 않기
- 방광을 자극하는 음식(커피, 차) 섭취를 자제하기
- 케겔 운동을 권장하기

노인우울증
- 노년기에 가장 흔한 정신과 질환 중 하나
- 원인
  - 사회심리학적 요인 : 건강 상실, 경제적 능력의 상실, 배우자 사별 등
  - 생물학적 요인 : 세로토닌과 같이 감정조절에 작용하는 신경전달 물질의 저하
- 표면적으로 동반되는 증상이 인지기능 저하가 심한 경우에는 치매와 유사한 상태로 나타나 치매로 오인되기도 함
- 노인우울증에서 동반되는 인지기능 저하가 심한 경우에는 치매와 유사한 상태로 나타나 치매로 오인되기도 함

정신방어기제
- 억압 : 가장 일반적이고 일차적인 방어기제
- 억제 : 의식적으로 잊으려는 것
- 부정 : 생활을 인정하지 않으려는 것
- 합리화 : 정당화시키기 위해 핑계를 대는 것
- 투사 : 타인의 탓으로 돌리는 것
- 퇴행 : 보다 미성숙한 정신 기능의 단계로 되돌아가는 것
- 해리 : 다중인격 존재
- 승화 : 긍정적인 방어기제
- 동일화 : 룰모델을 정해 따라하는 것
- 반동형성 : 억눌린 감정이나 욕구와 행동으로 나타나지 않도록 그것과 정반대되는 행동을 하는 것
- 전치 : 어떤 대상을 향한 불쾌한 감정이나 욕망을 다른 대상에게 표현하는 것
- 보상 : 모자란 부분을 채우기 위한 무의식적인 노력

코피 나는 환자를 위한 간호보조활동
- 곳곳 중앙을 양쪽으로 숙인 채 좌석을 취하게 함
- 구강호흡
- 냉찜질 시 지혈이 촉진되고 기본도 상쾌해짐
- 목 뒤로 넘어간 핏덩어리는 삼키지 않고 뱉어내도록 함

질병의 예방
- 1차 예방 : 질병예방과 건강증진의 증진
- 2차 예방 : 질병의 조기발견과 치료적 간호
- 3차 예방 : 재활과 사회복귀에 증진

보건교육 순서
- 도입 : 주의집중, 학습동기 부여, 학습목표 전달
- 전개 : 실질적인 교육활동이 이루어지는 단계
- 종결 : 요약정리 및 중요내용 질문

보건교육 방법
- 분단토의(버즈세션) : 집회에 참여자 수가 많을 경우 몇 개의 소분단으로 나누어 토의한 후 다시 전체 회의에서 종합하는 방법
- 배심토의(패널토의) : 4~6명의 상반된 의견을 가진 전문가가 5~10분간 자기의 의견을 발표한 뒤 사회자의 진행에 따라 단상토론 실시, 청중의 질문을 받아 자유롭게 토론하는 방법
- 심포지엄 : 상반된 의견을 가진 전문가가 발표 후 청중의 질문에 답하는 방법
- 강의 : 일방식 교육 방법으로, 많은 양의 지식을 주어진 시간에 전달 가능
- 시범 : 이론과 실제의 적용 방법

시설급여
- 노인요양시설 : 장기간 입소하는 수급자에게 신체활동 지원 및 심신기능의 유지·향상을 위한 교육과 훈련 등을 제공
- 노인요양공동생활가정 : 장기간 입소한 수급자에게 가정과 같은 주거환경에서 신체활동 지원 및 심신기능의 유지·향상을 위한 교육과 훈련 등을 제공

재가급여
- 방문요양 : 장기요양요원이 수급자의 가정 등을 방문하여 신체활동 및 가사활동 등을 지원
- 주·야간보호 : 수급자를 하루 중 일정시간 동안 장기요양기관에 보호하여 신체활동 지원 및 심신기능의 유지·향상을 위한 교육 훈련 등을 제공
- 방문목욕 : 장기요양요원이 목욕설비를 갖춘 장비를 이용하여 수급자의 가정을 방문하여 목욕을 제공
- 방문간호 : 장기요양요원인 간호사 등이 의사, 한의사 또는 치과의사의 지시서에 따라 수급자의 가정 등을 방문하여 간호, 진료보조, 요양에 관한 상담 또는 구강위생 등을 제공
- 단기보호 : 수급자를 월 9일 이내 기간 동안 장기요양기관에 보호하여 신체활동 지원 및 심신기능의 유지·향상을 위한 교육 훈련 등을 제공
- 기타재가급여 : 수급자의 일상생활·신체활동 지원 및 인지기능의 유지·향상에 필요한 용구를 제공하거나 가정을 방문하여 재활에 관한 지원 등을 제공
- 특별현금급여 : 재가급여나 시설급여를 받을 수 없을 때 지급되는 것으로 가족요양비, 특례요양비, 요양병원간병비가 있음

식중독
- 장출혈성대장균 식중독 : 햄, 소시지, 도시락 등이 주요 원인 식품이며, 설사·복통·발열·구토가 나타나며 심하면 용혈성요독증후군이 발생
- 포도상구균 식중독 : 균이 식품 중에서 증식하여 생산한 장독소(Enterotoxin)를 함유한 식품을 섭취함에 의해 나는 독소형 식중독으로, 화농성 질환자는 식품 취급 금지

사회보장
사회보험
- 의료보장 : 건강보험, 산재보험, 장기요양보험
- 소득보장 : 산재보험, 국민연금, 고용보험

공공부조
- 의료보장 : 의료급여
- 소득보장 : 기초생활보장
- 사회서비스 : 기초노령연금, 장애 수당, 임산부 바우처, 예방접종 등

건강보험
- 본인의 의사와 관계없이 건강보험가입이 강제되며 보험료 납부의무 부여
- 소득수준 등 부담능력에 따라 보험료를 부담하되 부담수준과 관계없이 균등한 보험급여 보장
- 의료보장 가능
- 사회연대 가능
- 소득 재분배 가능

노인장기요양보험
- 자격 : 장기요양보험가입자 및 그 피부양자, 의료급여 수급자
- 대상 : 만 65세 이상 또는 만 65세 미만으로 노인성 질병을 가진 자
- 재원 : 장기요양보험료 + 국가 및 지방자치단체 부담 + 이용자 본인 부담
- 건강보험 제도와는 별개의 제도로 운영되고 있으나, 제도운영의 효율성을 위하여 보험자 및 관리운영기관을 국민건강보험공단으로 일원화
- 장기요양서비스를 이용하고자 하는 노인이나 그 가족은 국민건강보험공단에 해당 양식에 따라 장기요양인정 신청을 해야 함

만성질환의 특성
- 질병의 원인이 명확하지 않음
- 원인이 다양하며 복합적으로 작용
- 생활습관에 영향을 미침
- 연령 증가에 따라 유병률이 증가
- 장기적인 치료를 요구함
- 유병률이 발생률보다 높음
- 호전과 악화를 반복함

정신질환자의 보호의무자가 될 수 없는 경우(정신건강복지법 제39조)
- 피성년후견인 및 피한정후견인
- 파산선고를 받고 복권되지 아니한 사람
- 해당 정신질환자를 상대로 한 소송이 계속 중인 사람 또는 소송한 사실이 있었던 사람과 그 배우자
- 미성년자
- 행방불명자
- 보호의무자 의무를 이행할 수 없는 부득이한 사유로 보건복지부령으로 정하는 사람

재긴급감염병(감염병예방법 제2조)
- 생물테러감염병 또는 치명률이 높거나 집단발생 우려가 커서 긴급한 예방·관리가 필요하여 보건복지부장관이 지정하는 감염병을 말한다. 에볼라바이러스병, 마버그열, 라싸열, 크리미안콩고출혈열, 남아메리카출혈열, 리프트밸리열, 두창, 페스트, 탄저, 보툴리눔독소증, 야토병, 신종감염병증후군, 중증급성호흡기증후군(SARS), 중동호흡기증후군(MERS), 동물인플루엔자 인체감염증, 신종인플루엔자, 디프테리아

심정지
- 맥박이 느껴지지 않으며 호흡이 없는지 확인하기
- 2, 3번째 손가락으로 산모양을 찾아 흉골과 수직으로 '인'에 있는 부위
- 성인들에 2~3cm 위에서 손가락 하나 정도 아래쪽을 주고 감기
- 정강이를 상완동맥 쪽으로 높게 해야 함
- 서서히 가슴이 이완될 낫춰서(조혈 2mmHg씩) 최소 20~30mmHg 높여야 함
- 자동 카포로에 공기를 빼낸다가 손아가 소리가 나는 곳의 두근을 확인 후 기억하기(이완기 혈압)

헌혈
- 헌혈을 목적으로 유치하거나 그 밖에 대가적인 이익을 제공하거나 제공될 것을 알면서 헌혈을 하여서는 아니 된다.
- 누구든지 금전, 재산상의 이익 또는 그 밖의 대가적인 이익을 주거나 받기로 하고 자신의 혈액을 제공하거나 다른 사람의 혈액을 제공받아서는 아니 된다.
- 누구든지 금전, 재산상의 이익이나 그 밖의 대가적인 이익을 주거나 주기로 하고 다른 사람으로 하여금 자신이나 그 밖의 다른 사람에게 혈액을 제공하거나 제공받도록 알선하여서는 아니 된다.
- 누구든지 위의 규정을 위반하는 행위를 교사·방조 또는 여러하여서는 아니 된다.

혈액 매매행위 등의 금지(혈액관리법 제3조)
- 누구든지 금전, 재산상의 이익 또는 그 밖의 대가적인 이익을 제공하거나 제공될 것을 알면서 혈액을 제공하여서는 아니 된다.
- 누구든지 금전, 재산상의 이익이나 그 밖의 대가적인 이익을 주거나 받기로 하고 자신의 혈액(헌혈증서를 포함한다)을 제공하거나 다른 사람의 혈액을 제공받아서는 아니 된다.
- 누구든지 위의 규정을 위반하는 행위를 교사·방조 또는 여러하여서는 아니 된다.

수돗물불소농도조정사업(구강보건법 제2조)
"수돗물불소농도조정사업"이란 치아우식증(충치)의 발생을 예방하기 위하여 상수도 정수장 또는 수돗물 저장소에서 불소화합물 첨가시설을 이용하여 수돗물의 불소농도를 적정수준으로 유지·조정하는 사업과 이와 관련되는 사업을 말한다.

종합병원의 요건(의료법 제3조의3)
- 100개 이상의 병상을 갖출 것
- 100병상 이상 300병상 이하인 경우에는 내과·외과·소아청소년과·산부인과 중 3개 진료과목, 영상의학과, 마취통증의학과와 진단검사의학과 또는 병리과를 포함한 7개 이상의 진료과목을 갖추고 각 진료과목마다 전속하는 전문의를 둘 것
- 300병상을 초과하는 경우에는 내과, 외과, 소아청소년과, 산부인과, 영상의학과, 마취통증의학과, 진단검사의학과 또는 병리과, 정신건강의학과 및 치과를 포함한 9개 이상의 진료과목을 갖추고 각 진료과목마다 전속하는 전문의를 둘 것

모바코시멜의 중요성
- 모자보건 대상자는 광범위함
- 모성의 건강은 건강한 자녀출산임
- 모성과 아동의 건강은 다음 세대의 건강에 영향을 미침
- 적은비용으로 건강을 증진시킬 수 있음

이상 후 스트레스장애
- 정의: 생명을 위협할 정도의 정신적 외상적 충격사건경험이나 목격을 경험하거나 나게 발생하는 심리적 반응
- 증상: 위협적이었던 사고가 반복적으로 떠오르고, 외상과 연관된 생각이나 대화를 피하려고 하며, 신경이 날카로워지고 집중이 어려우며 쉽게 놀람

새집증후군
- 정의: 신축 건물의 건축자재나 벽지 등에서 나오는 휘발성 유기화합물(VOCs) 등 유해 화학물질이 거주자에게 영향을 미치는 현상
- 예방
  - 휘발성 유기화합물(VOCs)이 적은 시공재료를 사용하고, 포름알데하이드, 일체로기가 유해한 비교적 생각한 생체공기를 막기 위해서는 이미 지어진 집에서 새집증후군을 완화하기 위해서도 환기를 자주 해야 함

VDT 증후군
- 정의: 퍼스널 컴퓨터, 워드 프로세서, 등 브라운관을 사용한 비디오 디스플레이 터미널(VDT) 노동에 동반되는 건강 장애
- 증상: 눈등장애, 피로, 어깨결림, 손의 저린, 음향기로, 분말, 두통

질병의 지역사회 예방단계
- 비병원성기(재단계): 적극적 예방(건강증진, 환경개선)
- 초기병원성기(재단계): 소극적 예방(특수예방, 예방접종)으로 숙주의 면역 강화
- 불현성감염기(재단계): 중증화의 예방(조기진단)
- 발현성질환기(재단계): 조기치료, 집단검진
- 회복기(재단계): 무능력의 예방(재활, 사회생활 복귀)

식중독 식품독
- 세균성 식중독: 부적절하게 가열된 가금류, 소시지, 육류, 유제품과 어패류, 도시락 등이 주요 원인 식품
- 자연독리오균 식중독: 해수 중에 서식하는 비브리오균의 증식을 막기 위하여 하절기에 주로 발생하므로 여름철 어패류 생식 금지

보툴리누스 식중독
- 치명률이 높고 신경장애를 일으키며, 불완전하게 처리된 통조림 식품, 소시지, 햄에서 발생

위관영양 시 간호조보조활동
- 흡인 예방을 위해 반좌위를 취하게 하고, 반좌위가 불가능한 경우는 오른쪽으로 눕히기
- 영양액은 분당 50cc 이상 주입되지 않도록 조절하기
- 구토 예방을 위해 주입 후 반좌위를 30분 이상 유지하도록 조정하기
- 위관영양 주입 시 공기가 들어가지 않도록 주의하기

섭취량과 배설량 측정
- 섭취량 : 경구, 비경구(수액, 수혈), 위관영양, 얼음(얼음의 반으로 기록) 등
- 배설량 : 소변, 설사, 구토, 배액, 출혈, 극심한 발한 (500mL 순실) 등(불현, 정상 대변, 정상 호흡 시 수분 손실량은 제외)

상처 종류
- 찰과상 : 찔린 상처
- 절상 : 베인 상처
- 열상 : 찢어진 상처
- 교상 : 물린 상처
- 좌상(타박상) : 긁힌 상처
- 타박상 : 부딪힌 상처

기본 체위
- 앙와위
  - 베게위, 바르게 누운 자세
- 반좌위(좌측위, 심스체위)
  - 위부 팔은 앞으로, 아래쪽 팔은 뒤로, 무릎을 굽혀 옆으로 누운 자세
  - 관장, 항문검사
- 복와위(복와)
  - 엎드린 자세, 팔은 몸 옆이나 머리 위, 얼굴은 옆으로
  - 등의 외상, 수면 및 휴식
- 측위
  - 척추가 정상 곡선을 유지하면서 옆으로 누운 자세
  - 둔부수술, 회수수술, 폐수술, 신장수술

습윤의
- 양쪽 무릎을 벌리고, 허벅다리를 수직으로 세우며 가슴 바닥에 닿게 하는 자세
- 곧난 내 장기 이완, 자궁 내 태아위치 교정, 직장이나 대장 검사

세석위(절석위)
- 똑바로 누워 대퇴부를 올리고 발린 후 무릎을 고정한 자세
- 질검사, 분만, 산부인과와 비뇨기과 진찰

유치도뇨 배뇨
- 환자 다리 사이에 도뇨세트를 놓고 무균법을 준수하기
- 둔부 밑에 방수포와 소독포, 소변주머니를 표에 올리기
- 소독겸자 착용 후 소공포로 회음부 노출하기
- 도뇨관을 방광까지 삽입 후 도뇨관 고정하기
- 소독용기에 검사물 채집 및 분리 도뇨관은 소변주머니에 연결하기
- 소변주머니는 침상보다 낮게 두고 바닥에 닿지 않게 하기

손 씻기
내과적 손 씻기
- 손끝을 아래로 하기
- 1~2분간 비누를 이용하여 흐르는 미지근한 물에 씻기
- 일회용 타올로 건조시키고 수도꼭지는 타올을 이용하여 잠그기

외과적 손 씻기
- 손끝을 위로(팔꿈치 아래로) 유지하기
- 2~5분 정도 솔을 이용하여 씻기
- 보조자가 건네는 멸균수건으로 손 닦기

붕대 사용법
- 신체 말단부위에서 중심부위로 감아야 함
- 상처 : 손목, 발목
- 하지 : 발목
- 붕대의 시작이나 노출되어 혈액순환 혈색, 감각, 통증, 부종 등을 관찰
- 압박부위는 중심부 혈액순환 부위에 감가서는 안 됨
- 뼈가 돌출된 부위는 솜을 대고 감아야 함

통목욕
- 욕조실을 깨끗이 청소하고, 실내온도는 24℃ 정도로 유지하기
- 욕조실 문을 닫기
- 욕조통에 물 1/3~1/2 정도 받기
- 물의 온도는 성인인 경우 42~44℃, 유아는 40.5℃로 하기
- 허약한 환자나 안정중인 환자는 의사의 허락 하에 시행하기
- 통 안으로 들어가거나 나올 때는 항상 통 옆에 부착되도록 하기
- 통목욕 중 어지러움을 일으킬 때는 먼저 통 속의 물을 빼고 머리를 낮추어 다리는 포에 하기
- 목욕실의 문을 잠그지 않고 '사용 중' 푯말 걸기
- 자주 들여다보기
- 20분 이상 물속에 있지 않게 하기

회음부 간호
목적
- 냄새와 분비물 제거, 불쾌감을 없애고 편안함 유지
- 회음부의 상처 치유 및 감염 발생 예방

방법
- 여자는 배횡와위, 남자는 앙와위 자세 취하게 하기
- 앞손으로 회음부를 벌리고, 오른손으로 대음순 → 소음순 → 요도, 요도에서 항문 쪽으로 닦기
- 한 번 닦은 거즈는 버리기

더운물 주머니
- 물의 온도 : 46~52℃
- 적용 시간 : 20분
- 반드시 주머니를 감싼 후 피부에 대주기
- 주머니를 거꾸로 쏟아 물이 새는지 확인하기
- 압력을 낮추기 위해는 2/3간 채우고, 다른 부분에 넣을 때는 1/3~1/2만 채우기

참빙의 종류
- 빈 침상 : 새로 입원할 환자를 위한 것
- 사용 중 침상 : 환자가 누워 있는 상태에서 침상을 준비하는 것
- 개방 침상 : 환자가 배뇨되었으나 자리에 없는 상황으로, 침상 정리 후 이불을 덮어 둔 것
- 수술 후 침상 : 침구가 병실로 들어오는 환자를 위한 것
- 크래들 침상 : 침구가 직접 몸에 닿지 않게 만들어 준 것
- 골절 침상 : 골절된 부위를 반듯하게 유지하고 반쳐 주는 것

치료적 의사소통
- 침묵 : 환자 자신이 말하기 힘든 내용을 이야기할 때 한 시간을 주면서 기다리는 것
- 수용 : 환자의 생각을 지지하며 결정하여 말할 수 있도록 충분한 시간을 주면서 기다리는 것
- 개방적 질문 : 특정한 주제에 대한 것이 아닌 광범위하고 일반적인 질문을 하도록 하는 것
- 초점 맞추기 : 중요한 주제에 대하여 명료하지 않은 부분을 분명히 도와주는 것
- 명료화 : 환자의 말에서 명료하지 않은 부분을 분명히 하는 것
- 반영 : 생각을 다시 환자에게 향하게 하는 것

2019년 간호조무사 출제기워드 분석

2019년 시험 총평 및 2020년 시험 예상

올해의 시험은 전체적으로 평이하게 출제되었다. 기초간호의 과목에서는 자주 출제되었던 주요 내용 위주로 나왔기 때문에, 기본문제나 기출문제를 여러 번 풀어보았더라면 크게 어렵지 않았을 것이다. 최근 보건간호의 문제를 대비하여서는 보건행정 분야에 눈에 띄는 비중으로 출제되고 있는데 이번에도 5~6문제가량 출제되었다. 그렇기 때문에 2020년 시험 준비에 있어서도 보건행정을 통계치는 안 될 것이며, 공중보건학 과목 역시 기초간호학 과목에 반영하여 출제되었으므로, 특별히 시험에 새로운 부분이 있었다, 하지만 2020년부터 시행되는 간호법이 이 원문에서 있을 것이다. 심기과목도 기본 이론을 바탕으로 예방 및 관리에 관한 문제에서 그 수기 부위에 깊게 공부해야 한다. 상기 과목들 이외에는 최근 경향이 반영되어 문제가 개발 중심으로 주부되어 문제풀이에 접근한다면 어렵지 않게 합격할 수 있을 것이다.

호르몬조절

- **인슐린(Insulin)** : 혈중 포도당을 조직세포 내로 유입 촉진하여 혈당을 감소시킴
- **글루카곤(Glucagon)** : 항인슐린 호르몬으로 혈당량을 증가시키는 작용을 하는데, 인슐린과는 반대로 혈당량을 증가시키는 작용을 함

비타민 결핍증

수용성 비타민
- 비타민 B_1 : 각기병
- 비타민 B_2 : 구각염, 피부염, 인염
- 비타민 B_6 : 피부염, 빈혈
- 비타민 B_{12} : 악성빈혈
- 비타민 C : 괴혈병
- 나이아신 : 펠라그라

지용성 비타민
- 비타민 A : 야맹증, 안구건조증, 각막연화증
- 비타민 D : 구루병, 골연화증, 골다공증
- 비타민 E : 조산이 아래부인 안전하지 않기에 제한 조절이 아래부인 보호를 해줘야 함
- 비타민 K : 혈액응고 부족으로 장내세균에 의해서 합성되므로 결핍은 드뭄

활력부 간호

- **목적** : 활력부의 분비를 제거와 청결 유지, 활력부의 검염 발생 예방
- **준비물** : 따뜻한 물, 대야, 비누, 수건, 무균면봉, 방수포, 묘유, 연고

절차
- 활력부 간호 설명 및 커튼 치기
- 환자의 자세는 배횡와위(자세로 하고, 이불을 걷고 활력부를 노출시키기
- 양다리 밑에 방수포나 수건을 깔기
- 활력부를 단기(대음순 → 소음순 → 요도, 치구 → 항문 방향으로)
- 한 번 사용한 면봉은 사용하지 않고, 수건은 배에서 다리 쪽으로 닦기

건강보험의 특성
- 강제보험
- 제3자 지불보장
- 균형예산과 단기보장
- 사후치료의 현금을 적용
- 재산과 소득수준원에 따라 차등적으로 보험료를 부과

세균 시멸법
- **고압증기멸균법** : 고압증기멸균기에서 121℃로 병원 인 지대다 15파운드의 증기압이단스로 20~30분간 멸균하는 방법으로 아포를 포함한 바이러스, 병원체까지 등 모든 미생물을 사멸시킬 수 있음
- **E·O가스멸균법** : E·O가스는 모든 종류의 미생물을 죽일 수 있고 고온, 고압을 필요로 하지 않으며 기구나 불용에 손상을 주지 않는 장점이 있음

찜미복 환자 보행 시 간호
- 환자의 마비가 있는 쪽에 서기
- 대상자의 허리 주위도 한 손을 대어 안전시키기
- 환자의 무게를 실제 지지하기 위해 걸드라이 부위에 팔을 지지하기
- 대상자가 불안정할 때는 항상 이동벨트를 사용하기
- 안전을 위해 두 명이 이동을 돕는 것이 좋음

노인 낙상의 예방
- 욕실에 미끄럽지 매트를 깔아주기
- 규칙적 운동으로 근력을 키우도록 하기
- 앉기나 일어설 때 천천히 움직이도록 하기
- 실내 환경을 치우고, 조명을 개선하기
- 낙상경험이나 우울, 혼돈 등의 방생이 있거나
- 약을 사용이나 신경관계 질환이 있는 경우 약제의 사용 시 주의를 기울이기

수질 오염도
- **BOD(생화학적 산소요구량)**
  - 물속의 유기물질이 호기성 미생물에 의해 분해되어 안정화되는 과정에서 소모되는 산소량
  - 20℃, 5일간 시료를 배양했을 때 소모되는 산소를 측정하여 mg/L(ppm) 단위로 나타냄
  - BOD가 높다는 것은 유기물질이 많이 떨어져 있어 하천이 오염된 수준은 용존산소의 소비가 많아 함
- **COD(화학적 산소요구량)**
  - BOD로 측정이 곤란한 경우로 나타내는 지표
  - BOD의 미분히 측정이 기본적인 검정으로 나타내는 것이 지표
- **DO(용존산소량)**
  - 에체 또는 수중에 녹아있는 분자상의 산소
  - 유기물질이 오염 정도를 지시
  - 용존산소가 부족하면 참기가 발생

열 멸균법
- **건열멸균법** : 160~170℃에서 1~2시간 동안 건열하여 미생물을 산화 또는 탄화시켜 미생물 및 포자를 완전히 멸균하는 방법
- **자비소독** : 불을 끓어서 소독하는 것으로 끓는 물에 있어 은도를 100℃이기 때문에 아포를 형성하는 세균은 없앨 수는 없음

활력징후
- **혈압** : 보통 70/40mmHg, 최고 혈압 80~90mmHg
- **혈맥** : 체중의 10~12%, 혈색 손실이 만연
- **생리적 흡입** : 출생 후 2~3일 후 나타나며 약 1주일 후에는 사라지다. 해황환경과는 구별해야 함
- **체온** : 3.2~3.4kg
- **체온** : 36.5~37.5℃, 순환작용이 안복하지 않기에 채온 조절이 이래부인 보온을 해줘야 함
- **맥박** : 분근 거의가 되기도 보온을 해줘야 함
- **호흡** : 어른의 2배 정도로 분근자하나 35~50회/분, 복식호흡

인구피라미드

성별, 연령별로 인구구조를 그래프로 나타낸 것

- **피라미드형(증가형)**
  - 출생률과 사망률이 모두 높은 다산다사형 그래프로, 유소년층이 큰 비중을 차지
  - 다산다사의 미개발 국가나 다산소사의 개발도상국에서 나타남
  - 사망률보다 출생률이 높아 인구는 증가

- **종형(정체형)**
  - 출생률과 사망률이 낮은 소산소사형 그래프로, 유년층의 인구 비중이 낮고 평균수명이 연장되어 노년층 비중도 높음
  - 선진국에서 나타남
  - 인구의 수 증가는 정지

- **방추형(감소형)**
  - 항아리형이라고도 함
  - 낮은 출생률과 사망률 출산기피에 따른 인구 감소가 나타남

- **별형(도시형)**
  - 생산연령이 도시로 유입되는 그래프
  - 인구 전입으로 청장년층의 비율이 높은 도시나 신개발 지역에서 나타남
  - 노년 인구나 유소년 인구에 비해서 생산연령(15~49세)의 인구수가 50%를 초과

- **표주박형(농촌형)**
  - 청장년층의 전출로 노년인구나 노년인구가 많고 인구 과소로 노동력 부족문제가 발생
  - 생산연령 인구에 비해서 노년에서 유소년 인구가 나타남

국가암 검진

분 류	대상자	주 기
간 암	만 40세 이상 고위험군	6개월
대장암	만 50세 이상	1년
위 암	만 40세 이상	2년
유방암	만 40세 이상 여성	2년
자궁경부암	만 20세 이상 여성	2년
폐 암	만 54세~74세 남녀 중 폐암 발생 고위험군	2년

불소농도(구강보건법 시행규칙 제10조)

불소용액 양치사업에 필요한 불소용액의 농도는 매일 1회 양치하는 경우에는 양치액의 0.05%로 하고, 주 1회 양치하는 경우에는 양치액의 0.2%로 한다

진단서 등(의료법 제17조)

- 의료업에 종사하고 직접 진찰하거나 검안한 의사, 치과의사, 한의사가 아니면 진단서·검안서·증명서를 작성하여 환자(환자가 사망하거나 의식이 없는 경우에는 직계존속·비속, 배우자 또는 배우자의 직계존속을 말하며, 환자가 사망하거나 의식이 없는 경우로서 직계존속·비속, 배우자 및 배우자의 직계존속이 모두 없는 경우에는 형제자매를 말한다) 또는 형사소송법 제222조제1항에 따라 검시(檢屍)를 하는 지방검찰청검사(검안서에 한한다)에게 교부하지 못한다. 다만, 진료 중이던 환자가 최종 진료 시부터 48시간 이내에 사망한 경우에는 다시 진료하지 아니하더라도 진단서나 증명서를 내줄 수 있으며, 환자 또는 사망자를 직접 진찰하거나 검안한 의사·치과의사 또는 한의사가 부득이한 사유로 진단서·검안서 또는 증명서를 내줄 수 없으면 같은 의료기관에 종사하는 다른 의사·치과의사 또는 한의사가 환자의 진료기록부 등에 따라 내줄 수 있다.
- 의료업에 종사하고 직접 조산한 의사·한의사 또는 조산사가 아니면 출생·사망 또는 사산 증명서를 내주지 못한다. 다만, 직접 조산한 의사·한의사 또는 조산사가 부득이한 사유로 증명서를 내줄 수 없으면 같은 의료기관에 종사하는 다른 의사·한의사 또는 조산사가 진료기록부 등에 따라 증명서를 내줄 수 있다.
- 의사·치과의사 또는 한의사는 자신이 진찰하거나 검안한 자에 대한 진단서·검안서 또는 증명서 교부를 요구받은 때에는 정당한 사유 없이 거부하지 못한다.
- 의사·한의사 또는 조산사는 자신이 조산한 것에 대한 출생·사망 또는 사산 증명서 교부를 요구받은 때에는 정당한 사유 없이 거부하지 못한다.
- 위의 규정에 따른 진단서, 증명서의 서식·기재사항, 그 밖에 필요한 사항은 보건복지부령으로 정한다.

기본이념(정신건강복지법 제2조)

- 모든 국민은 정신질환으로부터 보호받을 권리를 가진다.
- 모든 정신질환자는 인간으로서의 존엄과 가치를 보장받고, 최적의 치료를 받을 권리를 가진다.
- 모든 정신질환자는 정신질환이 있다는 이유로 부당한 차별 대우를 받지 아니한다.
- 미성년자인 정신질환자는 특별히 치료, 보호 및 교육을 받을 권리를 가진다.
- 정신질환자에 대해서는 입원 또는 입소가 최소화되도록 지역 사회 중심의 치료가 우선적으로 고려되어야 하며, 정신건강증진시설에 자신의 의지에 따른 입원 또는 입소가 권장되어야 한다.
- 정신건강증진시설에 입원 등을 하고 있는 모든 사람은 가능한 한 자유로운 환경을 누릴 권리와 다른 사람들과 자유로이 의견교환을 할 수 있는 권리를 가진다.
- 정신질환자는 원칙적으로 자기결정권을 가지며, 자신의 신체와 재산에 관한 사항에 대하여 스스로 판단하고 결정할 권리를 가진다. 특히 주거지, 의료행위에 대한 동의나 거부, 타인과의 교류, 복지서비스의 이용 여부와 복지서비스 종류의 선택 등을 스스로 결정할 수 있도록 자기결정권을 존중받는다.
- 정신질환자는 자신에게 법률적·사실적 영향을 미치는 사안에 대하여 스스로 이해하여 자신의 자유로운 의사를 표현할 수 있도록 필요한 도움을 받을 권리를 가진다.
- 정신질환자는 자신과 관련된 정책의 결정과정에 참여할 권리를 가진다.

부적격혈액(혈액관리법 제2조 및 제8조)

부적격혈액이란 채혈 시 또는 채혈 후 혈액의 상태, 적격 여부 검사 결과 부적격기준에 해당하는 혈액 또는 혈액제제

- 혈액원 등은 혈액관리업무를 하는 자는 검사 결과 부적격혈액을 발견하였을 때에는 보건복지부령으로 정하는 바에 따라 폐기처분하고 그 결과를 보건복지부장관에게 보고하여야 한다. 다만, 부적격혈액을 예방접종약의 원료로 사용하는 경우 등 대통령령으로 정하는 경우에는 그러하지 아니하다.
- 폐기처분 전 처리: 혈액원 등 혈액관리업무를 하는 자가 혈액원 등 혈액관리업무를 하는 자는 전에서 다음 방법에 의하여 처리하여야 한다.
  - 부적격혈액이 발견된 즉시 다른 혈액과 식별이 용이하도록 혈액용기 전면에 그 사실 및 사유를 기재할 것
  - 부적격혈액은 적격혈액과 분리하여 잠금장치가 설치된 별도의 격리공간에 보관할 것
- **부적격혈액 폐기처분의 예외**: 부적격혈액을 폐기처분하지 아니하는 경우는 다음과 같다.
  - 예방접종약의 원료로 사용되는 경우
  - 의학연구 또는 의약품·의료기기 개발에 사용되는 경우
  - 혈액제제 등의 의약품이나 의료기기의 품질관리를 위한 시험에 사용되는 경우

감염병의 정의(감염병 예방법 제2조)

- **제1급감염병**
  - 생물테러감염병 또는 치명률이 높거나 집단 발생의 우려가 커서 발생 또는 유행 즉시 신고하여야 하고, 음압격리와 같은 높은 수준의 격리가 필요한 감염병
  - 에볼라바이러스병, 마버그열, 라싸열, 크리미안콩고출혈열, 남아메리카출혈열, 리프트밸리열, 두창, 페스트, 탄저, 보툴리눔독소증, 야토병, 신종감염병증후군, 중증급성호흡기증후군(SARS), 중동호흡기증후군(MERS), 동물인플루엔자 인체감염증, 신종인플루엔자, 디프테리아

- **제2급감염병**
  - 전파가능성을 고려하여 발생 또는 유행 시 24시간 이내에 신고하여야 하고, 격리가 필요한 감염병
  - 결핵, 수두, 홍역, 콜레라, 장티푸스, 파라티푸스, 세균성이질, 장출혈성대장균감염증, A형간염, 백일해, 유행성이하선염, 풍진, 폴리오, 수막구균 감염증, b형 헤모필루스인플루엔자, 폐렴구균 감염증, 한센병, 성홍열, 반코마이신내성황색포도알균(VRSA) 감염증, 카바페넴내성장내세균속균종(CRE) 감염증, E형간염

- 제3급감염병
  - 발생을 계속 감시할 필요가 있어 발생 또는 유행 시 24시간 이내에 신고하여야 하는 감염병
  - 파상풍, B형간염, 일본뇌염, C형간염, 말라리아, 레지오넬라증, 비브리오패혈증, 발진티푸스, 발진열, 쯔쯔가무시증, 렙토스피라증, 브루셀라증, 공수병, 신증후군출혈열, 후천성면역결핍증(AIDS), 크로이츠펠트-야콥병(CJD) 및 변종크로이츠펠트-야콥병(vCJD), 황열, 뎅기열, 큐열, 웨스트나일열, 라임병, 진드기매개뇌염, 유비저, 치쿤구니야열, 중증열성혈소판감소증후군(SFTS), 지카바이러스 감염증

- 제4급감염병
  - 제3급감염병까지의 감염병 외에 유행 여부를 조사하기 위하여 표본감시 활동이 필요한 감염병
  - 인플루엔자, 회충증, 편충증, 요충증, 간흡충증, 폐흡충증, 장흡충증, 수족구병, 임질, 클라미디아감염증, 연성하감, 성기단순포진, 첨규콘딜롬, 반코마이신내성장알균(VRE) 감염증, 메티실린내성황색포도알균(MRSA) 감염증, 다제내성녹농균(MRPA) 감염증, 다제내성아시네토박터바우마니균(MRAB) 감염증, 장관감염증, 급성호흡기감염증, 해외유입기생충감염증, 엔테로바이러스감염증, 사람유두종바이러스 감염증

- 필수예방접종(감염병예방법 제24조)
  - 특별자치시장·특별자치도지사 또는 시장·군수·구청장은 관할 보건소를 통하여 필수예방접종을 실시하여야 한다.
  - 디프테리아, 폴리오, 백일해, 홍역, 파상풍, 결핵, B형간염, 유행성이하선염, 풍진, 수두, 일본뇌염, b형헤모필루스인플루엔자, 폐렴구균, 인플루엔자, A형간염, 사람유두종바이러스 감염증, 그룹 A형 로타바이러스 감염증, 그 밖에 질병관리청장이 감염병의 예방을 위하여 필요하다고 인정하여 지정하는 감염병(장티푸스, 신증후군출혈열)

뼈에 돌결살 경우
- 독사에 물리면 몸에 독이 퍼져 기운이 빠지면서 쇼크가 올 수 있음
- 흐르는 물로 상처를 씻고 부위를 심장보다 아래쪽으로 하여 독이 퍼지는 것을 늦춤
- 독을 제거하기 위하여 절개하거나, 입으로 빨아내지 않기
- 물린 부위에서 5~10cm 윗부분을 끈이나 손수건으로 묶어 독이 심장으로 퍼지지 않게 함
- 통증 완화하고, 뇌로 독이 퍼지지 않도록 지면시키기 위해 얼음을 주머니에 넣어 냉찜질하기

주사 4가지 방법

1. 정맥주사
- 약물, 수혈, 영양물질 등을 정맥으로 주입시켜 약물의 빠른 효과를 얻기 위해 이용
- 구강 섭취가 불가능한 환자에게 영양분, 수분과 전해질 보충
- 바늘 각도 : 30°
- 주의사항 및 확인사항
  - 주사부위를 만지지 않기
  - 주사부위에 부종이 있는지 확인하기
  - 주사부위에 통증이나 염증이 있는지 확인하기
  - 수액이 주입이 원활한지 확인하기
  - 혈액이 역류하는지 확인하기

2. 근육주사
- 피하조직을 자극하는 약물을 안전하게 투약하기 위해 이용
- 피하주사보다 많은 양의 약물 투약하기 위해 이용
- 바늘 각도 : 90°
- 주의사항 : 좌골신경, 혈관, 힘줄, 뼈를 피해서 주사를 놓아야 함

3. 피내주사
- 표피 바로 밑에 약물을 투여하는 것으로 흡수가 가장 느림
- 투베르쿨린 반응(결핵반응검사)의 진단
- 각종 약물의 반응 진단 및 과민반응검사
- 바늘 각도 : 15°
- 주의사항
  - 주사부위를 알코올솜으로 가볍게 지압하고 시간차를 두고 경과를 관찰하기
  - 주사부위를 문지르거나 맞지 않기

4. 피하주사
- 예방주사, 인슐린, 헤파린을 진피 밑 지방성 결합조직에 직접 주사
- 흡수 속도는 느리지만 지속적인 흡수
- 바늘 각도 : 45°
- 주의사항
  - 인슐린은 동일부위에 계속 주사하지 않고 인슐린, 헤파린 주사 후 문지르지 않고 눌러주기

당뇨 환자를 위한 발 간호
- 매일 따뜻한 물로 씻고 혈액순환을 위한 운동하기
- 티눈이나 맞지 않는 신발로 한국내 혈류를 차단하는 발톱을 바짝지 않기
- 피가 통하는 편한 신발 신기
- 발의 방광기나 가벼운 상처의 발갛음을 잘 만드고 건조하지 않고 크림을 발라 부드럽게 사이에는 바르지 않음
- 맨발로 다니지 않고 순환을 차단하는 양말은 신지 않기
- 발 부종 시 다리를 하루에 여러 번 높은 정도로 올리기
- 혈액순환에 장애를 주는 꼭 맞는 양말(다리를 조르는) 피하기

목발 보행법

4점 보행
- 느리행은 느리지만 안정적, 각 다리에 체중을 실음
- 오른쪽 목발 → 왼쪽 목발 → 오른쪽 발

3점 보행
- 보행은 빠르지만 팔 힘과 균형감각이 요구됨
- 두 목발과 아픈 발 → 건강한 발

2점 보행
- 4점 보행보다 빠르지만 팔 힘과 균형감각이 요구됨
- 오른발과 왼쪽 목발 → 왼발과 오른쪽 목발

계단
- 건강한 발, 아픈발 순서로 요구됨
- 계단 올라갈 때
  - 건강한 발 → 아픈발, 목발
- 계단 내려갈 때
  - 목발 → 아픈 발 → 건강한 발

고혈압
- 고혈압은 18세 이상의 성인에서 수축기 혈압이 140mmHg 이상이거나 확장기 혈압이 90mmHg 이상인 경우를 말함
- 본태성(1차성) 고혈압 : 원인이 발견되지 않는 경우, 전체 환자의 약 95%
- 이차성 고혈압 : 원인 질환이 밝혀져 있고 이에 의해 고혈압이 발생하는 경우
- 치료 및 관리
  - 과식, 자극성 음식, 카페인, 음주를 자제하고, 저염식, 저지방, 금연
  - 체중감소하며 규칙적인 운동
  - 걷기, 걸음, 마그네슘 섭취

특약 시 주의사항
- 의사의 처방에 의해 사용
- 안약 용량, 방법, 시간, 환자, 치료를 확인해 사용
- 얻은 다른 병으로 옮기지 않기
- 약의 사용량을 임의로 줄이거나 늘리지 않음
- 차제가 붙은 약은 다른시간에 투약
- 환자가 누운명태로 투약하면 단물인사에게 확인
- 경구 투여 시에는 보호하며 지르에 마름
- 약은 안정하게 넣고 열쇠를 매뜸
- 특약은 앞정 준비한 사람이 해야 함

심폐소생술
- 순서 : C(흉부압박) → A(기도유지) → B(호흡)
- 흉부압박(Circulation)
  - 환자를 바닥의 평명한 곳에 누워 흉부에 손바닥 볼륨 이용하여 흉골 중앙에 손바닥을 이용하여 약 5cm 이상 깊이로 강하게 내리 눌러 시행
- 기도개방(Airway)
  - 환자의 기도를 열리도록 기도유지 기구를 대기 머리를 짚어 있는 경우 인공호흡을 시행, 경우 대 구인 안정에 가장 많이 이용, 안전성을 유지
- 인공호흡(Breathing)
  - 흉부에 손을 인공호흡을 시행, 경우 대 구인 안정에 가장 많이 이용, 환자에게 인공호흡을 하며 기도가 유지하면서 응급상황을 해야 함

2018년 간호조무사 출제키워드 분석

2018년 시험 총평 및 2019년 시험 예상

간호조무사 시험이 점점 어려워지고 있다는 평이 많다. 2017년부터 사회적 요구에 맞춰 양질의 인력을 양성하기 위해 시험의 난도가 점점 높아지고 있는 것으로 판단된다. 생반기 합격률은 전년도 하반기보다 약 10% 상승한 86%, 하반기 합격률은 77.6%가 나왔다. 합격률이 점차적으로 낮아지고 있는 것으로 볼 때, 2019년 시험도 그리 녹록지 않을 것으로 예상된다. 2018년 기출문제를 파악해 볼 때, 확실히 참신하고 교과서 기본에 충실한 임무를 중심으로 문고 있다는 것을 확인했다.

시험이 어려워질 것으로 예상되지만, 합격률은 평균 80%가 넘는다. 시험의 교과서를 중심으로 정확한 이론을 읽고 있는지 확인하는 방식으로 바뀐 것으로 오히려 학습하기에 편해진 면도 있다. 2019년 시험을 준비하는 수험생이라면 교과서 중심의 학습을 하기 바란다.

침 침상 간호

- 환자 상태를 관찰하여 현훈이 나타난다면 의사에게 알림
- 유지시간 동안 환자의 체위를 일정하게 유지
- 발점 후 임공을 손으로 닦고 출혈 시 냉점 때까지 누름
- 체위는 누운 자세가 좋으며 발점 후 닦은 후 닦지 않도록 확인
- 침 치료의 금기증 : 위장관 출혈 시, 출혈 환자
- 침 치료의 부작용 : 혈종, 부종

요로감염

- 원인 : 장내 세균이 원인이고, 그중 대장균이 가장 높은 비중을 차지, 비뇨기계의 한 부분에 세균이 감염되어 발생하는 질병으로 주로 방광염이고, 신장으로 감염 시 신우신염
- 예 방
  - 물 많이 마시기
  - 면 속옷을 사용하고 꽉 조이는 옷 피하기
  - 소변 참지 않기
  - 배뇨·배변 후 앞에서 뒤로 닦기
  - 성관계 후 배뇨

분만 단계

- 1기(개대기)
  - 규칙적인 자궁수축~자궁경부 완전 개대
  - 잠재기, 활동기, 이행기
- 2기(태아 만출기)
  - 자궁경부의 완전 개대~태아 만출
  - 팽륜, 배림, 발로
- 3기(태반 만출기)
  - 태아 만출~태반 만출
  - 출혈, 태반검사
- 4기(회복기)
  - 태반 만출~산후 1~4시간까지
  - 분만 후 1~2시간 출혈

신생아 활달 광선염

- 고빌리루빈혈증으로 인한 황달이 있는 신생아에게 사용하는 치료법
- 간 호
  - 탈수증상 관찰, 수분보충
  - 적절한 온도조절
  - 눈을 안대로 가림
  - 오한두기
  - 규칙적인 체위변경

오 로

- 분만 후 산도손상부나 자궁에서 배출되는 혈액, 림프액, 탈락막 등
- 산욕 2~3일 : 혈예성 적색오로
- 산욕 4~5일 후 : 장색오로
- 산욕 8~10일 : 황색오로
- 산욕 3주까지 : 백색오로

산전 관리

- 건강한 임신과 태아의 성태 조기발견 및 대처를 위함
- 첫 산전 검사 : 임신반응 검사, 질 초음파, 내진, 소변검사 등
- 임신 개월별 건강
  - 임신초~7개월 : 월 1회, 4주마다
  - 8~9개월 : 월 2회, 2주마다
  - 10개월~분만 : 월 4회, 매주
- 20주 이전에 매독을 인지해야 함. 선천성 매독 임산부의 보호
- 임신 초기 풍진검사 양성 시 선천적 기형으로 치료적 유산 권고

노인의 낙상예방

- 근력 강화를 위해 규칙적인 운동을 시키기
- 뒷굽이 낮고, 폭이 넓으며, 미끄러지지 않는 신발 사용하기
- 보행기나 지팡이를 사용하기
- 천천히 앉고 천천히 일어서기
- 실내조명을 개선하고 실내장애물 치우기
- 손잡이, 미끄럼 방지 매트 등을 설치하기
- 침상에 침상난간을 설치하기
- 병실 바닥에 물이나 윤액이 엎질러져 있지 않도록 하기
- 호출등이 손에 당기 쉬운 곳에 두기
- 식사 시 의치는 틈벙어리가 있고 편안하게 있는 것을 사용하기

부 목

- 사용목적
  - 골절된 뼈대로 움직이는 것을 방지
  - 골절된 뼈대로 인한 통증 유발 감소
  - 근육, 신경, 혈관 등 골절로 인한 2차 손상 예방
  - 부착공절 예방
- 골절 시 부목 응급처치
  - 출혈 여부 확인, 드레싱으로 감염 예방
  - 환자를 이송 전에 부목으로 고정
  - 골절 부위에 출혈이 있을 경우 직접 압박

열상현상

- 인구와 건물이 밀집된 도심지가 기온이 외곽지보다 높게 나타나는 현상
- 여름철보다 겨울, 일교차가 큰 봄과 가을에 심함
- 발생 이유 : 인구의 증가, 각종 인공 시설물의 증가, 콘크리트 피복의 증가, 자동차 통행의 증가, 인공영의 방출·온실 효과

소화성 궤양

- 위액으로 인해 위나 십이지장 점막에 장애가 생기고, 염증이 발생하는 질환
- 원인 : 헬리코박터파이로리균으로 인한 감염, 아스피린 등의 진통소염제 부용, 흡연, 불규칙한 식사습관, 자극성 음식섭취, 유제적 질병, 스트레스, 임금 등
- 증상 : 복통, 오심·구토, 속쓰림, 구토 등

치아 구조

- 법랑질(에나멜) : 치아의 표면을 덮고 있는 밴 바깥층, 상아질 보호
- 상아질(치질) : 법랑질 안쪽이 치아의 대부분
- 백악질(시멘트질) : 치아뿌리 부분을 덮고 있는 부분, 치아를 턱뼈에 고정
- 치수 : 치아에 영양분과 신소를 공급, 치아 모양과 일치하는 공간 부분

지역 식중독

- 복어: 테트로도톡신
- 바지: 무스카린
- 조개: 미틸로톡신
- 굴: 베네루핀
- 청매실: 아미그달린
- 감자: 솔라닌
- 맥각: 에르고톡신

결핵

- 원인: 결핵 환자의 기침이나 재채기를 통한 결핵균의 비말 감염
- 증상: 기침, 객담, 혈담, 객혈, 발열, 신경과민, 체중감소
- 검사: 감염진단(투베르쿨린 검사), 발병진단(흉부 X선 촬영, 객담균 검사)
- 예방: BCG 접종

병원과 종합병원(의료법 제3조의2 및 제3조의3)

- 병원: 병원, 치과병원, 한방병원, 요양병원은 30개 이상의 병상(한방병원 및 요양병원의 경우에는 요양병상) 또는 요양병상을 갖추어야 할 것
- 종합병원:
  - 100개 이상의 병상을 갖출 것
  - 100병상 이상 300병상 이하인 경우에는 내과·외과·소아청소년과·산부인과 중 3개 진료과목, 영상의학과, 마취통증의학과와 진단검사의학과 또는 병리과, 정신건강의학과 및 치과 마다 전속하는 전문의를 둘 것
  - 300병상을 초과하는 경우에는 내과, 외과, 소아청소년과, 산부인과, 영상의학과, 마취통증의학과, 진단검사의학과 또는 병리과, 정신건강의학과, 치과를 포함한 9개 이상의 진료과목을 갖추고 각 진료과목 마다 전속하는 전문의를 둘 것

필수예방접종(감염병예방법 제24조)

디프테리아, 폴리오, 백일해, 홍역, 파상풍, 결핵, B형간염, 유행성이하선염, 풍진, 수두, 일본뇌염, b형헤모필루스인플루엔자, 폐렴구균, 인플루엔자, A형간염, 사람유두종바이러스 감염증, 그 밖에 질병관리청장이 감염병의 예방을 위하여 필요하다고 인정하여 지정하는 감염병(장티푸스, 신증후군출혈열)

감염병 발생 시 신고(감염병예방법 제11조)

의사, 치과의사 또는 한의사는 다음의 어느 하나에 해당하는 사실이 있으면 소속 의료기관의 장에게 보고하여야 하고, 해당 환자와 그 동거인에게 질병관리청장이 정하는 감염 방지 방법 등을 지도하여야 한다. 다만, 의료기관에 소속되지 아니한 의사, 치과의사 또는 한의사는 그 사실을 관할 보건소장에게 신고하여야 한다.

학교 구강보건사업(구강보건법 제12조)

- 구강보건교육
- 구강검진
- 칫솔질과 치실질 등 구강위생관리 지도 및 실천
- 불소용액 양치와 치과의사 또는 치과위생사의 지도에 따른 칫솔질과 불소도포
- 지속적인 구강건강관리
- 그 밖에 학생의 구강건강 증진에 필요하다고 인정되는 사항

의료급여법

- 목적: 생활이 어려운 사람에게 의료급여를 함으로써 국민보건의 향상과 사회복지의 증진에 이바지
- 보장기관: 수급권자의 거주지를 관할하는 특별시장·광역시장·도지사와 시장·군수·구청장
- 의료급여: 진찰·검사, 약제·치료재료의 지급, 처치·수술과 그 밖의 치료, 예방·재활, 입원, 간호, 이송과 그 밖의 의료목적 달성을 위한 조치
- 의료급여기관: 의료기관, 보건소·보건의료원 및 보건지소, 보건진료소, 약국, 한국희귀·필수의약품센터
- 공단부조: 급여비용의 대통령령으로 정하는 바에 따라 그 전부 또는 일부를 의료급여기금에서 부담하되, 의료급여를 받는 자가 일부를 부담하는 경우에 그 나머지 비용은 본인이 부담

의료폐기물

종류		폐기물의 종류	도형 색상	보관기간
격리의료 폐기물		감염병으로부터 타인을 보호하기 위하여 격리된 사람에 대한 의료행위에서 발생한 일체의 폐기물	붉은색	7일
위해의료 폐기물	조직물류 폐기물	인체 또는 동물의 조직·장기·기관·신체의 일부, 동물의 사체, 혈액·고름 및 혈액생성물(혈청, 혈장, 혈액제제)		15일 ※ 치아: 60일
	병리계 폐기물	시험·검사 등에 사용된 배양액, 배양용기, 보관균주, 폐시험관, 슬라이드, 커버글라스, 폐배지, 폐장갑		15일
	손상성 폐기물	주사바늘, 봉합바늘, 수술용 칼날, 한방침, 치과용 침, 파손된 유리재질의 시험기구		30일
	생물·화학 폐기물	폐백신, 폐항암제, 폐화학치료제		15일
	혈액오염 폐기물	폐혈액백, 혈액투석 시 사용된 폐기물, 그 밖에 혈액이 유출될 정도로 포함되어 있어 특별한 관리가 필요한 폐기물		15일
일반의료 폐기물		혈액·체액·분비물·배설물이 함유되어 있는 탈지면, 붕대, 거즈, 일회용 기저귀, 생리대, 일회용 주사기, 수액 세트		15일

※ 일회성이 없는 의원·치과의원·한의원이 부설하는 경우에 서 치료의료폐기물 4℃ 이하로 냉장보관 하는 것: 30일

채혈혈청 부위에 따른 장단점

- **구강**
  - 장점: 체내반경 없음, 정확한 채혈탄도 측정 가능
  - 단점: 측정 직전에 차가우나 뜨거운 음식 섭취 시 측정 불가
- **고막**
  - 장점: 체내변화 신속 감지하고 시상하부에 근접
  - 단점: 섬유체 접촉이나 귀지방이 검사에 영향
- **직장**
  - 장점: 축축한 환경에 영향을 받지 않음
  - 단점: 축농 시 보정기간 체감해야 한, 운동 시 생활한 불편 같치, 체축급축 섭취 위치가 정확하지 않을 수 있음
- **약 와**
  - 장점: 안전하고 저렴, 비침습적, 심신사상, 신생아에게 사용 가능
  - 단점: 직장보다 측정의 수준 시, 심이사시, 신경질환 시 측정 불가
- **측두동맥**
  - 장점: 측정 시간이 오래 걸림, 한 자세를 유지해야 한, 가슴노출로 인한 열소실

호흡

- **호흡**: 공기 중에 의해 신소가 인체 내로 들어오고, 탈기에 이산화탄소를 배출시키는 과정
- **정상호흡**: 1분기 15~20회, 백분 4호흡당 1회 호흡
- **이상호흡**
  - 빈호흡: 1분간 24회 이상
  - 시호흡: 1분간 10회 이하
  - **호흡곤란**
    - 호흡곤란: 1분간 노력을 해야 숨이 쉬어지는 것
    - 정상호흡: 보통스러운 증상의 증가와 통중이 증가 시 정산
    - 초호흡수: 한자의 속도에 작은 채로 기도의 증가
  - 호흡중추: 한자의 안정적이 위한 조중 같으면서 호흡 시 정산
  - 중호흡: 중추신의 환자가 인하여 조정할 수 있으면서 호흡수가 감소 표시해야 한.

상처 종류
- 자상 : 찔린 상처
- 절상 : 베인 상처
- 열상 : 찢어진 상처
- 교상 : 물린 상처
- 찰과상 : 긁힌 상처
- 타박상 : 부딪힌 상처

소독과 멸균법

고압증기멸균법
- 121℃, 15파운드에서 20~30분
- 장점 : 모든 미생물과 아포의 사멸, 가장 효과적이고 경제적
- 단점 : 날카로운 날이 무뎌질 수 있음
- 사용범위 : 날가운, 도뇨세트, 수술기구, 주사기

건열멸균법
- 160~170℃에서 1~2시간
- 장점 : 고온증기가 침투되지 않는 물품에 사용
- 단점 : 멸균효과가 고압증기멸균법에 비해 약함
- 사용범위 : 유리기구, 사기그릇, 금속류

자비소독법
- 100℃에서 10~30분
- 일부 아포형성균과 바이러스의 사멸 불가
- 사용범위 : 감염병 환자의 식기

자온살균법
- 63~65℃에서 30분
- 미생물의 완전한 살균 불가
- 장점 : 식품의 영양가 손실이 적음
- 사용범위 : 우유, 주스, 예방주사약

E.O가스멸균법
- 모든 미생물과 아포 멸균
- 장점 : 열에 약한 물품의 멸균, 피부식
- 단점 : 인체에 유해, 멸균시간이 김, 충분한 통기시간 필요
- 사용범위 : 열이나 습도에 민감한 물품, 예리한 기구, 플라스틱, 고무제품

헌혈자 헌혈 전 검사

나 이
- 전혈 320mL : 만 16~69세, 전혈 400mL : 만 17~69세
- 혈소판성분헌혈, 혈소판혈장성분헌혈 : 만 17~59세
- 혈장성분헌혈 : 만 17~69세
- 체중 : 남자 50kg 이상, 여자 45kg 이상
- 혈압 : 수축기 90~179mmHg, 이완기 100mmHg 미만
- 체온 : 37.5℃ 이하
- 맥박 : 50~100회/분
- 기타 : 헌혈간격, 헌혈횟수, 외국여행, 질병, 약물, 예방접종 등

요추천자검사 간호

검사 전 간호
- 검사과정을 설명하고, 혈료를 얻기
- 본인을 체크하고, 심리적인 안정을 유도하기
- 검사 전 대장과 방광을 비우도록 하기
- 환자의 측면으로 눕고 구부리거나 복부에 끌어당겨 붙고 다리 사이에 베개를 넣어 고정하기

검사 중 간호
- 환자가 움직이지 않고 자세를 유지하도록 지지하기

검사 후 간호
- 환자를 첫 3시간 동안 평평한 곳에 눕히고 양와위 취하기
- 머리를 높이지 않는 체위 취하기
- 상실된 뇌척수액을 보충하기 위해 포도당이나 식염수로 수액 섭취를 하기

둘목욕
- 목욕실을 깨끗이 청소하고, 실내온도는 24℃ 정도 유지하기
- 창문은 달기
- 목욕통의 물은 1/3~1/2 정도 받고, 물의 온도는 성인의 경우 42~44℃, 유아는 40.5℃로 하기
- 허약한 환자나 안정을 요하는 환자는 의사의 허락 후 시행하기
- 통 안으로 들어가거나 나올 때는 항상 통 옆을 붙잡도록 하기
- 통목욕 중 어지러움을 일으킬 때는 머리를 낮추게 하고 다리는 물속에 빼고 머리를 낮추게 다리는 올리게 하기

붕대법
- 환행대 : 붕대를 신체에 고정할 때, 시작과 끝이 같음
- 사행대 : 드레싱이나 부목을 고정할 때
- 나선대 : 손가락, 몸통 등 굵기가 비슷한 부위를 감음
- 나선절전대 : 전완, 대퇴, 종아리 등 굵기가 변하는 부위를 감을 때
- 8자대 : 관절을 감을 때
- 회귀대 : 머리 같은 균형하지 않은 신체를 감을 때
- 매수대 : 고관절, 서혜부, 어깨, 유방, 엄지 등을 감을 때

수술 후 기침 방법
- 환자를 앉은 자세나 약간 앞으로 구부리거나 앉을 수 있는 환자는 측면으로 눕힘
- 조이는 수술부위 통증과 베개로 수술부위를 잘 지지해 계 합 수 있으므로 손으로 베개로 수술부위를 쉽게 잡았다가 주고 동시흡화를 통하여 기침을 쉽게 잡았다가 도움
- 최대로 깊게 숨을 들여 마신 후 약 3초간 숨을 참았다가 내뱉 뱉에 가슴을 올리는 근 심호흡을 2~3번 세계 기침
- 부적위가 아직 있으면 심호흡을 하고 기침하도록 함
- 만일 가래가 아직 있으면 심호흡을 하고 기침하도록 함
- 객담은 휴지에 뱉어 휴지통에 묶어 버리도록 함

위관영양의 공급 및 간호

공 급
- 영양액의 날짜와 내용을 확인
- 영양액은 방 안 온도와 비슷하게 만들어 온렴, 정맥염 방지
- 반좌위를 취하게 하여 흡인 중인 예방
- 위 내용물이 방류하지 않도록 직전 튜브를 조여 공기 유입 방지
- 영양액을 주입하고, 물 30~60cc를 주입하여 튜브를 세척
- 주사기에 물이 모두 주입되면 튜브를 막아 공기 유입을 방지
- 구토 예방을 위해 주입 후 반좌위를 30분 이상 유지하도록 함

증상 및 간호
- 탈수, 설사, 장경련 : 영양액의 농도를 묽게, 주입을 아주 천천히
- 당뇨, 구토 : 농도가 짙은 영양액은 천천히 주입하거나 노즐을 묽게 주입, 필요시 인슐린을 투여
- 구역, 구토 : 영양액 주입을 중단, 위잔류량 검사, 천천히 영양액을 주입
- 흡인 예방 : 항상 반좌위를 유지하고 튜브가 기도로 들어가지 않았는지 확인

자동제세동기(AED)
- 단계 : 전원 켜기 → 제세동 부착 → 심장리듬 분석 → 제세동 시행 → 심장소생술

두 개의 전극패드 부착
- 패드 1 : 오른쪽 빗장뼈 바로 아래
- 패드 2 : 왼쪽 젖꼭지 앞 겨드랑이

심장리듬 분석
- 음성음 분석. "제세동 시행 전까지 심폐소생술 생석술 음료. 제세동 시행 시 전기가 흐르므로 시 환자와 접촉 금지(감전 위험)

2017년 간호조무사 출제키워드 분석

2017년 시험 총평 및 2018년 시험 예상

2017년 시험을 준비하는 수험생에게는 고된 한 해가 되었을 것이다. 상반기와 하반기 시험의 출제기준이 바뀌었고, 시험의 난이도를 높이다는 소문까지 파다했던 한 해였다. 하지만 시험을 치러본 수험생들이라면 시험이 어렵다기보다는 문제유형이 바뀌어 당혹스러웠을 것이다. 신문고 뉴스를 통해 의료인력 수급 정책에 영향이 있기에 시험의 난이도가 높아질 것이라는 정보가 있지는 않았다. 문제에서 사례형 문제로 유형이 바뀌어 가고 있는데, 단편적 지식을 가지고 문제를 풀기에는 응용문제에 약한 것이 현실이다. 역시 시험 대비를 위해서는 한눈에 요약되어 있는 것으로 관련법규, 기본이 되는 이론과 그림문제도 놓을 수 없다. 새로운 문제 유형이라고 하는 것 같은데 신기한 것은 오히려 그림문제도 출제되었다. 오히려 시험마다 그림문제도 인정한 것이 있지만, 오히려 그림문제에 익숙하다면 충분히 풀 수 있다고 이해면 되는, 풀 때 응용력이 있었다면 충분했을 것이다.

간호조무사의 역할

- 임원실과 진찰실의 환경정리
- 소독과 순결 및 정리
- 환자의 관찰 및 보고
- 진료보조
- 심사보조
- 개인위생 보조 및 환자 침상 정리

회음부 간호

목적
- 내분비와 분비물 제거, 불쾌감을 없애고 편안함 제공
- 회음부의 상처 지유 및 감염 발생 예방

방법
- 여자는 배횡외위, 남자는 앙와위 자세 취하기
- 외손으로 회음부 벌리고, 오른손으로 대음순→소음순→요도, 요도에서 항문 쪽으로 닦기
- 한 번 닦은 거즈는 매번 바꾸기

임신의 징후

- 불확정 징후: 무월경, 입덧, 빈뇨, 가슴중통, 태동 느낌
- 가능성 징후: 복부의 색 변화, 피부 변화, 피로감, 부종 증가 등
- 확정 징후: 태아 심음 청취, 의사의 진찰에 의한 태동, 초음파

모유수유의 장점

- 정서와 구토, 변비, 알레르기 예방
- 면역력 증가
- 경제적이며 소화에 용이
- 무균상태이므로 신생아의 정서적 안정감 형성에
- 산후의 자궁수축과 모유의 비만 예방

분만 후 산모관리

- 분만을 끝낸 산모가 오한을 호소할 때 → 담요를 덮어주고 따뜻한 물 제공
- 분만 후 6시간이 지나도록 자연배뇨를 못할 때 → 인도뇨
- 조유를 잘 먹이도록 세균감염의 유념
- 분만 후 제대절단 시 자궁저부 위치 확인 후, 3~5cm 남기고 절단
- 신생아에 안정을 취해주고 보온시켜 조용히 주사하도록 하기
- 산모의 자궁수축 상태를 확인하고 출혈량 여부 체크, 해모글로빈 검사(빈혈 여부)
- 신손의 자궁위치 교정 일정을 위해, 신손운동을 위해 출을 밑으로 정체 자세를 유지하는 기구
- 쇼리웨이 실린지: 산후실에서 자세를 유지하는 기구

치과 진료의 기구

- 탐침: 치경하기 어려운 부위의 상태를 확인하는 기구
- 치경: 진료 시 빛을 반사해 치경을 직접 관찰하는 기구
- 진공흡입기: 진료 시 입안의 고이는 타액, 이물질, 혈액 등을 흡입하여 제거하는 기구
- 코튼플라이어: 구강치료 시 구강 내 소형제료, 솜술 같은 작거나 필요한 기구
- 스푼 익스캐베이터: 보존치료 시 유지체를 제거하기 위한 기구
- 유니체어: 진료실에서 가장 중요한 장비로 머리 쪽 등 두로도 청치 자세를 유지하는 기구

꿀 섭취 시 음식관리

- 함부로 꿀을 고칠 부위를 만지거나 옮기지 않기
- 다친 곳을 고정할 수 있어 한 후 부목으로 관찰하기
- 드레싱으로 감염을 방지하고, 출혈 시 직접 압박법 활용
- 골탈 부위 사용 금할, 절골 후의 맥박을 확인하기
- 부목 사용 후 부위에 건강한 식물을 사용하고 사용하는 이유: 회음부 청결, 태아심음 청취, 충분한 배뇨 등

노인의 일반간호

- 목욕: 일주일에 1회, 목욕 후 피부 크림을 사용하고 발목은 입자로, 소둔을 두껍게 지르기
- 드레싱으로 감염을 방지하고는 건조한 것으로 사가기, 간접 조명
- 음식: 적응 단단히 식사를 구분하기 위해 사용하기
- 그림장환 예방하기 위한 체위변경과 첫걸이 중요함
- 유지점 예방하기 위한 수분섭취
- 환자의 개성화에 투약방법 설명하기

침의 부작용

- 출혈: 집 치슬 후 환자가 어지러움을 느끼거나, 신음을 호소하거나, 기슴에 답답함을 느끼는 현상
- 만혼: 침 시술 중 돌마의 힘에 의해 침이 구부러짐
- 감염: 집 시술 후 피부 숙에서 장이 부서진 상황

집의 부작용

- 훈훈: 집 치슬 후 환자가 어지러움을 느끼거나 신음을 호소, 침에 답답함을 느끼는 현상

진료비

- 포괄수가제: 검사나 수술, 투약 등 의료행위 진료비를 항목별 관계없이 어떤 질병의 진료를 위해 입원했는냐에 따라 미리 책정된 진료비를 산정
- 인두제: 의사가 맡고 있는 환자 수, 즉 자기의 환자가 되어 이에 상응하는 일정금액을 주민 수에 일정금액을 받는 방식
- 봉급제: 서비스의 양이나 제공받는 환자의 수에 이 일정기간에 따라 보상받는 방식

직업병

- 특정한 직업에 종사하는 자에게 나타나는 질병을 말한다.
- 열중증
  - 열성홀증(열사병): 체온 조절의 이상으로 발한
  - 열경련(물질): 발증(중에서): 채온 조절의 일수치
  - 열피로(중일로): 말총신경의 이상으로 할액순환장 이상
- 열설량증: 말초신경이 상승하여 중추신경의 장 감소, 피부혈관의 확장, 발수 등의 발생
- 감소, 피부혈관의 확장, 심부혈등압

- 침구는 늘 건조하고 구김이 없어야 함
- 숯이나 고무의 사용은 금지
- 소독 시 과산화수소수, 증류수, 생리식염수, 베타딘 사용

실태조사(정신건강복지법 제10조)

보건복지부장관은 5년마다 다음의 사항에 관한 실태조사를 하여야 한다. 다만, 정신건강증진 정책을 수립하는 데 필요한 경우 수시로 실태조사를 할 수 있다.

- 정신질환의 인구학적 분포, 유병률 및 유병요인
- 성별, 연령 등 인구학적 특성에 따른 정신질환의 치료 이력, 정신건강증진시설 이용 현황
- 정신질환으로 인한 사회적·경제적 손실
- 정신질환자의 취업·직업훈련·소득·주거·경제상태 및 정신질환자에 대한 복지서비스
- 정신질환자 가족의 사회·경제적 상황
- 정신질환자 및 그 가족에 대한 차별 실태
- 우울·불안·고독 등 정신건강 악화가 우려되는 문제
- 그 밖에 정신건강증진에 필요한 사항으로서 보건복지부 령으로 정하는 사항

능동면역(체내에서 항체 생성)

자연능동면역
- 전과정이 감염되어 생기는 면역
- 불현성 감염의 매도 생성
- 비교적 영구적으로 지속

인공능동면역
- 인공적으로 항원을 투여해 면역 생성
- 백신과 톡소이드
  ⓐ 생균백신 : 홍역, 결핵, 풍진, 볼거리, 탄저병, 광견병, 활열, 두창
  ⓑ 사균백신 : 장티푸스, 콜레라, 소아마비, 백일해, 독감, 일본뇌염, 파라티푸스, B형간염
  ⓒ 톡소이드 : 파상풍, 디프테리아

수동면역(체내에 항체 주입)

자연수동면역
- 태아가 모체의 태반을 통해 항체 받음
- 모유에 의해 항체 지속
- 4~6개월 지속

인공수동면역
- 접종 즉시 효력이 생기나, 지항력이 약하고 효력의 시간이 짧음
- 화포기협청, 면역혈청, 감마 글로불린, 항독소 주사

선천성(태아시)이상 검사

음주를 등의 태아에 관련하는 효소가 선천적으로 부족해 유해한 중간산물이 뇌 또는 장기에 축적되어 정신 지체 등 장애를 초래하는 질환

- 검사 시기 : 생후 48시간~7일 이내
- 기본 6종 : 페닐케톤뇨증, 갑상토스혈증, 단풍당뇨증, 선천성 감상샘 기능저하증, 호모시스틴뇨증, 부신기능 항진증

목향 간호

- 호발 환자 : 무의식 환자, 마비 환자, 심음 환자, 영양실 조 및 탈수 환자, 비만 환자, 노인 환자, 피부 저항력이 약한 환자, 쇠약한 환자, 체마자, 당뇨 환자
- 예방 및 완화 방법 : 체위변경, 좌욕, 등 마사지
  - 체위변경은 2시간마다

의료폐기물

격리의료폐기물 : 감염병으로부터 타인을 보호하기 위하여 격리된 사람에 대한 의료행위에서 발생한 일체의 폐기물

- 일반의료폐기물 : 혈액, 체액, 분비물, 배설물이 함유되어 있는 탈지면, 붕대, 거즈, 일회용 기저귀, 생리대, 일회용 주사기, 수액세트
- 위해의료폐기물
- 조직물류폐기물 : 인체 또는 동물의 조직·장기·기관·신체의 일부, 동물의 사체, 혈액·고름 및 혈액생성물(혈청, 혈장, 혈액제제)
- 병리계폐기물 : 시험·검사 등에 사용된 배양액, 배양용기, 보관균주, 폐시험관, 슬라이드, 커버글라스, 폐배지, 폐장갑
- 손상성폐기물 : 주삿바늘, 봉합바늘, 수술용 칼날, 한방침, 치과용 침, 파손된 유리재질의 시험기구
- 생물·화학폐기물 : 폐백신, 폐항암제, 폐화학치료제
- 혈액오염폐기물 : 폐혈액백, 혈액투석 시 사용된 폐기물, 그 밖에 혈액이 유출될 정도로 포함되어 있어 특별한 관리가 필요한 폐기물

- 열경련증 : 많은 발한으로 체내의 수분과 염분의 손실로 발생
- 열피로증 : 고온 작업환경에서 비타민 B의 결핍으로 만성적인 열 소모 시 발생
- 피부 장애(땀띠) : 통풍이 안 되고 많이 피부에 오래 젖어 있으면 홍반성 발진이 발생
- 잠함병 : 이상 고압 환경에서의 작업으로 질소(N₂) 성분이 체외로 배출되지 않고 체내 유분되어 질소 기포를 형성, 신체 각 부위에 공기 색전증을 일으킴
- 직업성 난청 : 두부 외상 또는 이동 고음진동수, 공명하여 작동, 재해사고의 결과 및 소음 작업
- 진동 장애(레이노 현상) : 진동공구 사용 시 발생, 주증상으로 손가락의 간헐적인 창백현상이 청색증

감염 전파 경로

A형간염
- A형간염 바이러스에 오염된 음식이나 물 섭취 시 감염
- 주로 개인위생 관리가 좋지 못한 저개발 국가에서 발병

B형간염
- 우리나라 다수 만성간질환의 중요한 원인
- 비경구적 감염으로 출산 시 모주 자녀에게 수직감염
- 바이러스에 오염된 수혈, 성관계, 오염된 주삿바늘 등을 통해 감염

C형간염
- 비경구적 감염으로 바이러스에 오염된 주사침이나 바늘, 수혈, 혈액제제 등을 통해 감염
- 백신 없음

기생충

무구조충
- 전파경로 : 불충분하게 가열한 소고기 섭취로 감염
- 증상 : 위장장에, 중수감, 담관염, 복통, 두통, 현기증 등
- 예방 : 대변처리, 충분히 익힌 소고기 섭취

유구조충
- 전파경로 : 불충분하게 가열한 돼지고기 섭취로 감염
- 증상 : 빈혈, 체중 감소
- 예방 : 대변처리, 충분히 익힌 돼지고기 섭취

회충증
- 전파경로 : 전 세계 가장 널리 퍼진 기생충, 소아에게서 감염률 높음
- 증상 : 발열, 경련성 기침, 호흡곤란, 두통, 요한, 복통, 식욕감퇴 등
- 예방 : 인분 처리, 위생적인 채소 섭취

심이지장충
- 전파경로 : 오염된 흙과 접촉할 경우 피부 채소를 통해 감염
- 증상 : 폐렴증세, 빈혈, 저혈압, 부종, 변비, 건중태, 성장지연
- 예방 : 위생적 분변처리, 신발 착용

요충
- 전파경로 : 자가감염, 집단감염
- 증상 : 항문주위 소양감, 수면장애, 야뇨증
- 예방 : 손 씻기

유유 살균법

저온살균법 : 63~65°C에서 30분
고온단시간살균법 : 72~75°C에서 15~20초
초고온순간살균법 : 135~150°C에서 0.5~5초

가정방문간호
- 간호대상자에게 가장 효과적 크고, 보건사업 중 가장 큰 비중 차지
- 목적 : 가족의 성비 파악, 환자의 가정간호, 보건교육 및 환경위생 개선지도
- 우선순위 : 신생아 → 미숙아 → 임산부 → 학령 전 아동 → 학동기 → 성인 → 성병 환자 → 결핵 환자
- 장점 : 예방자료 가능, 문제 파악 용이, 가정환경 파악 용이, 가족의 실정에 맞는 교육 및 관계형성 용이

선천적 인구구조
- 성비 : 여자인구 100명에 대한 남자인구 수
- 1차 성비 : 태아의 성비
- 2차 성비 : 출생 시 성비, 장애인구 주장의 자료
- 3차 성비 : 현재 인구의 성비

농어촌의료봉사에서 사용하는 용어 정의

- 공중보건의사: 공중보건업무에 종사하게 하기 위하여 병역법에 따라 공중보건업무에 편입된 의사·치과의사 또는 한의사로서 보건복지부장관으로부터 공중보건업무에 종사할 것을 명령받은 사람
- 공중보건업무: 공중보건의사가 보건지관 및 보건지설에서 수행하는 보건의료업무
- 보건진료전담공무원: 의료행위를 하기 위하여 보건진료소에 근무하는 사람
- 보건진료소: 의사가 배치되어 있지 아니하고 계속하여 의사를 배치하기 어려울 것으로 예상되는 의료 취약지역에서 보건진료 전담공무원으로 하여금 의료행위를 하게 하기 위하여 시장·군수가 설치·운영하는 보건의료시설

채온 측정

- 측정 부위: 구강, 항문, 액와, 서혜부, 고막
- 액와체온 측정: 10분간 측정, 액와를 건조시킨 후 측정
- 구강체온 측정
  - 음식섭취 10분 후, 차가운 음식 섭취 30분 후
  - 뜨거운 음식 섭취 시 체온계를 멀리 이기
- 직장체온 측정: 6세 미만 아이에게 실시, 심호흡을 유도한 후 측정, 성인은 측위, 소아는 복위

좌욕 방법(아래 순서대로 시행)

- 환자에게 시행절차 설명하기
- 좌욕기구와 필요한 물품 준비하기
- 수온계로 수온을 측정하여 적절한 더운물을 준비하기
- 환자가 좌욕통에 직접 체위를 취하도록 돕고, 아깨에 무릎수건을 덮기
- 좌욕 중 수온을 점검하고, 물이 식으면 더운물을 첨가하기
- 좌욕에 적절한 시간은 15~30분이며, 30분 이내에 끝내기
- 환자반응 및 성태를 관찰하고 이상이 있으면 간호사에게 보고하기

신생아 목욕법

- 미숙아와 허약한 아기는 스펀지 목욕
- 피부가 건조한 습진이 있는 아기는 오일 목욕
- 건강한 아기는 통목욕
- 방의 온도는 24~27℃, 목욕물의 온도는 40℃ 전후
- 통목욕 시 발부터 물속에 담금
- 목욕시간은 5~10분, 매일 같은 시간, 수유하기 전에 시행
- 신생아 피부에 있는 배지는 제거하지 않음
- 얼굴 → 두피, 눈 안 → 밖, 마지막엔 때 응은 검부로 대 막기

기본 채위

- 앙와위
  - 베개위에 머르게 누운 자세
  - 홍강수술, 복수수술, 상하지수술
- 반좌위(좌측위, 심스체위)
  - 위수술 편으로 앞으로, 아래쪽 팔은 뒤로, 오른쪽 무릎 굽혀 앞으로, 아래쪽 다리는 역결가
  - 소변주머니는 침상주머니 낮게 바닥에 닿지 않게 하기
- 목와위(복위)
  - 완장, 항문검사
- 반복위
  - 어느 한 자세, 팔은 보 얼이나 머리 위, 얼굴은 앞으로
  - 등의 외상, 수면 및 휴식
- 측위
  - 척추가 정상 위치하면서 옆으로 누운 자세
  - 직장수술, 척추수술, 배수술, 신장수술
- 슬흉위
  - 얼굴 무릎을 벌리고, 허벅다리를 수지으로 세우며 가슴 바닥에 닿는 자세
  - 골반 내 장기 이완, 자궁 내 태이위치 교정, 직장아나 대장 검사
- 쇄석위(절석위)
  - 독와로 누워 대퇴부를 올리고 벌린 후 무릎을 강한 자세
  - 질검사, 분만, 산후의과와 비뇨기과 건찰

목욕 등기

- 간호조사의 지시·감독하에 두약하고, 외발이 가는 치방은 질한
- 환자에게 독약용을 설명하고 의사의 치방에 따라 투약하는 약물을 실한정이 안정에 보관
- 마약·수면제는 반드시 안전장에 보관
- 약을 다른 방으로 옮기지 않아야 하고, 약병이 더디진 경우 파기
- 투악광로, 투약관련, 투악 못한 경우 간호사에게 다시 보고

목약 보행법

- 목약은 거드랑이가 아닌 손으로 무게를 지탱함
- 2점
  - 보행은 느리지만 안정적, 각 다리마다 체중을 실음
- 3점
  - 오른쪽보다 빠르고 당한 균형감각이 요구됨
  - 두 목약과 이전 발 → 건강한 발
- 4점
  - 보행은 느리지만 안정적, 균형감각이 요구됨
  - 오른쪽 목약 → 이전 발 → 오른쪽 목약 → 오른쪽 발
- 계단 올라갈 때
  - 건강한 발 → 목약 → 아픈 발
- 계단 내려갈 때
  - 목약 → 아픈 발 → 건강한 발

충생 독시 고독시병 사항

- 이프가 잡수: 신비독소, 흐흡상해, 근 긴장도, 피부색
- 황문체온 측정: 10분간 측정, 액와를 건조시킨 후 측정
- 고막체온계 측정: 성인은 후상방, 소아는 후하방

열공용기 소독물품 다루는 방법

- 이프가 잡수: 신비독소, 흐흡상해, 근 긴장도, 피부색
- 채온, 맥박, 피부색, 호흡, 활압, 의식 정도, 신장 길이 해야 할 것은 흐흡 힘이

열공용기 소독물품 다루는 방법

- 필요할 때 빨리 얻고 닫고, 소독용액은 조금 따라 버리고 사용하기
- 개내 물건은 다시 넣지 않기
- 소독용기의 비디러는 오염으로 간주하기
- 가장 먼저 해야 되는 오염으로 간주하기
- 무겁을 얻고 있을 때는 내발이 이래를 향하도록 놓기
- 무겁을 얻일 없을 때는 명편한 면이 위로 향하도록 놓기

- 예 방
  - 예방접종을 통해 예방할 수 있음
  - 경구용 생백신으로 2가지 종류(로타텍, 로타릭스)
- 접종시기
  - 로타텍 : 생후 2·4·6개월에 3회 접종
  - 로타릭스 : 생후 2·4개월에 2회 접종

수질 오염도

- **BOD(생화학적 산소요구량)**
  - 물속의 유기물질의 호기성 미생물에 의해 분해되어 안정화되는 과정에서 소비되는 산소량
  - 20℃, 5일간 시료를 배양했을 때 소모된 산소량을 측정하여 mg/L(ppm)으로 나타냄
  - BOD가 높다는 것은 유기물질이 양이 많다는 것을 의미하고 이러한 유기물의 용존산소의 소비가 많아 혐기성 분해가 발생하여 부패되며 생물의 생존에 악영향을 미침

- **COD(화학적 산소요구량)**
  - BOD와 더불어 주로 유기물질을 간접적으로 나타내는 지표
  - 산화제를 이용하여 배수 중의 과산화물을 산화하는 데 필요한 산소량을 mg(ppm) 단위로 표현
  - BOD로 측정이 불가능한 무기물을 함유하고 있는 공장 폐수를 측정

- **DO(용존산소량)**
  - 액체 또는 수중에 녹아 있는 분자상의 산소
  - 유기물질의 오염 정도를 지시
  - 용존산소가 부족하면 혐기성 분해가 발생하기 때문에 부패

유해성 금속물질에 의한 중독

- **수은(Hg)**
  - 중독 경로
    ⓐ 공사물 재배 시의 소독제(유기수은제)
    ⓑ 수은을 포함한 공장폐기물로 인한 아래부의 오염
  - 중독 증상
    ⓐ 중추신경장애 증상
    ⓑ 미나마타병 → 지각 이상, 언어장애, 보행 곤란

- **납(Pb)**
  - 중독 경로
    ⓐ 통조림의 땜납, 도자기나 법량용기의 안료
    ⓑ 납 성분이 함유된 수도관, 납 함유 연료의 배기가스
  - 중독 증상
    ⓐ 합성수지에 의한 빈혈
    ⓑ 구토, 구역질, 복통, 사지마비(급성)
    ⓒ 피로, 소화기장애, 지각 상실, 시력감소, 체중 감소 등

- **카드뮴(Cd)**
  - 중독 경로
    ⓐ 법량용기나 도자기 안료 성분이 용출
    ⓑ 도금공장, 광산폐수에 의한 아래부와 농작물의 오염
  - 중독 증상
    ⓐ 신장 세뇨관의 기능장애
    ⓑ 이타이이타이병 → 신장장애, 폐기증, 골연화증, 단백뇨 등

- **비소(As)**
  - 중독 경로
    ⓐ 순도가 낮은 안정제나 식품점가물 중 불순물로
    ⓑ 분유가 안정제에 제오인산나트륨
    ⓒ 도자기, 법량용기의 안료로 오용하는 경우
    ⓓ 비소화합물에 농약을 원료로 식품에 오염
  - 중독 증상
    ⓐ 급성 중독 : 위장장애(설사)
    ⓑ 만성 중독 : 피부 이상 및 신경장애

- **구리(Cu)**
  - 구리로 만든 식기, 주전자, 냄비 등이 부식(녹청)
  - 채소류 가공품에 엽록소 발색제로 사용하는 황산구리를 남용할 때
  - 산성 이온의 음을 중독이 유발

- **아연(Zn)**
  - 아연으로 도금한 조리기구
  - 통조림으로 산성식품을 취급할 때

- **주석(Sn)**
  - 산성과일(파인애플) 등 캔류 주석 도금한 통조림통에 보관할 때

- **6가크롬(Cr⁶⁺)** : 도금공장 폐수나 광산폐수에 오염된 물을 음용할 때

- **안티몬(Sb)** : 도자기, 법량용기 안료로 사용할 때

2016년 간호조무사 출제키워드 분석

2016년 시험 총평 및 2017년 시험 예상

2016년도 간호조무사 시험에서 평균의 변화가 큰 한해였다. 상반기 합격률이 나왔고, 하반기 시험은 이것의 반대급부적인 결과로 시험이 상당히 쉽게 출제되었다. 시험은 59.9%라는 역대 최저의 합격률을 나타냈다. 또, 새로운 문제유형인 그림문제까지 나오면서 많은 수험생을 당혹스럽게 했다. 새로운 문제형식이 단이도를 높였다. 그리고 기준이 된 문제행 형식의 시험출제에서 교과서 중심의 출제로 바뀌었다는 것도 수험에 어려운 점이다. 교과서 중심의 출제행 방식의 출제임에도 정격로 출제는 이제는 교과서에 철저한 학습이 합격의 비법이 되었다.

신생아 반사

- **생존 반사(생존을 위한 반사)**
  - 찾기 반사 : 뺨에 무엇인가 닿으면 그 방향으로 돌림
  - 빨기 반사 : 빨리고, 고개를 돌림
  - 빨기 반사 : 무의식적으로 찾으나 임 주위의 것을 빨음
  - 기침·재채기·하품 반사 : 생리적 기능을 유지하는 데 필요한 반사
  - 눈 감음 반사 : 눈에 밝은 빛이 닿거나 가까이서 손뼉을 치면 눈을 감음

- **특수 반사(신경계통의 정상 여부 판단)**
  - 바빈스키 반사 : 발가락을 간질이면 반동 위쪽으로 부채살처럼 펼쳤다 오므림
  - 모로 반사 : 신체의 중심이나 균형의 변화 다리를 벌리고 손가락을 펴며, 팔과 다리를 움츠림
  - 잡는 반사 : 손가락이 손가락을 대면 그 손가락을 꼭 잡는 반사
  - 걷기 반사 : 아기를 들어 올려 바닥에 발이 닿으면 걷는 것과 유사하게 반응하는 것
  - 무릎 반사 : 무릎뼈 아래를 가볍게 두드리면 무릎을 폄

육창 간호

- **발생원인** : 압력, 마찰과 응전력, 기동성과 기능, 영양상태, 습기

- **위험 요인**
  - 의식이 없는 환자
  - 욕창내력이 있는 환자
  - 대소변 실금이 있는 환자
  - 피부에 상처나 부종이 있는 환자
  - 영양실조 및 탈수, 빈혈 환자

- **발생부위**
  - 양와위 : 천골, 견갑부, 후두부, 팔꿈치, 발꿈치 등
  - 측와위 : 대전자부, 복사뼈, 팔꿈치, 팔꿈치, 견봉부 등
  - 복위 : 허리뼈, 생골, 팔꿈치, 무릎 등
  - 반좌위 : 천골, 좌골결절, 발꿈치 등

- **간호**
  - 압력으로부터 피부 보호
  - 2시간마다 체위변경
  - 등을 부위의 체중 분산

로타바이러스

- **증상** : 영아에게서 발병하는 위장관염의 흔한 원인으로 감염 시 구토, 설사, 발열, 복통 등이 발생
- **전파 경로** : 분변–구강의 경로로 전파
- 2일의 감독기를 거쳐 감염될 때 증상이 가장 심하게 나타나 영아에게서 첫 감염일 때 감염의 증상이, 생후 3개월 이후 영유아에게서 특별한 치료법이 없으며 탈수를 예방하는 대증요 법으로 치료

의료폐기물

종류		폐기물의 종류	도형 색상	보관기간
격리의료폐기물		감염병으로부터 타인을 보호하기 위하여 격리된 사람에 대한 의료행위에서 발생한 일체의 폐기물	붉은색	7일
위해의료폐기물	조직물류폐기물	인체 또는 동물의 조직·장기·기관·신체의 일부, 동물의 사체, 혈액·고름 및 혈액생성물(혈청, 혈장, 혈액제제)		15일 ※ 치아: 60일
	병리계폐기물	시험·검사 등에 사용된 배양액, 배양용기, 보관균주, 폐시험관, 슬라이드, 커버글라스, 폐배지, 폐장갑		15일
	손상성폐기물	주사바늘, 봉합바늘, 수술용 칼날, 한방침, 치과용침, 파손된 유리재질의 시험기구		30일
	생물·화학폐기물	폐백신, 폐항암제, 폐화학치료제		15일
	혈액오염폐기물	폐혈액백, 혈액투석시 사용된 폐기물, 그 밖에 혈액이 유출될 정도로 포함되어 있어 특별한 관리가 필요한 폐기물		15일
일반의료폐기물		혈액·체액·분비물·배설물이 함유되어 있는 탈지면, 거즈, 일회용 기저귀, 생리대, 일회용 주사기, 수액세트		15일

※ 봉투형 용기: 검정색
상자형 용기: 노란색
재활용하는 태반: 녹색
※ 붉은색으로 표시하여야 하는 의료폐기물 종류는 봉투형 용기 또는 진료장비류에 붉은색으로 표시해야 한다.
※ 일련번호가 있는 의료폐기물: 치과의원, 한의원에서 발생하는 것으로서 이들을 냉장보관(4℃ 이하)하는 것: 30일

소독과 멸균

- **고압증기멸균법**
  - 121℃, 15파운드에서 20~30분
  - 장점: 모든 미생물의 아포의 사멸, 가장 효과적이고 경제적
  - 단점: 날카로운 날이 무뎌질 수 있음
  - 사용범위: 스텐기구, 도노세트, 수술기구, 주사기
- **건열멸균법**
  - 160~170℃에서 1~2시간
  - 장점: 습기증기가 침투되지 않는 물품에 사용
  - 단점: 열에 약한 물품에 사용 불가
  - 사용범위: 유리기구, 고정중류면기, 사기그릇, 금수류
- **자비소독법**
  - 100℃에서 10~30분
  - 단점: 일부 아포형성균과 바이러스의 사멸 불가
  - 사용범위: 감염병 환자의 식기
- **저온살균법**
  - 약 60℃에서 30분
  - 미생물의 안전한 살균 불가
  - 장점: 식품의 영양가 손실이 적음
  - 사용범위: 우유, 주스, 예방주사약, 의류, 식기
- **E.O가스멸균법**
  - 모든 미생물과 아포 멸균
  - 장점: 열에 약한 물품에 멸균, 비파괴성
  - 단점: 인체에 유해, 멸균시간이 길, 충분한 통기시간 필요
  - 사용범위: 열이나 습도에 민감한 물품, 플라스틱, 고무제품
- **자외선소독**
  - 호흡기 성분을 침투하는 한가지 조건이나 표면 예리한 기계 비고
  - 배액용 침치료시 부작용된 도옥을 하기
  - 시행 후 현장기준이 나타내면 부대명 대주기
- **인소초기기능**
  - 할경이 없어지고, 소변검사의 임시 전달함
  - 효과물의 변화 발생(체소독산)
  - 콩이 실 수 있음
  - 임닥이 생길 수 있고, 메스까움, 구토증 발생

합격을 결정하는 총정리 출제유형 분석

간호기록
- 주증상: 이상 객관적 사실 위주로 기록
- 정확하며 간결명료하게 기술
- 판독 가능하고 비밀 보장이 시술
- **진찰**
  - 밑 진찰: 새로 입원한 환자를 위한 것
  - 사용 중 진찰: 환자가 누워 있는 상태에서 진찰을 준비하는 것
  - 개발 진찰: 중환자가 배치되었으나 자리까지는 않는 상태로, 한 상태의 비밀 보장을 위함
  - 수술 진찰: 수술 전 이물을 앞으로 한 한 위치에 만들어지는 것
  - 크게 진찰: 위 검경기 만들어진 자리에 진찰
  - 결렬 진찰: 결렬할 부위를 반듯하게 유지하고 바로 누움
  - 과부가 진초함 경우 관체제를 사용

관절운동 용어
- 굴곡: 관절을 이루는 두 뼈 사이의 각도가 작아지는 운동
- 신전: 굴곡과 그 반대로 펴는 운동
- 외선: 관절을 기점으로 다리가 더 구부리지는 것
- 내선: 신체의 한면을 지나서 더 구부리지는 것
- 외전: 정면에서 가까이 있는 것을 내세, 정면에서 멀어지는 것: 외전
- 회선: 정축을 기점으로 전체로 움직이는 운동
- 내번·외번: 발바닥이 전체가 안쪽으로 움직이는 것: 내번, 바깥쪽을 향하여 움직이는 것: 외반

백혈병의 증상
- 신체저항력이 정상인보다 감소하므로 편안하게 이완하기 위한 한 것
- 경련성, 유분법, 경면법 등이 있음
- 프로이버는 보조를 받지 않고 무의식 상태로 진행
- 백혈병 세포의 조성된 부위에 부드럽게 카트를 치고 진행
- 신경기 감정증의 증상 발생

등 마사지
- 정작 베랑구가 부족하여 약한이 감소하므로 체위
- 경참법, 유찰법, 경탑법 등이 있음
- 주로 만성적 피로는, 하며하기, 신경성 동이 발생
- 청신의 감상된 종합 인용, 산소통의 소모 감소 등
- 장점에 의하된 초라 내 후속의 안화함으로 순조
- 신경자 감염체의 참된으로 내 조성 고도, 오한, 우선소승, 장시, 경참, 크로스증, 유경

진통제
- 모르핀: 흡습중에서 혐도되는 마약성 진통제로 약물을 오래 사용하면 의존성과 내성이 생김
- 코데인: 모르핀보다 진통효과는 약하지만 진정제용
  - 이 검기 마약보다 습관성이 진정제용
- 테페롤: 마약성 진통제로 금성 동증이나 수술 시 진정과 정찰장생생성로 사용
- 아스피린: 해열진통제로 통증 및 염증을 완화하기 위해 사용
  - 진정방성 협심증 진통제로 딸기 수 있음
- 아세트아미노펜: 해열진통제로 달리 수 있음

북수천자
- 북수의 성분을 검사하거나 북가 내 이상 여체를 채취
- 호흡곤란을 호소하는 환자나 내 반감비로 채집
- 시행 전·후에 복부둘레를 측정하여 비교
- 배액한 침치료시 부작용된 도옥을 하기
- 시행 후 현장기준이 나타내면 부대명 대주기

인소초기기능
- 할경이 없어지고, 소변검사의 임시 전달함
- 효과물의 변화 발생(체소독산)
- 콩이 실 수 있음
- 임닥이 생길 수 있고, 메스까움, 구토증 발생

25

- 위산분비 감소(신 음식을 많이 먹음)
- 모세혈관의 저항력이 떨어져 피하출혈 등의 피부 확장
- 자궁모양은 전향되고, 자궁근은 섬유증식과 비대, 밝탁막의 발달이 일어나게 되며 협부가 부드러워지는 Hegar's Symptom이 발생
- 태아의 발육에 따라 장기 주위 압박으로 방광의 압박이 배뇨횟수가 증가

임신중독증

- 임신 시 고혈압이 되면서 소변으로 단백이 나오고 부종이 생기는 병
- 임신 말기인 7~8개월 후에 많이 나타나며 다리와 손발부터 붓기 시작해 부종
- 준산의 경우 많이 발생하며 임신중이었거나 신장병이 약한 임산부에게 많이 발생
- 식사조절과 적당한 운동으로 혈액순환을 좋게 하여 비만을 방지하고 부종을 예방하기

신생아

- 신생아 평균 체중은 3.4kg이며, 신생아의 95%는 체중이 2.5~4.25kg
- 생후 3일까지는 과도한 수분의 배출, 태변 배출 등이 이유로 출생시 체중의 5~10% 감소
- 임산인은 배로 호흡하지만 아기들은 복부호흡을 함

기저귀 발진

- 개념 : 기저귀를 채워 놓은 부분의 피부가 빨개지면서 좁쌀처럼 작은 돌기가 생김. 심할시 발갛게 벗겨지기도 하는데 그다지 아프지는 않음
- 예방법
  - 엉덩이가 더러워지면 거즈나 젖은 휴지로 닦아주고 미지근한 물로 씻어주기
  - 설사가 계속될 때는 짓무르기 쉬우므로 좌욕을 시키고 자주 갈아주기
  - 기저귀는 통기성이 좋은 것으로 고르고 화학물질이 첨가되지 않은 것을 사용
  - 상처를 닦아주고 완전히 건조시킨 후에 기저귀를 채워야 하며 의사의 지시에 따라 발진 부위에 항균제를 발라주어도 좋음

대기오염

- 원인물질 : 일산화탄소(CO), 먼지(분진), 황산화물, 소산화물, 오황산가스 등
- 피해 : 산림, 열나무, 라나나, 자구온난화, 오존층 파괴
- 사례 : 런던 스모그 사건, 뮤크러 도노라 사건, 벨기에 뮤즈계곡 사건

종류
- 산성비 : 화석연료 연소 시 발생하는 질소산화물과 황산화물이 비가 내일 때 쉬워 pH 5,6 이하인 비, 토양 산성화, 식물의 피해, 호수와 하천이 산성화
- 오존층 파괴 : 질소산화물, CFC 등이 오존층을 파괴하며 자외선이 과도하게 노출되어 피부, 눈 등에 피해를 입힘
- 지구온난화 : 화석연료 등이 산성비를 생성하고 이로 인해 CFC, 메탄가스 등이 산성비를 생성과 방출로 생태계 파괴, 사막화, 해수면 상승, 온실효과가 발생, 생태계 파괴, 사막화, 해수면 상승, 이상기후현상

군집독

- 다수의 사람이 장시간 밀폐상태에 있을 때 나타나는 불쾌, 권태감, 두통, 구토, 현기증 등의 원인이 되는 것
- 단위부피가 아니며 공기의 화학적 조성의 변화 및 이화학적 변화 취기 등의 혼합물에 나타나는 것
- 군집독 예방의 가장 좋은 방법은 환기를 자주 하는 것

산업보건

- 노동과 노동조건으로 인해 일어날 수 있는 건강장애로부터 근로자를 보호
- 작업에 있어서 근로자들의 정신적·육체적 적응, 특히 채용 시 적절배치에 기여
- 근로자의 정신적·육체적 안녕의 상태를 최대한으로 유지, 증진시키는데 기여
- 산업재해를 예방하고 쾌적한 산업환경을 조성함으로써 근로자의 안전과 보건을 유지·증진함을 목적으로 함

산업피로

- 산업장의 피로에 의하여 정신적, 육체적, 신체적으로 노동부하에 반응하는 생체의 태도를 의미
- 생산의 양과 질, 작업능률이 저하되며 근로자의 건강도 나빠짐

- 작업강도나 자체에 원인이 있으며, 작업템포, 조명, 소음, 진동, 분진 등의 환경적 요인도 관여
- 자각적 피로감에서 기능적 피로감으로 발전되며 동요히 연쇄되어지고 뇌신경 관련의 정상적 이완이 이완 이완 발생
- 심체적인 부종이나 근육통, 호흡곤란이 생기며 만성 소화기장애, 두통, 불면, 신경증상이 발생
- 작업의 합리화를 적용하여 작업강도 및 시간 추산시간과 적절하게 개선해야 함

직업병

- 이상 고온(열중증) : 열경련, 열허탈증, 열사병, 열쇠약 등
- 이상 저온 : 동상, 침족병, 동창 등
- 이상 기압 : 고기압 – 잠함병, 자기압 – 고산병
- 불량조명 : 안정피로, 근시, 안구진탕증 등
- 자외선 및 적외선 : 피부 및 눈의 장애
- 방사선 : 조혈기능 장애, 피부점막의 궤양과 암, 생식기능 장애, 백내장
- 소음 : 난청, 스트레스
- 분진 : 진폐증, 규폐증, 석면폐증

중금속 중독
- 납 중독 : 소변에서 코프로포르피린 검출, 연연, 요독증
- 수은 중독 : 미나마타병, 언어장애, 지각이상
- 크롬 중독 : 비염, 기관지염, 인두염
- 카드뮴 중독 : 이타이이타이병, 폐기종, 신장장애, 골연화, 단백뇨

DPT

- 정의 : 디프테리아(Diphtheria), 백일해(Pertussis), 파상풍(Tetanus)을 뜻하는 영어의 첫 글자에서 따온 말
- 디프테리아, 백일해, 파상풍은 모두 세균이 일으키는 전염성 질병으로 특히 어린이가 감염되면 생명이 위험할 수 있음

결 핵

- 주 감염원 : 환자 객담(가래)에서 결핵균이 배출되고 있는 폐결핵환자
- 전파경로 : 환자의 객담 중에 포함되어 있는 결핵균이 환자가 기침이나 재채기 죽은 말을 할 때에 공기 중으로 배출되어 다른 사람이 호흡기로 들어가서 감염이 이루어짐

자체 됨. 따라서 환자를 격리하고 환자의 객담은 소각해야 함

보톨리누스균 식중독

- 잠복 시간 : 12~36시간
- 증상 : 구역질, 구토나 시력장애, 언어장애, 삼키기 곤란(음식물을 삼키기 고통스러움) 등의 신경증상이 나타나는 것이 특징이고, 중증인 경우에는 호흡마비에 의해서 사망
- 주요 원인식품 : 통조림, 병조림, 집에서 만든 젓갈 등의 보존식품

포도상구균 식중독

- 화농성 질환의 대표적인 원인균
- 식중독의 원인물질인 장독소는 엔테로톡신을 생성하며 내열성이 강해 120℃에서 30분 처리해도 파괴되지 않음
- 생육 최적온도 : 30~37℃이며 소금 7.5%이 배지에서도 생육
- 원인식품 : 우유나 버터 등의 유가공품과 김밥과 도시락 등의 조리식품
- 잠복기 : 1~6시간(지만 평균 3시간 정도)체산성 식중독 중 증이 가장 짧음
- 증상 : 구토나 복통 등의 설사를 유발
- 예방법
  - 식품과 조리기구를 멸균하고 조리된 식품을 저온보관하여 오염을 방지하기
  - 조리실의 청결을 유지하고 조리된 식품은 신속하게 섭취하기

요 충

- 자가감염을 일으키며, 주로 밤에 나옴(주로 맹장 주위에 기생)
- 증상 : 항문 주위의 가려움, 긁힘, 습진, 피부염, 불면증, 신경증 등
- 예방법 : 가족이 모두 일제 구충을 실시하고 손, 항문 근처, 속옷 등을 깨끗하게 유지하기

간 질환

- **급성간염**
  - 간 괴사, 담즙 정체, 간세포 염증 등의 발생
  - 증상이 뚜렷하지 않아 초기에는 생활한 전이가 어려움
  - 황달이 무렵증과 간이 크고 소변이 진한 경우가 많고, 피부 가려움증이 나타남
  - 치료식: 고열량식, 수분공급과 안정 필요, 향허스타민제 사용

- **만성간염**
  - 간세포 염증과 간 괴사가 6개월 이상 지속되는 상태
  - 간염 바이러스, 알코올, 약물, 대사질환 등 원인이 다양하고 이에 따라 치료가 진행
  - 식사요법: 에스카로, 구토, 발열, 복부 팽만감 등의 영양불량, 대사질환, 약물중독 등
  - 치료식: 고단백식, 저지방식, 저염식, 고비타민식, 저염식

- **간경화**
  - 간세포가 사멸하고 섬유성 결합조직이 광범위하게 증식해서 간기능 저하된 부전이 생긴 상태
  - 식사요법: 간질환 환자진료의 경우, 환자의 자각 만족감이 안정되지 않고 악화된 경우
  - 영양부족, 대사질환, 약물중독
  - 정신건강태진, 소화불량, 복부팽만감 증상
  - 고열량식, 고단백식, 고비타민식, 저염식

모자보건 관련 용어(모자보건법 제2조)

- **임산부**: 임신 중이거나 분만 후 6개월 미만인 여성
- **모성**: 임신부와 산욕기 여성
- **영유아**: 출생 후 6년 미만인 사람
- **신생아**: 출생 후 28일 이내의 영유아
- **미숙아**: 신체의 발육이 미숙한 채로 출생한 영유아로서 보건복지부령으로 정하는 기준에 해당하는 영유아
- **선천성이상아**: 선천성 기형 또는 변형이 있거나 염색체에 이상이 있는 영유아

영아기

- 신체사회 발달로 신체감각과 불신감이 생기는 시기
- 기본욕구 충족시 신체감각 발달하고 욕구가 충족 되지 않으면 불신감이 느껴 사람에 대한 발달
- 양육자가 영아에게 신뢰감을 일관되게 충족하는 것이 매우 중요
- 이른 저녁 취침
- 영아의 양육자에 의해 지속적으로 환경을 체험하는 것이 환경에 대한 신뢰감 발달에 중요한 요인

영아사망률

- 어느 특정 1년에 사망한 영아수를 출생아 수로 나눈 것
- 모자보건이나 환경위생 등 민간에서 일정 연령간으로 통제기 유아사망
- 국가 간 반응 비교가 조사량율에 비례하여 야이며
- 우리나라 영아사망률은 1,000명에 10명 이하

소 유

- **발 달**
  - 수면: 정의 기저귀 교환
  - 수유시 젖꼭지 앞 아이까지
  - 아기가 정착지를 안게 깊숙이 넣도록 함
  - 수유를 바깥가려서 시체 복부팽만을 덜어
  - 수유 후 트립을 시켜 복부팽만을 덜어
- **젖 점**
  - 모유는 천연적이고 경제적, 항상 일정한 온도 유지
  - 수요공급이 함께이되어 방어능이 생김
  - 연달금불물이 꽉사도와 있어 프로락틴의 분비되어 자궁이 원래수태에 속시도와 프로락틴의 분비되어 자연
  - 모자 간의 애착 촉진
- **옥중 단계**
  - 1단계: 피부로의 변화, 운동, 소화운동, 분노 피부
  - 2단계: 혈액순환, 신체 조직의 건강을 위해 환자에게 운동을 시키거나 수동적 운동
  - 3단계: 두려운 피부의 소실, 조직 괴사, 머리 자기면: 매트리스, 독수침대, 의자에도 사용
  - 4단계: 조직의 괴사, 빼와 근육의 순상, 란싱으로 구멍이 발생
- **임종**
  - 임종단계
    - 부정단계: 자신의 죽음을 받아들이지 않음
    - 분노단계: 분노와 적개심을 갖고 주위의 사람에게 화풀 내고 분개함
    - 협상단계: 죽음을 피하고 싶어서 신과 타협
    - 우울단계: 죽음을 조금 인정하나 자신의 죽음에 슬픔에 빠짐
    - 수용단계: 죽음을 인정하고 평화롭게 죽음을 기다림

노의 수면양상의 변화

- 수면잠복기 증가
- 수면효율 감소
- 아간각성 증가
- 이른 아침 기상
- 낮잠 증가

욕 창

- **정의**: 압력 때문에 생긴 피부 통합성 장애
- **호발**: 피부와 미골과 이복, 승기, 엉덩뼈 총, 무릎, 발꿈치, 척추, 숟갈, 머리 뒤
- **호발 부위**
  - 의위: 복사뼈, 견갑골
  - 측위: 복사뼈, 무료 안쪽, 척추, 누룬, 키
  - 복위: 발가락, 무릎, 유방, 견갑골, 빰, 귀
- **예 방**
  - 피부보호: 마사지, 피부 세척, 건조한 상태 유지
  - 모로서 사용, 목욕
  - 체위변경: 2시간마다 체위를 변경하여 압력을 만들도록 함
  - 지지면: 매트리스, 특수침대, 의자에도 사용
  - 고단백의 음식물 제공, 물을 많이 마시도록

호스피스

- **대상**: 치료가 불가능한 말기 환자와 가족
- 인위적으로 남은 삶을 연장시키거나 단축시키지 않고 편안한 삶을 마감할 수 있도록 돕기
- 대상자의 자율성을 존중하고 결정을 내릴 수 있도록 중재하기
- 신체적, 사회적, 정신적, 영적으로 돌보기

종합병원(의료법 제3조의3)

- 종합병원은 다음의 요건을 갖추어야 한다.
  - 100개 이상의 병상을 갖출 것
  - 100병상 이상 300병상 이하인 경우에는 내과 · 외과 · 소아청소년과 · 산부인과 중 3개 진료과목, 영상의학과, 마취통증의학과와 진단검사의학과 또는 병리과, 정신건강의학과 및 치과를 포함한 7개 이상의 진료과목을 갖추고 각 진료과목마다 전속하는 진료과목을 갖출 것
  - 300병상을 초과하는 경우에는 내과, 외과, 소아청소년과, 산부인과, 영상의학과, 마취통증의학과, 진단검사의학과 또는 병리과, 정신건강의학과, 치과를 포함한 9개 이상의 진료과목과 각 진료과목마다 전속하는 전문의를 둘 것
- 종합병원은 필수진료과목 외에 필요하면 추가로 진료과목을 설치 · 운영할 수 있다. 이 경우 필수진료과목 외의 진료과목에 대해서는 해당 의료기관에 전속하지 아니한 전문의를 둘 수 있다.

노의 질병의 특성

- 심리적으로 항상성 유지능력이 저하
- 동시에 복합적으로 여러 가지 질병을 보유하고 있음
- 질병을 느끼할 경우에도 질병이 조기발견이 어려움
- 노래수회에서 독시토르이나 프로락틴이 분비되어 져라
- 피류되된 모체불부의 빠름
- 모자 간의 애착 촉진
- 중증상이 없거나 미약한 상태에서 발견되기 때문에 질병에 대한 개인차가 큼
- 만성과정이 특이하게 발이나치 치유과정이 길어지 양상과정이 특이하게 발이나치 치유과정이 길어지
- 전체적으로 회복이 길고 재발율 가능성이 높음

수돗물불소농도조정사업의 계획 및 시행(구강보건법 제10조)

- 수돗물불소농도조정사업을 시행하려는 시·도지사, 시장·군수·구청장 또는 한국수자원공사 사장은 다음의 사항이 포함된 사업계획을 수립하여야 한다.
  - 정수시설 및 급수 인구 현황
  - 사업 담당 인력 및 예산
  - 사용하려는 불소제제 및 불소화합물 첨가시설
  - 유지하려는 수돗물 불소농도
  - 그 밖에 보건복지부령으로 정하는 사항
- 시·도지사, 시장·군수·구청장 또는 한국수자원공사 사장은 공정하고 악조건 등을 통하여 지역주민이 의견을 적극 수렴하고 그 결과에 따라 수돗물불소농도조정사업을 시행하거나 중단할 수 있다.
- 보건복지부장관은 사업계획의 수립·시행에 필요한 기술적 자원을 할 수 있다.

혈액관리의 정의(혈액관리법 제2조)

- 혈액이란 인체에서 채혈한 혈구 및 혈장을 말한다.
- 혈액관리업무란 수혈이나 혈액제제의 제조에 필요한 혈액을 채혈·검사·제조·보존·공급 또는 품질관리하는 업무를 말한다.
- 헌혈자란 자기의 혈액을 혈액원에 무상으로 제공하는 사람을 말한다.
- 부적격혈액이란 채혈 시 또는 채혈 후에 이상이 발견된 혈액 또는 혈액제제를 말한다.
- 채혈금지대상자란 감염병 환자, 약물복용 환자 등 건강 기준에 미달하는 사람으로서 헌혈을 하기에 부적합하다고 보건복지부령으로 정하는 헌혈금지대상자를 말한다.
- 특정수혈부작용이란 수혈한 혈액제제로 인하여 발생한 부작용으로 보건복지부령으로 정하는 것을 말한다.
- 혈액제제란 혈액을 원료로 하여 제조한 약사법에 따른 의약품 중 하나에 해당하는 것을 말한다.
  - 전혈, 농축적혈구, 신선동결혈장, 농축혈소판, 그 밖에 보건복지부령으로 정하는 혈액 관련 의약품
- 원료혈장이란 혈액제제 중 혈장분획제제의 제조를 위하여 혈액원이 혈장분획제제 제조업자에게 공급하는 혈장을 말한다.
- 한혈환례지원이란 수혈비용을 보상하거나 헌혈시에 그 사용할 목적으로 헌혈자에 보건복지부장관에게 예치하는 금액을 말한다.
- 채혈이란 수혈 등에 사용되는 혈액제제를 제조하기 위하여 혈액자로부터 혈액을 채취하는 행위를 말한다.
- 채혈부작용이란 채혈한 혈액을 채혈자의 후유증 등 의도하지 아니한 바람직하지 못한 증상 또는 소견으로서 신체적·정신적 반응 또는 질병을 말한다.

의료기관 등의 신고의무(결핵예방법 제8조)

- 의사 및 그 밖의 의료관련 종사자는 다음의 어느 하나에 해당하는 경우에는 지체 없이 소속된 의료기관의 장에게 보고하여야 한다. 다만, 의료기관에 소속되지 아니한 의사 및 그 밖의 의료관련 종사자는 그 사실을 관할 보건소장에게 신고하여야 한다.
  - 결핵환자 등을 진단 및 치료한 경우
  - 결핵환자 등이 사망하였거나 그 사체를 검안한 경우
- 보고를 받은 의료기관의 장 및 사체를 검안한 의사는 24시간 이내에 관할 보건소장에게 신고하여야 한다.
- 의료기관에 소속되지 아니한 의사 또는 그 밖의 의료관련 종사자의 신고에 결핵환자 등을 진료 또는 진단한 의료기관의 장은 결핵을 관할 보건소장에게 지체 없이 보고하여야 한다.
- 신고나 관할 구역 외에 해당 관할 보건소장에 관한 것일 때에는 신고를 받은 보건소장은 해당 보건소장에게 지체 없이 이를 알려야 한다.

얼음물주머니(Ice Bag) 이용

- 목적 : 체온을 내리기 위함, 통증을 완화시키기 위함, 출혈 시 혈관 수축을 돕기 위함, 두통을 없애기 위함(무감각, 염증이나 화농, 부종을 막기 위함
- 방법
  - 주머니에 찬물을 조금 부어 구멍이 있는지 조사하고 물을 버리기
  - 절반 겐 얼음을 흐르는 물에 씻어 부분 부분 둥글게 하고 주머니에 얼음을 1/2 정도, 찬물 약 1컵 정도를 넣고 평평하게 공기를 빼 다음 마개를 꼭 잠그기
  - 얼음주머니를 마른 수건으로 닦고 방포로 싸기
  - 얼음주머니를 만든 수건으로 싸는 것

외과적 무균술

- 외과적 손 씻기는 손, 손톱 전반에 있는 일시균과 상주균을 제거하기 위함이고, 균의 물리적, 화학적, 기계적인 방법을 사용하여 최소화하는 것

재해의 종류

- 양요위 : 모든 체위의 기초이며, 반듯하게 누운 자세로 요추천자 후나 수술 후 마취회복 전 단계, 남자 인공 도뇨 시 취함
- 파플러씨위 : 반좌위라고도 하며 상반신을 30~45° 올린 위치
- 복위 : 앞으로 자세로 등근육 이완과 주사를 주고 의식 환자의 구강 분비물 배액을 촉진
- 측위 : 휴식 및 수면을 취하는 데 편안함을 제공
- 심스위 : 죽위와 복위의 중간으로 무의식 환자의 구강 내 분비물 배액을 촉진
- 트렌델렌버그 : 머리를 낮추거나 평평하게 해서 하지를 상승시킨 자세로 소크 치료나 하지 출혈 시 취함

수면을 돕는 간호중재

- 편안한 환경 제공(밝지 않는 조명이나 소음은 피함)
- 취침의식의 존중
- 적절한 야간 체온(따뜻한 우유섭취 등)
- 이완 및 안위 증진
- 간호처치의 배려
- 수면제와 낮잠 피함
- 커피, 홍차·콜라 등의 카페인 함유 음료 피함
- 스트레스를 줄이기 위해서 낮에 적절한 운동을 하되 잠자기 2시간 전에 과도한 육체적 운동은 피함

온요법 금기 대상자 및 부위

- 국소 염증성 환자
- 악성 종양 환자
- 출혈 가능성이 있는 환자
- 복막염이 의심되는 복통 환자
- 개방성 상처가 있는 대상자
- 감각대 둔화되어 있는 부위 환자

응급피임법

- 강간을 당했거나 피임하기라고 생각되는 시기에 피저 못한 사항으로 피임을 하지 못했을 경우, 즉 실고 좌우 대처법을 사용할 수 있는 피임법
- 방법 : 응급피임약 복용, 자궁 내 장치(루프)를 삽입

심한 출혈환자의 간호법

- 상처 부위를 압박하여 출혈 부위를 압박하기
- 수액을 공급하기
- 지혈대를 사용하여 움직임을 최소화하기
- 지혈 부위를 심장보다 높게 하기

동상 치치법

- 조이는 옷을 풀고, 젖은 의복 벗기기
- 동상 부위를 올려주며 부종을 완화시키도록 하기
- 동상 부위를 가볍게 담요로 덮어주기
- 동상 부위를 계속 만지지 않기

수술 후 대상자를 돕기 위한 간호

- 코 수술 전과 수술 후 코를 풀지 말고 분비물은 눈병에 모두 뱉도록 알리기
- 출혈을 관찰하고 필요시에 코 밑 드레싱을 교환하기
- 고상지 위치를 확인하고 국소적 혈액정후를 촉진하기 (감염 및 쇼크 예방)
- 호흡곤란 유무를 관찰하기(심기가 이탈하여 기도를 막으므로)
- 치료를 돕기 위해 코 위에 얼음점질하기(동통과 부종감소, 좌·래색, 출혈 감소)
- 휴식과 안정을 권장하고, 구강위생을 위한 구강간호를 자주 하기
- 의식이 있으면 상체를 약간 올려주기(국소부종 경감, 배액 촉진, 호흡 완화)
- 만일 외부 부목을 대고 있다면 압력을 받는 부위의 피부를 관찰하기
- 고통을 경감시키고, 식욕 촉진을 돕도록 하기(냄새 맡는 기능이 떨어지고 코의 불편이 있으므로)

- 임산부의 부종
- 고혈압과 임산부

간호조무사
10일 합격 총정리

1일차	총정리
2일차	총정리
3일차	총정리
4일차	총정리
5일차	총정리
6일차	총정리
7일차	총정리
8일차	총정리
9일차	총정리
10일차	총정리

간호법

[시행 2025.06.21.]

제1조(목적)

이 법은 모든 국민이 보건의료기관, 학교, 산업현장, 재가 및 각종 사회복지시설 등 간호사 등이 종사하는 다양한 영역에서 수준 높은 간호 혜택을 받을 수 있도록 간호에 관하여 필요한 사항을 규정함으로써 의료의 질 향상과 환자안전을 도모하여 국민의 건강증진에 이바지함을 목적으로 한다.

제6조(간호조무사 자격인정 등)

① 간호조무사가 되려는 사람은 다음의 어느 하나에 해당하는 사람으로서 보건복지부령으로 정하는 교육과정을 이수하고 제8조에 따른 간호조무사 국가시험에 합격한 후 보건복지부장관의 자격인정을 받아야 한다.
1. 초·중등교육법령에 따른 특성화고등학교의 간호 관련 학과를 졸업한 사람(간호조무사 국가시험 응시일부터 6개월 이내에 졸업이 예정된 사람을 포함)
2. 초·중등교육법 제2조에 따른 고등학교 졸업자(간호조무사 국가시험 응시일부터 6개월 이내에 졸업이 예정된 사람을 포함) 또는 초·중등교육법령에 따라 같은 수준 이상의 학력이 있다고 인정되는 사람(이하 '고등학교 졸업 이상 학력 인정자')으로서 보건복지부령으로 정하는 국·공립 간호조무사양성소의 교육을 이수한 사람
3. 고등학교 졸업 이상 학력 인정자로서 평생교육법령에 따른 평생교육시설에서 고등학교 교과 과정에 상응하는 교육과정 중 간호 관련 학과를 졸업한 사람(간호조무사 국가시험 응시일부터 6개월 이내에 졸업이 예정된 사람을 포함)
4. 고등학교 졸업 이상 학력 인정자로서 학원의 설립·운영 및 과외교습에 관한 법률 제2조의2 제2항에 따른 학원의 간호조무사 교습과정을 이수한 사람
5. 고등학교 졸업 이상 학력 인정자로서 외국의 간호조무사 교육과정(보건복지부장관이 정하여 고시하는 인정기준에 해당하는 교육과정)을 이수하고 해당 국가의 간호조무사 자격을 취득한 사람
6. 제4조 제1항 제1호 또는 제2호에 해당하는 사람

② 제1항 제1호부터 제4호까지에 따른 간호조무사 교육훈련기관은 보건복지부장관의 지정·평가를 받아야 한다. 이 경우 보건복지부장관은 간호조무사 교육훈련기관의 지정을 위한 평가업무를 대통령령으로 정하는 절차·방식에 따라 관계 전문기관에 위탁할 수 있다.

③ 보건복지부장관은 제2항에 따른 간호조무사 교육훈련기관이 거짓이나 그 밖의 부정한 방법으로 지정받는 등 대통령령으로 정하는 사유에 해당하는 경우에는 그 지정을 취소할 수 있다.

④ 제1항에 따른 간호조무사 자격인정, 제2항에 따른 간호조무사 교육훈련기관의 지정·평가 등에 필요한 사항은 보건복지부령으로 정한다.

제7조(결격사유)

다음의 어느 하나에 해당하는 사람은 간호사 등이 될 수 없다.
1. 정신건강증진 및 정신질환자 복지서비스 지원에 관한 법률 제3조 제1호에 따른 정신질환자. 다만, 의료법 제77조에 따른 전문의가 간호사 등으로서 적합하다고 인정하는 사람은 그러하지 아니하다.
2. 마약·대마·향정신성의약품 중독자
3. 피성년후견인·피한정후견인
4. 금고 이상의 실형을 선고받고 그 집행이 끝나거나 집행이 면제된 날부터 5년이 지나지 아니한 사람
5. 금고 이상의 형의 집행유예를 선고받고 그 유예기간이 지난 후 2년이 지나지 아니한 사람
6. 금고 이상의 형의 선고유예를 받고 그 유예기간 중에 있는 사람

제8조(국가시험)

① 간호사 및 간호조무사 국가시험(이하 '국가시험')은 매년 보건복지부장관이 시행한다.

② 보건복지부장관은 국가시험의 관리를 대통령령으로 정하는 바에 따라 한국보건의료인국가시험원법에 따른 한국보건의료인국가시험원에 위탁할 수 있다.

③ 보건복지부장관은 제2항에 따라 국가시험의 관리를 위탁한 때에는 그 관리에 필요한 예산을 지원할 수 있다.

④ 국가시험에 필요한 사항은 대통령령으로 정한다.

제9조(응시자격의 제한)

① 제7조 각 호의 어느 하나에 해당하는 사람은 국가시험에 응시할 수 없다.

② 부정한 방법으로 국가시험에 응시하거나 국가시험에 관하여 부정행위를 한 사람에 대하여는 그 수험을 정지시키거나 합격을 무효로 한다.

③ 보건복지부장관은 제2항에 따라 수험이 정지되거나 합격이 무효가 된 사람에 대하여 처분의 사유와 위반 정도 등을 고려하여 대통령령으로 정하는 바에 따라 그 다음에 치러지는 국가시험의 응시를 3회의 범위에서 제한할 수 있다.

제10조(면허 또는 자격의 등록과 조건)

① 보건복지부장관은 제4조부터 제6조까지에 따른 면허를 내주거나 자격인정을 할 때에는 그 면허 또는 자격에 관한 사항을 등록대장에 등록하고 면허증 또는 자격증을 발급하여야 한다.

② 보건복지부장관은 보건의료 시책에 필요하다고 인정하면 제4조에 따른 면허를 내줄 때 3년 이내의 기간을 정하여 특정 지역이나 특정 업무에 종사할 것을 면허의 조건으로 붙일 수 있다.

③ 제1항의 등록대장은 간호사·전문간호사·간호조무사별로 따로 작성·비치하여야 한다.

④ 그 밖에 면허 또는 자격의 등록과 면허증 또는 자격증의 발급에 필요한 사항은 보건복지부령으로 정한다.

제12조(간호사의 업무)

① 간호사는 다음의 업무를 임무로 한다.
1. 환자의 간호요구에 대한 관찰, 자료수집, 간호판단 및 요양을 위한 간호
2. 의료법에 따른 의사, 치과의사, 한의사의 지도하에 시행하는 진료의 보조
3. 간호 요구자에 대한 교육·상담 및 건강증진을 위한 활동의 기획과 수행, 그 밖에 대통령령으로 정하는 보건활동

제15조(간호조무사의 업무)

① 간호조무사는 의료법 제27조에도 불구하고 간호사를 보조하여 제12조 제1항 제1호부터 제3호까지의 업무를 수행할 수 있다.

② 제1항에도 불구하고 간호조무사는 의료법 제3조 제2항 제1호에 따른 의원급 의료기관에 한정하여 같은 법에 따른 의사, 치과의사, 한의사의 지도하에 환자의 요양을 위한 간호 및 진료의 보조를 수행할 수 있다.

③ 제1항 및 제2항에 따른 구체적인 업무의 범위와 한계에 관하여 필요한 사항은 보건복지부령으로 정한다.

제16조(보수교육)

① 간호사는 제18조 제9항에 따른 보수(補修)교육을 받아야 한다.

② 간호조무사는 보건복지부령으로 정하는 바에 따라 보수교육을 받아야 한다.

제20조(간호조무사협회)

① 간호조무사는 대통령령으로 정하는 바에 따라 전국적 조직을 두는 간호조무사협회(이하 '간호조무사협회')를 설립할 수 있다.

② 간호조무사협회는 법인으로 한다.

③ 간호조무사협회의 설립 허가의 신청 등에 필요한 사항은 보건복지부령으로 정한다.

④ 간호조무사협회는 제21조에 따른 자격정지 처분 요구에 관한 사항 등을 심의·의결하기 위하여 윤리위원회를 둔다.

⑤ 제4항에 따른 윤리위원회의 구성·운영 등에 관한 사항은 대통령령으로 정한다.

⑥ 간호조무사협회에 관하여 이 법에 규정되지 아니한 사항은 민법 중 사단법인에 관한 규정을 준용한다.

⑦ 간호조무사협회의 정관에 적을 사항은 보건복지부령으로 정한다.

⑧ 간호조무사협회가 정관을 변경하려면 보건복지부장관의 허가를 받아야 한다.

제25조(간호사 등의 권리)

① 간호사 등은 자신의 전문성과 경험, 양심에 따라 최적의 간호서비스를 제공할 수 있고, 이를 보장하기 위하여 적정한 노동시간의 확보, 일·가정 양립지원 및 근무환경과 처우의 개선 등을 요구할 권리를 가진다.

② 간호사 등은 의료법 제27조 제5항을 위반한 무면허 의료행위 지시를 거부할 수 있으며, 보건의료기관의 장 및 무면허 의료행위 지시를 한 자 또는 이와 관련된 자는 무면허 의료행위 지시를 거부한 사람에 대하여 징계 등 불이익한 처우를 하여서는 아니 된다.

제26조(간호사 등의 책무)

간호사 등은 보건의료의 중요한 담당자로서 자발적으로 그 능력의 개발 및 향상을 도모하도록 노력하여야 한다.

01 간호조무사 10일 합격 총정리

핵심만 콕 짚어서 만든 실전문제!

정답 및 해설 p.111

1과목 기초간호학 개요 (35문항)

01 간호조무사의 역할로 옳은 것은?
① 의사의 치료방침에 대한 설명
② 환자상태에 대한 질문에 신속히 답변
③ 간호사의 지시·감독하에 업무수행
④ 독자적인 간단한 치료 및 예방접종 실시
⑤ 가족의 건강상태를 진단하고 계획

02 간호조무사 윤리강령의 내용으로 옳은 것은?
① 정직한 행동보다는 동료 간 상호협조를 중요시한다.
② 지속적인 자기계발과 학습을 통해 직무능력을 유지한다.
③ 환자의 쾌유를 위해 정신건강 향상에 도움이 되는 조언은 피한다.
④ 범법 행위라도 국민보건 향상을 위해 협조한다.
⑤ 필요시 공익을 위해 보고를 생략한다.

03 간호조무사가 환자·보호자에게 할 수 있는 대화의 내용은?
① 병원의 규칙
② 주치의에 관한 이야기
③ 환자의 진단결과
④ 병원의 운영실태
⑤ 환자의 예후

04 안전한 병원환경을 조성하는 방법으로 옳은 것은?
① 더러운 구역에서 깨끗한 구역으로 청소한다.
② 내복약과 소독제를 같은 서랍에 보관한다.
③ 오염세탁물은 기타세탁물과 혼합하여 수거한다.
④ 노후된 전선은 테이프를 감아 계속 사용한다.
⑤ 산소요법 시 정전기 유발물체는 치운다.

05 감염을 예방하기 위한 활동으로 옳은 것은?
① 환자의 변기 세척 후 장갑을 벗고 바로 환자의 식사를 준비한다.
② 앰풀약은 사용 후 잔여량을 용기 하나에 모은다.
③ 기침할 때 코와 입을 휴지로 가린다.
④ 알코올젤과 비누를 손에 비빈 후 물로 5초간 씻는다.
⑤ 손 닦는 공용수건은 오전과 오후에 한 번씩 교체한다.

06 의료폐기물관리 방법으로 옳은 것은?
① 사용한 주삿바늘은 혈액오염폐기물 박스에 버린다.
② 한방침, 치과용 침은 거즈에 싸서 일반의료폐기물에 버린다.
③ 적출한 인체 장기는 생물·화학폐기물 박스에 버린다.
④ 사용한 수액세트는 일반의료폐기물 박스에 버린다.
⑤ 혈액이 묻은 탈지면은 병실 내 생활폐기물 박스에 버린다.

07 얼음 칼라(Ice Collar)를 많이 사용하는 경우로 옳은 것은?
① 두부 수술 후 두통 완화
② 기관지염 환자의 염증 완화
③ 충수염 수술 후 통증과 출혈 예방
④ 편도선 수술 후 통증 감소와 출혈 방지
⑤ 기관절개 수술 후 점액의 배출 도움

08 내분비선과 분비되는 호르몬의 연결로 옳은 것은?
① 갑상샘 - 칼시토닌
② 부신수질 - 안드로겐
③ 부신피질 - 에피네프린
④ 뇌하수체 전엽 - 항이뇨호르몬
⑤ 뇌하수체 후엽 - 성장호르몬

09 다음 장기 중 반사반응과 관련이 있는 것은?
① 척 수   ② 소 뇌
③ 시상하부   ④ 간
⑤ 연 수

10 여성 생식기 중 배란과 호르몬 분비 기능을 담당하는 기관은?

① 자 궁
② 난 관
③ 난 소
④ 질
⑤ 음 핵

11 분만 1기가 시작된 초산부를 위한 간호보조활동으로 옳은 것은?

① 분만 촉진을 위해 실내에서 걷기를 돕는다.
② 자궁태반 관류를 촉진하기 위해 앙와위를 취하게 한다.
③ 이완을 유도하기 위해 통목욕을 하게 한다.
④ 진통이 올 때마다 배에 힘을 주도록 한다.
⑤ 방광 팽만을 유도하기 위해 소변을 참게 한다.

12 혈압을 낮추는 요인으로 옳은 것은?

① 심박출량의 감소
② 혈액 점도의 증가
③ 혈관 직경의 감소
④ 혈관 수축력의 증가
⑤ 혈관 저항의 증가

13 코에 약을 점적하는 방법으로 옳은 것은?

① 사골의 상비갑개 우측을 향해 약물을 떨어뜨린다.
② 투약 전에 코를 풀지 않는다.
③ 약물이 비강저부로 떨어지면 코로 숨을 쉰다.
④ 투약 후 5~10분간 그대로 누워있게 한다.
⑤ 한쪽 콧구멍에 투여하는 동안 다른 콧구멍으로 숨을 쉬어야 한다.

14 약물을 병용할 때 각 약물의 작용이 감약·상쇄되는 경우는?

① 상가작용
② 상승작용
③ 길항작용
④ 부작용
⑤ 독작용

15 일반적으로 냉장고에 보관하지 않아도 되는 약물은?

① 좌 약
② 간장 추출물
③ 혈 청
④ 백 신
⑤ 인슐린

16 오장(五臟) 중 피의 순환을 총괄하며 음식물에서 영양분을 받아들여 전신에 보내는 것은?

① 간(肝)
② 비(脾)
③ 심(心)
④ 폐(肺)
⑤ 신(腎)

17 치과진료 시 간호조무사의 역할 중 가장 기본적인 업무는?

① 진료실의 청소
② 치료의자의 높이 조절
③ 기구의 소독
④ 진공흡입기의 사용
⑤ 환자의 점막 및 피부의 소독

18 구강 내의 이물질을 빼거나 구강 내로 필요한 재료를 넣는 기구는?

① 치 경
② 탐 침
③ 스푼익스카베이트
④ 코튼플라이어
⑤ 치과용 핸드피스

19 훈침(침훈) 증상이 있는 환자를 위한 간호보조활동으로 옳은 것은?

① 찬물을 마시게 한다.
② 몸을 서늘하게 해준다.
③ 허리띠를 단단히 조여준다.
④ 반듯하게 누워서 쉬게 한다.
⑤ 침이 빠지지 않게 주의한다.

20 멸균할 기재를 뜨거운 공기에 노출시켜 미생물의 원형질을 산화하는 방법으로, 예리한 바늘이나 주사기를 멸균할 때 사용하는 것은?

① 자외선 조사법
② 고압증기멸균법
③ 건열멸균법
④ 증기소독법
⑤ 소각법

21 인체에서 흔히 근육주사를 놓는 근육 부위는?

① 작은볼기근
② 중간볼기근
③ 큰볼기근
④ 궁둥구멍근
⑤ 위쌍둥이근

22 다음 중 항결핵제인 것은?
① 알코올
② 베타딘
③ 요오드팅크
④ 스트렙토마이신
⑤ 라식스

23 급성사구체신염 환자의 간호로 옳은 것은?
① 소변량이 증가하고 요실금이 생길 수 있다.
② 수분섭취량과 배설량을 정확히 측정한다.
③ 고단백식, 고탄수화물식을 섭취하도록 한다.
④ 일정 강도 이상의 운동을 하도록 한다.
⑤ 원활한 배뇨를 위해 수분섭취량을 늘린다.

24 음식이나 물을 삼키기 힘들어지는 증상을 일컫는 용어는?
① 호흡곤란
② 연하곤란
③ 기관지염
④ 편도선염
⑤ 운동실조증

25 일반적으로 고혈압이란 성인의 최고혈압(수축기혈압)과 최저혈압(이완기혈압)이 각각 얼마 이상일 때를 말하는가?
① 160/90mmHg 이상
② 160/80mmHg 이상
③ 140/90mmHg 이상
④ 120/90mmHg 이상
⑤ 120/80mmHg 이상

26 프로트롬빈 형성에 관여하여 결핍 시 혈액응고 시간을 지연시키는 비타민은?
① 비타민 K
② 비타민 E
③ 비타민 D
④ 비타민 B_1
⑤ 비타민 A

27 수술 후 합병증 예방을 위해 환자가 기침을 하는 도중 통증을 호소할 때 올바른 간호조치는?
① 절개부위를 베개로 지지하면서 기침을 하도록 알려준다.
② 기침보다는 심호흡이 중요함을 알려준다.
③ 통증 호소를 간호사에게 알리고 기침을 멈추게 한다.
④ 기침을 억지로 하지 말고 나올 때 하라고 알려준다.
⑤ 수술 부위의 통증은 당연함을 알려주고 기침을 계속 시킨다.

28 요추천자 후 통증을 감소시키고 척수액 누출을 방지할 수 있는 자세는?
① 복 위
② 앙와위
③ 반좌위
④ 반복위(심스위)
⑤ 잭나이프 체위

29 낙상을 예방하기 위해 개선되어야 할 노인의 행동은?
① 앉거나 일어날 때 빠르게 움직인다.
② 시간을 정해두고 화장실을 간다.
③ 무거운 물건을 들지 않는다.
④ 낮은 굽의 신발을 신는다.
⑤ 운동을 규칙적으로 한다.

30 영아의 고막체온 측정 방법으로 옳은 것은?
① 귀를 후하방으로 당긴 후 측정한다.
② 귀를 후상방으로 당긴 후 측정한다.
③ 귀를 전하방으로 당긴 후 측정한다.
④ 귀를 전상방으로 당긴 후 측정한다.
⑤ 귀에 손을 대지 않고 측정한다.

31 활동성 폐결핵으로 격리치료 중인 환자를 위한 간호보조활동은?
① 환자가 객혈을 할 때 뱉지 말고 삼키게 한다.
② 격리실에 있는 동안에 환자가 기침할 경우 화장지로 코와 입을 막도록 한다.
③ 격리실문을 항상 열어둔다.
④ 격리실 출입 시 수술용 마스크를 착용한다.
⑤ 항결핵약 복용 중 증상이 없어지면 복용을 중단하게 한다.

32 발달의 특징에 관한 설명으로 옳은 것은?
① 특수한 면에서 일반적인 면으로 발전
② 발끝에서 머리로 발전
③ 몸의 중심부에서 말초로 발전
④ 대천문은 양측 두정골과 전두골 사이에 있으며 6~12개월에 폐쇄
⑤ 신체의 각 부분은 동일한 속도로 성장

33 다음 중 처치를 먼저 해야 할 환자는?

① 녹슨 못에 발가락을 찔린 환자
② 다리 전체에 멍이 든 환자
③ 손목을 삔 환자
④ 기도폐쇄 환자
⑤ 몸통에 발진이 있는 환자

34 연식이 처방된 환자에게 제공 가능한 음식은?

① 갈 비
② 오징어튀김
③ 짜장면
④ 달걀프라이
⑤ 흰 죽

35 수유부의 모유 분비량이 감소하는 경우는?

① 한쪽 유방으로만 젖을 준 경우
② 신체적 스트레스가 쌓이지 않는 경우
③ 수유 시에 남은 모유를 짜낸 경우
④ 모유수유에 대한 자신감이 있는 경우
⑤ 유방 마사지를 한 경우

2과목 **보건간호학 개요**   15문항

36 다음 중 보건교육 계획 시 가장 중요한 것은?

① 전문가들의 협조를 구할 것
② 대상자와 더불어 계획할 것
③ 교육하기 전에 충분히 연습할 것
④ 우선순위에 따라 예산을 책정할 것
⑤ 그 지역에서 이용될 수 있는 인력과 자원을 조사할 것

37 보건교육 방법에 대한 설명으로 옳은 것은?

동일한 주제에 대해 전문가 2~5명이 자신의 의견을 발표한 후 사회자의 진행에 따라 청중과 공개토론하는 형식으로 발표자, 사회자, 청중 모두가 전문가로 구성된 보건교육 방법이다.

① 분단토의   ② 심포지엄
③ 배심토의   ④ 강연회
⑤ 시범회

38 보건교육 시 활용되는 대중매체의 장점은?

① 비용이 적게 든다.
② 개인차를 고려할 수 있다.
③ 집단 결정에 도달하기 어렵다.
④ 저소득층이나 노인에게 가장 효과적인 교육방법이다.
⑤ 짧은 시간 안에 많은 사람에게 정보를 줄 수 있다.

39 보건교육 대상자와 상담 시 간호조무사가 취해야 할 가장 바람직한 태도는?

① 해결방안을 소개한다.
② 일정한 계획 안에서 수행한다.
③ 잘못 알고 있는 점을 비판한다.
④ 질문에 대한 대답의 암시를 준다.
⑤ 피상담자의 이야기를 잘 청취한다.

40 보건사업 수행 시 간호조무사의 역할은?

① 시험교육 시 간호사 조력
② 독자적인 치료
③ 예방접종
④ 치료적 상담
⑤ 진찰과 처방

41 1차 보건의료사업의 기본원칙으로 옳은 것은?

① 경제적 접근성
② 국가의 지불능력
③ 봉사성
④ 수용 제한성
⑤ 지역사회 관료의 참여

42 「농어촌 등 보건의료를 위한 특별조치법」에 의하여 1차 보건의료를 제공하기 위해 설치된 보건기관으로 옳은 것은?

① 보건소
② 보건지소
③ 보건진료소
④ 보건의료원
⑤ 국립의료원

43 「지역보건법」에 제시된 보건소의 업무로 틀린 것은?

① 보건교육 및 구강건강 관리사업
② 영양관리사업
③ 정신보건에 관한 사항
④ 감염병의 예방 및 관리
⑤ 의료기관 개설 신고

44 군집독 시 나타나는 현상은?

① CO_2 감소, O_2 감소, 실온 상승, 습도 하강
② CO_2 증가, O_2 증가, 실온 상승, 습도 하강
③ CO_2 감소, O_2 감소, 실온 하강, 습도 상승
④ CO_2 증가, O_2 감소, 실온 상승, 습도 상승
⑤ CO_2 감소, O_2 증가, 실온 상승, 습도 하강

45 단위시간 내에 인체의 단위면적에서 손실되는 열량을 의미하며, 공기의 쾌적도와 기류 측정 시 사용하는 온열지수는?

① 주관적 최적온도 ② 쾌감대
③ 감각온도 ④ 불쾌지수
⑤ 카타냉각력

46 수돗물로 사용할 상수의 대표적인 오염지표는?

① 탁 도 ② 대장균수
③ 증발잔류량 ④ COD
⑤ BOD

47 산업보건의 목적은?

① 근로자의 경제적 적응에 기여
② 근로자의 작업병 예방
③ 근로자의 정신적·육체적 안녕상태를 최소한으로 유지
④ 작업조건으로 발생하는 질병에 사후 대처
⑤ 채용 시 근로자가 적성과 상반되는 직무를 수행하도록 기여

48 고온 작업환경에서 근육노동 시 나타나는 열경련의 주된 원인은?

① 비타민 결핍 ② 순환장애
③ 체온조절중추의 이상 ④ 혈압 상승
⑤ 수분 및 염분의 소실

49 건강진단을 실시하는 목적은?

① 경제적으로 알맞은 작업에 배치
② 질병의 발생에 대처
③ 사후에 이상상태를 발견
④ 유해생활환경과 위험요인 관리
⑤ 급여액 책정

50 물리적 장벽을 이용하여 작업자의 유해물질 노출량을 줄이는 방법은?

① 격 리 ② 조 정
③ 대 치 ④ 교 육
⑤ 환 기

3과목 공중보건학 개론   20문항

51 다음 중 공중보건학의 목적에 해당하는 것은?

① 질병 치료
② 의료기술 개발
③ 수명 연장
④ 질환 연구
⑤ 예방접종

52 다음 설명에 해당하는 것은?

- 병원체가 숙주에 침입하여 현성감염을 일으키는 능력
- 감염자 중에서 현성감염자가 차지하는 비율

① 감염력 ② 면역력
③ 독 력 ④ 감수성
⑤ 병원력

53 결핵 검사 중 투베르쿨린 반응검사에서 양성반응이 확인되었을 때 다음 검사로 옳은 것은?

① X-ray 검사 ② 객담검사
③ 혈액검사 ④ 소변검사
⑤ 검사 없음

54 다음에서 설명하는 기생충 질환은?

급성 시에는 점액성 혈변을 배설하여 복통을 동반하는 증상을 보인다. 예방법으로는 음료수 끓여 먹기, 위생적인 분변 관리, 매개 곤충의 방제 등이 있다.

① 회충증 ② 요충증
③ 폐흡충증 ④ 구충증
⑤ 아메바성 이질

55 한 국가의 보건의료 수준을 나타내는 대표지표는?

① 조사망률
② 노인사망
③ 질병이환율
④ 모성사망률
⑤ 영아사망률

56 DTaP 예방주사로 감염 예방되는 질병으로 옳게 묶인 것은?

① 디프테리아, 소아마비, B형간염
② 디프테리아, 백일해, 홍역
③ 파상풍, 장티푸스, 일본뇌염
④ 파상풍, 디프테리아, 백일해
⑤ 백일해, 볼거리, 풍진

57 정신보건의 2차 예방활동은?

① 조기발견, 조기치료
② 지역사회의 지원체계 구축
③ 개인습관 변화
④ 재활활동
⑤ 사회생활 복귀훈련

58 가정방문을 통한 신생아 간호 시 가장 빠른 조치가 요구되는 경우는?

① 생후 5일 된 아이의 1일 수면시간이 20시간이다.
② 생후 4일 된 아이가 변을 하루에 5회씩 보며, 변의 색이 푸르스름하다.
③ 생후 1주 된 아이의 서혜부, 항문주위 피부에 붉은 발진이 생겼다.
④ 생후 2주 된 아이의 배꼽주위는 정상적이나 제대가 탈락되지 않았다.
⑤ 생후 24시간 된 아이의 피부와 눈동자가 노랗게 되었고 잘 먹지 못한다.

59 지역사회 보건간호사업의 목적은?

① 지역사회 주민 전체의 건강증진
② 질병의 치료
③ 건강문제를 진단할 수 있는 기능 수준으로 향상
④ 건강문제의 원인 규명
⑤ 자조모임 활성화

60 가정방문 시 가장 먼저 방문할 대상자는?

① 미숙아   ② 임산부
③ 성병환자   ④ 결핵환자
⑤ 당뇨환자

61 지역사회 간호를 위해 가장 먼저 실시되어야 하는 것은?

① 간호목표 설정
② 보건사업 평가
③ 보건업무 수행
④ 보건실태 파악
⑤ 보건통계 작성

62 「국민건강증진법」상의 건강증진사업에 해당되지 않는 것은?

① 건강상담
② 질병의 치료 및 재활 사업
③ 영양관리
④ 질병의 조기발견을 위한 검진 및 처방
⑤ 지역사회의 보건문제에 관한 조사·연구

63 지역사회 간호의 역할 중 지역사회 주민의 이익을 위해 대상자의 입장에서 의견을 제시하는 것은?

① 관리자   ② 대변자
③ 상담자   ④ 촉진자
⑤ 정보수집자

64 지역사회 간호계획 작성 시 가장 중요시해야 하는 것은?

① 관련된 전문가의 참여
② 각급 수준의 간호요원들의 참여
③ 그 지역사회 유지들의 참여
④ 계획과정에 지역주민의 참여
⑤ 정부시책의 방향

65 「의료법」상 간호기록부를 보존하여야 하는 기간은?

① 2년
② 5년
③ 7년
④ 9년
⑤ 10년

66 「정신건강증진 및 정신질환자 복지서비스 지원에 관한 법률」상 정신건강전문요원으로 옳은 것은?

① 정신건강간호사
② 정신과의사
③ 상담심리치료사
④ 사회복지사
⑤ 임상심리사

67 「결핵예방법」상 의료업무 종사자가 지역사회에서 결핵환자를 진단하였을 경우 지체 없이 누구에게 그 사실을 보고해야 하는가?

① 보건복지부장관
② 질병관리청장
③ 소속된 의료기관의 장
④ 관할 시도지사
⑤ 관할 시장·군수·구청장

68 「구강보건법」상 임산부와 영·유아 구강건강진단에 포함되는 사항이 아닌 것은?

① 의치보철 상태
② 치아우식증 상태
③ 치주질환 상태
④ 치아마모증 상태
⑤ 구강질환 상태

69 「혈액관리법」상 헌혈을 위해 혈액을 채혈할 때 실시해야 하는 검사가 아닌 것은?

① 혈당검사
② B형간염검사
③ 매독검사
④ 간기능(ALT)검사
⑤ 후천성면역결핍증검사

70 「감염병의 예방 및 관리에 관한 법률」상 감염병을 예방하기 위해 식수를 사용하지 못하게 할 경우 그 사용금지 기간 동안 별도로 식수를 공급하여야 하는 자는?

① 질병관리청장 또는 시·도지사
② 질병관리청장 또는 시장·군수·구청장
③ 질병관리청장 또는 보건복지부장관
④ 보건복지부장관 또는 시·도지사
⑤ 시·도지사 또는 시장·군수·구청장

4과목 실기 (35문항)

71 경구투약 시 주의사항으로 틀린 것은?

① 약은 반드시 의사의 처방에 의하여 투약한다.
② 약은 지시된 시간에 투약한다.
③ 환자가 투약을 거절할 경우는 침상테이블에 놓아서는 안 된다.
④ 준비했다가 투여하지 않은 약은 다시 약병에 따르지 않는다.
⑤ 약제를 희석할 경우 약효를 증가시키기 위해 냉수로 한다.

72 멸균용액을 멸균용기에 준비하는 방법으로 옳은 것은?

① 뚜껑을 연 후, 조금 따라 버리지 않고 바로 용기에 붓는다.
② 용액병 입구를 용기에 닿게 하여 따른다.
③ 필요보다 많이 따른 용액은 다시 병에 넣는다.
④ 용액병에 개봉 날짜와 시간을 기록한다.
⑤ 용액병에 적힌 일련번호를 확인한다.

73 자간증 임산부의 입원실에 갖추어야 할 조건은?

① 밝고 조용한 방
② 밝고 온도가 높은 방
③ 어둡고 조용한 방
④ 어둡고 온도가 높은 방
⑤ 습도가 높은 방

74 구강 간호보조활동으로 옳은 것은?

① 치주염 환자의 치아는 뻣뻣한 칫솔모로 빠르게 닦는다.
② 입안을 닦아 낼 때 혀 안쪽까지 깊숙이 닦는다.
③ 혈액응고장애 환자는 치실을 하루에 2번씩 사용하게 한다.
④ 치아의 안쪽 면부터 칫솔질을 한다.
⑤ 앞니의 안쪽 면은 칫솔을 세워서 닦는다.

75 환자의 대변 시 변기 사용법으로 틀린 것은?

① 변기는 비눗물과 소독수로 씻은 후 소독한다.
② 편안한 자세를 취하도록 하고 초인종과 휴지를 가까운 곳에 둔다.
③ 부동 환자의 경우 앙와위로 눕힌 후 엉덩이를 밑으로 변기를 대준다.
④ 환자는 가능한 한 자신의 변기를 소유해야 한다.
⑤ 변기는 항상 바깥만을 만진다.

76 의식이 없는 환자에게 구강으로 음료수나 약물을 주어서는 안 되는 이유는?

① 소화를 시킬 수 없기 때문
② 체온저하가 일어나기 때문
③ 타액분비 조절이 안 되기 때문
④ 질식할 우려가 있기 때문
⑤ 긴급히 수술을 받아야 하기 때문

77 더운물 주머니 적용 시 간호보조활동으로 옳은 것은?

① 수건으로 물주머니를 감싸고 적용한다.
② 물주머니의 1/2을 공기로 채운다.
③ 한 부위에 2시간 이상 적용한다.
④ 혈관을 수축시키는 데 도움이 된다고 설명한다.
⑤ 적정 온도 확인을 위해 손을 물에 담근다.

78 신생아실에 근무하는 간호조무사가 얼굴이 창백하고 우유를 토하는 신생아를 발견하였다. 이때 간호조무사가 우선 해야 할 행동으로 옳은 것은?

① 아기의 머리를 옆으로 돌린다.
② 우유를 닦아주고 간호사에게 보고한다.
③ 아기를 흔들어 깨운다.
④ 흡인을 하여 기도를 열어 준다.
⑤ 아기의 등을 살살 두드려 준다.

79 관절염으로 통증을 호소하는 노인의 심폐기능과 근력강화를 위해 권장되는 운동은?

① 체 조
② 등 산
③ 조 깅
④ 에어로빅
⑤ 수 영

80 붕대 사용법으로 틀린 것은?

① 말단 부위는 노출시킨다.
② 붕대의 시작이나 매듭이 환부위에 가서는 안 된다.
③ 신체 말단 부위에서부터 감기 시작한다.
④ 관절을 약간 구부린 상태에서 붕대로 감아 고정시킨다.
⑤ 굴곡 부위는 젖은 붕대로 밀착되게 감는다.

81 의식이 없는 기관 내 삽관 환자에게 제공하는 구강간호보조 활동은?

① 잇몸을 포함하지 않고 입안을 닦아준다.
② 클로르헥시딘 원액을 솜에 묻혀 닦아준다.
③ 간호사 쪽으로 고개를 돌리거나 측위를 취해준다.
④ 겸자를 깊숙이 넣어 혀를 세게 닦아준다.
⑤ 겸자 끝이 치아에 닿게 소독솜을 감싼다.

82 병원물품관리에 비용절감 개념을 도입할 때 틀린 것은?

① 물품을 유효기간 내에 사용하도록 한다.
② 구매물품을 표준화하여 물품관리를 용이하게 한다.
③ 가치분석을 통해 물품의 기능과 비용을 평가한다.
④ 소모품의 재고량을 최소한으로 유지하여 인력낭비를 줄인다.
⑤ 병원의 모든 물품은 한곳에 모아서 집중 관리한다.

83 간호조무사가 임산부에게 모유에 대한 장점을 설명한 것 중 틀린 것은?

① 모유수유 시 에스트로겐과 프로게스테론이 분비되어 모체의 피임 효과가 있다.
② 면역글로불린을 함유하고 있어 면역력을 높인다.
③ 천연적으로 생성되어 신선하고 위생적이다.
④ 우유에 비해 소화가 잘되고 구토, 설사가 적다.
⑤ 모자간의 애착을 촉진시킨다.

84 노인 환자의 일상적인 식사를 돕는 방법으로 옳은 것은?

① 식사 후 30분 정도 앉아 있게 한다.
② 한 번에 많은 음식을 먹게 한다.
③ 음식을 빨리 먹게 한다.
④ 음식을 먹고 있을 때 말을 많이 시킨다.
⑤ 환자 손등에 음식을 조금 떨어뜨려 온도를 확인시킨다.

85 감염병 환자와 보호자에게 감염교육을 실시할 때 가장 강조되어야 할 사항은?

① 격리법
② 음식물 관리법
③ 화장실 사용법
④ 세탁물 소독법
⑤ 손 씻기

86 원인을 알 수 없는 급성복통 시 우선되는 간호조치는?

① 더운물 주머니를 적용한다.
② 진통제를 투여한다.
③ 계속 복부사정을 한다.
④ 물을 조금씩 먹여보며 증상이 악화되는지 관찰한다.
⑤ 관장을 실시한다.

87 상부위장관조영술을 위하여 금식해야 할 환자가 식사는 하지 않았고 검사 4시간 전 간식을 먹었을 때 올바른 간호는?

① 구토시킨 후 촬영한다.
② 30분 후에 촬영한다.
③ 소화 후 바로 촬영한다.
④ 위장관 촬영을 연기한다.
⑤ 물을 많이 마시게 한 후 촬영한다.

88 생후 3일 된 아기의 맥박 140회/분, 호흡 50회/분이었다. 가장 먼저 해야 할 간호는?

① 감염증상이 의심되므로 항생제를 투여한다.
② 두개내출혈을 나타내는 증상이므로 관찰한다.
③ 흥분하거나 울고 난 후의 상태가 아닌지 확인한다.
④ 정상이므로 그냥 두어도 좋다.
⑤ 선천성 질환이 의심되므로 검사를 해본다.

89 회음부 간호를 돕는 방법으로 옳은 것은?

① 포경수술을 하지 않은 남성은 포피를 뒤집어 닦아준다.
② 여성 환자는 항문에서 질 쪽으로 닦아준다.
③ 여성 환자는 앙와위를 취하게 한다.
④ 남성 환자는 '치골 → 귀두 → 음경 → 항문' 순서로 닦아준다.
⑤ 남성 환자는 절석위를 취하게 한다.

90 알약 및 가루약 복용방법이 아닌 것은?

① 약병에서 약뚜껑에 직접 따르고 손으로 만지지 않는다.
② 알약의 경우 약의 개수가 많으면 한꺼번에 모두 입안에 넣어준다.
③ 연하를 쉽게 해주고 위장관에서의 흡수를 용이하게 하도록 충분한 물을 제공한다.
④ 손이 떨리거나 입안에 넣는 동작 중 알약을 분실할 우려가 있으므로 직접 입안에 넣어준다.
⑤ 가루약은 약간의 물에 녹여 숟가락을 사용하여 투약한다.

91 간호조무사가 야간근무를 할 때 비상벨이 울렸다. 이때 취해야 할 행동은?

① 환자들을 대피시킨다.
② 총무과로 연락한다.
③ 비상벨을 누른다.
④ 간호사에게 보고하고 지시를 따른다.
⑤ 환자들에게 안정하라고 말하고 다닌다.

92 병원감염 예방을 위해 의료인이 수행해야 할 방법이 아닌 것은?

① 항생제 오·남용을 예방하기 위한 환자교육을 실시한다.
② 의료 및 간호행위를 수행할 때 정확한 무균법을 사용한다.
③ 병원감염 발생 사례에 관심을 갖고 병원에서 실시하는 직원교육에 참여한다.
④ 감염의 위험성이 높은 환자에게는 대량의 항생제를 투여한다.
⑤ 소독물품 사용 시 물품의 소독과 멸균상태를 확인한다.

93 수술 전 환자가 취해야 하는 행동으로 옳은 것은?

① 장신구는 분실위험이 있으므로 몸에 지닌다.
② 손톱과 발톱의 매니큐어를 지운다.
③ 에너지 축적을 위해 평소보다 많은 양의 음식을 섭취한다.
④ 하루 전에 아스피린을 먹는다.
⑤ 감염 예방을 위해 일주일 전부터 몸 세척을 피한다.

94 다음 중 혼수 환자에서 가장 많이 볼 수 있는 기도폐쇄의 원인은?

① 이완된 혀
② 분비물
③ 이 물
④ 구토물
⑤ 연부조직의 부종

95 고농도의 산소공급은 어떤 증세를 유발할 수 있는가?

① 심부전증
② 폐섬유종
③ 지방색전증
④ 기관지확장증
⑤ 두부편도비대증

96 임신 후기에 특별히 더 섭취해야 하는 영양소는?

① 탄수화물
② 지 방
③ 엽 산
④ 철 분
⑤ 비타민

97 독사에 물렸을 경우 가장 시급한 응급처치 방법은?

① 물린 쪽과 상관없이 팔다리를 모두 묶어준다.
② 물린 부위의 아래쪽을 동여매준다.
③ 칼로 절개하고 입으로 독을 빨아낸다.
④ 물린 부위를 심장보다 낮게 해준다.
⑤ 사지를 빨리 움직이게 한다.

98 심폐소생술 시행 시 가슴압박을 할 때마다 가슴을 완전하게 이완시키는 목적은?

① 호흡 촉진
② 관상동맥 관류 감소
③ 가슴뼈 손상 예방
④ 정맥환류량 증가
⑤ 흉강 내부 압력 증가

99 뇌졸중 환자의 응급처치 중 잘못된 것은?

① 기도를 유지하며 산소를 투여한다.
② 기도에 분비물이 있을 때 흡인한다.
③ 뇌졸중 약물을 구강으로 투여한다.
④ 반의식이나 무의식의 환자는 마비된 쪽을 아래로 하여 후송한다.
⑤ 불필요하거나 부적절한 언급을 피하면서 환자와의 대화를 시도한다.

100 영아의 목에 이물질이 걸렸을 때 응급처치로 옳은 것은?

① 구강 대 구강법을 시행한다.
② 구강 대 비강법을 시행한다.
③ 기침을 유도한다.
④ 하임리히법을 시행한다.
⑤ 거꾸로 든 후에 등을 4~5회 정도 가볍게 친다.

101 성인 환자가 부정맥이 있을 경우 맥박을 정확하게 측정할 수 있는 부위는?

① 슬와맥박
② 족배맥박
③ 상완맥박
④ 후경골맥박
⑤ 심첨맥박

102 일반병동 환자의 배설량 측정 및 기록으로 옳은 것은?

① 구토를 제외하고 기록한다.
② 설사를 제외하고 기록한다.
③ 가글액을 포함하여 기록한다.
④ 출혈량을 포함하여 기록한다.
⑤ 정상 대변의 무게를 측정하여 기록한다.

103 외과적 손 씻기에 관한 설명으로 옳은 것은?

① 손 씻기 후 물기는 털어서 없앤다.
② 손 씻기 후 손끝 위치를 허리 아래로 유지한다.
③ 손 씻기 후 수도꼭지는 손으로 잠근다.
④ 손목까지 항균비누를 사용하여 씻는다.
⑤ 손가락 끝에서 팔꿈치 방향으로 씻는다.

104 환자가 이야기한 것을 다시 말해줌으로써 말한 사건에 동반하는 감정을 강조하는 치료적 의사소통은?

① "입원한 것에 대해 느낌이 어떠세요?"
② "말하자면 그 간호조무사가 불편하시다는 거군요."
③ "무슨 생각을 하고 계십니까?"
④ "그래서 어떻게 되었나요?"
⑤ "요즘 무슨 일이 있었는지 이야기해보세요."

105 임종 환자를 도울 때 마지막까지 남아있는 감각을 고려하여 돕는 방법은?

① 함부로 이야기하지 않는다.
② 손을 잡아준다.
③ 가족사진을 보여준다.
④ 즐겨 맡던 향초를 켜준다.
⑤ 조명을 밝게 켜둔다.

02 간호조무사 10일 합격 총정리

핵심만 콕 짚어서 만든 실전문제!

정답 및 해설 p.116

1과목 기초간호학 개요   35문항

01 말기 암 환자가 자신의 진단명을 물을 때 간호조무사가 환자를 대하는 태도로 옳은 것은?

① 환자의 상태를 보고 판단한다.
② 지시된 간호지침을 따른다.
③ 환자와의 대화를 피한다.
④ 환자의 가족과 상의 후 사실을 알려준다.
⑤ 더욱 친절하고 명랑하게 대한다.

02 간호조무사가 간호윤리 실천 시 얻을 수 있는 이점은?

① 환자의 개인정보를 동료 간호사와 공유할 수 있다.
② 환자의 치료 회복기간을 예측할 수 있다.
③ 책임 보수교육 시간을 줄일 수 있다.
④ 임의로 출퇴근 시간을 조정할 수 있다.
⑤ 환자를 위하여 바람직한 방향으로 행동할 수 있다.

03 검사물 채취 및 검사실로 보내는 방법으로 옳은 것은?

① 사고로 인한 검사물 소실 때에는 다시 받지 않아도 된다.
② 소변은 처음 나오는 소변이 좋다.
③ 아메바 검사를 위한 대변은 받은 즉시 검사실로 보내도록 한다.
④ 24시간 소변검사는 소변검사가 시작된 시간의 소변부터 모은다.
⑤ 검사용은 받아서 실온에 두었다가 가져간다.

04 오염된 주사기를 버릴 때 가장 올바른 방법은?

① 주삿바늘을 주사기에서 빼내고 버린다.
② 주삿바늘 뚜껑을 다시 끼워 버린다.
③ 주삿바늘을 구부려서 버린다.
④ 주삿바늘을 부러뜨려서 버린다.
⑤ 사용한 그대로 버린다.

05 얼음주머니 적용 시 주의사항으로 옳은 것은?

① 얼음은 모가 나게 주머니에 넣는다.
② 얼음주머니에 공기를 넣어 부드럽게 한다.
③ 얼음주머니에 얼음을 1/4~1/3 정도 채운다.
④ 얼음주머니가 피부에 직접 닿지 않도록 한다.
⑤ 얼음주머니는 피부에 압박감이 느껴지게 대준다.

06 뇌출혈 환자의 두개내압 상승 예방을 위한 간호보조활동으로 옳은 것은?

① 이마에 더운물 주머니를 대준다.
② 복부마사지를 해준다.
③ 침대의 머리 부분을 30° 올려준다.
④ 기침을 세게 하도록 한다.
⑤ 호흡을 참게 한다.

07 혈구 중 폐에서 조직으로 산소를 운반하고, 조직에서 폐로 이산화탄소를 운반하는 것은?

① 림프구
② 호산구
③ 호중성구
④ 혈소판
⑤ 적혈구

08 인슐린과는 반대작용을 하여 혈당을 올려주는 호르몬은?

① 칼시토닌
② 글루카곤
③ 세크레틴
④ 티록신
⑤ 부갑상샘호르몬

09 정자가 성숙하게 되는 곳은?

① 전립선   ② 정낭
③ 정관   ④ 부고환
⑤ 사정관

10 난자의 수정과 착상 과정에 관한 설명으로 옳은 것은?

① 수정란이 자궁에 착상하는 데에는 4주 이상 걸린다.
② 수정란은 자궁에 착상한 후 분열을 시작한다.
③ 수정란은 22쌍의 성염색체와 1쌍의 상(보통)염색체로 이루어져 있다.
④ 수정은 난관의 팽대부에서 이루어지는 것이 정상이다.
⑤ 난자에 의해 수정란의 성별이 결정된다.

11 임부의 산전관리 중 융모막융모생검의 시행 시기는?

① 임신 4주 　　　　② 임신 10주
③ 임신 20주 　　　　④ 임신 24주
⑤ 임신 28주

12 관상동맥을 통하여 혈액을 공급받는 장기는?

① 뇌 　　　　② 간
③ 폐 　　　　④ 심 장
⑤ 위

13 피부에 음압을 가하여 체질을 정화하는 부항요법의 효과로 옳은 것은?

① 지혈 작용
② 관절 운동 범위 감소
③ 소변 배설량 감소
④ 혈액순환 개선
⑤ 근육 교정

14 투약에 관한 다음 보기의 내용이 순서대로 옳게 짝지어진 것은?

〈qid, pc, hs〉	
㉠ 하루 두 번	㉡ 하루 4번
㉢ 취침 시	㉣ 식사 전
㉤ 필요시마다	㉥ 식사 후

① ㉠, ㉢, ㉣
② ㉠, ㉢, ㉤
③ ㉡, ㉣, ㉢
④ ㉡, ㉣, ㉤
⑤ ㉡, ㉥, ㉢

15 침상을 만들 시에 밑침구를 팽팽히 당겨 침요 밑에 집에 넣는 이유로 옳은 것은?

① 깔끔하고 정돈된 상태 유지
② 환자의 이동 시 걸리는 부분 최소화
③ 환자가 받는 압박 감소
④ 근육의 강직 예방
⑤ 세균 서식 방지 및 예방

16 폐암을 최종적으로 확진하는 데 가장 결정적인 검사는?

① 흉부 X-선 촬영
② 폐생검
③ 객담 배양 검사
④ 폐기능검사
⑤ 심전도(ECG)

17 처방된 용량을 초과하여 많은 양의 물약을 약컵에 따랐을 경우 올바른 조치는?

① 따랐던 물약은 원래 약병에 다시 넣고, 처방된 용량만큼 다시 따라서 투여한다.
② 처방된 용량만 투여하고 남은 약은 약컵에 그대로 보관한다.
③ 초과된 용량은 다른 약컵에 따르고, 다음 투약시간에 사용한다.
④ 따른 용량을 그대로 투여한다.
⑤ 초과된 용량은 버리고 처방된 용량만큼만 투여한다.

18 치아의 구조 중 이의 형태를 만드는 주축이 되는 것은?

① 치 수
② 시멘트질
③ 법랑질
④ 상아질
⑤ 치 은

19 충치치료 시 충치 부분을 제거할 때 쓰이는 기구는?

① 치 경
② 탐 침
③ 스푼익스카베이트
④ 코튼플라이어
⑤ 치과용 핸드피스

20 수축기혈압 145mmHg, 이완기혈압 92mmHg인 경우 해당되는 고혈압 분류 단계는?

① 정상 혈압
② 주의 혈압
③ 고혈압 전 단계
④ 고혈압 1기
⑤ 고혈압 2기

21 뼈와 치아를 구성하는 성분이며 혈액 응고에 관여하는 무기질은?

① 인
② 칼슘
③ 철
④ 구리
⑤ 요오드

22 악관절 형성에 관여하는 뼈는?

① 측두골, 상악골
② 측두골, 하악골
③ 치조골, 상악골
④ 구개골, 상악골
⑤ 구개골, 치조골

23 생후 5~6개월 된 영아에게 이유식을 제공하는 방법은?

① 철 보충을 위해 달걀노른자를 먹인다.
② 단맛을 내기 위해 꿀을 첨가한다.
③ 다양한 식재료를 혼합해서 먹인다.
④ 향신료를 사용한다.
⑤ 먹기 쉽게 젖병에 담아서 먹인다.

24 객담검사 방법으로 옳은 것은?

① 클로르헥시딘 가글액으로 입을 헹군 후 객담을 받게 한다.
② 검체용기에 타액을 채취하게 한다.
③ 객담 배양검사 시 객담을 종이컵에 받게 한다.
④ 오후 2시 이후에 객담을 채취한다.
⑤ 수집된 객담은 검체용기에 라벨을 붙여 검사실로 신속하게 보낸다.

25 인슐린을 투여하고 있는 당뇨병 환자를 위한 간호보조활동으로 옳은 것은?

① 인슐린은 피내주사로 투여한다.
② 이동 시 슬리퍼를 신게 한다.
③ 저혈당 발생 시 설탕물을 마시게 한다.
④ 아침 식사 직후 규칙적으로 혈당을 측정한다.
⑤ 절대 안정을 위해 운동을 제한한다.

26 드레싱의 목적과 거리가 먼 것은?

① 상처부위 보호
② 국소적 약물 사용
③ 상처의 오염 예방
④ 배설물 배출
⑤ 적절한 압력

27 생후 4일 동안 신생아의 체중이 출산 때보다 10% 정도 줄었다면 그 원인으로 옳은 것은?

① 영양실조
② 생리적 체중감소
③ 소아마비
④ 신생아 황달
⑤ 뇌조직 결함

28 호흡곤란 환자를 발견했을 때 환자를 편하게 호흡하게 하려면 어떤 자세를 취해주는 것이 좋은가?

① 반복위(심스위)
② 앙와위
③ 반좌위
④ 복위
⑤ 배횡와위

29 침상목욕에 대한 설명으로 옳은 것은?

① 대야에 물을 가득 담는다.
② 사지를 닦을 때는 위 심부 쪽에서 아래 말초 쪽으로 문지른다.
③ 눈 주위는 바깥쪽에서 안쪽으로 닦는다.
④ 깨끗이 씻을 수 있도록 30분 이상 진행한다.
⑤ 침상목욕은 얼굴 → 목 → 양팔 → 가슴 → 복부 → 다리 → 등 → 음부 순으로 한다.

30 측와위로 누워있는 무의식 환자에게 욕창이 가장 잘 발생하는 부위는?

① 천골부(엉치부위), 견갑부(어깨뼈부위)
② 측두부(관자부위), 하악골
③ 장골부, 무릎
④ 대전자부, 견봉부
⑤ 후두부, 발꿈치

31 디프테리아 환자의 응급간호로 가장 적절한 것은?

① 가려움 완화를 위해 비누를 사용하여 미온수로 목욕시킨다.
② 다른 환아와 놀이에 참여시킨다.
③ 2차 감염 예방을 위해 긁지 않도록 손에 장갑을 끼워 둔다.
④ 기관절개술을 실시한다.
⑤ 후두부위를 부드럽게 마사지해준다.

32 노인병원에서 보호자와 함께 침상에서 잠자던 노인이 병실바닥으로 떨어져 어깨에 골절상을 입었다. 간호 윤리적인 면에서 간호조무사의 적절한 대응은?

① 보호자가 함께 있었기 때문에 책임상 병원 측에는 별문제가 없다.
② 환자의 낙상 예방은 간호업무에 속하므로 간호조무사로서 책임이 있다.
③ 보호자에게 낙상을 재발시키지 않도록 주의를 준다.
④ 침상난간의 작동법을 보호자에게 교육한다.
⑤ 골절은 쉽게 치유되므로 따로 이야기하지 않는다.

33 다음 노인의 주요 질환 중 호흡기계 질환에 해당하는 것은?

① 설 사
② 위궤양
③ 변 비
④ 대장암
⑤ 천 식

34 노인성 질환 중 변비에 좋은 음식으로 옳은 것은?

① 단 음식
② 인스턴트 식품
③ 고섬유질 음식
④ 밀가루 음식
⑤ 초콜릿

35 의식이 없는 환자의 기도가 잘 폐쇄되는 주된 이유는?

① 근육이 이완되어 혀가 후방으로 내려오므로
② 구강 내 이물에 의해
③ 후두개가 후두를 덮어버리므로
④ 기관 내의 이물에 의해
⑤ 구토 및 토혈에 의해

2과목	보건간호학 개요	15문항

36 보건교육의 계획 단계에서 학습목표 설정 시 고려해야 할 사항은?

① 목표는 추상적으로 설정한다.
② 학습목표의 난이도를 높게 계획한다.
③ 하나의 목표 속에 두 가지 이상의 학습결과를 포함한다.
④ 구체적이고 명료한 행동적 용어로 진술한다.
⑤ 교육자 중심의 학습목표를 설정한다.

37 신종플루와 같은 급성감염병이 유행할 때 가장 효과적인 보건교육 방법은?

① 강연회
② 가정방문
③ 개별상담
④ 대중매체
⑤ 시범 및 토론회

38 상황에 적합하고 실제적이며 효율적인 보건교육을 실시할 수 있는 방법은?

① 기관방문
② 전화상담
③ 토론회
④ 가정방문
⑤ 서면상담

39 1차 보건의료가 대두된 배경으로 옳은 것은?

① 치료 중심의 의료
② 의료자원의 균형적 분포
③ 난치 희귀병의 증가
④ 건강 위해요인의 단일화
⑤ 의료인력의 비전문화

40 우리나라 보건사업 업무를 최말단에서 담당하고 있는 기관은?

① 보건진료소
② 종합병원
③ 질병관리청
④ 약 국
⑤ 보건복지부

41 우리나라의 4대 사회보험에 해당되지 않는 것은?

① 고용보험
② 생명보험
③ 국민건강보험
④ 국민연금보험
⑤ 산업재해보상보험

42 세계보건기구가 제시한 1차 보건의료의 필수적인 사업내용은?
① 안전한 식수 공급
② 고가의 의약품 제공
③ 응급처치
④ 재활의학
⑤ 전문의료기관 관리

43 오염된 물과 비교했을 때 깨끗한 물에서 증가하는 것은?
① 대장균군
② BOD
③ 용존산소
④ COD
⑤ 부유물질

44 환경오염으로 인해 발생하는 현상은?
① 오존층 파괴
② 해수면의 높이 하강
③ 온실가스 농도 감소
④ 이상 기후 감소
⑤ 빙하 증가

45 도시의 대기오염과 인공열 등의 영향으로 자연적인 공기의 흐름을 방해하여 오염물질이 머물게 되고 도심의 온도가 주변 지역의 온도보다 높게 나타나는 현상은?
① 지구온난화
② 산성비
③ 오존층 파괴
④ 부영양화
⑤ 열섬현상

46 실내공기의 오염지표는?
① 일산화탄소(CO)
② 이산화탄소(CO_2)
③ 질소(N_2)
④ 산소(O_2)
⑤ 오존(O_3)

47 산업장 근로자에게 업무 도중 원하지도 않고 계획하지도 않은 사건이 발생하여 인적·경제적 손실이 초래되는 것은?
① 산업피로
② 산업장해
③ 직업병
④ 산업재해
⑤ 산업공해

48 미국의 하인리히가 주장한 산업재해가 발생하는 원인으로 옳은 것은?
① 유전적 결함
② 불안전한 상태나 행동
③ 통제의 부족
④ 조직적 요인
⑤ 사고 대응

49 잠함병에 걸릴 수 있는 작업환경은?
① 불량조명
② 진 동
③ 저기압
④ 고기압
⑤ 이상고온

50 열피로 환자의 응급처치로 틀린 것은?
① 머리를 약간 높여준다.
② 강심제를 사용할 수 있다.
③ 염분이 함유된 식품을 섭취시킨다.
④ 시원한 곳으로 이동시킨다.
⑤ 수 시간 휴식을 취하면 다시 활동이 가능하다.

3과목 공중보건학 개론 20문항

51 공중보건학의 개념과 유사한 학문이라고 할 수 없는 것은?
① 사회의학
② 지역사회의학
③ 치료의학
④ 건설의학
⑤ 예방의학

52 공중보건사업의 질병예방수준에 관한 설명으로 옳은 것은?
① 1차 예방 – 신체 재활
② 3차 예방 – 건강증진
③ 2차 예방 – 질병의 조기발견
④ 1차 예방 – 질병의 치료
⑤ 2차 예방 – 사회복귀

53 독소형 식중독의 원인균은?
① 장구균
② 포도상구균
③ 살모넬라
④ 장염비브리오
⑤ 솔라닌

54 만성퇴행성질환의 1차 예방 내용으로 가장 옳은 것은?

① 건강검진
② 재활치료
③ 보건교육
④ 조기치료
⑤ 상 담

55 우리나라 성비에 관한 설명으로 옳은 것은?

① 연령별 인구구성을 나타낸 것이다.
② 2차 성비는 현재인구의 성비이다.
③ 출생 시는 여자의 수가 남자보다 많다.
④ 노년층은 남자의 수가 여자보다 많다.
⑤ 여자 100명당 남자의 수를 나타낸다.

56 부양비의 설명으로 옳은 것은?

① 노년부양비의 노년은 70세 이상을 뜻한다.
② 비생산연령인구에 대한 생산연령인구의 비이다.
③ 유년부양비, 노년부양비, 총부양비로 구분된다.
④ 총부양비가 높을수록 경제발전율이 높다.
⑤ 비생산연령인구는 0~10세 이하와 65세 이상의 인구이다.

57 모자보건이 중요한 이유로 옳은 것은?

① 모자보건대상이 전 인구의 20~30%를 차지한다.
② 병에 걸리기 쉬운 집단이기 때문에 예방이 불가능하다.
③ 사망률이 높다.
④ 후유증의 기간이 짧은 편이다.
⑤ 어린이는 부차적인 인적 자원이다.

58 임신초기 임부에게 매독균이 발견되었을 때, 간호조무사가 가장 우선적으로 할 일은?

① 접촉자를 색출한다.
② 신속한 치료와 격리를 한다.
③ 페니실린 주사를 한다.
④ 치명적인 성병임을 강조한다.
⑤ 조기치료를 위해 의사에게 보고한다.

59 지역사회 보건간호사업의 대상은?

① 감염병 환자
② 생활보호 대상자
③ 가정방문 대상자
④ 전체 지역주민
⑤ 만성퇴행성 질환자

60 알코올 의존증인 65세 노인이 "내가 술을 마시는 이유는 남편의 잔소리 때문이다."라고 주장하는 경우의 방어기제는?

① 회 피   ② 투 사
③ 해 리   ④ 퇴 행
⑤ 승 화

61 국민건강증진사업에 해당하지 않는 것은?

① 건강관리
② 질병의 적극적 치료
③ 영양개선
④ 보건교육
⑤ 신체활동장려

62 지역사회 간호사업 중 1차 예방에 해당하지 않는 것은?

① 산전간호
② 당뇨병의 식이요법
③ 비만예방
④ 예방접종
⑤ 보건교육

63 가족에게 제공해야 할 간호서비스에 대한 요구는 누구에 의해 결정되는가?

① 보건간호감독관의 지시에 의한다.
② 전문가의 자문에 의한다.
③ 개인이나 가족의 필요에 기초를 둔다.
④ 지역유지들의 요구에 의한다.
⑤ 정부시책에 따른다.

64 건강한 신생아의 선천성 대사이상 검사의 적정 시기는?

① 태어나자마자
② 생후 2시간 후 8시간 이내
③ 생후 12시간 후 48시간 이내
④ 생후 48시간 후 7일 이내
⑤ 생후 4주 이후

65 「의료법」상 진료기록부는 몇 년간 보관해야 하는가?
① 2년
② 3년
③ 5년
④ 7년
⑤ 10년

66 「정신건강증진 및 정신질환자 복지서비스 지원에 관한 법률」상 정신질환자의 정의에 포함되지 않는 것은?
① 망상으로 인하여 독립적으로 일상생활을 영위하는 데 중대한 제약이 있는 사람
② 환각으로 인하여 독립적으로 일상생활을 영위하는 데 중대한 제약이 있는 사람
③ 사고의 장애로 인하여 독립적으로 일상생활을 영위하는 데 중대한 제약이 있는 사람
④ 기분의 장애로 인하여 독립적으로 일상생활을 영위하는 데 중대한 제약이 있는 사람
⑤ 흡연 중독으로 인하여 독립적으로 일상생활을 영위하는 데 중대한 제약이 있는 사람

67 「결핵예방법」상 의료인 등 의료기관 종사자에 대하여 실시하는 결핵검진의 주기는?
① 매 년
② 6개월에 1회
③ 3개월에 1회
④ 월 1회
⑤ 주 1회

68 「구강보건법」상 구강보건사업의 기본계획을 수립하는 자는?
① 시·도지사
② 보건소장
③ 대통령
④ 보건복지부장관
⑤ 환경부장관

69 「혈액관리법」상 한 번에 수혈할 수 있는 최대량으로 가장 적당한 것은?
① 전혈 500mL
② 혈소판 400mL
③ 혈장 440mL
④ 전혈 400mL
⑤ 다종성분채혈 500mL

70 「감염병의 예방 및 관리에 관한 법률」상 다음의 특징을 가진 감염병은?

- 생물테러감염병
- 치명률이 높거나 집단 발생의 우려가 큼
- 에볼라바이러스병, 중동호흡기증후군(MERS), 신종인플루엔자 등이 포함됨

① 제1급감염병
② 제2급감염병
③ 제3급감염병
④ 제4급감염병
⑤ 기생충감염병

4과목 실 기 (35문항)

71 화학약품이 피부에 닿았을 때 가장 먼저 해야 할 일은?
① 물로 씻는다.
② 식초를 바른다.
③ 붕산수를 바른다.
④ 바세린을 바른다.
⑤ 붕대로 감는다.

72 비강캐뉼라를 이용하여 산소요법을 시행할 때, 환자를 위한 간호보조 활동으로 옳은 것은?
① 입을 다물고 코로만 숨 쉬도록 격려한다.
② 습윤병에 멸균 증류수를 가득 채워 사용한다.
③ 식사 중에는 캐뉼라를 제거한다.
④ 캐뉼라 소독을 위해 알코올을 환자 가까이에 둔다.
⑤ 몸이 차가울 경우 모직담요를 덮어 보온해준다.

73 조기이상을 권유할 수 있는 환자는?
① 안과수술 환자
② 뇌출혈 환자
③ 봉합이 불완전한 환자
④ 맹장수술 환자
⑤ 대퇴골골절 환자

74 귀약을 투여할 때 옳은 방법은?

① 이개를 앞 방향으로 잡아당긴다.
② 약병을 찬물에 담근다.
③ 대상자가 치료할 귀를 아래쪽으로 한다.
④ 대상자가 치료할 귀를 위쪽으로 한다.
⑤ 귀약을 투여할 때 면봉은 절대로 사용하지 않는다.

75 삭모 시 비누를 사용하는 가장 큰 이유는?

① 살균작용을 위해
② 악취를 제거하기 위해
③ 상주균을 없애기 위해
④ 다량의 단기균을 없애기 위해
⑤ 피부를 보호하기 위해

76 상처 소독 시의 방향으로 옳은 것은?

① 깨끗한 쪽에서 오염된 쪽으로
② 오염된 쪽에서 깨끗한 쪽으로
③ 밖에서 안으로
④ 오른쪽에서 왼쪽으로
⑤ 아래에서 위로

77 바이알을 주사기에 준비할 때 옳지 않은 것은?

① 소독 솜으로 바이알의 고무마개를 닦는다.
② 바이알의 내용물이 분말제일 경우에는 증류수를 주입하여 혼합한다.
③ 분말제일 경우 좌우로 흔들어 준다.
④ 주사량보다 많은 양의 공기를 바이알 속에 넣는다.
⑤ 약이 완전히 주사기에 담아지면 바이알에서 바늘을 빼내 바늘 끝이 위로 향하게 수직으로 들어서 공기를 완전히 제거한다.

78 일반소변 검사물 채취방법으로 옳은 것은?

① 마지막 소변 60~100cc가량을 용기에 받는다.
② 검사물병의 1/2 정도 받는다.
③ 검사물 채취 후 다른 검사물과 함께 모아 다음에 보낸다.
④ 처음 30cc가량은 버리고 중간 소변을 받는다.
⑤ 여자환자와 남자환자의 채취방법은 동일하다.

79 다음 중 소독된 부위로 생각할 수 없는 것은?

① 소독된 가운의 가슴부분과 허리 사이
② 소독된 장갑
③ 소독된 마스크를 착용한 얼굴
④ 포장된 멸균물품
⑤ 이동섭자의 끝부분

80 목발을 이용하여 평지를 보행하는 환자를 돕는 방법은?

① 목발 사용 전 어깨와 팔근육을 강화하기 위한 운동을 충분히 시킨다.
② 처음 목발을 사용하여 보행하는 경우 보폭을 넓게 하여 걷다가 점점 보폭을 좁힌다.
③ 머리를 숙이고 발에 시선을 고정하여 걷게 한다.
④ 팔꿈치를 90°로 굽힌 상태로 손잡이를 잡게 한다.
⑤ 액와로 몸무게를 지탱하게 한다.

81 의식이 없는 환자의 구강분비물 배액 촉진 및 흡인 방지를 위한 자세는?

① 앙와위
② 배횡와위
③ 쇄석위
④ 트렌델렌버그 체위
⑤ 심스위

82 구강 내 이물질 제거를 위한 흡인 시 적당한 시간은?

① 10초 이내
② 20초 이내
③ 30초 이내
④ 1분 이내
⑤ 2분 이내

83 결핵 환자 및 수유부에게 제공하는 알맞은 식사요법은?

① 고단백식이
② 저단백식이
③ 염분제한
④ 저염식이
⑤ 고지방식이

84 회음부 간호에 대한 설명으로 틀린 것은?

① 완전목욕의 일부분으로 필요시 자주 시행한다.
② 매번 닦을 때마다 수건의 새로운 면으로 닦는다.
③ 소음순에서 대음순의 순서로 닦는다.
④ 음순을 벌려 겹친 부분을 세밀히 닦는다.
⑤ 요도에서 항문의 방향으로 닦는다.

85 아프가 점수(Apgar Score)에서 평가하는 것은?
① 체중
② 흉위
③ 제대상태
④ 키
⑤ 반사반응

86 심첨맥박 측정법이 아닌 것은?
① 1분간 잰다.
② 환자를 앉게 하거나 눕게 하여 측정한다.
③ 측정하는 동안 맥박수, 맥박의 강도와 규칙성 등을 평가한다.
④ 오른쪽 가슴을 노출시켜 청진기로 측정한다.
⑤ 좌측 쇄골중앙선과 네 번째~다섯 번째 갈비 사이 만나는 부위에서 들을 수 있다.

87 중독위험이 있는 약물을 과량복용한 경우 약물의 흡수를 억제하기 위한 응급처치로 옳은 것은?
① 투석요법
② 구토요법
③ 이뇨제투여
④ 관장요법
⑤ 수액투여

88 전혈 수혈 시 필요한 검사로 틀린 것은?
① 혈액형 검사
② 교차적합 검사
③ AIDS 검사
④ 간염 검사
⑤ 심음 검사

89 노인과 대화할 때 유의해야 할 사항은?
① 소란스러운 분위기를 만든다.
② 대화를 통해 알게 된 비밀을 다른 사람과 공유한다.
③ 대답을 재촉한다.
④ 알아듣기 쉽게 천천히 말한다.
⑤ 큰 소리로 이야기한다.

90 노인의 피부간호로 옳지 않은 것은?
① 목욕은 매일 하는 것이 좋다.
② 가습기를 사용하여 적절한 습도를 유지한다.
③ 미지근한 물에 가벼운 목욕을 하는 것이 좋다.
④ 비누를 사용할 경우 지방이 많은 중성비누를 사용한다.
⑤ 피부가 건조하면 크림로션 등의 습윤제를 바른다.

91 운동을 하자마자 또는 스트레스 후 가슴을 쥐어짜는 듯한 통증이 유발된 환자에게 주어야 할 약은?
① 니트로글리세린
② 디곡신
③ 모르핀
④ 에피네피린
⑤ 아트로핀

92 뇌혈관장해 후유증으로 와병 중일 경우 기관절개를 하여 삽입하는 것은?
① 비인두 기도유지기
② 폴리(Foley) 도뇨관
③ 인공항문
④ 기관캐뉼라
⑤ 구인두 기도유지기

93 심전도 검사를 위한 간호보조활동으로 옳은 것은?
① 검사 진행 중 팔다리는 편하게 움직일 수 있다고 설명한다.
② 전날 오후 8시부터 금식을 했는지 확인한다.
③ 검사실에 오기 직전 커피를 마셨는지 확인한다.
④ 좌측위를 취하게 한다.
⑤ 의치를 제거하라고 말한다.

94 당뇨병을 앓고 있던 사람이 혼수상태에 빠졌을 때 먼저 시도할 수 있는 것은?
① 물을 먹인다.
② 당을 투여해 본다.
③ 인슐린을 투여한다.
④ 하지를 들어올린다.
⑤ 고농도의 산소를 투여한다.

95 다음 중 기도로 줄 수 있는 약물이 아닌 것은?
① 아트로핀(Atropine)
② 칼슘클로라이드(Calcium Chloride)
③ 에피네프린(Epinephrine)
④ 날록손(Naloxone)
⑤ 바륨(Valume)

96 화상환자의 응급처치로 옳지 않은 것은?
① 중증화상은 모르핀이나 데메롤을 사용하여 통증을 조절한다.
② 1도 화상인 경우 즉시 찬물로 세척하거나 냉찜질한다.
③ 화상물집을 터뜨리지 않는다.
④ 3도 화상 시 무리해서 옷을 벗기지 않는다.
⑤ 안면화상 시 등이 바닥에 닿도록 바로 눕혀 운반한다.

97 눈에 화학물질이 들어갔을 때 응급처치로 옳은 것은?

① 항생제를 투여한다.
② 시력검사를 한다.
③ 안세척을 20분 이상 실시한다.
④ 산동제를 투여한다.
⑤ 축동제를 투여한다.

98 교통사고로 인한 다발성 손상 환자 발생 시 병원으로 후송하기 전, 응급처치 우선순위를 정하기 위해 사정해야 하는 순서로 옳은 것은?

① 의식 → 호흡 → 출혈 → 쇼크의 징후 → 골절 → 후송
② 의식 → 출혈 → 호흡 → 쇼크의 징후 → 골절 → 후송
③ 호흡 → 의식 → 출혈 → 쇼크의 징후 → 골절 → 후송
④ 호흡 → 의식 → 쇼크의 징후 → 출혈 → 골절 → 후송
⑤ 호흡 → 의식 → 쇼크의 징후 → 골절 → 출혈 → 후송

99 중독물질에 의한 흡입성 중독 시의 응급처치로 옳은 것은?

① 환자의 체위는 토물에 의한 흡인을 방지하기 위하여 복위를 취해준다.
② 토물 등으로 옷이 젖은 경우 벗겨서 닦아주고 이불을 덮어주어 보온한다.
③ 저압산소를 투여한다.
④ 창문 등을 열면 공기하강이 우려되므로 문단속을 시행한다.
⑤ 찬물로 반복 세척한다.

100 체위성 저혈압으로 갑자기 얼굴이 창백해질 때의 응급조치는?

① 활력징후를 측정한다.
② 파울러씨 체위를 취하여 준다.
③ 즉시 활동을 중지하고 바로 전 위치를 취하여 안정을 시킨다.
④ 빠르게 체위를 변경하여야 한다.
⑤ 다리운동(등척성운동)을 한다.

101 신체보호대 적용방법으로 옳은 것은?

① 뼈 돌출 부위에는 패드 없이 보호대를 적용한다.
② 응급상황 시 쉽게 풀 수 있는 매듭법을 적용한다.
③ 10시간마다 보호대를 풀어서 피부상태를 살펴본다.
④ 보호대 안쪽에 여유공간 없이 꽉 묶는다.
⑤ 환자의 움직임을 최대한으로 제한하여야 한다.

102 섭취량과 배설량 측정 시 배설량에 포함되는 것은?

① 정상 대변
② 상처 배액
③ 비위관 영양액
④ 가글액
⑤ 정상호흡 시 수분소실량

103 의사소통이 가능한 환자가 휠체어를 이용하여 다른 병동에서 전입했을 때 환자를 확인하는 방법은?

① 환자의 이름과 등록번호 등을 개방형으로 질문하고 입원팔찌와 의무기록을 대조한다.
② 보호자에게 환자의 이름과 등록번호를 물어본다.
③ 전출병동에 전화하여 환자의 이름과 등록번호를 물어본다.
④ 환자의 이름과 등록번호를 불러 환자의 대답을 확인한다.
⑤ 이송을 도와줬던 요원에게 환자의 이름과 등록번호를 물어본다.

104 정체관장의 목적은?

① 용액이 장시간 장내에 머물러 있도록 하기 위해
② 연동운동을 자극시키기 위해
③ 외과수술을 하기 위해
④ 변비를 예방하기 위해
⑤ 화장실에 혼자 갈 수 없는 환자를 위해

105 임종 직후의 간호보조활동으로 옳은 것은?

① 환자를 옆으로 눕힌다.
② 끼고 있던 의치를 뺀다.
③ 베고 있던 베개를 빼준다.
④ 둔부 밑에 패드를 제거한다.
⑤ 사후강직이 시작되기 전 바른 자세를 취한다.

03 간호조무사 10일 합격 총정리

1과목 기초간호학 개요 35문항

01 간호조무사의 업무가 아닌 것은?
① 각종 검사물을 직접 채취한다.
② 환자에게 음식을 먹여준다.
③ 병실환경을 깨끗이 한다.
④ 검사물을 검사실로 가져간다.
⑤ 환자의 침상을 정돈해준다.

02 환자의 위급한 증상 발생 시 즉시 보고하지 않아 치료시기를 놓쳐서 손해가 발생되었을 때 행위는?
① 주의의무 태만
② 무면허 행위
③ 월권 행위
④ 불법 행위
⑤ 정당방위

03 재활의 목적으로 적절한 것은?
① 정상인과 똑같은 능력을 발휘할 수 있도록 하는 것이다.
② 수술하여 질병 이전 상태로 회복하는 것이다.
③ 질병 이전보다 더 나은 상태로 회복하는 것이다.
④ 수술을 통하여 더 이상 악화되지 않도록 하는 것이다.
⑤ 육체적·정신적 능력을 최대한 발휘하도록 해주는 것이다.

04 종합병원에서 간호조무사는 누구의 감독 및 통솔하에 업무수행을 하는가?
① 환 자
② 병원행정가
③ 간호사
④ 병원장
⑤ 의료기사

05 건강관리실에 관한 설명으로 옳은 것은?
① 건강관리실은 그늘진 곳에 위치해야 한다.
② 소독된 기구와 물품은 물에 쉽게 닿을 수 있는 곳에 둔다.
③ 오래 사용하지 않는 물품은 확인 절차를 생략한다.
④ 건강관리실은 대상자와의 접근성이 낮은 곳에 위치해야 한다.
⑤ 물품을 정해진 장소에 정리·보관한다.

06 억제대 사용에 관한 설명으로 옳은 것은?
① 재킷억제대는 낙상을 방지하기 위함이다.
② 6시간마다 풀고 관절운동과 피부간호를 한다.
③ 신체적·정신적 상태는 관찰할 필요가 없다.
④ 환자가 싫어하면 중단한다.
⑤ 억제대는 불안한 환자를 진정시키기 위해 실시한다.

07 협심증 환자의 증상 예방 및 관리를 위한 올바른 간호보조활동은?
① 흉통 시 니트로글리세린을 물과 함께 삼키게 한다.
② 한 번에 많은 양의 음식을 섭취하도록 지도한다.
③ 호흡이 가쁠 때 차가운 물을 마시도록 유도한다.
④ 가슴 통증이 발생하면 즉시 걷기 운동을 하도록 한다.
⑤ 추운 환경에 장시간 노출되는 것을 피하도록 돕는다.

08 냉찜질의 방법으로 옳지 못한 것은?
① 관절 부위를 마사지할 때는 원을 그리듯이 한다.
② 냉찜질은 한번에 20분 이상 하지 않는 것이 바람직하다.
③ 피부가 하얗게 또는 파랗게 변화되면 동상이 생기기 쉬우니 즉시 냉찜질을 멈추어야 한다.
④ 무릎 뒤(바깥)쪽에 얼음주머니를 댄다.
⑤ 얼음찜질은 부상 후 첫 24시간 동안은 하루에 3~4회 실시하며, 48시간까지 지속해도 무방하다.

09 몸에 쉽게 멍이 들고, 잇몸에 피가 나며, 상처가 아무는 데 오래 걸리는 증상을 보인다. 이때 보충해야 할 비타민은?
① 비타민 A
② 비타민 D
③ 비타민 C
④ 비타민 B_1
⑤ 비타민 B_2

10 췌장에서 분비되는 인슐린의 가장 중요한 작용은?

① 혈당저하
② 뇌혈량 감소
③ 식욕부진
④ 호흡중추 억제
⑤ 혈압하강

11 골절 시 뼈 재생에 중요한 역할을 하는 것은?

① 해면골   ② 골 수
③ 골 막   ④ 치밀골
⑤ 골 당

12 경락과 경혈을 자극하는 수기요법의 효과는?

① 신진대사 증가
② 근육 경련 증가
③ 혈액순환 감소
④ 소변 배설량 감소
⑤ 관절 운동 범위 감소

13 혈액의 기능에 대한 설명으로 틀린 것은?

① 세포의 환경을 일정하게 유지시켜 준다.
② 병원균으로부터 신체를 방어한다.
③ 체온을 일정하게 유지, 조절시켜 준다.
④ 혈압을 유지, 조절시켜 준다.
⑤ 수분을 조절하고 골격을 발달시켜 준다.

14 표준감염관리 기본지침으로 옳은 것은?

① 주삿바늘 사용 후에는 주삿바늘을 부러트려 버린다.
② 처치 후 소독장갑을 벗은 후에는 손을 씻지 않아도 된다.
③ 격리실 안에서 가운을 걸어둘 때는 내면이 밖으로 나오게 한다.
④ 감염병 환자의 상처 치료 시 장갑을 낀다.
⑤ 보안경과 마스크 착용은 선택사항이다.

15 환자에게 산소를 투여할 때 특별히 주의해야 할 사항과 관련이 있는 것은?

① 냉방기 사용
② 전열기 사용
③ 환자의 체온
④ 실내온도
⑤ 실내습도

16 설하투여 방법으로 옳은 것은?

① 입술과 잇몸 사이에 약을 놓는다.
② 물과 함께 약을 먹게 한다.
③ 혀 밑에 약을 놓는다.
④ 볼 안쪽의 점막에 약을 놓는다.
⑤ 치아로 약을 세게 물게 한다.

17 구강에서 빨아먹을 때 용해되어 약물이 유리되는 편평한 원형 혹은 타원형의 약제는?

① 시 럽   ② 팅크제
③ 정 제   ④ 함당정제
⑤ 산 제

18 측정시간이 가장 짧으면서도 심부체온을 가장 정확하게 반영하는 체온은?

① 구강체온
② 겨드랑이체온
③ 항문체온
④ 피부체온
⑤ 고막체온

19 수술 후 회복기 환자 또는 고형식품을 섭취할 수 없는 환자가 처음으로 경구급식을 시작하는 경우 제공하는 식사는?

① 경 식
② 일반식
③ 관급식
④ 연 식
⑤ 유동식

20 가장 마지막에 나오는 치아는?

① 제1대구치
② 제2대구치
③ 송곳니
④ 하악유중절치
⑤ 제3대구치

21 구강질환을 관리함에 있어 가장 기본이 되는 요소는?
① 칫솔질
② 주기적 검진
③ 치은염 관리
④ 치주병 관리
⑤ 부정교합 차단

22 탕제 복용 초기에 일시적 거부반응으로 원치 않는 효과가 나타나는 현상은?
① 훈 침
② 구 창
③ 울 혈
④ 명 현
⑤ 혈 종

23 간헐적으로 안면에 감전되는 듯한 극도의 통증을 느끼는 만성 통증은?
① 심부통증
② 삼차신경통
③ 작열통
④ 가진통
⑤ 환상통

24 노인의 욕창을 예방하기 위한 간호보조활동으로 옳은 것은?
① 기저귀는 오전과 오후에 두 번 교체한다.
② 뜨거운 물로 목욕하게 한다.
③ 뼈 돌출 부위를 포함한 전체적인 피부상태를 자주 관찰한다.
④ 저단백식을 제공한다.
⑤ 피부는 건조하게 유지한다.

25 침상에 누워있는 환자가 구토를 할 때 취해야 할 응급처치는?
① 앙와위를 취해준다.
② 등을 두드려준다.
③ 진통제를 준다.
④ 물을 먹인다.
⑤ 고개를 옆으로 돌린다.

26 질분만 후 24시간이 지난 출산부에게 나타난 비정상적 양상은?
① 체온 : 39.0℃
② 소변량 : 2,500mL/일
③ 혈압 : 110/60mmHg
④ 맥박 : 65회/분
⑤ 분비물 : 적색의 오로

27 다음 중 신장 160cm, 현재체중 48kg인 사람의 체질량 지수(BMI)로 옳은 것은?
① 16.25
② 16.75
③ 17.25
④ 17.50
⑤ 18.75

28 다음 중 질검사나 인공도뇨 시에 이용되는 체위는?
① 복 위
② 트렌델렌버그 체위
③ 배횡와위
④ 측 위
⑤ 앙와위

29 기초대사량에 관한 설명으로 옳은 것은?
① 근육량이 많을수록 기초대사량이 증가한다.
② 연령이 증가할수록 기초대사량이 증가한다.
③ 임신기에는 기초대사량이 감소한다.
④ 식사하고 1시간 후에 기초대사량을 측정한다.
⑤ 체온이 오르면 기초대사량이 감소한다.

30 눈, 귀, 목 부분의 검사 시에 필요로 하거나 위세척을 할 때 가장 적절한 억제법은?
① 손목발목 구속법
② 재킷 억제법
③ 팔꿈치 억제법
④ 전신 억제법
⑤ 8자 억제법

31 당뇨병 환자의 피부 및 구강 관리에 대한 방법으로 옳은 것은?
① 피부를 깨끗이 유지하기 위해 세게 닦는다.
② 꼭 끼는 신발을 신지 않는다.
③ 하체보다는 상체를 특히 신경 쓴다.
④ 충치가 생기지 않도록 강한 치약으로 세게 닦는다.
⑤ 손톱과 발톱은 바짝 깎도록 한다.

32 관장의 방법으로 옳지 못한 것은?

① 용액이 주입될 때 가득 차는 듯한 느낌이 있을 수 있다고 설명한다.
② 연결관에 직장튜브를 연결한 후 직장튜브 끝에 30cm 정도의 윤활제를 바른다.
③ 관장촉을 삽입할 때 환자에게 구강으로 숨을 쉬게 하여 복압을 주지 않게 한다.
④ 성인의 경우 주입속도는 1,000cc를 10~15분에 주는 것으로 한다.
⑤ 관장하는 동안 환자의 얼굴이 창백해지고 땀을 흘리거나 직장출혈 등이 있으면 즉시 중단한다.

33 신생아의 인공영양 방법으로 옳은 것은?

① 침대에 눕힌 채 수유한다.
② 수유 직후 젖은 기저귀를 교체한다.
③ 먹기 쉽도록 젖꼭지 구멍은 크게 뚫는다.
④ 먹고 남은 분유는 냉장보관하여 다시 먹인다.
⑤ 먹는 물을 끓여서 식힌 후(70℃ 이상) 분유를 탄다.

34 기도로 음식물이 넘어갔을 때 생길 수 있는 노인성 질환은?

① 폐 렴
② 변 비
③ 위 암
④ 난소암
⑤ 만성기관지염

35 외부출혈을 지혈시키기 위해 가장 먼저 하는 방법은?

① 직접 압박
② 압박점 압박
③ 지혈대 이용
④ 부목 고정
⑤ MAST 사용

2과목　보건간호학 개요　15문항

36 보건소가 실시하는 보건교육의 대상자로 가장 적당한 것은?

① 영유아 및 임산부
② 취약계층
③ 거동이 불편한 노인
④ 지역사회 주민 전체
⑤ 지역주민 중 건강관리에 대한 지식이 부족한 사람

37 실제와 유사한 상황을 구현하여 학습자를 학습활동에 참여하게 하는 교육법은?

① 브레인스토밍
② 강의법
③ 패널토의
④ 심포지엄
⑤ 시뮬레이션

38 보건교육을 할 때 시범의 장점으로 옳은 것은?

① 경제적이다.
② 준비시간이 짧다.
③ 많은 대상자에게 적용 가능하다.
④ 연령이나 교육수준에 관계없이 적용 가능하다.
⑤ 보조자료를 사용할 필요가 없다.

39 우리나라 국민건강증진법에서 시행하는 보건교육의 내용은?

① 영·유아의 예방접종에 관한 사항
② 질병의 대처에 관한 사항
③ 금연·절주 등 건강생활의 실천에 관한 사항
④ 모아가정 방문교육에 관한 사항
⑤ 건강증진을 위한 사회활동에 관한 사항

40 진료비 지불제도 중 의료인이 제공한 서비스와 약제, 진료재료별로 비용을 지불하여 양질의 의료서비스를 받을 수 있는 것은?

① 행위별수가제
② 포괄수가제
③ 인두제
④ 봉급제
⑤ 총액 계약제

41 장기요양급여에 관한 설명으로 옳은 것은?

① 생활이 어려운 사람에게 질병·부상·출산 등에 대한 의료를 보장한다.
② 근로자에게 신속하고 공정한 재해보상을 한다.
③ 근로자가 실업한 경우 생활에 필요한 급여를 지급한다.
④ 전 국민이 가입대상이며, 연금급여를 실시한다.
⑤ 일상생활을 혼자서 수행하기 어려운 노인 등에게 신체활동을 지원한다.

42 물의 화학적 자정작용은?

① 여 과
② 침 전
③ 희 석
④ 중 화
⑤ 흡 착

43 단백질의 작용으로 분해되는 과정에서 암모니아 등이 생성되어 악취를 내고 인체에 유해한 물질을 생성하는 것은?

① 부 패
② 발 효
③ 산 패
④ 갈 변
⑤ 변 패

44 일산화탄소(CO) 중독 환자의 응급처치 중 가장 먼저 하는 간호는?

① 신선한 공기를 마시게 한다.
② 인공호흡을 실시한다.
③ 다른 중독 증상이 있는지 확인한다.
④ 흐르는 물로 씻어 내린다.
⑤ 물과 영양소를 공급한다.

45 군집독의 설명으로 옳은 것은?

① 단일물질이다.
② 단시간에 다수의 사람이 밀집해 있을 때 발생한다.
③ 불쾌감, 두통, 권태 등의 증상이 나타난다.
④ 군집독의 가장 좋은 해결방법은 습도를 높이는 것이다.
⑤ 정상공기 성상의 변화로 O_2가 증가하고 CO_2가 감소한다.

46 불쾌지수 70 이상의 의미는?

① 10% 정도의 사람이 불쾌감을 느낌
② 25% 정도의 사람이 불쾌감을 느낌
③ 50% 정도의 사람이 불쾌감을 느낌
④ 75% 정도의 사람이 불쾌감을 느낌
⑤ 거의 모든 사람이 불쾌감을 느낌

47 직업병에 대한 정의로 옳은 것은?

① 직장에서 발생하는 질병
② 그 직장에 근무하는 동안 발생하는 질병
③ 근로자에게 발생하는 모든 질병
④ 직업을 가진 사람에게서 발생하는 질병
⑤ 특정 직업에 종사함으로써 불량한 환경조건이나 부적당한 근로 조건에 의해 발생하는 질병

48 여름철 생선회와 어패류를 먹은 후 심한 설사, 복통 및 구토를 유발했다면 어떤 종류의 식중독인가?

① 장구균
② 리스테리아균
③ 살모넬라균
④ 포도상구균
⑤ 장염비브리오균

49 고산병에 걸릴 수 있는 작업환경은?

① 소 음
② 이상저온
③ 저기압
④ 고기압
⑤ 방사선

50 산업재해의 발생원인으로 옳은 것은?

① 담당자의 충분한 능력
② 안전수칙 이행
③ 적절한 휴식
④ 안전한 복장
⑤ 물적 시설의 불량 또는 노후화

3과목 공중보건학 개론   20문항

51 B형간염 예방접종을 통해 얻게 되는 면역은?

① 자연능동면역
② 인공능동면역
③ 인공수동면역
④ 자연수동면역
⑤ 선천성면역

52 감염력에 관한 설명으로 옳은 것은?

① 병원력과 같은 동의어로 사용된다.
② 발병자 수와 전 감염자 수를 합한 것이다.
③ 병원체가 감염된 숙주에게 현성질병을 일으키는 능력이다.
④ 병원체가 숙주에 침입하여 알맞은 기관에 자리 잡고 증식하는 능력이다.
⑤ 숙주에 침입한 병원체의 증식에 의하여 숙주의 생활 기능에 미치는 장애 정도를 말한다.

53 다음 중 바이러스성 질환으로만 이루어진 것은?

① 성홍열, 폐결핵, 천연두, 아구창
② 풍진, 소아마비, 천연두
③ 풍진, 홍역, 세균성이질, 유행성이하선염
④ 콜레라, 홍역, 뇌막염, 디프테리아
⑤ 성홍열, 소아마비, 유행성이하선염, 백일해

54 A형간염의 전파 경로는?

① 오염된 상처
② 오염된 식품
③ 감염된 혈액 수혈
④ 오염된 주사기와 바늘
⑤ 오염된 혈액 제재의 비경구 투여

55 인구의 정의를 설명한 것으로 옳은 것은?

① 같은 문화를 가지고 있는 사람의 집단
② 같은 법의 테두리 안에 있는 사람의 집단
③ 일정시간 일정지역에 거주하고 있는 집단
④ 인종이 같은 사람의 집단
⑤ 같은 유전 문제를 가진 사람의 집단

56 피임을 위한 기초체온 측정시간으로 적당한 것은?

① 취침 전에 측정한다.
② 하루 한 번 식후에 측정한다.
③ 저녁 식사 후에 측정한다.
④ 오후 2시에 누워서 측정한다.
⑤ 아침에 잠을 깬 후 안정된 상태에서 측정한다.

57 세계보건기구가 제시한 모자보건의료의 필수적인 사업요소로 틀린 것은?

① 고가의료 장비의 지원
② 모자보건
③ 기본약품 제공
④ 기본 환경위생
⑤ 안전한 물의 공급

58 출생 후 예방접종 중 가장 먼저 시행되는 것은?

① 소아마비   ② 결 핵
③ B형간염   ④ 홍 역
⑤ 일본뇌염

59 지역사회 간호사업의 목적으로 가장 옳은 것은?

① 건강유지 및 증진
② 질병치료
③ 수명연장
④ 예방접종 실적 향상
⑤ 풍토병 연구

60 지역사회 보건간호 사업을 위한 첫 단계는?

① 수행계획의 수립
② 평가계획의 수립
③ 지역사회 현황 파악
④ 사업의 우선순위 결정
⑤ 사업의 기준 및 지침의 확인

61 다음에서 설명하는 방어기제의 유형은?

> • 받아들이기 어려운 인격의 일부가 자아의 통제를 벗어나 하나의 독립된 인격으로 행동하는 것
> • 정서적 고통을 피하기 위하여 개인의 성격이나 정체감을 일시적으로 분리하는 것

① 투 사   ② 회 피
③ 퇴 행   ④ 승 화
⑤ 해 리

62 가정방문을 통해 얻을 수 있는 보건간호사업의 장점은?

① 건강관리실보다 긴장감이 높다.
② 대상자의 부분적인 상황판단이 가능하다.
③ 타인의 건강관리에 대한 동기를 부여할 수 있다.
④ 거동불편자에게도 기회를 준다.
⑤ 간호사에 대한 수직적인 관계형성이 용이하다.

63 영유아의 부모들에게 보건교육을 할 때 가장 적절한 교육내용은?

① 교육방법과 교육장소
② 2차 성장에 대한 교육
③ 적성 및 특성 개발
④ 안전교육과 사고예방
⑤ 연령별 놀이기구 교육

64 보건간호사업에서 기록 및 보고가 필요한 이유는?

① 상벌의 기초 자료로 활용하기 위해서
② 상사에게 담당 업무를 인정받기 위해서
③ 타 보건요원의 업무 범위를 알기 위해서
④ 환자나 가족에게 치료 및 간호의 효과를 알리기 위해서
⑤ 사업의 계획, 진행, 성과를 분석하고 재계획 시 중복을 피하기 위해서

28

3일차

65 「의료법」상 요양병원의 입원대상이 아닌 것은?
① 정신질환자
② 노인성 질환자
③ 만성질환자
④ 외과적 수술환자
⑤ 수술 회복기간에 있는 환자

66 「정신건강증진 및 정신질환자 복지서비스 지원에 관한 법률」상 기본 이념에 대한 설명으로 옳지 않은 것은?
① 모든 정신질환자는 인간으로서의 존엄과 가치를 보장받고, 최적의 치료를 받을 권리를 가진다.
② 미성년자인 정신질환자는 특별히 치료, 보호 및 교육을 받을 권리를 가진다.
③ 정신질환자는 원칙적으로 자신의 신체와 재산에 관한 사항에 대하여 스스로 판단하고 결정할 권리를 가진다.
④ 정신질환자는 자신과 관련된 정책의 결정과정에 참여할 권리를 가진다.
⑤ 입원치료가 필요한 정신질환에 대해서는 강제적 입원이 이루어진다.

67 「결핵예방법」상 신고된 결핵환자에게 가정방문 또는 보건교육을 통하여 의료에 관한 적절한 지도를 지시하여야 하는 법적 책임을 가진 사람은?
① 진단 시 의사
② 환자를 간호한 간호사
③ 간호보조를 한 간호조무사
④ 관할 보건소장
⑤ 시장·군수·구청장

68 「구강보건법」상 국가와 지방자치 단체의 책무로 옳은 것은?
① 구강보건사업이 효율적으로 시행되도록 협력
② 구강보건사업과 관련된 자료의 조사·연구
③ 구강보건정보의 수집·관리·활용·보호
④ 구강질환 치료를 위하여 필요한 사항 규정
⑤ 구강건강을 위한 구강관리용품의 제조

69 「혈액관리법」상 혈액제제가 아닌 것은?
① 전 혈
② 농축혈소판
③ 신선동결혈장
④ 농축혈색소
⑤ 농축적혈구

70 「감염병의 예방 및 관리에 관한 법률」상 임시예방접종을 시행하고자 할 때 미리 공고해야 할 내용이 아닌 것은?
① 예방접종의 시행자
② 예방접종의 일시
③ 예방접종의 장소
④ 예방접종의 종류
⑤ 예방접종을 받을 사람의 범위

4과목 실 기 (35문항)

71 간호조무사의 병실업무로 옳은 것은?
① 의문이 있을 시 스스로 해결한다.
② 대상자에 대해 철저히 관찰한다.
③ 자신의 직무 한계를 인식해서는 안 된다.
④ 기본적인 처치는 스스로 판단한다.
⑤ 환자 보호자와 치료방법에 대해 의논한다.

72 BCG 백신의 올바른 보관법은?
① 2~5℃ 냉장 보관한다.
② 직사광선에 노출시켜 보관한다.
③ 건조백신은 4주 이상 보관하지 않는다.
④ 보관하는 동안 앰풀을 자주 흔들어 준다.
⑤ 사용 후 남은 액체백신은 재사용할 수 있다.

73 단순도뇨가 필요한 경우는?
① 수술 후 5일 동안 매시간 소변량을 측정해야 하는 경우
② 지속적으로 방광을 세척해야 하는 경우
③ 약물을 방광에 지속적으로 투여해야 하는 경우
④ 배뇨 직후 잔뇨량을 측정해야 하는 경우
⑤ 자연배뇨를 촉진해야 하는 경우

74 열경련을 일으킨 사람에게 해야 하는 구급처치로 틀린 것은?
① 바람이 잘 통하는 곳에 환자를 눕힌다.
② 0.9% 식염수를 마시게 한다.
③ 산소와 당분을 공급한다.
④ 경련이 일어난 근육을 마사지한다.
⑤ 짠 음료와 다량의 수분을 공급한다.

75 심한 설사를 하는 아이에게 보충해야 할 것은?

① 지 방
② 무기질
③ 전해질
④ 탄수화물
⑤ 비타민

76 아포를 형성하는 세균을 사멸하는 방법은?

① 자비소독법
② 저온멸균법
③ 고압증기멸균법
④ 유통증기법
⑤ 자외선소독법

77 외과적 손세척 방법으로 옳지 않은 것은?

① 팔꿈치가 손보다 항상 아래로 가도록 한다.
② 흐르는 물로 헹구고 멸균타월로 닦는다.
③ 손, 팔은 각각 부위를 나누어 10회~15회가량씩 솔로 닦는다.
④ 물이 팔에서 손으로 흐르도록 한다.
⑤ 손은 수술복에 닿지 않도록 한다.

78 다리에 상처가 있는 메티실린내성황색포도알균(MRSA) 환자를 간호할 때 지켜야 할 사항은?

① 혈압계와 같은 물품은 소독하지 않고 다른 환자들과 함께 사용한다.
② 오염된 가운은 병실을 나온 후에 벗는다.
③ 격리의료폐기물 상자는 병실 밖에 둔다.
④ 환자를 음압격리실에 배치한다.
⑤ 병실을 나오기 전 장갑을 벗고 손 위생을 실시한다.

79 임산부의 산전관리 시 체중 및 혈압측정의 궁극적인 목적은?

① 모체의 영양상태 파악
② 태아의 염색체이상 파악
③ 모유의 이상상태 파악
④ 모체의 정맥류 예방
⑤ 모체의 자간전증 파악

80 적혈구에 응집원이 없어 어느 혈액형의 환자에게나 공급할 수 있는 혈액형은?

① A   ② B
③ AB   ④ O
⑤ RH+

81 간호조무사가 상부위장관촬영술에 대해 올바르게 이해한 내용은?

① 검사 시작 2시간 전부터 음식을 먹지 않아야 한다.
② 검사 후에는 수분섭취를 제한해야 한다.
③ 금식하는 동안 담배를 피워도 괜찮다.
④ 조영제를 혈관에 주사하여 진행하는 검사이다.
⑤ 검사가 끝나면 변이 하얗게 변할 수 있다.

82 산후 자궁이완으로 인한 출혈 시 간호로 옳지 않은 것은?

① 자궁수축 정도를 측정한다.
② 자궁저부를 마사지한다.
③ 옥시토신(Oxytocin)을 투여한다.
④ 자궁저부를 온찜질하여 복부근육을 이완한다.
⑤ 질 분비물의 색, 양, 냄새를 관찰 기록한다.

83 손목보호대를 손목에 착용할 때, 손가락 두 개가 들어갈 정도의 여유를 두어야 하는 이유는?

① 배뇨를 원활하게 하기 위함
② 소화를 돕기 위함
③ 혈액순환을 방해하지 않기 위함
④ 호르몬 분비를 유지하기 위함
⑤ 미생물이 퍼지는 것을 막기 위함

84 아네로이드 혈압계로 성인의 위팔에서 혈압을 측정하는 방법은?

① 팔을 심장보다 높게 놓는다.
② 재측정이 필요한 경우 20초 이내에 다시 혈압을 잰다.
③ 커프 압력을 20mmHg/초의 속도로 내리면서 혈압을 잰다.
④ 커프와 연결된 고무관 부분을 위팔동맥 부위에 대고 커프를 감는다.
⑤ 커프와 팔 사이에 여유를 두지 않고 꽉 쪼여서 커프를 감는다.

85 병실 침상환경에 관한 설명으로 옳지 않은 것은?

① 온도 – 실내온도(낮 : 20~23℃, 밤 : 18℃) 유지
② 환기 – 공기가 피부에 직접 닿아 피로나 한기를 느끼지 않게 주의
③ 채광 – 스크린, 커튼을 이용하여 밝기 조절
④ 조명 – 복도, 화장실, 계단은 어둡게 유지
⑤ 소음 – 수면장애, 불안과 흥분을 유발시키지 않도록 소음을 줄임

30

86 수술이 끝난 환자를 회복실로 이송할 때 옳지 않은 것은?

① 환자를 보호하기 위해 침대를 이용한다.
② 환자를 거칠게 다룰 시 수술부위를 손상시킬 수 있으므로 부드럽게 다룬다.
③ 체위변경을 급격하게 하면 저혈압을 유발시킬 수 있으므로 천천히 한다.
④ 무릎과 팔꿈치를 억제시키지 말고 침대난간을 올려 안전하게 이송한다.
⑤ 담요를 덮어주어 보온하며 노출로 인한 감염이나 쇼크가 일어나지 않도록 한다.

87 정상분만 후 산모가 체온이 오르고 오한을 호소할 때의 간호는?

① 체위를 변경해준다.
② 냉수를 마시게 한다.
③ 산소를 공급한다.
④ 강심제를 투여한다.
⑤ 담요를 덮어주고 따뜻한 물을 먹인다.

88 유방울혈로 보이는 산모의 불편감을 감소시킬 수 있는 방법으로 옳지 않은 것은?

① 유방 마사지를 시행한다.
② 약간의 유즙을 짜내고, 유륜을 부드럽게 해준다.
③ 수유 때마다 유방을 덜 비운다.
④ 아이에게 젖을 물려 빨게 한다.
⑤ 수유하기 전에 5~10분 정도 따뜻한 물수건이나 온팩 등으로 찜질을 한다.

89 침상목욕을 실시할 때 가장 먼저 씻기는 부위는?

① 얼굴
② 복부
③ 등
④ 회음부
⑤ 양쪽 상지

90 노인의 수면간호에 대한 설명으로 옳은 것은?

① 야간수면이 감소하므로 낮잠을 충분히 취하도록 한다.
② 수면부족 호소 시 알코올 섭취를 권장한다.
③ 가능한 한 병실 소음을 줄여 외부 자극을 최소화한다.
④ 침실의 조도를 높여 환경적 자극을 최소화한다.
⑤ 수분을 충분히 섭취시킨다.

91 노인 환자에게 전기패드를 사용하던 중 적용부위의 피부가 붉게 변한 것을 발견했다. 이때 가장 먼저 해야 할 간호보조활동은?

① 전기패드에 얇은 커버를 씌워 계속 적용한다.
② 전기패드의 온도를 낮춘다.
③ 적용 부위에 더운물 찜질을 한다.
④ 전기패드를 즉시 제거한다.
⑤ 전기패드를 그대로 둔 채 5분 후에 다시 피부 상태를 확인한다.

92 뇌 자기공명영상(brain MRI) 검사 예정인 입원 환자에게 검사 전에 할 설명으로 옳은 것은?

① "병변을 확인하기 위해 3차원 방사선 단층촬영을 하는 거예요."
② "검사 중에 몸을 자유롭게 움직여도 돼요."
③ "잃어버리지 않게 핸드폰을 환자복 주머니에 넣으세요."
④ "소음이 들리므로 검사용 귀마개 착용을 도와드릴게요."
⑤ "머리카락을 금속핀으로 고정해 주세요."

93 환자의 체위를 변경하는 방법은?

① 6시간마다 체위를 변경한다.
② 체위변경 시마다 압력받은 부위의 피부를 살펴본다.
③ 환자가 바로 누운 자세를 취하였을 때 대전자 두루마리를 다리 안쪽에 대주어 대퇴의 외회전을 방지한다.
④ 환자의 체위를 유지할 때 관절은 완전히 편 상태가 되도록 한다.
⑤ 마찰력을 유발할 수 있게 환자를 끌어당긴다.

94 편마비 환자의 식사를 돕는 방법은?

① 식사 후 입안에 음식물이 남아있는지 확인한다.
② 음식의 온도 확인을 위해 환자에게 음식을 조금 먹인다.
③ 불쾌감을 느낄 수 있는 처치는 식사 전에 실시한다.
④ 마비된 쪽으로 씹도록 한다.
⑤ 식사 후 바로 눕힌다.

95 정체관장 도중 환자가 복부팽만을 호소할 때의 올바른 간호보조활동은?

① 복부마사지를 하면서 관장약을 계속 주입한다.
② 30초 정도 주입을 멈춘 후 다시 서서히 주입한다.
③ 대변을 볼 수 있게 한다.
④ 관장통의 높이를 올린다.
⑤ 관장약 주입 대신에 공기를 주입한다.

96 심폐소생술 중 인공호흡이 잘 되다가 갑자기 공기저항이 느껴졌다. 이때 가장 먼저 해야 할 조치는?

① 즉시 하임리히법을 시행한다.
② 환자의 체위를 옆으로 돌려서 재차 인공호흡을 시도한다.
③ 두부후굴-하악거상법을 다시 시도하여 본다.
④ 상복부를 손으로 눌러서 위에서 공기를 제거한다.
⑤ 공기저항을 느낀 것은 환자호흡이 돌아온 것이기 때문에 경동맥만 체크한다.

97 구강 대 구강법으로 인공호흡 시 머리를 뒤로 젖히는 이유는?

① 공기가 위장으로 들어가는 것을 막기 위해
② 환자의 몸을 더 쉽게 관찰할 수 있으므로
③ 인공호흡 시 가장 편안한 자세이므로
④ 충분한 공기를 전달하는 데 불편하므로
⑤ 목을 확장시키고 혀가 목구멍을 막지 않도록 하기 위해

98 흉부압박을 할 때 압박과 이완의 비율은?

① 30 : 70   ② 40 : 60
③ 50 : 50   ④ 60 : 40
⑤ 70 : 30

99 개방창에 대한 응급조치로 옳은 것은?

① 출혈이 심한 경우 산소를 공급한다.
② 상처에 박혀있는 이물질은 소독한 핀셋으로 제거해야 한다.
③ 상처부위는 알코올로 소독해야 감염을 막을 수 있다.
④ 상처부위의 덜렁거리는 죽은 조직은 제거한다.
⑤ 상처부위에 소독거즈를 대고 압박하여 지혈시킨다.

100 음독환자를 발견하여 병원으로 이송할 때 꼭 챙겨야 하는 것은?

① 구토물   ② 음독한 병
③ 배우자   ④ 직전 식사분
⑤ 환자의 옷가지

101 이동섭자 사용방법으로 옳은 것은?

① 멸균물품을 소독된 부위에 놓을 때 섭자를 소독된 부위에 닿게 내려 놓는다.
② 섭자와 섭자통을 72시간마다 소독한다.
③ 섭자의 끝이 아래쪽을 향하도록 해서 물품을 잡는다.
④ 섭자를 섭자통 가장자리에 닿으면서 꺼낸다.
⑤ 섭자통에 멸균된 섭자를 2개 이상 넣는다.

102 단순도뇨 시행 시 여성 환자의 적절한 체위는?

① 슬흉위
② 복 위
③ 심스위
④ 배횡와위
⑤ 트렌델렌버그 체위

103 수술 후 발생할 수 있는 혈전성 정맥염을 예방하기 위한 간호보조활동은?

① 수분섭취를 제한한다.
② 침상안정을 취하게 한다.
③ 압박스타킹(Compression Stocking)을 적용한다.
④ 냉찜질을 실시한다.
⑤ 하지운동은 못 하게 한다.

104 폐쇄형 질문에 해당하는 것은?

① "오늘 저혈압약을 복용하셨나요?"
② "왜 그렇게 생각하시는지요?"
③ "무슨 일로 재밌어하시는지요?"
④ "오전에는 어떻게 보내셨는지요?"
⑤ "무슨 생각을 하고 계신가요?"

105 임종을 앞둔 환자를 간호하는 방법으로 옳은 것은?

① 높고 큰 목소리로 환자를 대한다.
② 대상자를 바르게 눕히고 베개를 빼준다.
③ 독방을 주어 혼자 있게 한다.
④ 용변을 보는 즉시 따뜻한 물로 닦아준다.
⑤ 시각이 마지막까지 남아있으므로 눈을 맞춘다.

04 간호조무사 10일 합격 총정리

핵심만 콕 짚어서 만든 실전문제!

정답 및 해설 p.126

1과목 기초간호학 개요 35문항

01 간호조무사의 직업적 태도로 옳은 것은?
① 관리자와의 상의 없이 동료와 합의하여 출퇴근 시간을 변경한다.
② 부도덕한 행위라도 환자에게 유리하면 의사에게 협조한다.
③ 업무상 알게 된 환자의 개인정보를 동료와 개인적으로 공유한다.
④ 환자가 선물을 주는 경우 병원규칙을 설명하고 성의에 감사해하며 정중히 거절한다.
⑤ 환자에게 치료에 대해 설명해준다.

02 간호조무사가 가족에게 제공해야 할 간호서비스에 대한 요구는 누구에 의해 결정되는가?
① 병원 규정에 따른다.
② 의사의 판단에 의한다.
③ 지역유지들의 요구에 의한다.
④ 보건간호 감독관의 지시에 의한다.
⑤ 개인이나 가족의 필요에 의한다.

03 체내에서 식균작용 및 면역기능을 담당하는 세포는?
① 적혈구
② 백혈구
③ 혈소판
④ 혈색소
⑤ 림프구

04 홍반 환자의 피부간호로 효과적인 것은?
① 중조목욕
② 알코올목욕
③ 찬수건목욕
④ 더운물목욕
⑤ 좌 욕

05 '적당한 양의 소변을 봄'에서 '300mL의 맑은 소변을 봄'으로 수정해서 기록했을 때 준수한 의무기록의 원칙은?
① 완결성
② 동시성
③ 정확성
④ 형식성
⑤ 보안성

06 뇌하수체 후엽에서 분비되는 호르몬은?
① 옥시토신
② 성장호르몬
③ 부신피질자극호르몬
④ 난포자극호르몬
⑤ 갑상샘자극호르몬

07 다음 중 우리나라의 30~49세 성인 남성·여성의 일일 에너지 필요추정량으로 가장 적절한 것은?

	남성	여성
①	2,000kcal/일	1,600kcal/일
②	2,200kcal/일	1,800kcal/일
③	2,500kcal/일	1,900kcal/일
④	2,600kcal/일	2,100kcal/일
⑤	2,700kcal/일	2,000kcal/일

08 교감신경이 흥분되었을 때 일어날 수 있는 생리현상은?
① 동공의 수축
② 심장의 맥박수 감소
③ 혈압의 감소
④ 소화기관 연동운동 억제
⑤ 방광수축으로 인한 배뇨 촉진

09 심장판막의 역할은?

① 혈액응고
② 세균 침범 방지
③ 혈액역류 방지
④ 혈액울혈 방지
⑤ 혈액소실 방지

10 환자의 맥박을 측정하는 중 맥박이 불규칙하게 측정될 때 올바른 처치는?

① 관상동맥에서 측정한다.
② 폐동맥에서 하는 측정이 가장 정확하다.
③ 측정부위에 올려놓은 손가락에 힘을 주어서 측정한다.
④ 누워있는 자세를 바꾸어 앉아서 측정하도록 한다.
⑤ 다시 1분간 측정한다.

11 마약류 약물의 사용 후 남은 마약의 처리 방법으로 옳은 것은?

① 세면대에 물과 함께 버린다.
② 다른 환자에게 투여한다.
③ 다음 투약을 위해 간호데스크에서 보관한다.
④ 약국에 반납한다.
⑤ 원래 약병에 다시 넣는다.

12 눈에 안약을 점적투여할 때의 방법으로 옳지 않은 것은?

① 점적기는 눈보다 1~2cm 위쪽에 위치하게 한다.
② 사용기구의 끝이 눈에 닿지 않도록 한다.
③ 하부안검의 결막을 노출시킬 때에는 환자가 눈을 위로 보도록 한다.
④ 왼쪽 엄지로는 상안검을, 검지로는 하안검을 잡는다.
⑤ 간호조무사는 환자의 머리 쪽에 서는 것이 좋다.

13 투약 시 주의사항으로 옳은 것은?

① 약을 너무 많이 따랐을 경우 약병에 다시 붓는다.
② 물약이 뿌옇게 흐리거나 색깔이 변했으면 약국에 반납한다.
③ 물약은 흔들지 말고 복용한다.
④ 조금 남은 약은 새 약병에 붓는다.
⑤ 환자가 약을 거부하더라도 우선 투약을 하고 보고한다.

14 BCG 용액의 보관온도는?

① 영하 10℃ 이하
② 실온보관
③ 어둡고 서늘한 곳
④ 2~5℃ 냉암소
⑤ 30℃ 이하 바람이 통하는 곳

15 다음 중 호흡수 저하의 요인으로 옳은 것은?

① 발 열
② 마약성 진통제
③ 출 혈
④ 염 증
⑤ 정신적 흥분

16 이유식에 관한 설명으로 옳은 것은?

① 성장을 촉진시키기 위해 영양이 풍부한 육류부터 시작한다.
② 여러 음식을 섞어주어 음식에 적응하도록 한다.
③ 생후 5개월 전후가 적당하다.
④ 이유식을 시작해서 변이 달라지면 즉각 중단한다.
⑤ 새로운 음식을 추가할 때는 1~2일 간격을 둔다.

17 의치환자의 구강간호에 대한 설명으로 옳은 것은?

① 의치를 제거한 후 휴지나 거즈를 싸서 서랍에 보관한다.
② 무의식 혹은 경련 환자는 언제나 의치를 빼놓도록 한다.
③ 제거한 의치는 소독이 되도록 뜨거운 물에 씻은 후 건조시킨다.
④ 빼낸 의치는 흐르는 더운물에서 치약과 칫솔로 닦는다.
⑤ 의치는 스스로 끼우기 불편하므로 가능하면 간호 시 끼워준다.

18 치주질환의 3차 예방에 해당하는 것은?

① 칫솔질
② 의치보철
③ 초기우식병소 충전
④ 치면 세마
⑤ 치은염 치료

19 의식이 없는 환자의 토물이 흡인되는 것을 예방하고 구강으로부터의 분비물 배액을 돕는 체위는?

① 트렌델렌버그 체위
② 잭나이프 체위
③ 반좌위
④ 앙와위
⑤ 엎드린 체위

20 침 시술을 받는 환자의 간호로 옳은 것은?

① 유침시간 동안 환자의 체위를 수시로 변형시킨다.
② 환자상태를 관찰하여 현훈 시 의사에게 알린다.
③ 침을 놓은 후 1시간 후에 발침하는 것이 원칙이다.
④ 체위는 앉은 자세가 가장 좋다.
⑤ 발침 후 피가 날 때만 알코올 솜으로 닦는다.

21 심부전 환자에게 디곡신(Digoxin)을 투여하기 전, 반드시 확인해야 할 것은?

① 혈 압
② 심첨부 맥박
③ 호 흡
④ 체 온
⑤ 체 중

22 환자의 체위를 바꾸어 줌으로써 얻을 수 있는 효과가 아닌 것은?

① 창구감염 예방
② 폐와 순환기 합병증 예방
③ 욕창 예방
④ 환자의 편안함
⑤ 근육의 위축과 강직, 경축을 예방

23 인슐린 투여 중인 당뇨 환자를 위한 간호보조활동으로 옳은 것은?

① 인슐린은 피내주사로 투여한다.
② 절대안정을 취하기 위해 운동을 금지한다.
③ 발은 건조한 상태를 유지하기 위해 보습제를 사용하지 않는다.
④ 규칙적으로 식후 2시간 후 혈당을 측정한다.
⑤ 저혈당 시 소금물을 마시게 한다.

24 인슐린 주사 시 주의사항이나 효과가 아닌 것은?

① 근육에 주사한다.
② 인슐린 주사 후 문지르지 말아야 한다.
③ 신경분포가 많지 않은 곳에 한다.
④ 주사 후 사우나는 삼가야 한다.
⑤ 속효성 인슐린은 손바닥으로 굴려서 사용한다.

25 시상면을 따라 고정된 뼈와 움직이는 뼈 사이의 각이 커지고 서로 멀어지는 운동은?

① 굴곡(굽힘)
② 신전(폄)
③ 외전(벌림)
④ 내전(모음)
⑤ 회선(휘돌림)

26 만성신부전 환자를 위한 올바른 식사요법은?

① 저나트륨식
② 고단백질식
③ 저열량식
④ 고인산식
⑤ 고칼륨식

27 태어날 때 체중이 3.0kg, 신장이 40cm인 아기가 정상적으로 성장할 경우 1년 후의 체중과 키는 어느 정도로 예측되는가?

① 7kg, 50cm
② 9kg, 60cm
③ 9kg, 70cm
④ 10.5kg, 75cm
⑤ 10.5kg, 80cm

28 70세 노인이 대퇴골절로 내부 고정술을 받은 지 2일째 침상에서 대퇴사두근 등척성 운동을 해야 하는 목적은?

① 호흡 원활
② 피부의 압력 유지
③ 관절가동범위 최대보장
④ 근육의 탄력 및 힘 유지
⑤ 배설기능 촉진

29 천식 환자를 위한 간호보조활동으로 옳은 것은?

① 호흡곤란 시에는 앙와위를 취한다.
② 알레르기를 유발하는 음식과 환경을 피한다.
③ 겨울철 창문을 열고 자주 환기하여 찬 공기를 마시게 한다.
④ 수분섭취를 제한한다.
⑤ 호흡횟수와 특성 사정을 생략한다.

30 기관절개술 환자에게 필요한 간호가 아닌 것은?

① 기관절개관(Canuular) 입구에 마른 거즈를 덮어준다.
② 상처 부위를 매일 소독한다.
③ 의식이 있는 환자에게는 침대 옆에 종이와 펜을 준비해준다.
④ 금기가 아니면 반좌위를 취해 심호흡을 돕고, 폐확장이 최대화 되도록 한다.
⑤ 외관이 빠지지 않도록 주의한다.

31 동맥 혈관의 안쪽 벽에 지방이 축적되어 혈관 내부가 좁아지거나 막혀 혈액의 흐름에 장애를 일으키고, 혈관 벽이 굳어지면서 발생하는 질환은?

① 본태성 고혈압
② 이차성 고혈압
③ 심부전
④ 뇌졸중
⑤ 동맥경화증

32 추돌사고 시 가장 많은 손상이 발생되는 해부학적 부위는?

① 두 부   ② 경 부
③ 흉 부   ④ 사 지
⑤ 골 반

33 유도분만 중이던 산모의 태아 심박동수가 갑자기 분당 60회로 감소했을 때, 산모에게 취해주어야 할 가장 적절한 체위는?

① 절석위
② 슬흉위
③ 반좌위
④ 앙와위
⑤ 좌측위

34 임종의 5단계 심리변화로 올바른 것은?

① 부정기 → 분노기 → 타협기 → 우울기 → 수용기
② 분노기 → 부정기 → 타협기 → 우울기 → 수용기
③ 부정기 → 우울기 → 분노기 → 타협기 → 수용기
④ 부정기 → 타협기 → 우울기 → 분노기 → 수용기
⑤ 부정기 → 수용기 → 분노기 → 타협기 → 우울기

35 추나요법에 대한 설명으로 옳은 것은?

① 시술 후 고강도의 운동을 권유한다.
② 추나요법실 온도는 32℃를 유지한다.
③ 시술 중 환자가 오심을 호소하면 시술강도를 높인다.
④ 골절부위는 알코올솜으로 닦고 시행한다.
⑤ 출혈성 질환자에게는 시행하지 않는다.

2과목 | **보건간호학 개요** | 15문항

36 특정 주제에 대해 목표를 설정하고 자유롭게 의견을 교환하는 것으로, 노동적인 참여기회를 제공하고 의사전달능력을 배양시키는 교육 방법은?

① 세미나   ② 패널토의
③ 심포지엄   ④ 강 의
⑤ 그룹토의

37 시범교육을 준비할 때 고려해야 할 사항으로 옳은 것은?

① 시범에 사용할 기구는 교육 직전에 준비한다.
② 가장 오래된 내용을 선정한다.
③ 대상자의 수가 많을수록 효과적이다.
④ 동기유발 효과는 없다.
⑤ 실무에 적용이 가능하다.

38 보건교육 중 집단교육의 장점으로 옳은 것은?

① 집단 내 합의점 도달이 쉽다.
② 개별적으로 적용하기가 쉬워 개별화에 좋다.
③ 적은 비용으로 많은 사람을 교육할 수 있다.
④ 대상자들이 교육에 대해 느끼는 긴장감이 높다.
⑤ 교육자가 대상자의 변화를 개별적으로 확인 가능하다.

39 보건소에 관한 설명으로 옳은 것은?

① 질병치료사업을 중점으로 한다.
② 지역주민을 위한 보건사업을 수행한다.
③ 근로자의 특수건강진단을 실시한다.
④ 「감염병 예방 및 관리에 관한 법률」에 근거하여 설치한다.
⑤ 중앙보건행정조직이다.

40 우리나라에서 보건진료소 설치 근거가 된 법은?
① 의료법
② 지역보건법
③ 국민건강증진법
④ 국민건강보험법
⑤ 농어촌 등 보건의료를 위한 특별조치법

41 보건의료 전달체계의 목적은?
① 건강보험수가 결정
② 보건의료 예산의 비율 조절
③ 보건의료 수요자에게 적정한 의료 제공
④ 건강보험료 증가 억제를 위한 대책 수립
⑤ 보건의료 수요자에게 의료서비스 내역과 수준 결정

42 의료비 지불제도 중 등록된 환자나 사람 수에 따라 의사가 보상받는 방식으로 예방에 관심을 기울이게 되어 총 진료비 억제효과가 있는 것은?
① 봉급제
② 인두제
③ 포괄수가제
④ 총액계약제
⑤ 행위별수가제

43 우리나라 국민건강보험제도에 관한 설명으로 옳은 것은?
① 위험의 정도에 따라 보험료가 부과된다.
② 보험자는 전 국민이다.
③ 보험료 수준에 따른 차등보험급여가 행해진다.
④ 임의로 가입한다.
⑤ 소득재분배 기능이 있다.

44 미나마타병의 원인 물질로서 사지마비, 정신이상, 언어장애, 시청각 기능장애 등을 유발하는 오염 물질은?
① 납
② 크 롬
③ 카드뮴
④ 페 놀
⑤ 메틸수은

45 물의 정화방법 중 침전법에 대한 설명으로 옳은 것은?
① 물의 생물학적 자정방법이다.
② 돌, 자갈, 모래 등을 이용한다.
③ 유기성 물질과 부유물질을 제거한다.
④ 수중세균을 제거하고 가라앉힌다.
⑤ 수중세균의 부활현상을 막는 방법이다.

46 물을 여과함으로써 나타나는 밀스&라인케(Mills-Reincke) 현상에 관한 설명으로 옳은 것은?
① 상수를 처리함으로써 수명이 연장되는 현상을 말한다.
② 하수도 관리에 소요되는 물리적인 방법이다.
③ 수질오염을 예방하기 위한 화학적인 방법이다.
④ 하수도를 체계적으로 관리함으로써 나타나는 지하수 정화현상이다.
⑤ 상수도 관리로 인한 수인성 감염병 환자의 발생률이 감소하는 현상이다.

47 유해한 작업환경에서 종사하는 근로자의 건강유지를 목적으로 실시하는 건강진단은?
① 일반건강진단
② 수시건강진단
③ 특수건강진단
④ 임시건강진단
⑤ 채용 시 건강진단

48 착암기를 많이 사용하는 근로자의 손가락이 창백해지는 말초혈관 순환장애는?
① 스트레스
② 레이노병
③ 전신진동증
④ 일시적 난청
⑤ 미나마타병

49 고온환경에서 심한 육체적 노동을 하다가 열경련을 일으킨 사람에게 해야 할 올바른 구급처치는?
① 전해질 음료를 마시게 한다.
② 환자를 움직이거나 이동시킬 경우 2차 손상이 있으므로 옮기지 않는다.
③ 과당 함량이 높은 음료를 공급한다.
④ 경련이 있는 근육은 마사지를 하면 안 된다.
⑤ 증상이 호전될 때까지만 휴식을 취한다.

50 산업피로의 예방대책으로 옳은 것은?

① 움직이는 작업은 피로를 가중시키므로 정적인 작업으로 전환한다.
② 신체리듬의 적응을 위하여 야근근무는 연속으로 7일 이상 실시한다.
③ 작업시간 중 휴식시간을 이용하여 축구, 농구 등의 과격한 운동을 한다.
④ 작업과정 사이에 여러 번 나누어 휴식하는 것보다 장시간의 휴식을 취한다.
⑤ 작업환경을 정리・정돈한다.

| **3과목** | **공중보건학 개론** | 20문항 |

51 건강에 대한 WHO의 정의를 가장 잘 표현한 것은?

① 신체적 건강, 정신적 건강, 사회적 건강
② 신체적 건강, 물질적 건강, 경제적 건강
③ 사회적 건강, 정신적 건강, 물질적 건강
④ 경제적 건강, 물질적 건강, 정신적 건강
⑤ 문화적 건강, 환경적 건강, 교육적 건강

52 인간면역결핍바이러스(HIV) 전파의 매개체로 틀린 것은?

① 비 말
② 혈 액
③ 정 액
④ 모 유
⑤ 질 분비물

53 질병의 자연사 단계 중 예비적 조치로 악화 방지를 위한 치료를 실시하는 시기는?

① 비병원성기
② 초기병원성기
③ 불현성감염기
④ 발현성질환기
⑤ 회복기

54 결핵 검사를 위한 객담채취 시기로 옳은 것은?

① 해 뜨기 전 새벽
② 이른 아침 첫 기침 때
③ 아침 식사 전
④ 결핵약 복용 후
⑤ 오후 8시경

55 인구정태에 관한 통계자료에 해당하는 것은?

① 성별구성
② 출생률
③ 혼인율
④ 사망률
⑤ 이동률

56 질병의 예방 수준과 정신보건서비스가 옳게 연결된 것은?

① 1차 예방 - 인터넷중독자 조기발견과 치료
② 1차 예방 - 알코올중독자 작업치료
③ 2차 예방 - 청소년 대상 스트레스 예방교육
④ 3차 예방 - 우울증 조기선별검사
⑤ 3차 예방 - 정신질환자 사회복귀직업훈련

57 임신 16주에 받은 산전검진에서 특별한 이상이 없는 정상 임부의 다음 정기검진 일정으로 옳은 것은?

① 임신 20주
② 임신 24주
③ 임신 28주
④ 임신 30주
⑤ 임신 32주

58 영유아 예방접종 시 주의사항으로 옳은 것은?

① 접종 후 고열이 나면 의사의 진찰을 받는다.
② 접종 직후에 통목욕을 시킨다.
③ 접종 당일에 엎어서 재운다.
④ 접종 당일에 과격한 운동을 한다.
⑤ 접종 전날 밤부터 금식을 한다.

59 지역사회 간호사업의 기본원리가 아닌 것은?

① 건강상태는 주기적으로 평가하고 파악해야 한다.
② 지역사회에서 이용 가능한 것이어야 한다.
③ 개인 환자보다는 가족이 사업의 단위가 된다.
④ 지역주민의 적극적인 참여를 위해 그들의 권리를 인정하고 존중한다.
⑤ 건강목표 달성을 위한 의사결정의 주체는 간호조무사이다.

60 α-index 중 가장 보건수준이 높은 결괏값은?

① 0.8 ② 0.9
③ 1.1 ④ 1.5
⑤ 1.8

61 건강증진의 개념으로 가장 옳은 것은?
① 특정 질환에 대한 예방활동이다.
② 질병 치료를 통한 건강능력의 증진이다.
③ 건강에 관한 가치관의 변화과정이다.
④ 건강에 관한 지식습득을 위한 과정이다.
⑤ 건강 잠재력의 개발과 발휘를 통한 건강수준의 향상이다.

62 지역사회 현장에서 가정방문을 계획할 때 하루 동안 방문할 대상자의 순서를 옳게 나열한 것은?
① 당뇨병노인 → 신생아 → 성홍열아동 → 미숙아
② 미숙아 → 임산부 → 폐렴아동 → 폐결핵성인
③ 임신중독증임부 → A형간염환자 → 미숙아 → 폐결핵성인
④ 폐결핵노인 → 신생아 → 성홍열아동 → 당뇨병임부
⑤ 신생아 → 매독임부 → 당뇨병노인 → 폐렴아동

63 「노인장기요양보험법」상 노인성 치매환자가 장기요양 5등급의 수급자로 판정받기 위한 장기요양 인정 점수는?
① 95점 이상
② 75점 이상 95점 미만
③ 60점 이상 75점 미만
④ 51점 이상 60점 미만
⑤ 45점 이상 51점 미만

64 보건사업에서 간호조무사의 역할로 틀린 것은?
① 전반적인 사업실천에 참여
② 보건교육 시 보조업무
③ 보건통계 작성에 대한 협조
④ 보건간호사의 보조업무
⑤ 독자적인 치료행위

65 「의료법」상 의료인의 결격사유에 해당하는 것은?
① 피성년후견인
② 금고 이상의 형의 집행유예를 선고받고 그 유예기간이 지난 후 3년이 지나지 아니한 자
③ 금고 이상의 실형을 선고받고 그 집행을 받지 아니하기로 확정된 후 7년이 지나지 아니한 자
④ 전문의가 의료인으로서 적합하다고 인정하는 정신질환자
⑤ 정신병원에서 치료를 받고 완치 판정을 받은 자

66 「정신건강증진 및 정신질환자 복지서비스 지원에 관한 법률」상 정신건강증진시설로 옳은 것은?
① 정신의료기관
② 정신보호시설
③ 정신건강센터
④ 기도원
⑤ 뇌호흡센터

67 「결핵예방법」상 의료기관의 장이 결핵환자 진단을 보고받은 경우 취해야 하는 조치는?
① 지체 없이 대한결핵협회에 신고
② 24시간 이내에 관할 보건소장에게 신고
③ 4일 이내에 본적지의 시장·군수·구청장에게 신고
④ 7일 이내에 관할 보건소장에게 신고
⑤ 30일 이내에 현재 환자가 살고 있는 지역의 시장·군수·구청장에게 신고

68 「구강보건법」상 초등학교 학생을 대상으로 불소용액 양치사업을 매일 1회 실시할 경우 불소용액의 농도는?
① 양치액의 0.05%
② 양치액의 0.1%
③ 양치액의 0.2%
④ 양치액의 0.4%
⑤ 양치액의 0.5%

69 「혈액관리법」상 규정한 혈액 매매행위 등의 금지 내용에 해당하지 않는 것은?
① 헌혈증서 판매
② 헌혈증서 구입
③ 헌혈증서 판매·구입 방조
④ 혈액매매금지행위를 교사·방조 또는 알선
⑤ 헌혈 유도 및 권유

70 「감염병의 예방 및 관리에 관한 법률」상 예방접종증명서를 발급할 의무가 없는 자는?
① 질병관리청장
② 특별자치도지사
③ 보건소장
④ 특별자치시장
⑤ 시장·군수·구청장

4과목 실 기   35문항

71 소변검사에서 비정상적으로 검출되는 것은?

① 케톤체
② 요 소
③ 나트륨
④ 칼 륨
⑤ 크레아티닌

72 환자에게 약을 잘못 주거나 바꾸어 주었을 경우 어떻게 해야 하는가?

① 환자에게 직접 사과하고 이해를 구한다.
② 가족에게 솔직하게 말한다.
③ 즉시 활력징후를 측정한다.
④ 발견 즉시 간호사에게 보고한다.
⑤ 위험한 상태가 나타나지 않는 한 그대로 둔다.

73 2도 화상 환자의 가장 우선적인 응급처치로 틀린 것은?

① 바세린 연고, 소독제 등은 사용하면 안 된다.
② 건조한 멸균된 천으로 덮는다.
③ 흐르는 물에 열기를 식힌다.
④ 즉시 수포를 터뜨린다.
⑤ 쇼크를 예방하며 치료한다.

74 내과적 손 씻기에 대한 설명으로 옳은 것은?

① 손 씻기는 15초 이내에 마치도록 한다.
② 물과 비누로 손을 씻은 후 손을 오염시키지 않는 방법으로 완전하게 건조한다.
③ 알코올 제제 사용 시 손을 10초 동안 마찰한다.
④ 알코올 제제 사용 시 자연건조한다.
⑤ 미리 받아둔 물에 손을 적신다.

75 수술 후 환자의 피부가 창백해지고, 맥박은 약해지고 빨라지며 어지러워하는 경우 의심되는 증상은?

① 빈 혈   ② 감 염
③ 염 증   ④ 내출혈
⑤ 종 양

76 DPT의 기본예방접종은 얼마 간격으로 몇 회 실시하는 것이 좋은가?

① 1개월 간격으로 3회
② 2개월 간격으로 3회
③ 3개월 간격으로 3회
④ 6개월 간격으로 3회
⑤ 6개월 간격으로 5회

77 임산부 산전검사 중 기본검사에 해당하는 것은?

① 혈 압
② 혈색소
③ 혈액형
④ B형간염
⑤ 매독혈청검사

78 임신부의 부상 시 처치방법으로 틀린 것은?

① 기도를 유지하고 경추를 안정시킨다.
② 정맥주사선을 확보하여 수액을 투여한다.
③ 5분마다 활력징후를 확인한다.
④ 즉시 높은 농도의 산소를 공급한다.
⑤ 쇼크 방지용 바지의 복부 부분에 공기를 넣어준다.

79 성인 환자의 요골맥박에서 불규칙한 리듬이 확인될 경우, 가장 먼저 수행해야 할 간호보조활동은?

① 60초 동안 심첨맥박 측정
② 호흡 측정
③ 다리를 올리는 자세를 취하게 하기
④ 체온 측정
⑤ 수분섭취 권장

80 여성 환자에게 단순도뇨를 시행할 때 올바른 방법은?

① 심스 체위를 취하게 한다.
② '요도구 → 소음순 → 대음순' 순서로 소독한다.
③ 도뇨관을 삽입하는 동안 복부에 힘을 주게 한다.
④ 도뇨관을 요도구로 18~20cm가량 삽입한다.
⑤ 도뇨관 끝에 수용성 윤활제를 바른다.

81 고막체온 측정에 대한 설명으로 옳은 것은?

① 측정에 5분 이상 소요된다.
② 성인의 귓바퀴를 후하방으로 당기면서 탐침을 삽입한다.
③ 사용한 탐침커버를 씌운 채 보관한다.
④ 심부 체온을 측정하기에 적합하다.
⑤ 여러 환자에게 1개의 탐침커버를 사용하여 측정한다.

82 아프가 점수는 다음 중 무엇을 알아보기 위한 것인가?
① 신생아의 건강상태
② 신생아의 발육상태
③ 신생아의 크기
④ 분만의 용이성
⑤ 선천성 질환

83 다음 중 냉장고에 보관해야 하는 약품으로 옳은 것은?
① 디곡신
② B형간염 백신
③ 연 고
④ 관장약
⑤ 알코올

84 개봉한 의약품의 사용기간 중 가장 짧은 것은?
① 일반 정제
② 항생제 시럽
③ 연 고
④ 안 약
⑤ 기타 시럽

85 등 마사지가 가능한 환자는?
① 사지마비 환자
② 골수염 환자
③ 급성감염성 질환자
④ 심하게 허약한 말기암 환자
⑤ 등 부위 화농성 피부염 환자

86 더운물 주머니를 준비하고자 할 때 옳지 않은 것은?
① 준비하기 전 물의 온도가 46~52℃가 되는지 확인한다.
② 더운물 주머니에 물을 넣을 때는 주머니의 1/3~1/2 정도를 채운다.
③ 신장, 심장, 폐기능장애 환자에게 적용한다.
④ 더운물 주머니의 새는 곳을 조사하기 위하여 거꾸로 들고 흔들어 본다.
⑤ 더운물 주머니를 그대로 환부에 대서는 안 된다.

87 침대정리에 관한 설명으로 옳지 않은 것은?
① 침구는 부드럽고 땀 흡수가 잘 되는 면제품이 좋다.
② 침구는 정기적으로 세탁하고 햇볕에 말리도록 한다.
③ 방수포 위에 반시트를 덧까는 것은 침구가 젖지 않도록 하기 위함이다.
④ 이불과 베개의 커버는 흡습성이 좋고, 세탁에 용이한 재질이 좋다.
⑤ 기저귀를 사용하거나 침대에서 배설을 하는 사람은 방수포를 깔아 침구가 젖는 것을 막도록 한다.

88 물품 및 주변정리에 대한 설명으로 틀린 내용은?
① 쓰레기는 세균과 악취를 막기 위해서 매일 분리수거 후 정리한다.
② 주변 정리정돈을 위한 물건 이동 시에도 환자의 동의를 얻은 후에 이동한다.
③ 귀중품의 정리정돈은 간호조무사의 책임하에 한다.
④ 환자의 의사를 분명하게 파악하여 의복이나 물품을 정리·교체한다.
⑤ 외부환경의 변화에 빨리 대처하지 못하는 노인에게 계절과 기온의 변화에 따라 요구되는 물건을 수납·정리하여 이용하기 편하게 한다.

89 노인환자의 피부건조를 방지하기 위한 방법으로 옳지 않은 것은?
① 균형 잡힌 영양소를 섭취할 수 있는 식단을 제공한다.
② 글리세린을 사용한 가벼운 마사지를 한다.
③ 등 마사지 시 로션을 바른다.
④ 등 마사지 시 알코올을 바른다.
⑤ 목욕한 후에는 지방유나 크림을 피부에 바른다.

90 노인환자의 낙상 예방을 위해 적합한 환경으로 옳은 것은?
① 급한 경사로
② 좁은 현관
③ 미끄러운 바닥
④ 팔걸이가 있는 변기
⑤ 어두운 조명

91 척추 손상 시 혈압이 감소되는 원인은?
① 부교감신경의 차단
② 출혈에 의한 쇼크
③ 교감신경의 차단
④ 심장손상
⑤ 혈관축소

92 척추 손상이 의심될 경우 취해야 할 조치는?
① 관절이 움직일 수 있는지 확인한다.
② 척추를 움직이지 않게 조치하고 구조요청을 한다.
③ 호흡이 가능하도록 상체를 높여준다.
④ 등에 업고 신속하게 병원으로 옮긴다.
⑤ 기도유지를 위하여 고개를 옆으로 돌린다.

93 붕대를 감을 때 주의사항으로 옳은 것은?

① 관절을 충분히 신전한 상태에서 감는다.
② 뼈가 돌출된 부위는 면패드나 거즈를 대고 감는다.
③ 말단부위 끝까지 감는다.
④ 상처 위에 매듭을 묶는다.
⑤ 신체의 중심부위에서 말단부위를 향해 감는다.

94 다음 중 흉부 외상 중 늑골골절에서 가장 빈도가 높은 골절은?

① 제1, 2늑골
② 제2, 4늑골
③ 제3, 4늑골
④ 제5~9늑골
⑤ 제11, 12늑골

95 고열이 있는 소아환자에 대한 처치 중 잘못된 것은?

① 의복을 벗긴다.
② 시원한 곳으로 옮긴다.
③ 신속히 병원으로 이송한다.
④ 땀을 빼기 위하여 이불을 덮어준다.
⑤ 찬 물수건으로 닦아준다.

96 14세 남학생이 축구를 하다가 하퇴에 열상을 입고 상처에는 모래가 많이 묻은 상태로 응급실에 왔다. 이때 제일 먼저 해야 하는 처치는?

① 상처부위를 멸균 식염수로 세척한다.
② 파상풍 예방주사를 놓아준다.
③ 상처를 봉합한다.
④ 항생제를 주사한다.
⑤ 상처에 거즈드레싱을 한다.

97 활력징후에 대한 설명으로 옳지 않은 것은?

① 맥박은 분당 60~80회가 정상범위이다.
② 혈압 → 호흡 → 맥박 → 체온 순으로 측정한다.
③ 팔을 심장 높이로 한 후 혈압을 측정한다.
④ 맥박 측정 시 30초 동안 측정 후 2배로 기록한다.
⑤ 나이가 많을수록 혈압이 높아진다.

98 영아에게 2명이 함께 심폐소생술을 할 때, 호흡수 대 심장마사지 횟수의 비율은?

① 1 : 5
② 2 : 12
③ 1 : 10
④ 2 : 15
⑤ 1 : 15

99 입원 환자를 위한 간호보조활동으로 옳은 것은?

① 침상은 환자가 병실에 도착한 후에 준비한다.
② 병동 안내는 옆자리 환자에게 받도록 한다.
③ 입원 전 복용하던 약은 약국에 반납하여 폐기하게 한다.
④ 귀중품은 간호조무사에게 맡기게 한다.
⑤ 환자의 이름과 생년월일을 입원팔찌와 대조하여 확인한다.

100 검사물의 수집과 관리방법으로 옳은 것은?

① 대변 검사물은 한 번에 배설한 모든 대변을 채취한다.
② 혈액 검사물은 병실에 두었다가 검사실로 운반한다.
③ 동맥혈가스분석 검사물은 얼음이 들어 있는 운반용기에 넣어 즉시 검사실로 보낸다.
④ 객담 검사물은 상온에 6시간 둔 후 검사실로 보낸다.
⑤ 24시간 소변검사는 검사가 시작된 시간의 소변부터 수집한다.

101 중앙공급실에서 각종 플라스틱 및 고무제품을 멸균하기 위해 사용하는 멸균법은?

① E.O.가스멸균법
② 고압증기멸균법
③ 자비소독법
④ 건열멸균법
⑤ 유통증기법

102 혼돈 환자에게 장갑보호대를 적용하는 이유는?
① 혈압 상승을 방지하기 위함
② 낙상을 방지하기 위함
③ 배회를 방지하기 위함
④ 튜브 제거를 방지하기 위함
⑤ 질식을 방지하기 위함

103 왼쪽 편마비 대상자에게 단추 없는 상의를 입힐 때 순서는?
① 왼팔 → 머리 → 오른팔
② 왼팔 → 오른팔 → 머리
③ 오른팔 → 왼팔 → 머리
④ 오른팔 → 머리 → 왼팔
⑤ 머리 → 오른팔 → 왼팔

104 심정지 성인 환자에게 자동심장충격기를 사용하는 방법은?
① 상의 위에 패드를 부착한다.
② 패드 부착부위에 물기가 있어도 제거하지 않고 진행한다.
③ 심장리듬 분석 중에도 가슴압박을 지속한다.
④ 심폐소생술 중 자동심장충격기가 도착하면 지체 없이 전원을 켠다.
⑤ 심장리듬을 분석한 후 패드를 부착한다.

105 환자가 말하기 힘든 내용을 이야기할 때 스스로 생각을 정리하고 결정하여 말할 수 있도록 충분한 시간을 주면서 기다리는 의사소통 방법은?
① 경청
② 라포 형성
③ 수용
④ 공감
⑤ 침묵

05 간호조무사 10일 합격 총정리

핵심만 콕 짚어서 만든 실전문제!

정답 및 해설 p.131

1과목 기초간호학 개요
35문항

01 현대 간호가 지향하는 치료의 경향은?

① 질병 – 재활 – 치료
② 질병 – 개인 – 치료
③ 질병 – 전인 – 작업
④ 환자 – 개인 – 작업
⑤ 환자 – 전인 – 재활

02 간호기록을 작성하는 방법으로 옳은 것은?

① 환자 예후에 대한 예측내용을 미래시제를 사용하여 기록한다.
② 잘못 기록한 경우 수정액을 사용한 후 그 위에 덮어 쓴다.
③ 임의로 만든 약어를 사용하여 기록을 간략히 한다.
④ 약물 투여 후 즉시 투약내용을 기록한다.
⑤ 연필로 작성한다.

03 침상보조기구와 그에 대한 설명의 연결이 옳지 않은 것은?

① 크래들 침상 – 척추골절 환자
② 발 지지대 – 첨족(Foot Drop) 예방
③ 침상난간 – 이동 시 낙상방지
④ 침상판 – 허리지지 유지
⑤ 손두루마리 – 손가락의 굴곡상태 유지

04 병실을 관리하는 방법으로 옳지 않은 것은?

① 병실의 실내온도는 20~22℃로 한다.
② 바닥 청소 시 깨끗하게 비질을 한다.
③ 낙상예방을 위해 침대난간을 올려준다.
④ 기구에 피나 점액이 묻으면 찬물로 헹구고 더운 비눗물로 씻는다.
⑤ 관장촉은 10분간 끓인 후 걸어서 말린다.

05 혈당 농도를 낮추는 호르몬은?

① 글루카곤
② 코르티솔
③ 성장호르몬
④ 에피네프린
⑤ 인슐린

06 갑상샘항진증 환자를 위한 간호보조활동으로 옳은 것은?

① 병실을 따뜻하게 조성한다.
② 일주일에 한 번 목욕하게 한다.
③ 엎드린 자세를 취하게 한다.
④ 섬유소가 많은 음식은 제한한다.
⑤ 병실에 텔레비전을 큰 소리로 틀어준다.

07 음식물의 섭취중추가 있는 곳은?

① 대뇌겉질
② 중간뇌(중뇌)
③ 사이뇌(간뇌)
④ 연수(숨뇌)
⑤ 소뇌

08 비뇨기의 배설과정이 순서대로 나열된 것은?

① 신장 → 요관 → 요도 → 방광
② 요관 → 요도 → 신장 → 방광
③ 신장 → 요관 → 방광 → 요도
④ 신장 → 요도 → 방광 → 요관
⑤ 신장 → 방광 → 요관 → 요도

09 영아의 맥박을 확인하기 위한 가장 적당한 동맥은?

① 목동맥(경동맥)
② 관자(측두)동맥
③ 노동맥(요골동맥)
④ 넙다리(대퇴)동맥
⑤ 위팔(상완)동맥

44

5일차

10 치아 임플란트 수술 예정인 환자에게 설명한 내용으로 옳은 것은?

① "임플란트 치아에는 치면세균막이 발생하지 않아요."
② "수술한 당일부터 딱딱하고 질긴 음식을 씹을 수 있어요."
③ "임플란트 고정체가 뼈에 자리 잡는 데에는 20개월 이상 소요돼요."
④ "수술한 날에는 수술부위에 온찜질을 하세요."
⑤ "임플란트 치아는 의치보다 씹는 힘이 강해요."

11 약물을 일정 시간 간격으로 복용하는 목적은?

① 혈중농도를 유지하기 위함
② 길항작용을 일으키기 위함
③ 중독작용을 촉진하기 위함
④ 약물의 내성을 증진하기 위함
⑤ 흡수되는 시간을 지연시키기 위함

12 심근수축력을 증가시킴으로써 심박출량을 늘리고 비정상적인 심장박동수를 조절하여 심부전 치료에 사용하는 약물은?

① 아세트아미노펜
② 살부타몰
③ 디곡신
④ 인슐린
⑤ 옥시토신

13 수술 후 상처치유를 촉진하는 데 관여하는 영양소는?

① 비타민 A, 탄수화물
② 비타민 B, 단백질
③ 비타민 C, 단백질
④ 비타민 D, 지방
⑤ 비타민 K, 무기질

14 비타민 B와 K의 합성이 이루어지는 곳은?

① 십이지장
② 이 자
③ 대 장
④ 소 장
⑤ 회 장

15 위관영양 시 영양액의 온도에 대한 설명으로 옳은 것은?

① 차게 해서 준다.
② 소화를 돕기 위해 뜨겁게 준다.
③ 평소에 환자가 선호하던 온도로 준다.
④ 체온과 같거나 약간 높은 온도로 한다.
⑤ 여름에는 차게, 겨울에는 뜨겁게 준다.

16 간호조무사의 업무 중 진공흡인기의 사용에 대한 설명으로 옳은 것은?

① 진공흡인기의 사용 시 모든 치료를 중단한다.
② 진공흡인기의 팁은 치아에서 멀리 대주어야 한다.
③ 치아의 설측 삭제 시에는 설면에 평행되게 진공흡인기의 팁을 넣는다.
④ 진공흡인기 사용 시 진료의사의 치경을 가리지 않도록 한다.
⑤ 의사가 오른손으로 핸드피스를 조정할 때에는 진공흡인기를 왼손으로 잡고 조정한다.

17 영유아의 구강관리 내용으로 옳은 것은?

① 칫솔은 생후 36개월이 지나야 이용할 수 있다.
② 혼자 칫솔을 사용하는 시기는 9세가 적절하다.
③ 6~12세에는 불소를 주어 건강한 치아형성을 돕는다.
④ 이가 다 나온 이후에는 젖은 헝겊에 물을 묻혀 이와 잇몸을 닦아 준다.
⑤ 2~3세 이전에는 치약 사용을 엄격히 제한한다.

18 아이스크림을 먹은 아이의 구강체온 측정 시 옳은 것은?

① 그냥 측정해도 상관없다.
② 섭취 후 30분이 지난 후에 측정한다.
③ 섭취 후 10분이 지난 후에 측정한다.
④ 따뜻한 물을 마시게 한 후 측정한다.
⑤ 측정 후 정상체온이 아니면 다시 측정한다.

19 침요법 시 체침(滯針) 반응이 나타났을 때 간호보조활동으로 옳은 것은?

① 자침 부위의 관절을 운동하게 한다.
② 침관을 사용하여 침을 밀어 넣는다.
③ 자침 부위를 얼음찜질한다.
④ 잠시 기다렸다가 침을 돌리면서 발침한다.
⑤ 자침 부위가 아래로 가도록 체위를 변경하게 한다.

20 임신 2기 여성의 태반 위치를 확인하기 위한 복부 초음파 검사 시, 임부를 위해 간호조무사가 수행해야 할 가장 적절한 활동은?

① 검사 전 금식하도록 안내한다.
② 검사가 끝날 때까지 소변을 참게 한다.
③ 초음파 젤을 차갑게 하여 준비한다.
④ 검사 시 절석위를 취하도록 돕는다.
⑤ 복부를 포르말린으로 소독한다.

21 우리 신체에 가벼운 출혈이 있는 경우 자연적인 응고시간은?

① 1~2분   ② 2~3분
③ 6~8분   ④ 10~12분
⑤ 12~14분

22 복부 손상 시 일반적 응급처치법으로 잘못된 것은?

① 튀어나온 장기는 생리식염수에 적신 거즈 등으로 싸서 후송한다.
② 장기가 잘 안 들어가면 억지로 밀어 넣으려 하지 않는다.
③ 쇼크를 대비하기 위해 항쇼크바지를 착용시킨다.
④ 복강 내 출혈에 의한 과민성 쇼크를 예방한다.
⑤ 구토를 대비하면서 이송한다.

23 다음 중 척추 손상이 의심되는 환자는?

① 다이빙을 하다가 머리를 바닥에 부딪쳐 손에 힘이 들어가지 않는 환자
② 붉은 반점이 생긴 환자
③ 갑작스러운 안구이상을 호소하는 환자
④ 갑작스러운 흉통을 호소하는 환자
⑤ 이물이 삽입된 천자상을 입은 환자

24 구법(뜸)에 관한 설명으로 옳은 것은?

① 허증질환에 사용한다.
② 고열 환자에게 사용한다.
③ 임신부는 복부에 뜸을 뜬다.
④ 대혈관 부위에 직접구법으로 뜸을 뜬다.
⑤ 사지에 먼저 뜸을 뜨고 나서 얼굴에 뜬다.

25 휴식과 수면을 취하기에 편안한 자세이며, 체위변경을 할 때 많이 이용되는 체위는?

① 트렌델렌버그 체위
② 배횡와위
③ 반복위(심스위)
④ 절석위(쇄석위)
⑤ 측 위

26 생후 12개월 이후에 시작하는 예방접종은?

① B형간염
② 결 핵
③ 디프테리아
④ 일본뇌염
⑤ 폴리오

27 저혈당 증상을 보이는 당뇨병 환자에게 줄 수 있는 식품은?

① 원두커피
② 보리차
③ 오렌지주스
④ 생 수
⑤ 고깃국물

28 결핵 환자의 자가관리 방법으로 옳은 것은?

① 이불은 그늘에 말린다.
② 수분섭취를 줄인다.
③ 저열량 식품을 섭취한다.
④ 기침을 하지 않더라도 항결핵제 복용을 중단해서는 안 된다.
⑤ 실내 환기는 하루에 1번만 한다.

29 노인성 질환의 특성으로 옳은 것은?
① 질병의 경과가 길고 재발률이 높다.
② 합병증이 생기는 경우는 드물다.
③ 정상적인 노화과정과의 구분이 쉽다.
④ 원인이 명확한 만성 퇴행성 질병이 대부분이다.
⑤ 빠른 회복력을 보인다.

30 독감예방접종에 관한 내용으로 옳지 않은 것은?
① 매년 1~2월에 독감이 유행하기 전에 접종한다.
② 심장질환, 당뇨병, 간질환, 신경질환 등을 가진 자에게 예방접종을 권장한다.
③ 독감예방접종 후 주사부위의 붉어짐이나 통증이 나타날 수 있다.
④ 독감예방접종 후 발열, 근육통, 알레르기 반응이 나타날 수 있다.
⑤ 폐질환자, 65세 이상의 노인에게 예방접종을 권장한다.

31 기관절개 후 개구 부위에 젖은 거즈를 덮는 이유는?
① 습도 유지를 위하여
② 점액 방출 방지를 위하여
③ 의사표시를 하기 위하여
④ 절개 부위를 압박하기 위하여
⑤ 환자가 절개 부위를 만지는 것을 방지하기 위하여

32 응급처치 우선순위로 옳은 것은?
① 가슴압박 → 호흡유지 → 기도확보
② 가슴압박 → 기도확보 → 호흡확인
③ 기도확보 → 호흡확인 → 가슴압박
④ 기도확보 → 가슴압박 → 호흡유지
⑤ 호흡유지 → 기도확보 → 가슴압박

33 응급구조 환자에 대한 1차 평가단계에서, AVPU 척도를 사용하여 환자의 의식수준을 사정하는 것과 관련이 있는 단계는?
① A – Airway, 기도유지
② B – Breathing, 호흡확인
③ C – Circulation, 순환확인
④ D – Disability, 신경학적 검사
⑤ E – Expose, 노출

34 수혈에 관한 설명으로 옳은 것은?
① 발열, 오한, 가려움증, 두통이 나타나더라도 수혈을 한다.
② 수혈을 시작한 후 처음 15분 동안 대상자와 함께 있도록 한다.
③ 자가수혈은 공혈자와 수혈자의 교차감염의 위험이 있다.
④ 수혈할 혈액의 종류가 달라도 보관 장소 및 사용기한은 같다.
⑤ 수혈을 하다 남은 혈액은 가온해서 다음 수혈 때 사용한다.

35 임신 31주에 태어난 미숙아의 신체적 특징 중, 정상적으로 태어난 만삭아와 비교했을 때 가장 다른 점은?
① 피부 아래 혈관이 잘 보이지 않는다.
② 손바닥과 발바닥에 주름이 많다.
③ 귀의 연골이 단단하게 발달해 있다.
④ 피하지방층이 적다.
⑤ 솜털이 적다.

2과목 보건간호학 개요 15문항

36 면담에서 가장 중요한 사항은?
① 풍부한 지식을 가지고 있어야 한다.
② 면담 시 철저히 기록해야 한다.
③ 피면담자와 신뢰감이 형성되어야 한다.
④ 많은 인원을 참석시켜야 한다.
⑤ 면담 전 안정된 분위기를 조성한다.

37 한 주제에 대한 상반된 의견을 가진 전문가 몇 명이 토의를 하면서 청중의 질의·응답을 받고 사회자가 이를 정리함으로써 내용을 파악하도록 하는 방법은?
① 패널토의
② 분단토의
③ 세미나
④ 워크샵
⑤ 심포지엄

38 비만 환자에게 6개월간 식사요법을 실천하도록 교육하고, 6개월 후 체중을 측정하고자 할 때의 평가 유형은?
① 성과평가
② 진단평가
③ 구조평가
④ 과정평가
⑤ 형성평가

39 국민의 건강과 사회보장 등의 사무를 관장하는 중앙정부 조직은?

① 보건복지부
② 고용노동부
③ 기획재정부
④ 행정안전부
⑤ 문화체육관광부

40 1차 보건의료 사업에 해당하지 않는 것은?

① 식량 공급과 적절한 영양의 증진
② 급성 감염병에 대한 예방접종
③ 안전한 식수의 공급
④ 필수약품의 제공
⑤ 주요 건강문제에 대한 치료

41 진료비 측정에 대한 방법 중 하나로 진료행위 각각에 금액을 책정하는 것은?

① 인두제
② 포괄수가제
③ 봉급제
④ 행위별수가제
⑤ 총액계약제

42 우리나라의 의료보장에 관한 설명으로 옳은 것은?

① 고소득자는 민간보험에 가입해야 한다.
② 건강보험 가입은 강제적 가입 방식이다.
③ 저소득층은 직장 건강보험에 가입해야 한다.
④ 농어촌 거주자는 지역건강보험법에 가입해야 한다.
⑤ 산업재해로 인한 보상은 건강보험에서 지불한다.

43 국가가 보험료 부담능력이 없는 저소득층의 의료를 공적부조방식으로 보조하는 것은?

① 건강보험
② 사회보험
③ 의료급여
④ 산업재해보험
⑤ 고용보험

44 산성비가 미치는 환경적 영향으로 옳은 것은?

① 식물의 성장 및 생육 방해
② 광화학 스모그 발생
③ 해수면 상승
④ 엘니뇨 발생
⑤ 기온 상승

45 다음 중 온열조건은?

① 기후, 기습, 기압, 복사열
② 기습, 기류, 복사열, 지형
③ 기후, 온도, 태양열, 기습
④ 기온, 기습, 기류, 복사열
⑤ 기후, 기습, 기류, 복사열

46 무색, 무취, 무자극성이면서 맹독성인 것은?

① CO   ② CO_2
③ O_3 ④ SO_2
⑤ NH_3

47 무릎에 통증을 느끼던 근로자가 3일 정도 휴식을 취하니 통증이 사라졌다. 이 증상으로 옳은 것은?

① 직업병
② 산업재해
③ 산업피로
④ 퇴행성관절염
⑤ 무릎연골파열

48 고온환경작업 시 순환기계의 이상으로 오는 증상은?

① 열경련   ② 열허탈
③ 일사병   ④ 열쇠약
⑤ 잠함병

49 잠함병의 주요 원인이 되는 공기의 성분은?

① 질 소
② 산 소
③ 일산화탄소
④ 이산화탄소
⑤ 아르곤

50 한랭한 장소에서 생활하거나 작업함으로써 발생하는 질병은?

① 군집독
② 동 상
③ 폰티악열병
④ 참호족염
⑤ 동 창

48

5일차

3과목 공중보건학 개론
20문항

51 질병발생과 관련된 숙주 요인에 해당하는 것은?
① 박테리아
② 자외선
③ 중금속
④ 방사능
⑤ 가족력

52 감염병 예방대책 중 감염원 처리대책으로 가장 옳은 것은?
① 매개체 서식장소에 살충제를 살포한다.
② 병에 대한 약제를 예방적으로 복용한다.
③ 환자, 보균자를 조기에 발견하여 치료한다.
④ 개인 위생교육을 실시한다.
⑤ 감염원의 접근으로 숙주가 감염의 위험에 노출되는 것을 제한한다.

53 면역에 관한 설명으로 옳은 것은?
① 자연능동면역 – 모체로부터 받은 면역
② 인공능동면역 – 예방접종 후 생성된 면역
③ 인공수동면역 – 선천적으로 획득한 면역
④ 자연수동면역 – 질병의 이환 후 획득한 면역
⑤ 인공능동면역 – 혈청제재의 접종으로 획득한 면역

54 환자에게 주사 중 손가락에 찔린 경우 발생할 수 있는 감염성 질환은?
① B형간염   ② 백일해
③ 장티푸스   ④ 파라티푸스
⑤ 홍역

55 영아사망률이 건강수준 및 보건사업 수준 평가에 대표적 지표로 사용되는 이유로 옳은 것은?
① 일정 연령군의 통계로서 통계적 유의성이 낮기 때문이다.
② 보건의료 수준에 따라 크게 영향을 받지 않기 때문이다.
③ 영아사망률의 변동범위가 조사망률의 변동범위보다 크기 때문이다.
④ 모자보건 수준이나 환경수준이 높아지면 사망률이 낮아지기 때문이다.
⑤ 환경위생 상태에 따라 예민하게 영향을 받지 않아 통계적 유의성이 작다.

56 다음에 해당하는 정신재활 프로그램은?

- 정의 : 퇴원 후 환자들이 모여 서로의 고통을 이해하고 경험을 공유하는 모임
- 목적 : 구성원 간 상호지원 활동과 환자 권리에 대한 주장
- 단약모임, 단주모임, 단도박모임 등이 있음

① 사례관리
② 자조집단
③ 낮병원
④ 직업재활
⑤ 중간시설(Halfway house)

57 가족간호의 가장 중요한 목적은?
① 개인위생을 적절히 실천하게 하는 것
② 생활 속의 안전과 사고방지의 대책을 강구하는 것
③ 지역사회의 모든 건강사업기관의 시설을 적절히 이용하게 하는 것
④ 건강문제는 가족 스스로 해결할 수 있는 능력을 얻게 하는 것
⑤ 질병을 예방하는 것

58 분만을 끝낸 산모에게 초유에 대하여 교육할 때 올바르게 지도한 것은?
① 신생아에게 먹이도록 지도한다.
② 설사를 유발하므로 짜서 버리도록 한다.
③ 태변배설에 장애가 되므로 짜서 버리도록 한다.
④ 영양가가 더 높은 성숙유와 섞어 먹이도록 한다.
⑤ 산모가 마음대로 하도록 별도의 지도를 하지 않는다.

59 지역사회 보건간호의 정의로 옳은 것은?
① 학교라는 집단을 간호대상으로 간호제공과 보건교육을 실시하여 그들 스스로가 건강문제를 해결할 수 있는 기능수준으로 향상시킨다.
② 지역사회라는 집단을 간호대상으로 간호제공과 보건교육을 실시하여 타의적으로 건강문제를 해결할 수 있는 기능수준으로 향상시킨다.
③ 지역사회라는 집단을 간호대상으로 간호제공과 보건교육을 실시하여 그들 스스로가 건강문제를 해결할 수 있는 기능수준으로 향상시킨다.
④ 지역사회라는 집단을 간호대상으로 간호제공과 보건교육을 실시하여 그들 스스로가 지역사회문제를 해결할 수 있는 기능수준으로 향상시킨다.
⑤ 지역사회라는 집단을 간호대상으로 간호제공과 보건교육을 실시하여 그들 스스로가 건강문제를 예방할 수 있는 기능수준으로 향상시킨다.

60 건강증진의 개념으로 옳은 것은?
① 특정 질병예방을 주된 목표로 한다.
② 건강의 위험요소를 조기에 발견하여 관리하는 것으로 제한된다.
③ 건강보호와 동일한 개념이다.
④ 질병치료와 동일한 개념이다.
⑤ 대상자의 건강을 지금보다 더 나은 상태로 하는 것이다.

61 지역사회에서 간호조무사가 보건문제에 대해 불평을 하는 주민을 대할 때 올바른 태도는?

① 우선 흥분을 진정하라고 말한다.
② 옳지 않은 이야기를 할 경우에는 지체 없이 정정해준다.
③ 관할 임무 외의 불만일 경우에는 관할 부서에 가서 이야기하라고 지시한다.
④ 인내심을 가지고 끝까지 청취한다.
⑤ 즉각 시정하겠다고 약속한다.

62 지역사회 보건사업 중 제3차 간호에 포함되는 내용은?

① 질병예방 단계의 간호
② 건강유지 단계의 간호
③ 임상적 단계의 간호
④ 조기발견 단계의 간호
⑤ 재활단계의 간호

63 가정방문 전에 해야 하는 준비활동으로 옳은 것은?

① 방문활동에 대한 평가
② 가족의 참여 유도
③ 지역사회의 지도자 파악
④ 방문대상에 대한 기록 검토
⑤ 간호대상과 함께 공동활동계획 작성

64 최근에는 건강증진사업이 강조되고 있다. 그 이유로 적절하지 않은 것은?

① 2차 예방의 중요성 인식
② 만성 퇴행성 질환의 증가
③ 의료비에 대한 사회적 부담 증가
④ 개인생활습관의 중요성
⑤ 짧은 건강수명

65 「의료법」상 진단서·검안서·증명서를 발부할 수 있는 사람은?

① 약사, 의사, 치과의사
② 의사, 간호사, 조산사
③ 물리치료사, 한의사, 약사
④ 의사, 치과의사, 한의사
⑤ 조산사, 한의사, 원무담당자

66 「정신건강증진 및 정신질환자 복지서비스 지원에 관한 법률」상 보건복지부장관은 실태조사를 몇 년마다 실시하여야 하는가?

① 5년마다
② 10년마다
③ 보건복지부장관이 필요하다고 판단할 때
④ 지방자치단체장이 필요하다고 판단할 때
⑤ 보건소장의 요청에 의해

67 「결핵예방법」상 결핵관리업무에 종사했던 자가 업무상 알게 된 환자의 비밀을 정당한 사유 없이 누설한 경우 처하는 벌칙은?

① 1년 이하 징역 또는 500만 원 이하의 벌금
② 2년 이하 징역 또는 1,000만 원 이하의 벌금
③ 3년 이하 징역 또는 1,000만 원 이하의 벌금
④ 3년 이하 징역 또는 3,000만 원 이하의 벌금
⑤ 5년 이하 징역 또는 2,000만 원 이하의 벌금

68 「구강보건법」상 구강건강실태조사의 조사주기는?

① 1년   ② 2년
③ 3년   ④ 4년
⑤ 5년

69 「혈액관리법」상 혈액원이 채혈 전 헌혈자에게 실시하는 건강진단이 아닌 것은?

① 과거의 헌혈경력
② 채혈금지대상자 여부의 조회
③ 산소포화도
④ 체중 측정
⑤ 혈색소검사에 따른 빈혈검사

70 「감염병의 예방 및 관리에 관한 법률」상 기존에 알려지지 아니한 새로운 병원체에 의해 발생하여 국제적으로 보건문제를 야기하고 국내 유입에 대비하여야 하는 감염병으로서 질병관리청장이 보건복지부장관과 협의하여 지정하는 것은?

① 생물테러감염병
② 관리대상 해외 신종감염병
③ 의료관련감염병
④ 인수공통감염병
⑤ 세계보건기구 감시대상 감염병

4과목 실기 (35문항)

71 혈압계로 혈압측정 시 주로 이용되는 동맥은?
① 목동맥
② 관자동맥
③ 상완동맥
④ 자동맥
⑤ 심장동맥

72 관절의 운동 중 시상면을 따라 각이 작아지는 것은?
① 외 전   ② 내 전
③ 신 전   ④ 회 내
⑤ 굴 곡

73 물품사용 후 관리법으로 틀린 것은?
① 거즈는 일반의료폐기물 통에 처리한다.
② 고막체온계의 탐침 커버는 재사용하지 않는다.
③ 곡반은 뜨거운 물에 넣어 소독한 후 완전히 물기를 닦아낸다.
④ 더운물 주머니는 비누로 씻어 햇빛에 말린다.
⑤ 더러워진 침구는 더러워진 쪽이 안쪽으로 향하게 말아서 세탁통에 넣는다.

74 투약 시 준수해야 할 5가지 원칙을 구성하는 요소는?
① 정확한 용량
② 정확한 가격
③ 정확한 약사
④ 정확한 장소
⑤ 정확한 보고

75 단순도뇨의 목적으로 옳은 것은?
① 지속적으로 방광을 세척하기 위함
② 무균적인 소변검사물을 수집하기 위함
③ 1시간마다 소변량을 측정하기 위함
④ 전신마취가 필요한 장시간 수술 시 방광의 팽만을 막기 위함
⑤ 혼수상태인 요실금 환자의 피부손상을 예방하기 위함

76 투약 시 간호조무사의 일반적인 행동이 아닌 것은?
① 투약의 5가지 기본원칙을 지켜 정확한 약물 투여가 이루어지도록 한다.
② 의문이 있는 처방이라도 의심하지 말고 반드시 지시에 따른다.
③ 용기에 내용물이 표시된 약물만을 사용한다.
④ 수량을 철저히 확인하고 보관할 때는 반드시 약장을 잠가 둔다.
⑤ 환자가 처방한 약이 아닌 다른 약을 복용하고 있을 때는 즉시 중단하고 간호사에게 보고한다.

77 임신 중 산전관리에서 체중이나 혈압을 자주 측정하는 이유로 옳은 것은?
① 임신성 고혈압과 중독증 유무 파악
② 태아의 성장 파악 및 몸무게 추정
③ 흡연과 음주 여부 파악
④ 당뇨 및 단백뇨 유무 파악
⑤ 태아의 유전적 질병 유무 파악

78 임산부의 산전관리 내용 중 건강력검사로 옳은 것은?
① 현재 병력   ② 단백뇨
③ 매독검사   ④ 활력징후
⑤ 당 뇨

79 공기주의 격리지침에 관한 설명으로 옳은 것은?
① 간호조무사가 격리실에 들어갈 경우 N95 마스크를 착용한다.
② 양압격리실에 환자를 배치한다.
③ 활동성 폐결핵 환자는 코호트 격리를 한다.
④ 병실 문을 열어 둔다.
⑤ 의학적으로 필요한 경우 외에 환자에게 병실 밖으로 나가는 것을 허용한다.

80 환자의 활력징후를 측정하던 중 체온계가 떨어져 파손되었다. 적절한 조치는?
① 아무도 모르게 보관 장소에 갖다 놓는다.
② 자주 파손되는 제품이니 병원에 구매를 요청한다.
③ 간호사에게 즉시 사실대로 보고한다.
④ 보호자에게 새로운 혈압계를 사오라고 한다.
⑤ 병원과 비용을 부담해서 새 체온계를 구입한다.

81 입원한 노인환자의 낙상사고를 예방하기 위한 방법으로 옳은 것은?

① 호출기는 손에 닿지 않는 곳에 둔다.
② 뒷굽이 높고 폭이 넓은 신발을 신게 한다.
③ 실내조명을 밝게 한다.
④ 취침 시 침상난간을 내려준다.
⑤ 야간에는 모든 조명을 꺼둔다.

82 다음 중 청력이상자에게 말할 때 행동으로 옳은 것은?

① 큰 목소리로 말한다.
② 마주보고 대화를 한다.
③ 과장된 표정과 몸짓을 보인다.
④ 한 글자씩 발음한다.
⑤ 말할 내용을 줄여서 간략하게 한다.

83 비경구투약의 장점에 해당하는 것은?

① 사용방법이 편리하다.
② 비교적 경제적이다.
③ 안전한 방법이다.
④ 투약과정이 단순하다.
⑤ 약물효과가 빠르다.

84 수술 후 환자의 내출혈 증상으로 틀린 것은?

① 혈압 120/80mmHg
② 피부청색증
③ 맥박 122회/분
④ 빠르고 약한 맥박
⑤ 갈증과 불안

85 투여경로와 응급약물의 연결이 올바르지 않은 것은?

① 경피투여 – 에피네프린
② 설하투여 – 니트로글리세린
③ 피하주사 – 인슐린
④ 기관투여 – 리도카인
⑤ 근육주사 – 모르핀

86 환자에게 비눗물 관장을 실시하려고 할 때 옳은 것은?

① 비눗물의 온도는 38℃로 준비한다.
② 체위는 앙와위가 이상적이다.
③ 환자의 복통 호소는 정상이다.
④ 관장촉을 배꼽을 향하여 삽입한다.
⑤ 장을 깨끗이 씻어낼 목적으로 사용한다.

87 당뇨 환자의 발 관리에 대한 설명으로 옳은 것은?

① 청결을 위해 강한 비누로 자주 닦는다.
② 발톱은 일(一)자로 깎아 준다.
③ 건조해지는 것을 막기 위해 발은 건조시키지 않는다.
④ 신발은 발에 딱 맞는 것으로 아침에 구입한다.
⑤ 로션은 발가락 사이까지 잘 도포해야 한다.

88 출혈이 심한 환자의 응급처치로 옳은 것은?

① 지혈대를 사용한다.
② 상처부위의 이물질을 제거한다.
③ 상처부위를 심장보다 낮게 한다.
④ 손으로 직접 압박한다.
⑤ 지혈제를 사용해서 출혈을 멎게 한다.

89 수술 직후 배뇨곤란을 호소하는 환자를 도울 수 있는 방법이 아닌 것은?

① 수분섭취를 증가시킨다.
② 따뜻한 변기를 사용한다.
③ 조용하고 편안한 환경을 만든다.
④ 물 흐르는 소리를 들려준다.
⑤ 금기사항이 아니라면 남자 환자의 경우 서서 요를 보게 한다.

90 멸균물품을 다룰 때 주의사항은?

① 멸균세트가 펼쳐진 위로 물품을 건넨다.
② 유효일자가 빠른 멸균물품은 보관장 맨 뒤에 둔다.
③ 멸균물품은 사용하기 10분 전에 미리 개봉해둔다.
④ 이동겸자를 이용하여 멸균통에서 거즈를 꺼낸다.
⑤ 멸균포의 가장자리 안쪽 2.5cm는 멸균영역으로 간주한다.

91 다음 설명에 해당하는 호흡 양상은?

> • 호흡의 깊이가 깊고 빠르며, 규칙적인 양상을 보인다.
> • 주로 당뇨병 케톤산증 환자에게 나타난다.

① 쿠스마울호흡(Kussmaul respiration)
② 체인–스토크스호흡(Cheyne-Stokes respiration)
③ 비오호흡(Biot's respiration)
④ 좌위호흡(Orthopnea)
⑤ 빈호흡(Tachypnea)

92 염좌를 설명한 것으로 옳은 것은?

① 골절에 준하여 처치를 한다.
② 염좌는 골절의 치료와는 무관하다.
③ 사고현장에서는 골절과 구별하기가 비교적 쉽다.
④ 염좌는 골절과 다른 것이므로 부목으로 고정하지는 않는다.
⑤ 염좌는 대부분 병원까지 데려갈 필요 없이 현장에서 응급처치를 한 후 귀가조치하여도 무관하다.

93 다음 날 충수절제술 예정 환자에게 수술 전 금식에 대해 옳게 설명한 것은?

① "입이 마르면 사탕을 녹여 드세요."
② "물은 한 모금도 드시지 않아야 해요."
③ "갈증을 못 참겠으면 이온음료를 조금씩 드세요."
④ "얼음을 한 조각 물고 있어도 괜찮아요."
⑤ "허기지면 껌을 씹으세요."

94 정상 분만에 대한 설명으로 틀린 것은?

① 정상적인 분만이란 태아의 머리부터 출산경로를 통과하는 것이다.
② 분만이 시작된다는 것은 자궁이 수축하기 시작한다는 것이다.
③ 분만 중에는 가능한 한 소독된 장비와 기구를 이용해야 한다.
④ 분만 후 1시간 이내로 소변을 확인한다.
⑤ 산통이 시작되면서 양막파열이 나타나면 분만이 시작되었다는 것을 의미한다.

95 식도위내시경 검사 전 환자에게 올바르게 설명한 내용은?

① "천장을 보고 바로 누운 상태에서 검사를 진행하겠습니다."
② "수면내시경 직후 운전할 수 있습니다."
③ "의치가 있으면 착용하고 검사하면 됩니다."
④ "검사 후 당일에도 금식이 필요하며, 다음 날부터 식사가 가능합니다."
⑤ "검사 전에 위장 내 기포제거제와 위장운동억제제를 투여하겠습니다."

96 다음 중 염좌의 증상이 아닌 것은?

① 관절부위의 통증
② 관절부위의 부종과 반상출혈
③ 정상적인 관절운동의 소실
④ 인대의 손상
⑤ 관절부위의 운동범위가 넓어짐

97 하지의 골절이 의심되면서 골절 부위의 피부에서 출혈이 심한 경우에 어떠한 부목을 이용하는 것이 가장 바람직한가?

① 철사부목
② 공기부목
③ 견인부목
④ 진공식 부목
⑤ 경성부목

98 영아의 심폐소생술 방법으로 옳은 것은?

① 맥박 확인을 위해 위팔동맥을 촉지한다.
② 어깨를 흔들어 의식을 확인한다.
③ 목을 과신전하여 기도를 개방한다.
④ 가슴을 압박할 때는 검상돌기 아래 부위를 누른다.
⑤ 60~80회/분의 속도로 가슴압박을 한다.

99 두개내압 항진 증가에 대한 치료방법으로 잘못된 것은?

① 항뇌부종약의 투여
② 두부저위
③ 과호흡
④ 산소 투여
⑤ 수 술

100 발가락에 동상이 발생한 환자를 위한 간호보조활동은?

① 동상 부위를 심장보다 낮춘다.
② 동상 부위를 따뜻한 물에 담근다.
③ 전기담요를 덮는다.
④ 수포가 있으면 터뜨린다.
⑤ 동상 부위를 문질러 준다.

101 혈압 측정 방법에 관한 설명으로 옳은 것은?

① 커프의 공기는 10~20mmHg/초의 속도로 뺀다.
② 첫 심박소리가 들리는 지점을 이완기혈압으로 기록한다.
③ 재측정이 필요한 경우 30초 이내에 다시 혈압을 잰다.
④ 환자의 팔의 높이와 심장의 높이를 같게 한다.
⑤ 상완맥박 촉지부위 2cm 아래에 커프를 감는다.

102 오른쪽 편마비 환자의 식사를 돕는 방법은?

① 대화하면서 음식을 제공한다.
② 오른쪽을 밑으로 하여 누운 자세를 취하게 한다.
③ 턱을 들고 목을 뒤로 젖혀 음식을 먹인다.
④ 숟가락을 왼쪽 입술 옆에 대고 음식을 넣어준다.
⑤ 한 번에 많은 양의 음식을 입에 넣어준다.

103 붕대를 고정하기 위해 시작과 마무리에 사용하며, 같은 부분을 여러 번 겹쳐서 감는 방법은?

① 환행대
② 회귀대
③ 나선절전대
④ 팔자대
⑤ 나선대

104 장시간 앙와위로 누워 있는 환자에게 욕창이 가장 잘 발생하는 부위는?

① 경 골
② 천 골
③ 무 릎
④ 하악골
⑤ 전두골

105 임종을 앞둔 환자에게 죽음이 임박하였음을 예측할 수 있는 상태는?

① 동공이 축소된다.
② 호흡이 규칙적이다.
③ 피부가 붉고 따뜻하다.
④ 근육 긴장도가 증가한다.
⑤ 대소변 실금이 나타난다.

06 간호조무사 10일 합격 총정리

정답 및 해설 p.136

1과목 기초간호학 개요 35문항

01 업무 중 체온계를 파손한 사실을 인지했으나, 문책이 두려워 이를 즉시 보고하지 않고 숨겼다. 이러한 행동은 어떤 윤리강령을 위배하는가?

① 최선의 노력
② 정직한 행동
③ 봉사정신
④ 헌 신
⑤ 사명감

02 간호조무사가 근무시간을 변경하고자 할 때 취해야 할 조치로 옳은 것은?

① 동료와 상의한다.
② 환자와 의견을 조율한다.
③ 가능한 한 일찍 직속상관에게 알린다.
④ 병원 규칙을 찾아본다.
⑤ 이전에 근무시간을 변경한 적 있는 동료에게 조언을 구한다.

03 고혈압 환자에게 혈압하강제로 이뇨제를 투여하는 이유 중 가장 옳은 것은?

① 신부전을 완화하기 위해
② 환자에게 초래될 수 있는 의존성 부종과 외상 부전 때문
③ 나트륨과 수분배설을 촉진하기 때문
④ 혈관수축을 강조하기 위해
⑤ 심부전을 완화하기 위해

04 혈중 칼슘농도가 높을 때 뼈에서의 칼슘 용출을 막고, 소변으로 칼슘의 배설을 촉진하는 호르몬은?

① 부갑상샘호르몬
② 알도스테론
③ 칼시토닌
④ 코르티솔
⑤ 아드레날린

05 다음 중 호흡 측정 방법으로 옳은 것은?

① 환자에게 측정사실을 알리고 측정한다.
② 흡기와 호기가 반복되는 횟수를 30초 정도 젠다.
③ 정확한 측정을 위해 호흡을 깊이 하도록 요구한다.
④ 흡연은 상관없으니 바로 측정한다.
⑤ 맥박수를 잰 후 손을 그대로 두고 호흡수를 측정한다.

06 척수손상 환자에게 신속하게 투여할 수 있는 응급약물은?

① 덱사메타존
② 메틸프레드니솔론
③ 만니톨
④ 페니토인
⑤ 페노바비탈

07 다음 중 정맥요법의 목적으로 가장 부적절한 것은?

① 신체에 수분과 전해질, 영양을 공급한다.
② 산-염기 균형을 맞춘다.
③ 고농도의 약물을 빠르게 주입한다.
④ 약물의 빠른 효과를 얻고 완전히 흡수되도록 한다.
⑤ 계속적인 정맥 내 주입으로 약물의 치료적 혈중농도를 일정하게 유지한다.

08 출혈시간 지연, 부정맥, 안면근육 마비, 후두 마비, 저림, 무감각 등이 나타나는 전해질 불균형 증상은 무엇인가?

① 고칼슘혈증
② 저칼슘혈증
③ 고나트륨혈증
④ 저나트륨혈증
⑤ 고탄산혈증

09 침요법을 적용할 수 있는 경우는?

① 갈증이 심한 경우
② 피로감이 심한 경우
③ 편두통이 심한 경우
④ 식후에 배가 부른 경우
⑤ 산후 출혈이 많은 경우

10 치근의 겉표면을 싸고 있으며, 치아를 악골에 고정시키는 역할을 하고, 뼈의 치밀골과 유사한 조직은?

① 법랑질
② 백악질
③ 치 수
④ 치주인대
⑤ 치 관

11 투여한 약물에 따라 많은 차이가 있으나 흔히 투여한 약물의 작용과 전혀 성질이 다른 증상이 나타나는 현상은?

① 길항작용
② 부작용
③ 금단작용
④ 약물알레르기
⑤ 상가작용

12 아스피린의 가장 주요한 부작용은?

① 오 심
② 구 토
③ 위장 출혈
④ 복 통
⑤ 혈압저하

13 부종 환자에게 제한해야 하는 식이는?

① 단백질, 수분
② 수분, 나트륨
③ 수분, 지방
④ 탄수화물, 단백질
⑤ 나트륨, 탄수화물

14 치아의 착색을 방지하기 위해 빨대를 이용해서 먹어야 하는 액체성 약물은?

① 진해제　　　　② 철분제
③ 진통제　　　　④ 항생제
⑤ 진정제

15 직장으로 체온을 측정할 수 있는 환자는?

① 회음수술 환자
② 심근경색 환자
③ 설사 환자
④ 경련 환자
⑤ 독감 환자

16 탕제의 복용방법으로 옳지 않은 것은?

① 약을 먹는 횟수는 보통 1일 3회로 한다.
② 위장에 자극을 주는 약은 식사 직전에 복용한다.
③ 구토할 때는 조금씩 여러 차례에 걸쳐 복용한다.
④ 독성이 있는 약은 처음에는 조금씩 복용한다.
⑤ 허약체질 등의 만성병일 경우 복용 횟수는 늘리고 약의 분량은 줄인다.

17 주사에 대한 설명 중 틀린 것은?

① 헤파린 주사는 주삿바늘을 뺀 후에도 마사지를 하지 않도록 한다.
② 인슐린 주사는 복부나 넙적다리 전면을 주사 부위로 한다.
③ 근육주사는 피하주사보다 흡수가 빠르다.
④ 피하주사는 근육주사보다 신경과 혈관 손상의 위험성이 높다.
⑤ 근육주사는 경구투여가 불가능한 환자나 금식 환자, 무의식 환자에게 약물을 투여하기 위함이다.

18 역류성 식도염 환자를 위한 식이교육 내용으로 옳은 것은?

① "식욕 증진을 위해 맵고 짠 음식을 드세요."
② "식후에 바로 누워 계세요."
③ "식사를 규칙적으로 소량씩 자주 하세요."
④ "취침 전에 초콜릿을 드세요."
⑤ "고지방 음식을 드세요."

19 전신마취 환자에게 가장 중요한 것은?

① 수 혈
② 수액공급
③ 체위변경
④ 기도유지
⑤ 호흡흥분제 투여

20 염증성 부종의 원인은 무엇인가?
① 염증 삼출물이 조직 내의 혈관으로 빠져 들어와서
② 피하조직에서 조직액이 나와서
③ 모세혈관의 투과성이 감소되어서
④ 림프액이 세포 외액으로 빠져나와서
⑤ 림프액에 세포 내액으로 스며들어서

21 뇌졸중으로 쓰러진 환자를 발견했을 때 환자에게 해주어야 할 체위는?
① 등을 바닥에 대고 똑바로 눕힘
② 환측의 반대편으로 눕힘
③ 두부를 신체의 나머지보다 낮게 유지함
④ 엎드린 자세를 유지함
⑤ 옆으로 눕힘

22 열요법에 관한 설명 중 틀린 것은?
① 열요법은 통증 및 관절강직을 경감시키기 위해 사용한다.
② 열은 혈관을 확대시켜 출혈을 증진시키므로 출혈 시에는 열요법을 금기한다.
③ 열은 부종을 증진시키므로 비염증성 부종 시에는 열요법을 실시하지 않는다.
④ 노인들은 열에 대한 내성이 낮으므로 화상 위험이 높다.
⑤ 열은 암세포의 전이를 감소시킨다.

23 붕대법을 실시할 때 유의사항으로서 틀린 것은?
① 붕대를 감는 사람과 마주한다.
② 붕대는 신체의 말단부위에서 중심부위로, 안쪽에서 바깥쪽으로 감는다.
③ 한쪽 손으로 붕대를 잡고 다른 한쪽 손으로 붕대의 끝을 잡는다.
④ 붕대의 시작이나 끝맺음은 상처부위에 한다.
⑤ 붕대로 인한 순환장애의 증상을 관찰한다.

24 다리에 출혈이 동반된 개방 골절이 있는 환자에게 제공해야 할 올바른 응급처치는?
① 골절 부위를 마사지한다.
② 골절된 부위를 심장보다 높이 올린다.
③ 골절 부위에 온찜질을 제공한다.
④ 골절 부위의 옷을 잡아당겨서 벗긴다.
⑤ 피부를 뚫고 나온 뼈를 제자리로 밀어 넣는다.

25 뇌졸중을 예방하기 위해서는 콜레스테롤이 함유된 식품을 되도록 적게 섭취해야 한다. 다음 중 콜레스테롤이 적게 함유된 식품은?
① 새 우   ② 오징어
③ 삼겹살   ④ 과 일
⑤ 달걀노른자

26 노인의 골다공증을 예방하기 위해 섭취를 권장해야 하는 영양소는?
① 지 방
② 식이섬유
③ 비타민 D
④ 칼 륨
⑤ 탄수화물

27 눈에 화학약품이 들어갔을 경우의 응급처치로 옳은 것은?
① 눈에 거즈를 대고 신속히 병원으로 옮긴다.
② 눈을 비벼 눈물이 나오게 한다.
③ 흐르는 물로 눈을 씻는다.
④ 절대안정을 취하도록 가만히 눕혀둔다.
⑤ 화학약품을 면봉으로 닦아준다.

28 유아의 대소변 가리기 훈련방법으로 옳은 것은?
① 바지에 대소변을 보면 벌을 준다.
② 또래 아이와 비교한다.
③ 유아용 변기에 한 번에 30분 이상 앉혀준다.
④ 평소 유아용 변기에 앉아보게 한다.
⑤ 36개월 이후에 대소변 가리기 훈련을 시작한다.

29 천식발작으로 입원한 유아를 위한 간호보조활동으로 옳은 것은?
① 병실을 건조하게 유지한다.
② 앙와위를 취하게 한다.
③ 겨울철에 창문을 자주 열어 찬 공기를 마시게 한다.
④ 수분섭취를 제한한다.
⑤ 병실 바닥 청소 시 빗자루보다는 물걸레를 활용한다.

30 수면을 돕는 간호중재 방법으로 적당하지 못한 것은?

① 밤에 이뇨제 투여를 피한다.
② 통증이 있는 대상자는 수면 30분 전에 진통제를 투여한다.
③ 취침 전에 따뜻한 우유를 섭취하도록 한다.
④ 근육의 피로를 위하여 취침 바로 전에 운동을 하도록 한다.
⑤ 스트레스를 줄이기 위해서 낮에 적당한 운동을 한다.

31 다음 중 객관적 자료는?

① 밤에 머리가 아파서 잠을 못 잔다.
② 입맛이 없고 우울하다.
③ 혈액검사에서 헤모글로빈 수치가 10mg/dL로 나왔다.
④ 속이 아프고 더부룩하다.
⑤ 왼쪽 발목이 오른쪽 발목에 비해서 부드럽지 않다.

32 오른쪽 편마비 환자의 보행을 도와주기 위한 방법으로 옳지 않은 것은?

① 환자의 겨드랑이 부위에서 팔을 지지한다.
② 환자의 허리 주위로 한 손을 대어 안정시킨다.
③ 환자를 두 명이 돕는 것이 더욱 안전하다.
④ 이동벨트를 이용하면 힘이 덜 든다.
⑤ 환자의 마비가 있는 반대쪽에 선다.

33 간호나 의료행위를 행하기 전에 환자 또는 보호자에게 사전에 설명 및 동의를 구해야 하는 경우가 아닌 것은?

① 환자가 연구대상자가 될 경우
② 처치비용이 많이 드는 경우
③ 부작용이 심각하게 발생할 가능성이 있는 경우
④ 응급처치를 요하는 경우
⑤ 생명 및 신체에 침해가 야기될 위험성이 있는 경우

34 백내장 수술 후 눈 관리의 내용으로 틀린 것은?

① 수술한 눈을 드레싱하고 보호안대를 착용한다.
② 드레싱 교환은 수술 6시간 이후에 가능하다.
③ 드레싱 제거 후 무수정체 눈인 경우에는 백내장용 안경을 착용한다.
④ 안압하강을 위해 안구를 마사지한다.
⑤ 수술 후 환자를 수술하지 않은 쪽으로 눕히거나 앙와위를 취해준다.

35 외상성 손상 환자를 위한 응급처치 방법으로 옳은 것은?

① 깊이 박혀 있는 이물질은 바로 제거한다.
② 장기가 노출될 경우 생리식염수에 적신 멸균거즈로 덮는다.
③ 척수손상 환자는 일으켜 앉힌다.
④ 튀어나온 뼈는 피부 속으로 집어넣는다.
⑤ 출혈부위는 심장보다 낮게 위치시킨다.

2과목	보건간호학 개요	15문항

36 팀의 협조를 향상시키기 위한 방법으로 옳지 않은 것은?

① 뚜렷한 공동의 목표를 만들어야 한다.
② 전체의 이익을 우선적으로 한다.
③ 팀의 다른 인력과 협조체계를 유지한다.
④ 자기가 맡은 기본적 기능 역할을 분명히 한다.
⑤ 각자의 일에 대한 한계를 명확히 구분하기보다 서로 같이 하는 것이 좋다.

37 실물이나 실제 상황을 교육매체로 활용할 때의 장점은?

① 비용이 적게 든다.
② 구입이 용이하다.
③ 실생활에 적용이 쉽다.
④ 반복해서 사용할 수 있다.
⑤ 많은 대상자가 사용하고 있다.

38 특정 문제에 대해 여러 구성원이 자신의 주관을 이야기하는 토의방법으로, 제한 없이 자유롭게 아이디어를 내는 것은?

① 브레인스토밍
② 분단토의
③ 패널토의
④ 심포지엄
⑤ 집단토의

39 매독환자에게 교육을 할 때 교육자로서 바람직하지 못한 역할은?

① 환자에게 매독은 아주 무서운 성병이라는 것을 주지시킨다.
② 임신 중의 매독은 태아에게 감염될 수 있음을 설명한다.
③ 매독은 직접 접촉에 의한 감염성 질환임을 설명한다.
④ 매독은 치료 가능한 질환이므로 성실히 치료에 임할 것을 권한다.
⑤ 완전히 치료하기까지 성적 접촉을 피할 것을 교육한다.

40 수급자를 월 9일 이내로 장기요양기관에 보호하여 신체활동 지원 및 심신기능의 유지·향상을 위한 교육·훈련 등을 제공하는 재가급여의 종류는?

① 방문목욕
② 방문요양
③ 단기보호
④ 주·야간보호
⑤ 방문간호

41 지역사회 간호사업의 일선 업무를 담당하고 시·군·구에 설치되는 보건 행정기관은?

① 보건지소
② 보건소
③ 보건진료원
④ 국립의료원
⑤ 지방공사 의료원

42 1차 보건의료의 원칙에 해당되지 않는 것은?

① 주거 지역에서 적당한 거리 내에서 쉽게 접근할 수 있어야 한다.
② 지역주민에게 무상으로 제공되어야 한다.
③ 지불 능력에 맞는 보건의료비용으로 제공되어야 한다.
④ 지역사회 주민이 받아들일 수 있는 방법이어야 한다.
⑤ 관련부서가 서로 협조함으로써 의료체계를 구축하여야 한다.

43 진료비 지불제도에 관한 설명으로 옳은 것은?

① 행위별수가제 – 의사에게 등록된 환자 또는 주민의 수에 따라 진료비를 지급한다.
② 봉급제 – 진찰료, 처치비 등 서비스의 내용에 따라 진료비를 지급한다.
③ 인두제 – 질병군별로 미리 책정된 진료비를 지급한다.
④ 총액계약제 – 지불자 측과 진료자 측이 진료비 총액을 정해 계약을 체결하여 지급한다.
⑤ 포괄수가제 – 병원급 의료기관의 근무의에게 경력과 직책에 따라 지급한다.

44 보건통계 지표 중 발생률을 구할 때 분자에 해당되는 것은?

① 감염에 이환된 사람 수
② 환자를 접촉한 감수성자 수
③ 사망자수
④ 새로이 특정 건강문제가 발생한 사람 수
⑤ 질병에 노출된 사람 수

45 감각온도의 조건은 무엇인가?

① 기류가 0.5m/sec, 습도가 100%일 때
② 기류가 0.5m/sec, 습도가 40~70%일 때
③ 기류에 관계없이 습도가 100%일 때
④ 무풍이고 습도가 100%일 때
⑤ 무풍이고 습도가 0%일 때

46 일산화탄소의 영향에 관한 설명으로 옳지 않은 것은?

① 혈중 헤모글로빈과의 친화력이 HbO_2보다 약하다.
② 혈중 HbCO의 포화율이 보통 1% 미만에서는 인체에 미치는 영향이 거의 없다.
③ 실내공기에서 CO의 보건학적 허용한계는 0.01%이다.
④ 개인에 따라 차이가 있지만 적혈구수 및 혈색소량에 이상이 있는 사람은 감수성이 높다.
⑤ 만성적인 영향으로는 성장장애, 만성 호흡기질환, 심장비대 등이 있다.

47 음용수 소독방법 중에서 염소소독의 장점이 아닌 것은?

① 가격이 저렴하다.
② 효과가 좋다.
③ 간편하다.
④ 소독력이 강하다.
⑤ THM(Trihalomethane)을 생성한다.

48 호기성 미생물에 의해 유기물 분해과정 중 열과 가스가 발생하는 처리 방법은?

① 파쇄법
② 매립법
③ 투기법
④ 소각법
⑤ 퇴비법

49 직업병의 예방대책으로 틀린 것은?

① 정기적인 건강진단
② 생산기술 향상
③ 작업환경 개선
④ 개인위생 관리
⑤ 정기적인 예방접종

50 직업병의 종류 중 진동과 냉기가 원인이 되어 발생하는 것은?

① 열사병
② 열허탈증
③ 참호족
④ 레이노드 질환
⑤ VDT증후군

3과목 **공중보건학 개론** 20문항

51 장티푸스의 주된 전파경로로 옳은 것은?

① 환자의 혈액
② 환자의 피부나 점막
③ 파리나 모기 등의 곤충
④ 병원에서 사용하는 의료기구 등
⑤ 환자나 보균자의 대소변이나 오염된 음식물

52 결핵 환자의 객담소독 방법 중 가장 옳은 것은?

① 일광소독　　　　　② 소각소독
③ 크레졸소독　　　　④ 알코올소독
⑤ 염소수소독

53 비타민 B₁₂ 결핍과 관련 있는 질병은?

① 악성빈혈　　　　　② 구루병
③ 괴혈병　　　　　　④ 출혈성 질병
⑤ 각기병

54 세균성 식중독 중 독소형 식중독균은?

① 포도상구균
② 장염비브리오균
③ 살모넬라균
④ 병원성대장균
⑤ 여시니아균

---

55 노인장기요양보험제도에 대한 설명으로 옳은 것은?

① 노후생활안정을 위한 소득 보장을 목적으로 한다.
② 장기요양등급은 1~9급으로 판정한다.
③ 따로 장기요양인정을 신청하지 않고도 혜택이 적용된다.
④ 대상자는 중증질환을 앓는 노인만 해당한다.
⑤ 장기요양급여에는 재가급여, 시설급여, 특별현금급여가 있다.

56 다음에서 설명하는 정신재활 프로그램은?

> • 환자에게 일상생활을 영위해 나가는 데에 필요한 기술을 익힐 수 있는 기회를 제공함
> • 정신장애로 인해 결핍된 인간관계의 개선 및 독립적 생활에 필요한 기술을 교육함
> • 증상관리, 대인관계, 스트레스 관리 교육이 대표적임

① 가족교육
② 자조집단
③ 직업재활
④ 주거서비스
⑤ 사회기술훈련

57 모자보건 사업 중 보건소의 모자보건실의 준비 시 고려사항으로 틀린 것은?

① 대상자에게 즐겁고 편안한 곳이어야 한다.
② 대상자가 앉는 의자의 높이는 알맞아야 한다.
③ 대기실과 교육실, 처치실은 한 공간 안에 있어야 한다.
④ 측정도구 및 냉장고 등이 설치 또는 준비되어 있어야 한다.
⑤ 음용수를 이용할 수 있어야 한다.

58 임신성 고혈압이 있는 임부의 식이는?

① 고염식이
② 저칼슘식이
③ 고단백식이
④ 저비타민식이
⑤ 고탄수화물식이

59 지역사회 간호사업과정의 첫 단계에 해당하는 것은?

① 문제해결에 알맞은 간호수단 및 방법 선택
② 지역사회 진단
③ 사업평가에 대한 방안 모색
④ 현실성 있는 목표 설정
⑤ 구체적인 사업활동 계획 수립

60 보건간호사업의 단위인 가족에 관한 설명 중 틀린 것은?
① 혼인과 혈연 또는 양자관계를 통하여 결합된 집단이다.
② 사회적 환경에 영향을 받는다.
③ 일차적 집단이다.
④ 상호배타적인 집단이다.
⑤ 정서적인 표현을 위한 심리적인 집단이다.

61 1차 보건의료를 처음 선언한 알마아타 회의의 실시 연도는?
① 1946년 ② 1956년
③ 1962년 ④ 1973년
⑤ 1978년

62 「암관리법」상 20세 여성이 처음으로 받을 수 있는 국가암 검진의 종류는?
① 자궁경부암 ② 위 암
③ 대장암   ④ 폐 암
⑤ 유방암

63 가정방문 간호의 단점이 아닌 것은?
① 대상자의 수준에 맞는 간호가 불가능하다.
② 같은 문제를 가진 사람들과 경험을 나눌 수 없다.
③ 진단검사 및 치료조치에 접근이 늦다.
④ 응급상황 시 대처능력이 떨어질 수 있다.
⑤ 입원이 더 안전할 수 있다.

64 지역사회 보건사업의 향후 전망에 대한 설명으로 옳은 것은?
① 주민의 치료요구가 증가함에 따라 보건소에서 치료사업이 확대될 것이다.
② 만성질환과 보건교육사업이 증가할 것이다.
③ 병·의원 등의 증가로 보건소 사업은 점차 감소할 것이다.
④ 영유아의 증가로 영유아 보건사업이 증가할 것이다.
⑤ 생활양식의 변화로 앞으로 보건소 사업은 점차 감소할 것이다.

65 「의료법」상 간호기록부의 기재사항에서 제외되는 것은?
① 체온, 맥박, 호흡에 관한 사항
② 투약에 관한 사항
③ 처치와 간호에 관한 사항
④ 간호과정에 관한 사항
⑤ 섭취와 배설물에 관한 사항

66 「정신건강증진 및 정신질환 복지서비스에 관한 법률」상 정신질환자의 보호의무자로 가능한 사람은?
① 피성년후견인, 피한정후견인
② 미성년자
③ 행방불명자
④ 민법상의 부양의무자
⑤ 해당 정신질환자를 상대로 한 소송이 계속 중인 자

67 「결핵예방법」상 결핵환자가 동거자에게 결핵을 감염시킬 우려가 있다고 인정할 때 일정 기간 동안 결핵병원에 입원하도록 명할 수 있는 사람은?
① 시·도지사 또는 시장·군수·구청장
② 결핵환자 주치의
③ 관할보건소장
④ 결핵병원장
⑤ 보건복지부장관

68 「구강보건법」상 모자보건수첩에 기록되어야 하는 사항이 아닌 것은?
① 임산부의 산전 및 산후의 구강건강관리에 관한 사항
② 임산부 또는 영유아의 정기 구강검진에 관한 사항
③ 영유아의 구강발육과 구강관리상의 주의사항
④ 구강질환 예방진료에 관한 사항
⑤ 가족계획과 피임에 관한 사항

69 「혈액관리법」상 혈액제제의 공급 및 보존업무로 옳지 않은 것은?
① 혈액제제의 운송거리 및 시간을 고려하여 보존온도를 유지할 수 있는 적절한 용기에 넣어 운송·공급하여야 한다.
② 보존온도를 유지하는 장치와 그 유지온도를 기록하는 장치를 갖추어야 한다.
③ 혈액제제의 부적격여부를 주기적으로 점검하여야 한다.
④ 이상이 없는 혈액제제를 보존 중에 폐기하거나 변질시키지 말아야 한다.
⑤ 혈액제제 운송서를 혈액제제를 수령한 자에게 제출하고 1년간 보관한다.

70 「감염병의 예방 및 관리에 관한 법률」상 감염병 환자 등의 명부를 작성하고 이를 몇 년간 보관하는가?
① 1년 ② 2년
③ 3년 ④ 5년
⑤ 10년

4과목 실기 35문항

71 간이혈당검사에 대한 설명으로 옳은 것은?

① 천자 부위를 닦은 알코올이 마르기 전에 찌른다.
② 사용한 채혈침은 일반의료폐기물 전용용기에 버린다.
③ 손가락을 찌른 후 힘을 주어 혈액을 짜낸다.
④ 손가락 채혈이 어려울 경우 손바닥을 찌른다.
⑤ 손가락 끝부분의 측면을 찌른다.

72 우유의 영양손실 방지를 위한 소독 방법으로 가장 적합한 것은?

① 자비소독법
② 세균여과법
③ 저온살균법
④ 고압증기멸균법
⑤ 자외선멸균법

73 결핍 시 혈액응고 시간이 연장되고, 신생아에게 출혈성 질환을 가져올 수 있는 비타민은?

① 비타민 A
② 비타민 B
③ 비타민 E
④ 비타민 K
⑤ 비타민 D

74 교차감염에 대한 설명으로 옳은 것은?

① 병원 내의 미생물에 쉽게 감염되고 치료과정이 지연되는 것이다.
② 수술 시 부주의로 수술받은 상처가 감염된 것이다.
③ 상처가 재감염되어 악화된 것이다.
④ 피부에 흔히 생기는 농포를 말한다.
⑤ 한 환자의 병원균이 다른 환자에게 옮겨지는 것이다.

75 혈압 측정 시 주의사항으로 옳은 것은?

① 공기가 완전히 빠진 커프는 측정이 잘 안 된다.
② 혈압 측정은 식사 직후에 하는 것이 정확하다.
③ 혈압 측정 시 팔은 심장과 같은 높이로 한다.
④ 팔의 높이가 심장보다 높으면 혈압이 높게 측정된다.
⑤ 커프는 여유공간 없이 꽉 감는다.

76 경구투약이 가능한 환자는?

① 무의식 환자
② 금식 환자
③ 연하곤란 환자
④ 소아 환자
⑤ 구토가 있는 환자

77 투약처방에 대한 설명으로 옳지 않은 것은?

① 투약처방의 기본요소는 대상자의 성명, 처방일시, 약물명, 약용량, 투여경로, 투여시간 및 투여횟수, 서명 등이다.
② 즉시시행처방은 처방이 내려진 즉시 투여하되 상황에 따라 투여되는 처방이다.
③ 일회처방은 특정한 시간에 한 번 투여되는 처방이다.
④ 정규처방은 약물의 투여를 중단하라는 처방이 서면으로 내려질 때까지 계속 수행하거나 정해진 날짜까지 수행하는 것이다.
⑤ 필요시 처방은 실무자의 판단에 의해 대상자에게 필요하다고 생각되는 경우 투약할 수 있게 하는 처방이다.

78 위관영양에 대한 설명으로 옳지 않은 것은?

① 대상자에게 반좌위를 취한 후 실시한다.
② 영양액은 중력에 의해 천천히 들어가게 한다.
③ 영양액은 분당 50mL 이하의 속도로 주입한다.
④ 영양액 주입 후 비위관은 개방해 둔다.
⑤ 영양액을 주입하는 동안 공기가 들어가지 않도록 한다.

79 폐질환 중 무기폐의 예방방법으로 옳은 것은?

① 비타민 섭취 및 투여
② 수분섭취량 증가
③ 깊은 심호흡
④ 흡인용 천식치료제 사용
⑤ 호흡 억제제 투여

80 노인의 숙면을 위한 방법으로 옳은 것은?

① 잠을 충분히 자지 못한 날에는 낮잠을 자도록 한다.
② 아침에 늦잠을 재워 수면시간을 조절한다.
③ 잠자리에 들기 전에 운동을 열심히 시킨다.
④ 텔레비전을 보면서 자도록 권유한다.
⑤ 잠자리에 들기 전에 소변을 보도록 한다.

81 산모에게 회음부 삭모를 하는 목적은?

① 산모의 면연력 증진을 위해
② 회음부 절개 부위의 감염을 예방하기 위해
③ 자연배뇨를 돕기 위해
④ 태아만출을 돕기 위해
⑤ 태아 심음을 듣기 위해

82 정맥류로 인한 불편감을 호소하는 9개월 된 임부에게 설명한 교육내용으로 옳지 않은 것은?

① 장시간 오래 서 있게 한다.
② 아래에서 위로 다리를 마사지해준다.
③ 복대를 사용하여 배를 지지한다.
④ 발에 꼭 맞는 신발을 피한다.
⑤ 다리를 높여 휴식을 취하는 것이 좋다.

83 사지마비 환자의 침상 세발 시 올바른 간호보조활동은?

① 두피 마사지는 손톱이 아닌 손가락 끝으로 한다.
② 두피에 남은 습기는 그대로 두고 머리카락 끝만 말린다.
③ 침상 높이를 무릎 높이로 맞춰 간호조무사의 허리를 보호한다.
④ 엉킨 머리카락은 두피부터 빗어 엉킨 부분을 푼다.
⑤ 머리카락에 묻은 혈액은 뜨거운 물로 먼저 씻어낸다.

84 상처 소독 시의 방향으로 옳은 것은?

① 아래서 위로
② 오른쪽에서 왼쪽으로
③ 바깥쪽에서 안쪽으로
④ 깨끗한 쪽에서 더러운 쪽으로
⑤ 더러운 쪽에서 깨끗한 쪽으로

85 관장에 대한 설명 중 옳지 않은 것은?

① 관장의 적절한 체위는 심스위이다.
② 정체관장 전 반드시 청결관장을 시행한다.
③ 구풍관장은 장내 가스 제거를 목적으로 시행한다.
④ 투약관장은 장의 기생충을 죽이기 위해 실시한다.
⑤ 글리세린 관장 시 직장튜브의 10cm에 윤활제를 바른다.

86 신생아의 정상적인 활력징후로 옳은 것은?

① 체온 – 39℃
② 최고혈압 – 100mmHg
③ 맥박 – 200회/분
④ 호흡 – 50회/분
⑤ 호흡 – 흉식호흡

87 양쪽 하지와 복부 전면에 심한 화상을 입은 자의 입원 시 준비해야 할 것은?

① 오픈 침상
② 골절 침상
③ 크래들 침상
④ 수술환자 침상
⑤ 사용 침상

88 수술 직후 병실로 돌아온 환자를 위한 간호보조활동은?

① 전신마취에서 깬 환자가 갈증을 호소하면 물을 제공한다.
② 의식이 없는 환자는 머리를 바로 눕힌다.
③ 환자가 통증을 호소하면 심호흡을 제한한다.
④ 배액관 삽입 환자의 배액관이 정상 기능을 하는지 확인한다.
⑤ 척추마취를 한 환자는 배횡와위를 취하게 한다.

89 수술 후 환자에게 기침을 격려하는 이유는?

① 폐 합병증을 예방하기 위하여
② 수술부위의 감염을 예방하기 위하여
③ 전해질 불균형을 예방하기 위하여
④ 장운동을 원활하게 하기 위하여
⑤ 체온을 조절하기 위하여

90 침상목욕 시 환자의 사지를 말초에서 몸의 중심방향으로 문지르며 닦는 목적은?

① 관절가동범위를 증가시키기 위해
② 미생물의 전파를 최소화하기 위해
③ 침구의 오염을 방지하기 위해
④ 피부를 보호하기 위해
⑤ 정맥혈의 흐름을 촉진하기 위해

91 만성 기관지천식으로 심한 호흡곤란과 청색증을 보이는 환자가 발견되었다. 올바른 산소공급 장치는?

① 단순안면마스크
② 재호흡마스크
③ 비강캐뉼라
④ 포켓마스크
⑤ 벤튜리마스크

92 외부로 출혈되는 창상을 지혈시키는 방법으로 가장 나중에 시행할 처치는?

① 직접 압박
② 지혈대 사용
③ 부목 고정
④ 압박점 압박
⑤ 상처부위 거상

93 다음 환자 중 산소의 공급 시 특별히 주의해야 할 환자는?

① 협심증 환자
② 실혈성 쇼크 환자
③ 신부전 환자
④ 만성폐쇄성 폐질환 환자
⑤ 호흡정지 환자

94 페니실린 같은 약물주사로 반응할 수 있는 쇼크는?

① 신경성 쇼크
② 과민성 쇼크
③ 정신성 쇼크
④ 패혈성 쇼크
⑤ 심장성 쇼크

95 환자를 침대에서 휠체어로 옮길 때 가장 적당한 방법은?

① 환자 뒤에서 등을 잡는다.
② 침대위치는 휠체어보다 낮아야 한다.
③ 양다리를 모으고 서서 시행한다.
④ 침대와 휠체어 모두 고정하고 시작한다.
⑤ 환자 스스로 이동하도록 지켜본다.

96 입원 예정인 환자를 위한 빈 침상을 만드는 방법으로 옳은 것은?

① 베갯잇 터진 쪽이 병실문을 향하게 베개를 놓는다.
② 방수포를 반홑이불 위에 깐다.
③ 발치의 윗홑이불과 담요는 주름지지 않게 팽팽하게 깐다.
④ 밑홑이불은 주름지지 않게 팽팽하게 깐다.
⑤ 윗홑이불은 담요보다 15~20cm 아래에 깐다.

97 외부의 충격에 의하여 여러 개의 골절편으로 손상되는 경우를 무슨 골절이라고 하는가?

① 부전골절
② 파열골절
③ 분쇄골절
④ 압박골절
⑤ 골단골절

98 병원에 입원한 유아가 촬영을 위해 간호조무사 손을 잡고 들어가는데, 갑자기 울음을 터트리며 발버둥을 친다. 그 이유는?

① 부모와의 격리가 두려워서
② 간호조무사의 옷이 무서워서
③ 낯선 사람을 따라가는 것이 무서워서
④ 밀폐된 공간에 겁을 먹어서
⑤ 병원 냄새가 무서워서

99 임신부의 부상 시 처치방법으로 틀린 것은?

① 기도를 유지하고 경추를 안정시킨다.
② 정맥주사선을 확보하여 수액을 투여한다.
③ 5분마다 활력징후를 확인한다.
④ 즉시 높은 농도의 산소를 공급한다.
⑤ 쇼크 방지용 바지의 복부 부분에 공기를 넣어준다.

100 경련·발작하는 소아에게 우선적으로 시행되어야 할 응급처치로 옳은 것은?

① 기도를 유지해준다.
② 즉시 심폐소생술을 시행한다.
③ 주변의 물건에 의한 손상을 막아준다.
④ 습한 산소를 공급하며 즉시 이송한다.
⑤ 미지근한 물로 닦아주어 체온을 낮추어준다.

101 액와 목발 보행을 돕는 방법은?

① 목발의 아래쪽 부분을 각 발의 앞 15cm, 바깥쪽 옆 15cm에 놓는다.
② 겨드랑이로 몸무게를 지탱하여 걷게 한다.
③ 팔꿈치를 90°로 굽힌 상태로 손잡이를 잡게 한다.
④ 처음으로 목발 보행을 하는 경우 보폭을 넓게 하여 시작한다.
⑤ 머리를 숙여 바닥을 보면서 걷게 한다.

102 검사 시 영유아의 전신 움직임을 억제하기 위해 적용하는 보호대는?

① 홑이불 보호대
② 장갑 보호대
③ 손목 또는 발목 억제대
④ 재킷 보호대
⑤ 팔꿈치 보호대

103 기관지경검사를 위한 간호보조활동은?

① 검사 중 기침이 나오면 편하게 하도록 한다.
② 검사 후 가스가 나올 때까지 금식하게 한다.
③ 검사 전 목 부위를 국소마취함을 설명한다.
④ 틀니를 착용하고 검사받을 수 있음을 설명한다.
⑤ 검사 전에는 금식이 필요 없음을 설명한다.

64

6일차

104 퇴원한 환자의 병실소독 방법은?

① 오염되지 않은 벽면은 분무소독한다.
② 깨끗한 침대시트는 다시 사용하여도 무방하다.
③ 병실 안의 모든 물품은 다시 소독하거나 소독수로 닦는다.
④ 환자가 사망한 침상과 그 주위를 곧바로 청소한 후 사용한다.
⑤ 병실 안의 물컵을 한 번도 사용하지 않았을 경우 다음 환자가 사용할 수 있다.

105 임종 적응 단계 중 타협에 해당하는 환자의 반응은?

① "왜 지금이야."
② "더 이상 살 수 없다니 너무 슬퍼."
③ "이제 소리칠 힘도 없어. 나는 지쳤어."
④ "우리 딸이 결혼할 때까지만 살면 좋겠어."
⑤ "아니야. 나는 믿을 수 없어"

07 간호조무사 10일 합격 총정리

핵심만 콕 짚어서 만든 실전문제!

정답 및 해설 p.141

1과목 기초간호학 개요 35문항

01 긍정적이고 적극적으로 대상자를 도와주고, 선을 행하는 것으로 과거에도 이것을 행해야 했고 미래에도 이것을 행해야 한다는 것은 무엇인가?

① 사전 동의의 원리
② 자율성의 원리
③ 선행의 원리
④ 악행 금지의 원리
⑤ 정의의 원리

02 가족의 건강 및 간호요구가 생겼을 경우 해결방법으로 옳은 것은?

① 가족에 대한 적극적 지원을 아끼지 말아야 한다.
② 가족이 스스로 문제를 해결할 수 있도록 도와준다.
③ 국가에서 돕게 하도록 한다.
④ 직접 해결해 준다.
⑤ 시간을 두고 관찰한다.

03 물품관리 방법으로 옳은 것은?

① 멸균 유효기간이 경과한 물품은 즉시 사용한다.
② 포장지에 구멍이 난 멸균물품은 다시 밀봉하여 사용한다.
③ 물품은 기준량을 초과하여 재고량을 확보한다.
④ 물품 파손 시 물품 관리담당자에게 보고한다.
⑤ 유효기간이 임박한 물품은 보관장 뒤쪽에 배치한다.

04 약물 오남용을 방지하기 위해 법적으로 엄격한 관리가 요구되어 이중잠금장치를 해서 보관해야 하는 약물은?

① 아스피린
② 리도카인
③ 인슐린
④ 헤파린
⑤ 모르핀

05 과잉분비될 때 그레이브스병을 유발하는 호르몬은?

① 부신호르몬
② 췌장호르몬
③ 항체호르몬
④ 갑상샘호르몬
⑤ 부갑상샘호르몬

06 환자의 식사 시 간호보조활동으로 틀린 것은?

① 식판에 뚜껑이 있을 시 불편함을 초래하므로 뚜껑은 없어야 한다.
② 환자에게 처방된 정확한 식이가 제공되도록 한다.
③ 식사시간에는 시술이나 드레싱을 하지 않는다.
④ 식사시간에는 방문객을 제한한다.
⑤ 편안한 자세로 식사를 할 수 있도록 도와준다.

07 다음 중 호흡계에 대한 설명으로 가장 옳은 것은?

① 세포들의 가스교환은 혈액을 통해 이루어진다.
② 산소의 운반은 호흡계에 의해서만 이루어진다.
③ 폐환기에서는 호식에 의해 산소가 폐로 들어온다.
④ 내호흡은 폐와 혈액 사이의 가스교환을 말한다.
⑤ 외호흡은 혈액과 조직세포 사이의 가스교환을 말한다.

08 방광세척을 위한 세척 용액으로 옳은 것은?

① 붕산수
② 과산화수소수
③ 하트만 용액
④ 생리식염수
⑤ 포도당 용액

09 홍역환자와 접촉한 아동에게 홍역 발병을 막기 위해 접촉 후 적어도 5일 이내 투여해야 할 것은?

① 항생제
② 홍역백신
③ 감마글로불린
④ 부신피질호르몬
⑤ 페니실린 제제

66

7일차

10 자침 시 간호보조활동으로 옳은 것은?

① 발침 후 남아있는 침이 없는지 확인한다.
② 훈침 시 침은 계속 놓으면서 상체를 높여준다.
③ 사용한 침은 알코올소독 후 재사용한다.
④ 유침 시 환자의 체위를 자주 변경해준다.
⑤ 발침 시 빠르고 강하게 뽑는다.

11 비출혈 환자의 응급처치로 옳은 것은?

① 머리를 뒤로 젖힌다.
② 입으로 넘어가는 피는 삼켜도 된다.
③ 콧등에는 온찜질을 해서 지혈시킨다.
④ 코를 풀어 숨쉬기 편하게 한다.
⑤ 목 뒤에 얼음찜질을 한다.

12 비타민 B_1 결핍과 관련 있는 것은?

① 악성빈혈
② 구루병
③ 괴혈병
④ 출혈성 질병
⑤ 각기병

13 특별구강간호의 적용 대상자로 틀린 것은?

① 무의식 환자
② 기관 내 삽입 환자
③ 장기간 금식 환자
④ 산소요법 시행 환자
⑤ 충치치료 중인 환자

14 유닛 체어에 있는 기구와 용도가 잘못 연결된 것은?

① 하이스피드 - 고속회전 절삭기구
② 쓰리웨이 시린지 - 진공흡입기
③ 석션 - 진공흡인기
④ 브라케트 - 기구를 올려놓는 테이블
⑤ 캐비트론 - 초음파 치석제거기

15 부항요법의 적용이 적합한 경우는?

① 정맥류 환자
② 중풍 환자
③ 출혈증상이 심한 환자
④ 높은 열이 나는 환자
⑤ 임신부의 아랫배

16 다음 중 내과적 무균법에 해당하는 것은?

① 드레싱
② 개방성 창상 소독
③ 분만보조 시 마스크 착용, 수술 전 장갑 착용
④ 역격리법
⑤ 수술부위에 멸균포를 덮는 것

17 근육주사에 대한 설명으로 올바르지 않은 것은?

① 근육주사 부위에 주사기를 90°로 삽입하여 약물을 천천히 주입한다.
② 바깥쪽 넓은근 부위는 근육주사 부위로 권장된다.
③ Z자형 근육주사법 후 마사지를 한다.
④ Z자형 근육주사법은 피부나 피하조직에 자극을 주지 않는다.
⑤ 공기폐쇄(Air-lock) 방법은 약물 주입 후 주사침 내에 남아있는 약물을 주입하게 하기 위함이다.

18 백내장 수술 직후 환자에게 기침, 코 풀기, 무거운 물건 들기와 같은 행동을 제한하는 가장 중요한 이유는?

① 폐렴을 예방하기 위해
② 시력 회복을 빠르게 하기 위해
③ 안구의 움직임을 늘리기 위해
④ 안압이 상승하는 것을 막기 위해
⑤ 수술 부위의 협착을 예방하기 위해

19 인체의 오장육부 중 육부에 포함되는 것은?

① 담낭   ② 간
③ 심장   ④ 폐
⑤ 신장

20 다음, 다뇨, 다식, 체중감소, 피로의 증상을 보이는 환자에게 적합한 식사요법은?

① 단백질 제한식
② 섬유소 제한식
③ 고지방식
④ 단순당 제한식
⑤ 고열량식

21 부종에 대한 설명 중 틀린 것은?

① 부종은 눈 주위의 연조직과 신체 말초 부위에 나타난다.
② 부종은 부풀어 있어 피부를 누르면 잘 들어가지 않는다.
③ 피부 조직 내에 림프액이나 조직의 삼출물 등의 액체가 저류되어 과잉 존재하게 되어 발생된다.
④ 전신적인 부종은 심장성, 신장성, 간성, 내분비성, 영양장애성의 부종으로 나눌 수 있다.
⑤ 국소성 부종은 혈관, 림프관의 폐색으로 인한 것과 혈관 운동성 부종 등이 있다.

22 관절의 운동 중 몸의 정중선 또는 정중면에서 사지가 가까워지도록 하는 운동에 해당하는 것은?

① 굴곡(굽힘)
② 신전(폄)
③ 외전(벌림)
④ 내전(모음)
⑤ 회전(돌림)

23 피부가 건조한 영아의 목욕으로 적당한 것은?

① 스펀지목욕
② 오일목욕
③ 통목욕
④ 침상목욕
⑤ 중조전분목욕

24 고열로 입원한 환아의 간호로 틀린 것은?

① 체온은 반드시 1시간 후 다시 측정한다.
② 실내의 기온을 낮추어 주고 옷을 벗긴다.
③ 38℃ 이상 고열 시 찬물이나 얼음베개를 해주며 발은 따뜻하게 한다.
④ 찬물로 닦아주는 경우 처음에는 체온보다 2℃ 정도 낮은 미온수로 시작하여 적어도 15~20분 정도 실시한다.
⑤ 해열제의 종류로는 아세트아미노펜, 아스피린, 비스테로이드성 항염제가 있다.

25 장기간 고농도의 산소 치료를 받은 고위험 신생아에게 흔하게 나타날 수 있는 합병증은?

① 고빌리루빈혈증
② 신생아 경련
③ 다혈구증
④ 패혈증
⑤ 미숙아 망막증

26 노인의 약물관리에 대한 설명으로 옳지 않은 것은?

① 약물의 흡수, 대사, 배설 기능이 젊은 사람에 비해 현저히 감소한다.
② 복용하는 약은 진통제 위주로 단순한 편이다.
③ 올바른 약, 올바른 양, 올바른 복용형태, 올바른 시간, 올바른 경로로 복용하는지 확인한다.
④ 약물의 부작용 등이 있는지 확인한다.
⑤ 복용하는 약물의 목적을 알린다.

27 침대에서 머리 감기기에 관한 설명으로 옳지 않은 것은?

① 베개를 치우고 침대모서리에 머리가 오도록 몸을 비스듬히 한다.
② 침대보를 보호하기 위해 방수포를 어깨 밑까지 깐다.
③ 방수포 위에 수건을 놓아 어깨까지 감싼다.
④ 문과 창문을 닫고 실내온도를 22~24℃ 정도로 유지한다.
⑤ 대상자가 불편할 수 있으므로, 대상자의 눈을 수건으로 덮지 않는다.

28 인공호흡을 실시하기 전 가장 먼저 해야 할 것은?

① 환자의 턱을 치켜올려 기도가 일직선이 되게 한다.
② 손가락으로 혀를 눌러서 꺼낸다.
③ 코를 손가락으로 막는다.
④ 입안에 이물질이 있으면 완전히 제거한다.
⑤ 목과 어깨 사이에 베개를 대어준다.

29 소화궤양 환자를 위한 간호보조활동으로 옳은 것은?

① 간식으로 탄산음료를 제공한다.
② 취침 전에 우유를 제공한다.
③ 통증 발생 시 비스테로이드성 항염증제를 복용하라고 한다.
④ 아침마다 커피를 제공한다.
⑤ 소량씩 자주 섭취하라고 한다.

30 환자를 같은 병원에서 다른 병동으로 옮길 때 필요한 간호업무이다. 옳지 않은 것은?

① 옮겨갈 병동에서 사용될 기구와 간호가 다를 수 있음을 알려준다.
② 가족과 친지들에게도 환자가 병동을 옮기는 것을 알려준다.
③ 환자가 사용하다 남은 약품을 함께 보낸다.
④ 환자의 변동사항을 식당 등 환자치료와 관련된 부서에 알려준다.
⑤ 환자의 기록을 정리하여 의무기록실에 보낸다.

31 눈 수술 시 필로카핀을 사용하는 이유는?

① 축동작용
② 산동작용
③ 이뇨작용
④ 수렴작용
⑤ 혈관수축작용

32 재활간호에서 합병증 예방을 위한 올바른 체위로 틀린 것은?

① 똑바로 누운 체위에서 하지는 신전시키고 슬와부 밑을 지지한다.
② 엎드려 누운 자세에서 자연스러운 자세로 있게 한다.
③ 똑바로 눕히고 대퇴관절 대전자부 옆에 담요를 접어서 대어준다.
④ 똑바로 누운 자세에서 팔꿈치를 신전시키고 주먹을 쥐게 한다.
⑤ 손가락은 모양이 자연스럽게 구부러지도록 적당한 크기의 롤을 손에 쥐어 준다.

33 말초혈관 질환자의 순환증진을 위한 간호중재로 틀린 것은?

① 따뜻한 옷으로 보온하도록 한다.
② 버거알렌 운동을 권장한다.
③ 상처 나지 않도록 반드시 신발을 신긴다.
④ 꼭 끼는 옷이나 거들 사용을 금한다.
⑤ 혈관수축제를 투여한다.

34 정상 분만 직후 산모의 회음부 부종과 통증을 완화시키기 위한 간호보조 활동은?

① 앉을 때 도넛 모양의 방석을 사용하도록 권장한다.
② 회음 절개 부위에 냉찜질을 한다.
③ 가능한 한 빨리 모유수유를 시작하게 한다.
④ 조기이상을 격려한다.
⑤ 복부 마사지를 한다.

35 덤핑증후군(Dumping syndrome)을 예방하기 위한 간호보조 활동은?

① 식사를 여러 번에 나누어 천천히 하게 한다.
② 식사할 때 앉은 자세를 유지하도록 한다.
③ 음식과 함께 물을 충분히 마시게 한다.
④ 식사 직후에는 바로 활동을 시작하게 한다.
⑤ 고탄수화물 위주의 식단을 제공한다.

2과목 보건간호학 개요 — 15문항

36 보건교육의 정의를 설명한 것으로 가장 적절한 것은?

① 건강관리에 대한 정보나 지식을 전달하는 것
② 알고 있는 건강지식과 실천의 차이를 줄이는 것
③ 보건지식의 전달로 잘못된 건강습관을 개선하는 것
④ 개인, 가족, 지역사회, 국가의 일원으로 자기의 건강을 자기가 지킨다는 책임감을 갖도록 하는 교육과정
⑤ 질병을 예방하고 건강을 증진시켜 오래 살도록 하기 위한 것

37 보건사업의 범위 중에서 WHO와 미국보건협회에서 공통적으로 가장 중요하게 여기는 것은?

① 감염병 관리
② 보건검사
③ 모자복건
④ 보건교육
⑤ 건강보험 관리

38 보건간호 분야에서 간호조무사의 업무는?

① 임산부의 분만개조
② 출생, 사망진단서 발급
③ 치료 및 예방접종 실시
④ 결핵환자의 객담검사 실시
⑤ 보건교육의 장소 및 도구 준비

39 보건교육 담당자가 갖추어야 할 주요한 특성이 아닌 것은?

① 환자로부터의 신뢰
② 적절한 시간과 장소의 선정
③ 체계적인 준비(매체를 통한 교육 준비)
④ 의사소통 기술
⑤ 정확한 진단 및 치료

40 세계보건기구(WHO)가 제시한 1차 보건의료의 필수적 사업내용이 아닌 것은?

① 인구억제 관리
② 지역사회의 주된 감염병 예방접종
③ 식량공급과 적절한 영양증진
④ 정신보건의 증진
⑤ 풍토병 예방 및 관리

41 우리나라에서 1차 보건의료 사업을 수행하기 위해 만들어진 간호직은?

① 간호조무사
② 전문 간호사
③ 보건진료 전담공무원
④ 보건교사
⑤ 보건교육사

42 현재 의료기관 이용 시 본인이 일부비용을 지불하게 되어 있다. 이러한 본인일부부담제에 대한 설명으로 옳은 것은?

① 보험료 부담능력이 있는 자를 점검하기 위한 제도이다.
② 진료하는 의사의 직장으로 진료비용을 감해주는 제도이다.
③ 어린아이와 노인에게 본인일부부담금을 공제하는 제도이다.
④ 본인에게 부담을 줌으로써 불필요한 의료서비스를 이용하지 않게 하는 제도이다.
⑤ 일정 기간 경과 후 국가로부터 환불받는 제도이다.

43 수인성 감염병 중 쌀뜨물 설사를 유발하는 것은?

① 장티푸스
② 콜레라
③ A형간염
④ 세균성이질
⑤ 파라티푸스

44 불쾌지수를 산출하는 데 고려해야 하는 요소는?

① 기 류   ② 기 압
③ 기 온   ④ 일사량
⑤ 신체리듬

45 공기 자체의 희석, 강우·강설에 의한 세정으로 설명할 수 있는 현상은?

① 공기의 자정작용
② 온난화 현상
③ 복사성 역전
④ 침강성 역전
⑤ 기온역전 현상

46 쓰레기를 소각처리할 때 가장 문제가 되는 발암성 화학물질은?

① DDT
② PCB
③ 다이옥신
④ 오 존
⑤ 트리할로메탄

47 체온조절중추의 기능 상실로 심부체온이 40℃ 이상으로 높아지며 땀이 나지 않는 현상은?

① 열사병
② 일사병
③ 열피로
④ 열경련
⑤ 열쇠약

48 저기압 환경에서 나타날 수 있는 질병은?

① 잠함병
② 항공병
③ 피부암
④ 동 상
⑤ 폐질환

49 산업보건에서 작업조건의 합리화를 위한 노력으로 옳은 것은?

① 작업강도를 강화시켜 단시간에 끝낸다.
② 작업속도를 최대한 빠르게 한다.
③ 운반방법을 가능한 범위에서 개선한다.
④ 근무시간은 가능하면 전일제로 한다.
⑤ 교대근무 체제를 배제한다.

50 직업병과 관련 직업이 옳게 연결된 것은?

① 근시안 – 식자공
② 규폐증 – 용접공
③ 열사병 – 채석공
④ 잠함병 – 방사선기사
⑤ 백내장 – 인쇄공

3과목 공중보건학 개론   20문항

51 복어 중독과 관련 없는 것은?

① 100℃에서 1시간 가열하면 독성이 상실된다.
② 복어의 생식선, 내장, 간 등에 독소가 함유되어 있다.
③ 독성물질은 테트로도톡신이다.
④ 중독증상으로 운동장애가 나타나고 심하면 중추신경이상이 나타나며, 지속되면 사망한다.
⑤ 2mg의 소량으로도 사람이 죽는다.

52 폐흡충증의 제2중간숙주는?

① 게와 가재　　② 붕 어
③ 달팽이　　　 ④ 왜우렁이
⑤ 다슬기

53 우리나라에서도 감염률이 높으며 여자의 질, 남자의 전립선·요도·방광에 기생하며 주로 성행위로 인해 감염되는 기생충 질환은?

① 아메바성 이질
② 트리코모나스
③ 매 독
④ 에이즈
⑤ 임 질

54 항문부위 회음부 등에 소양증을 유발하고 긁게 되면 발적 종창 등을 동반한 2차적인 세균감염을 일으키는 기생충은?

① 요충증
② 말레이사상충증
③ 아니사키스증
④ 회 충
⑤ 구 충

55 노령화지수를 옳게 나타낸 것은?

① (65세 이상 인구수/15~64세 인구수) × 100
② (65세 이상 인구수/0~14세 인구수) × 100
③ (0~14세 인구수/15~64세 인구수) × 100
④ {(0~14세 인구수+65세 이상 인구수)/15~64세 인구수} × 100
⑤ (경제활동 인구수/15~64세 인구수) × 100

56 수정란의 착상을 방해하는 원리를 이용한 피임법은?

① 먹는 피임약
② 살정자제
③ 자궁 내 장치
④ 콘 돔
⑤ 다이아프램

57 임신중독증을 예방하기 위해 실시하는 산전관리에 포함되는 것은?

① 체중 및 당뇨 검사
② 혈압 및 단백뇨 검사
③ 혈색소 및 매독 검사
④ 단백뇨 및 혈색소 검사
⑤ 흉부 X-선 검사 및 혈압 측정

58 모유 수유의 장점에 해당하지 않는 것은?

① 우유보다 단백질이 많다.
② 어머니와 아기 양측이 만족스러운 관계를 맺는 데 도움이 된다.
③ 우유에 비해 비타민 함량이 많다.
④ 우유에 비해 당질의 함량이 많다.
⑤ 우유에 비해 설사, 장출혈, 아토피성 습진 등의 발병이 적다.

59 3개월 전 교통사고로 가족을 잃은 사람이 다음과 같은 증상으로 일상생활에 심각한 문제를 겪고 있다면 의심할 수 있는 정신장애는?

- 사고장면이 반복적으로 떠오름
- 교통사고 상황에 대하여 말하는 것을 꺼림
- 본인만 생존했다는 것에 대해 죄책감을 보임
- 잠을 잘 수 없고, 집중하기 어려움

① 연극성 인격장애
② 조울증
③ 공황장애
④ 성격장애
⑤ 외상 후 스트레스장애

60 생애주기에 따른 건강증진사업으로 적절하지 않은 것은?

① 영·유아기 - 기초예방접종
② 아동·청소년기 - 보건교육상담, 정신건강 정보 제공
③ 청년기 - 알코올·약물중독 예방
④ 장년기 - 만성질환 예방 및 관리
⑤ 노년기 - 치매 예방

61 유병률 산출 공식에서 분자에 해당하는 것은?

① 환자를 접촉한 감수성자 수
② 일정기간 위험에 폭로된 인구 수
③ 새로운 건강문제가 발생한 사람 수
④ 전체인구 수
⑤ 어느 시점에서 질병에 이환되어 있는 사람 수

62 지역사회 간호사업에서 이루어지는 가정방문에 대한 설명으로 틀린 것은?

① 실제 환경에서 자료를 수집할 수 있다.
② 실제 환경에서 적절한 간호를 제공할 수 있다.
③ 가족 전체의 장점과 취약점을 확보할 수 있다.
④ 활용 가능한 가족 내 자원을 직접 파악할 수 있다.
⑤ 가정방문은 보건사업 중에서 가족의 건강을 감독하는 효과적인 방법이 아니다.

63 국민건강증진사업에 해당하지 않는 것은?

① 질병의 치료　　　　② 질병예방
③ 보건교육　　　　　④ 건강관리
⑤ 건강생활의 실천

64 장기요양요원이 의사의 지시서에 따라 수급자의 가정에 방문하여 간호, 진료의 보조, 요양에 관한 상담 또는 구강위생 등을 제공하는 장기요양급여는?

① 주·야간보호　　　② 단기보호
③ 방문목욕　　　　　④ 방문요양
⑤ 방문간호

65 「의료법」상 진료에 관한 기록의 보존 기간이 나머지와 다른 것은?

① 환자 명부　　　　② 검사소견기록
③ 진료기록부　　　　④ 방사선 사진
⑤ 간호기록부

66 「정신건강증진 및 정신질환자 복지서비스 지원에 관한 법률」상 정신질환자 실태조사의 방법으로 옳지 않은 것은?

① 정신질환자 등 및 정신건강증진시설의 종사자 등에 대한 설문조사 및 면접조사
② 정신질환자 등의 진료기록부 등에 대한 자료조사
③ 정신질환자 등의 발병 전 직업 및 생활양식
④ 국민건강보험 및 의료급여 청구 명세 등에 대한 자료조사
⑤ 일반 국민에 대한 표본 설문조사 및 면접조사

67 「결핵예방법」상 전염성 결핵환자에 대하여 접객업이나 그 밖에 사람들과 접촉이 많은 업무에 종사하는 것을 일시 제한할 수 있는 자는?

① 대통령
② 시장·군수·구청장
③ 보건복지부장관
④ 보건소장
⑤ 담당의사

68 「구강보건법」상 초등학교에서 불소용액 양치사업을 실시할 때 적절한 양치 횟수는?

① 주 1회
② 월 1회
③ 2개월에 1회
④ 6개월에 1회
⑤ 1년에 1회

69 「혈액관리법」상 특정수혈 부작용으로 사망한 경우에 신고 시기는?

① 지체 없이
② 7일 이내
③ 15일 이내
④ 20일 이내
⑤ 30일 이내

70 「감염병의 예방 및 관리에 관한 법률」상 다음의 특징을 가진 감염병은?

- 전파가능성을 고려하여 발생 또는 유행 시 24시간 이내에 신고하여야 함
- 격리가 필요함
- 결핵, 콜레라, 장티푸스 등이 포함됨

① 제1급감염병
② 제2급감염병
③ 제3급감염병
④ 제4급감염병
⑤ 기생충감염병

4과목　　**실 기**　　　　　　35문항

71 주삿바늘의 삽입 각도를 90°로 하여 주사하는 방법은?

① 근육주사
② 피내주사
③ 정맥주사
④ 피하주사
⑤ 경피주사

72 정맥주사에 대한 내용이 아닌 것은?

① 약물을 즉각적으로 투입하여 최대한 효과를 얻는다.
② 수분과 전해질, 영양공급 및 균형유지에 유용하다.
③ 다른 투여방법이 대상자의 조직에 심한 자극을 줄 때 사용 가능하다.
④ 주사 후 충분히 문질러준다.
⑤ 많은 용량의 약물을 투입할 때 적합하다.

73 대변 잠혈검사에 관한 설명으로 옳은 것은?

① 검사 3일 전부터 철분제제 복용을 중단해야 한다.
② 검사 전 붉은색 육류를 충분히 섭취해야 한다.
③ 대장내시경 검사를 통해 대변 검체를 채취해야 한다.
④ 검체를 채취할 때 외과적 무균술을 적용해야 한다.
⑤ 검사 전에 8시간 이상 금식해야 한다.

74 소아 환자의 팔꿈치 굴곡을 제한하여 수술부위 만지는 것을 방지하는 억제법으로 옳은 것은?

① 얼굴마스크 억제법
② 재킷 억제법
③ 주관절 억제법
④ 벨트 억제법
⑤ 손목 억제법

75 환자 드레싱 중 혈액이 간호조무사의 손에 묻었을 때, 올바른 손 위생 방법은?

① 비누와 흐르는 물로 손을 씻는다.
② 포비돈아이오딘으로 팔과 손을 닦는다.
③ 소독제가 묻은 솔로 손을 문지른다.
④ 알코올젤로 손을 문지른다.
⑤ 소독 성분이 포함된 물티슈로 손을 닦는다.

76 표준주의 감염관리 지침에 따른 활동은?

① 장갑을 벗고 나서 손을 씻는다.
② 기침할 때 손으로 입을 막는다.
③ 분비물이 나오지 않는데도 항상 보안경을 쓴다.
④ 오염된 세탁물을 버린다.
⑤ 사용한 주삿바늘을 소독한 뒤 버린다.

77 수술실에서 멸균영역을 결정하는 방법으로 옳지 않은 것은?

① 멸균된 거즈에 습기가 스며들 때는 오염된 것으로 간주한다.
② 시야에 보이지 않는 부분은 오염된 것으로 간주한다.
③ 멸균이 의심스러울 때는 오염된 것으로 간주한다.
④ 소독포의 외면은 오염된 것으로 간주한다.
⑤ 소독포 내부는 모두 멸균영역이다.

78 이동섭자의 사용 시 고려사항으로 옳지 않은 것은?

① 한 용기의 감자(섭자)는 오염방지를 위해 하나씩만 꽂는다.
② 용기에서 감자를 꺼낼 때는 용기의 옆이나 가장 자리에 닿지 않게 수직으로 꺼낸다.
③ 감자의 끝은 항상 아래로 향하게 하며 허리 밑으로 내려가지 않게 한다.
④ 용기에 소독액을 부어 이동섭자의 2/3 이상이 잠기게 한다.
⑤ 소독솜을 주고받을 때는 섭자끼리 서로 맞닿아야 한다.

79 파상풍 환자에게 어두운 환경을 만들어 주는 이유로 옳은 것은?

① 아관긴급이 약해지기 때문에
② 경련의 발생 때문에
③ 연하곤란을 촉진하기 때문에
④ 후궁반장을 촉진하기 때문에
⑤ 수면을 방해하기 때문에

80 자궁경관이 2cm 개대되고 자궁수축이 5분 간격으로 30초 정도 진통을 하는 임산부에 대한 간호내용으로 옳지 않은 것은?

① 산모는 미리 힘주기를 하도록 한다.
② 자궁수축 시 산모의 용기를 북돋워준다.
③ 활동기에 사용될 호흡법을 가르친다.
④ 산모에게 태아심음을 듣도록 해준다.
⑤ 산모의 체위를 측위로 해준다.

81 미숙아의 간호로 옳지 않은 것은?

① 목적은 호흡유지, 체온유지, 감염방지이다.
② 호흡유지를 위해 기도 내에 점액을 제거해 준다.
③ 보육기 안의 온도는 30℃ 정도가 좋다.
④ 미숙아가 병원에 왔을 때 가장 먼저 살피는 것은 감염 여부이다.
⑤ 산소는 40% 이하, 습도는 60% 정도를 유지한다.

82 견인한 환자의 간호로서 옳지 않은 것은?

① 견인의 목적은 기형을 교정하거나 예방하기 위함이다.
② 상대적 견인은 대상자가 침대 밑으로 미끄러지는 것을 방지하는 것이다.
③ 상대적 견인 시 침대각도는 45° 이상을 유지한다.
④ 사지의 말단 부분을 노출시켜 혈액순환, 운동, 감각상태를 수시로 관찰한다.
⑤ 욕창과 요통 예방을 위해 마사지를 해준다.

83 경구투약 시 지켜야 할 주의사항이 아닌 것은?

① 정확한 약, 용법, 시간, 방법 등을 지켜야 한다.
② 유제를 먹인 후 뜨거운 차를 마시게 하거나 차게 해서 먹인다.
③ 약장에서 꺼내 준비할 때는 반드시 유효일자를 확인한다.
④ 액체 약제인 경우 남은 것은 다시 넣어 둔다.
⑤ 자극성 약이나 치아가 착색될 염려가 있는 약은 빨대를 사용하도록 한다.

84 오른쪽 다리가 불편한 환자가 보행기를 이용하여 걷는 순서로 옳은 것은?

① 오른쪽 다리 → 보행기 → 왼쪽 다리
② 보행기와 오른쪽 다리 → 왼쪽 다리
③ 왼쪽 다리 → 오른쪽 다리 → 보행기
④ 보행기와 왼쪽 다리 → 오른쪽 다리
⑤ 왼쪽 다리 → 보행기 → 오른쪽 다리

85 수술 후 금식 환자의 갈증 호소 시 알맞은 간호는?

① 입술에 마른 수건을 대준다.
② 입술에 물을 적신 거즈를 대준다.
③ 수액으로 수분을 공급하고 있으니 참으라고 한다.
④ 주스를 스푼으로 자주 먹여준다.
⑤ 물을 빨대로 먹을 수 있게 도와준다.

86 경련하는 환아의 간호로 옳지 않은 것은?

① 신체적 손상을 방지한다.
② 기도를 유지한다.
③ 경련 시 발작한 시간, 양상 등을 잘 관찰한다.
④ 약물을 투여한다.
⑤ 미지근한 물로 전신을 마사지한다.

87 정상분만 후 회음절개술 부위에 대한 간호로 옳지 않은 것은?

① 바로 통목욕을 할 수 있다.
② 전등을 회음부에 쪼여준다.
③ 부종이 있을 시 얼음주머니를 대준다.
④ 회음에서 항문 쪽으로 세척한다.
⑤ 통증이 심할 경우 의사 처방에 의해 통증 완화제를 사용한다.

88 산소포화도의 정상범위는?

① 70% 이상   ② 80% 이상
③ 86~90%   ④ 91~94%
⑤ 95~100%

89 외과적 무균술이 요구되는 사항이 아닌 것은?

① 관장할 때
② 인공도뇨관 삽입
③ 주사약 준비과정
④ 개방침상의 드레싱 교환
⑤ 침습적 행위 시

90 간호조무사는 어떤 환자의 병실에 들어갈 때 N95마스크를 착용해야 하는가?

① 아메바성 이질 환자
② 봉와직염 환자
③ 심내막염 환자
④ 농가진 환자
⑤ 활동성 폐결핵 환자

91 두부 손상 시의 응급처치 중 가장 중요한 것은?

① 지 혈
② 산소공급
③ 기도유지
④ 척추고정
⑤ 의식수준평가

92 당뇨병으로 의식수준이 떨어지고 있는 환자에게 가장 먼저 취해야 할 조치는?

① 옆으로 눕힌다.
② 기도를 개방시킨다.
③ 환자의 입안을 흡인시킨다.
④ 신속히 이송 준비를 한다.
⑤ 백밸브마스크로 산소를 공급한다.

93 골절이 의심되는 개방성 손상 시 적절한 응급처치는?

① 소독드레싱을 한다.
② 부목고정이 우선된다.
③ 전체적으로 깨끗하게 한다.
④ 상처를 열어놓은 상태로 유지한다.
⑤ 부가적 손상 여부의 확인을 위해 자세히 검사한다.

94 사고발생의 원인을 제거함으로써 사고로 인한 손실을 미연에 방지하기 위한 계획을 수립하고 이를 실시하는 것은 어떤 활동인가?

① 감염관리
② 안전관리
③ 물리적 관리
④ 물품관리
⑤ 간호관리

95 위관을 통해 영양액을 공급한 후, 위관에 약 30mL의 물을 주입하는 이유는?

① 탈수를 예방하기 위해
② 구토를 방지하기 위해
③ 복부 팽만을 줄이기 위해
④ 위관의 위치를 고정하기 위해
⑤ 위관의 막히지 않은 개방 상태를 유지하기 위해

96 결장절제술을 앞둔 환자에게 수술 전날 해야 할 간호보조활동은?

① 심호흡과 기침 방법 교육하기
② 환자의 옷과 귀중품을 간호사실에 보관하기
③ 수술 부위 제모 후 보습 로션 바르기
④ 수술 직전까지 음료수 섭취가 가능하다고 설명하기
⑤ 차가운 생리식염수로 관장하기

97 상처 드레싱을 돕는 방법은?

① 상처 부위의 바깥쪽에서 안쪽으로 닦는다.
② 사용 후 혈액이 묻은 드레싱 세트는 뜨거운 물로 먼저 닦는다.
③ 상처세척제는 차갑게 유지하여 사용한다.
④ 이동겸자의 끝부분이 위로 향하게 잡는다.
⑤ 드레싱세트는 환자마다 따로 사용한다.

98 의식이 없는 환자를 앙와위로 눕혀 놓으면 어떠한 위험상황이 초래될 수 있는가?

① 뇌출혈
② 쇼크진행
③ 토물의 흡인
④ 혼수상태
⑤ 심정지

99 입원 환자에 대한 병실생활 안내로 옳은 것은?

① 화재 시 엘리베이터로 이동하라고 설명한다.
② 취침 시에는 침상난간을 내리라고 알려준다.
③ 개인 전열기구를 사용해도 된다고 알려준다.
④ 잠들기 전 화장실에 다녀오라고 알려준다.
⑤ 병동 내 흡연과 음주가 가능한 장소를 알려준다.

100 치매 환자와 의사소통하는 방법으로 옳은 것은?

① 한 번에 여러 가지 질문을 한다.
② 과거를 회상하게 하는 내용은 말하지 않는다.
③ 어린아이 대하듯이 말한다.
④ 일상적인 어휘를 사용한다.
⑤ 목소리는 높고 크게 한다.

101 구강체온 측정이 가능한 환자는?

① 의식이 불분명한 환자
② 구강수술 환자
③ 성인 피부질환자
④ 고열의 영아 환자
⑤ 마스크로 산소를 투여받고 있는 환자

102 위관영양을 실시할 때 간호보조활동으로 옳은 것은?

① 주입 직후 바로 눕게 한다.
② 영양액은 50mL/분 이하의 속도로 주입되도록 조절기를 조정한다.
③ 영양액은 위장과 같은 높이에 위치하도록 한다.
④ 영양액은 차갑게 주입한다.
⑤ 주입 시 복위를 취하게 해 준다.

103 복위 시 욕창이 가장 잘 발생하는 있는 부위는?

① 천 골
② 팔꿈치
③ 발꿈치
④ 후두부
⑤ 무 릎

104 일반병동 환자의 배설량 기록에 대한 설명으로 옳은 것은?

① 소변을 제외하고 기록한다.
② 상처 배액을 제외하고 기록한다.
③ 정상호흡 시 수분소실량을 포함하여 기록한다.
④ 심한 발한을 포함하여 기록한다.
⑤ 구토를 제외하여 기록한다.

105 임종을 앞둔 환자에게 나타나는 신체적 변화는?

① 피부가 점점 빨개진다.
② 잠자는 시간이 줄어든다.
③ 수분을 많이 섭취하려고 한다.
④ 소변량이 증가한다.
⑤ 호흡수와 깊이가 불규칙해지고 무호흡과 깊고 빠른 호흡이 교대로 나타난다.

핵심만 콕 짚어서 만든 실전문제!

08 간호조무사 10일 합격 **총정리**

정답 및 해설 p.146

1과목 **기초간호학 개요** 35문항

01 간호조무사의 직업윤리에 따른 행동으로 옳은 것은?

① 환자의 요구사항은 모두 들어준다.
② 환자의 상황에 대한 진단을 직접 내린다.
③ 자신의 직무와 관련 없는 질문은 무시한다.
④ 물품의 파손을 관리자에게 보고하지 않는다.
⑤ 유효기간의 확인 후, 약품을 의사에게 전달한다.

02 쾌적한 병원환경을 위한 관리방법으로 옳은 것은?

① 젖은 걸레로 바닥을 닦는다.
② 병실 바닥은 비질을 하여 깨끗이 한다.
③ 사용한 침구는 깨끗이 털어서 보관한다.
④ 실내온도는 18~22℃, 습도는 40~60%를 유지한다.
⑤ 병실 청소는 오염이 심한 구역에서 덜한 구역 순서로 한다.

03 병동에서의 물품 관리방법으로 옳은 것은?

① 소독된 기구 및 물품이 젖지 않게 관리한다.
② 유효기간이 짧은 물품은 보관장 뒤쪽에 배치한다.
③ 오염된 고무장갑은 안과 밖을 잘 씻어 자비소독한다.
④ 사용한 주사기는 양손으로 뚜껑을 주삿바늘에 다시 씌워 버린다.
⑤ 유리기구에 혈액이 묻은 경우 뜨거운 물로 헹구고, 찬물로 씻는다.

04 간호조무사의 효과적인 의사소통 방법으로 옳은 것은?

① 환자와의 대화를 피한다.
② 가급적 유머의 사용은 자제한다.
③ 대화하는 동안 환자를 관찰한다.
④ 환자에게 처치 외에는 관심을 기울이지 않는다.
⑤ 모든 환자에게 최대한 천천히 말한다.

05 대뇌와 함께 근육운동 조절 및 몸의 균형유지에 관여하는 기관은?

① 소 뇌
② 간 뇌
③ 중 뇌
④ 연 수
⑤ 척 수

06 위에서 분비되며, 단백질 소화에 관여하는 소화효소는?

① 펩 신
② 트립신
③ 리파아제
④ 락타아제
⑤ 아밀라아제

07 생약에 알코올 또는 식초를 가하여 유효성분을 침출한 액체 상태의 약제는?

① 시 럽
② 산 제
③ 정 제
④ 팅크제
⑤ 함당정제

08 치료 시 두 가지 이상의 약을 사용하며, 의사의 처방이 완료될 때까지 꾸준히 6~12개월 투약해야 하는 약물은?

① 제산제
② 항생제
③ 항결핵제
④ 항고혈압제
⑤ 항히스타민제

09 부종이 심한 환자가 섭취를 제한해야 하는 성분은?
① 인
② 나트륨
③ 칼슘
④ 철분
⑤ 마그네슘

10 혈액응고에 필수적인 비타민으로, 결핍 시 신생아에게 출혈성 질환을 가져올 수 있는 비타민은?
① 비타민 A
② 비타민 C
③ 비타민 D
④ 비타민 E
⑤ 비타민 K

11 구강 내에서 접근하기 힘든 부위가 손상되었을 경우 감지해 볼 수 있는 기구에 해당하는 것은?
① 핀셋(Pincette)
② 탐침(Explorer)
③ 흡입기(Suction)
④ 치경(Dental Mirror)
⑤ 핸드피스(Handpiece)

12 치아의 맨 안쪽 조직으로, 혈관, 신경섬유, 임파관을 포함하여 치아에 영양을 공급하는 중요한 역할을 하는 부분은?
① 치수
② 치관
③ 법랑질
④ 상아질
⑤ 백악질

13 부항요법을 적용할 수 있는 경우는?
① 경련이 심한 경우
② 정맥류가 있는 경우
③ 출혈 증상이 심한 경우
④ 어깨 통증이 있는 경우
⑤ 몸이 몹시 허약한 경우

14 탕제의 복용방법으로 옳은 것은?
① 일반적으로 1일 1회 복용한다.
② 대부분 만성질환일 때 주로 복용한다.
③ 구토 시 코를 막고 한 번에 빨리 복용한다.
④ 독성이 있는 약은 처음에는 조금씩 복용한다.
⑤ 위장에 자극을 주는 약은 식사 직전에 복용한다.

15 안과 수술 환자의 안압상승 예방법으로 옳은 것은?
① 빛을 차단한다.
② 기침을 자제한다.
③ 안구운동을 한다.
④ 세수를 하지 않는다.
⑤ 무거운 물건을 자주 든다.

16 다음에 해당하는 치료적 의사소통 기술은?

"할머니, 무슨 생각을 하고 계세요?"

① 수용
② 반영
③ 관찰
④ 현실감 제공
⑤ 개방적 질문

17 환자의 상황별 필요한 체위로 옳은 것은?
① 호흡곤란 시 - 슬흉위
② 요추천자 후 - 앙와위
③ 복부검진 시 - 골반고위
④ 척추 골절 시 - 배횡와위
⑤ 비위관 삽입 시 - 앙와위

18 손가락에 동상이 발생한 환자의 간호보조활동으로 옳은 것은?
① 수포가 생겼을 경우 터뜨린다.
② 동상부위를 심장보다 낮춘다.
③ 동상부위를 문질러 열을 낸다.
④ 동상부위를 뜨거운 물에 담근다.
⑤ 부종이 생기기 전 장신구를 제거한다.

19 주기적인 파파니콜라우(팝 스미어) 검사로 예방하는 질병은?
① 위암
② 간암
③ 대장암
④ 유방암
⑤ 자궁경부암

20 요로결석 환자에 대한 치료 및 간호로 옳은 것은?
① 수분섭취량을 제한한다.
② 고단백, 고염식이를 시행한다.
③ 체외충격파 쇄석술을 시행한다.
④ 통증 감소를 위해 이뇨제를 투약한다.
⑤ 재발률이 낮아 정기적 추적관찰은 필요없다.

21 편도선 절제술 수술을 받은 환자의 간호보조활동으로 옳은 것은?

① 가습기 사용을 금지한다.
② 연식 및 유동식을 제공한다.
③ 당분간 빨대를 사용하게 한다.
④ 목 주위를 따뜻하게 온찜질해 준다.
⑤ 가래가 생길 때마다 수시로 뱉게 한다.

22 경도 비만자에게 필요한 식이 교육내용으로 옳은 것은?

① 고단백, 저섬유질, 고지방, 고탄수화물
② 고단백, 고섬유질, 저지방, 고탄수화물
③ 고단백, 고섬유질, 저지방, 저탄수화물
④ 저단백, 고섬유질, 저지방, 저탄수화물
⑤ 저단백, 저섬유질, 고지방, 고탄수화물

23 임산부의 산전관리에 대한 설명으로 옳은 것은?

① 임신 7개월까지는 매주 산전진찰을 받는다.
② 당뇨가 있는 임부는 당내성 검사를 받도록 한다.
③ 산전관리는 태동이 확인되었을 때부터 시작한다.
④ 임신 중반기 이후에는 임신중독증에 대한 감시가 필요하다.
⑤ 산전관리의 주된 목적은 조기출산을 예방하기 위해서이다.

24 분만 과정 중 분만 2기와 관련 있는 내용은?

① 관 장
② 태반 검사
③ 신생아 간호
④ 회음부 삭모
⑤ 자궁수축상태 확인

25 산욕기 오로에 관한 설명으로 옳은 것은?

① 분만 전 나오는 질 분비물이다.
② 불쾌한 냄새는 정상적인 소견이다.
③ 2주 이상 나오면 병원방문을 유도한다.
④ 소량이면서 열이 있으면 산욕열을 의심한다.
⑤ 회복기가 되면 색깔이 점차 진해지고 양도 줄어든다.

26 신생아의 목욕을 돕는 방법으로 옳은 것은?

① 수유 이후에 바로 목욕시킨다.
② 태지는 비누로 깨끗이 벗겨낸다.
③ 10~20분 이상 천천히 목욕시킨다.
④ 목욕물의 온도는 30℃가 적당하다.
⑤ 체온이 안정적이고 체중이 2.5kg 이상일 때 통목욕이 가능하다.

27 에릭슨의 심리사회적 발달 단계 중 학령기의 발달 과업과 갈등은?

① 신뢰감 대 불신감
② 자율성 대 수치감
③ 주도성 대 죄책감
④ 근면성 대 열등감
⑤ 자아정체감 대 역할 혼돈

28 중이염이 발생한 영유아에게 귀약의 투약 방법은?

① 귀에 손을 대지 않고 투약한다.
② 귀를 후하방으로 당긴 후 투약한다.
③ 귀를 후상방으로 당긴 후 투약한다.
④ 귀를 전하방으로 당긴 후 투약한다.
⑤ 귀를 전상방으로 당긴 후 투약한다.

29 수두 환아를 간호할 때 유의사항으로 옳은 것은?

① 환아를 격리시키지 않는다.
② 감염 예방을 위해 장갑을 착용한다.
③ 붕산 및 전분목욕은 소양감을 증가시킨다.
④ 소양증 감소를 위한 항히스타민제 사용은 금한다.
⑤ 피부건조를 방지하기 위해 온도를 높게 유지한다.

30 퇴행성 관절염에 대한 설명으로 옳은 것은?

① 통증이 대칭적이다.
② 자가면역 질환에 속한다.
③ 쭈그리고 앉을 때 통증이 심하다.
④ 저녁보다 아침에 통증이 더 심하다.
⑤ 체중부하가 많이 되는 운동을 추천한다.

31 노인의 피부보호를 돕는 방법으로 옳은 것은?

① 매일 목욕을 시켜 신진대사를 촉진한다.
② 목욕 시 욕창 초기 증상이 있는지 살핀다.
③ 알코올을 사용하여 가벼운 마사지를 해준다.
④ 목욕 후 보습제는 30분 후에 발라 피부 자극을 줄인다.
⑤ 피부에 자극을 주는 면제품을 피하고 모직류를 주로 입힌다.

32 노인 우울증에 대한 설명으로 옳은 것은?

① 식욕부진 및 수면장애가 동반된다.
② 노인 우울증은 정상적인 노화 과정이다.
③ 남성노인이 여성노인보다 2~3배 더 많다.
④ 우울증 노인이 알츠하이머 질환에 걸릴 가능성이 낮다.
⑤ 일시적인 경우가 많으므로 항우울제 투여는 필요하지 않다.

33 화상환자의 응급처치 방법으로 옳은 것은?
① 물집이 생긴 경우 터뜨린다.
② 화상 부위의 조직이나 파편을 제거한다.
③ 흐르는 물에 열기를 식히고, 멸균된 천으로 덮는다.
④ 안면화상 시 등이 바닥에 닿도록 바로 눕혀 운반한다.
⑤ 1도 화상의 경우 모르핀이나 데메롤을 사용하여 통증을 조절한다.

34 중독위험이 있는 약물을 과량복용한 환자의 응급처치로 옳은 것은?
① 이뇨제 투여
② 구토요법 실시
③ 관장요법 시행
④ 투석요법 시행
⑤ 이산화탄소 투여

35 성인의 심폐소생술 시 유의사항으로 옳은 것은?
① 맥박촉지 부위는 상완동맥이다.
② 기도유지 시 머리와 턱을 내린다.
③ 흉부압박 시 손가락을 사용하여 압박한다.
④ 압박 시 깊이는 5~6cm 정도가 되게 한다.
⑤ 심폐소생술은 10분 이내 시행을 원칙으로 본다.

2과목 보건간호학 개요 15문항

36 「국민건강증진법」에서 정의하는 "국민건강증진사업"에서 첫 번째 사업으로 선정된 것은?
① 보건교육
② 질병예방
③ 영양개선
④ 신체활동장려
⑤ 건강관리 및 건강생활의 실천

37 보건교육의 특징으로 가장 적당한 것은?
① 노약자를 대상으로 한다.
② 성인대상 교육이 가장 효율적이다.
③ 보건교육의 실시 장소는 매우 제한적이다.
④ 지역사회 간호업무 중 가장 포괄적이고 중요한 업무이다.
⑤ 교육내용은 추상적인 것에서 구체적인 것으로 실시해야 한다.

38 보건교육 시 대상자와의 관계를 형성하며 학습동기를 부여하고 학습목표 등을 전달하는 단계는?
① 도 입
② 전 개
③ 정 리
④ 종 결
⑤ 평 가

39 선택된 주제에 대해 상반된 의견을 가진 전문가들이 청중 앞에서 사회자의 진행에 따라 각자의 의견을 전달하며 토론하는 집단교육 방법은?
① 세미나
② 분단토의
③ 패널토의
④ 심포지엄
⑤ 브레인스토밍

40 지방보건의료조직에 대한 설명으로 옳은 것은?
① 보건복지부에서 조직의 인사를 지도 및 감독한다.
② 행정안전부에서 인력의 근로조건 기준을 감독한다.
③ 보건복지부에서 보건에 관한 기술을 지도 및 감독한다.
④ 보건복지부에서 조직의 일반행정 예산에 관한 사무를 지도 및 감독한다.
⑤ 우리나라 보건 행정의 체계는 보건복지부에서 모든 업무를 총괄하는 일원화시스템이다.

41 보건의료(전달)체계 구성요소 중 보건의료자원의 개발에 해당하는 것은?
① 재원, 규제, 장비
② 재정, 시설, 조직
③ 정보, 지도력, 의사결정
④ 공공재원, 조직, 지도력
⑤ 인력, 시설, 장비, 지식 및 기술

42 우리나라에서 시행하는 진료비 지불보상제도 중 의료비 억제 효과를 위해 병의 중증도나 연령 등을 고려하여 미리 정해진 일정액의 진료비만을 부담하게 하는 것은?
① 인두제
② 봉급제
③ 포괄수가제
④ 총액계약제
⑤ 행위별수가제

43 WHO에서 제시한 다음에 해당하는 일차보건의료의 필수요소는?

> 지역사회 주민이 수용 가능한 과학적이고도 합리적인 방법으로 접근하여야 한다.

① 접근성
② 지속성
③ 수용 가능성
④ 주민의 참여
⑤ 지불부담능력

44 우리나라의 국민건강보험제도에 대한 설명으로 옳은 것은?

① 위험 집중
② 임의 가입
③ 균등한 보험료
④ 사회 연대성 강화
⑤ 차별성 있는 보험급여 혜택

45 노인장기요양보험 제도에 대한 설명으로 옳은 것은?

① 재원은 국가에서 전액 지원한다.
② 시설급여에는 노인복지주택이 있다.
③ 재가급여를 우선 적용하는 것을 원칙으로 한다.
④ 장기요양보험사업의 보험자는 국민연금관리공단이다.
⑤ 장기요양급여에는 재가급여, 시설급여, 개인급여가 있다.

46 다음은 어떤 대기오염 현상을 방지하기 위한 환경관련 협약인가?

> 파리기후변화협약은 1997년 채택한 교토의정서를 대체하는 것으로, 온실가스 배출량을 단계적으로 감축하는 내용을 담고 있다.

① 산성비   ② 기온역전
③ 열섬현상   ④ 황사현상
⑤ 지구온난화

47 다음에서 설명하는 것은?

> • 유해한 태양의 자외선을 차단하는 역할을 하며, 인간들이 방출하는 프레온가스 등에 의해 이곳이 파괴되면 피부암이나 백내장 등을 유발하게 된다.
> • 고도 25~30km의 성층권에서 밀도가 가장 높다.
> • 몬트리올의정서는 염화불화탄소(CFCl)의 생산과 사용을 규제하려는 목적에서 제정한 협약이다.

① 전리층   ② 오존층
③ 외기권   ④ 중간권
⑤ 대류권

48 상수처리 순서로 옳은 것은?

① 침사지 → 침전지 → 여과 → 화학적 소독
② 침사지 → 활성오니법 → 스크린 → 침전지
③ 침사지 → 침전지 → 활성오니법 → 스크린
④ 스크린 → 침사지 → 침전지 → 활성오니법
⑤ 침전지 → 스크린 → 활성오니법 → 침사지

49 감자의 싹이나 햇빛에 의해 변색된 부분에서 발견되는 식중독균은?

① 솔라닌
② 아플라톡신
③ 테트로도톡신
④ 노로바이러스
⑤ 장염비브리오

50 다음에서 설명하는 건강진단의 종류는?

> • 「산업안전보건법」 제130조 제1항에 의거 사업주는 해당 근로자의 건강관리를 위하여 건강진단을 실시하여야 한다.
> • 유해작업 인자에 종사하는 모든 근로자를 대상으로 직업병 예방이나 조기치료를 위해 정해진 주기마다 실시한다.

① 일반건강진단
② 특수건강진단
③ 수시건강진단
④ 임시건강진단
⑤ 배치전건강진단

| **3과목** | 공중보건학 개론 | 20문항 |

51 병원체가 숙주에 침입하여 심각한 임상증상과 장애를 일으키는 능력을 뜻하는 것은?

① 감염력
② 독 력
③ 면역력
④ 병원력
⑤ 증식력

52 독감, 코로나바이러스감염증-19(COVID-19) 예방접종 후에 얻게 되는 면역은?

① 선천성면역
② 인공능동면역
③ 인공수동면역
④ 자연능동면역
⑤ 자연수동면역

53 DTaP 예방주사로 감염 예방되는 질병으로 옳은 것은?
① 백일해, 볼거리, 풍진
② 디프테리아, 백일해, 홍역
③ 파상풍, 장티푸스, 일본뇌염
④ 디프테리아, 백일해, 파상풍
⑤ 디프테리아, 소아마비, B형간염

54 코플릭반점(Koplik's spot)이 생기는 감염성 질환으로 옳은 것은?
① 수 두　　② 홍 역
③ 풍 진　　④ 백일해
⑤ 디프테리아

55 잘못된 생활습관으로 인해 발생하는 만성질환의 특징으로 옳은 것은?
① 질병 경과가 짧다.
② 질병 원인이 명확하다.
③ 질병 진행에 개인차가 없다.
④ 중증화 방지를 치료의 목적으로 한다.
⑤ 연령 증가에 따라 유병률이 감소한다.

56 생산연령인구가 전체인구의 50% 미만인 농촌지역의 인구구조 유형으로 옳은 것은?
① 종 형
② 별 형
③ 호로형
④ 항아리형
⑤ 피라미드형

57 모성보건사업에서 모성 사망률을 감소시키기 위한 가장 중요한 방법은?
① 혈액검사
② 산전관리
③ 예방접종
④ 정기건강검진
⑤ 유전질환 검사

58 영아의 예방접종 시 주의사항으로 옳은 것은?
① "접종 후 바로 귀가하세요."
② "저녁 무렵에 접종하는 것이 좋아요."
③ "접종일에는 따뜻한 물로 목욕을 시켜 주세요."
④ "고열이 날 때는 옆에서 증상을 관찰해보세요."
⑤ "접종 후 아이와의 과격한 신체놀이는 자제해 주세요."

59 보건소 방문건강관리사업에 대한 내용으로 옳은 것은?
①「모자보건법」에 근거한 건강관리사업이다.
② 건강수준에 적합한 건강관리 서비스를 제공한다.
③ 질병진단, 진료, 약물처방, 주사투여 등을 제공한다.
④ 보건소와 지역민간병원이 운영주체가 되어 서비스를 제공한다.
⑤ 취약계층을 제외한 주민의 의료접근성을 높여 건강형평성을 제고한다.

60 임신 중에 고혈압, 단백뇨 검출, 부종 등의 증세가 나타나는 질환은?
① 방광염
② 임신성 빈혈
③ 임신소양증
④ 임신중독증
⑤ 임신성 당뇨

61 노인장기요양보험의 재가급여 종류 중 다음에 해당하는 것은?

> 장기요양요원이 수급자의 가정 등에 방문하여 신체활동 및 가사활동 등을 지원하는 장기요양급여이다.

① 단기보호
② 시설급여
③ 방문목욕
④ 방문간호
⑤ 방문요양

62 방문간호 자격으로 옳은 것은?
① 1년 이상의 간호 경력을 지닌 간호사
② 2년 이상의 간호 경력을 가진 간호조무사
③ 3년 이상의 간호 경력을 가진 간호조무사
④ 1년 이상의 간호 경력과 보건복지부장관이 지정한 교육을 이수한 간호사
⑤ 3년 이상의 간호 경력과 보건복지부장관이 지정한 교육을 이수한 간호조무사

63 지역사회 간호활동 중 가정방문의 궁극적 목적은?
① 대상자의 감염병 예방접종
② 대상자의 경제적 지원관리
③ 가족을 단위로 한 건강관리
④ 대상자와 가족에 대한 질병 진단
⑤ 대상자 대사질환에 대한 조사 및 진료

64 치매 진단을 받은 53세 여성이 가정에서 장기요양서비스를 제공받고자 할 때 신청할 수 있는 보험제와 보험급여가 옳게 묶인 것은?

	보험제	보험급여
①	국민건강보험	간병비
②	국민건강보험	시설급여
③	노인장기요양보험	재가급여
④	노인장기요양보험	간병비
⑤	노인장기요양보험	시설급여

65 「의료법」상 의료인에 해당하는 것은?

① 요양보호사
② 물리치료사
③ 응급구조사
④ 간호법에 따른 간호사
⑤ 방사선사

66 「정신건강증진 및 정신질환자 복지서비스 지원에 관한 법률」상 다음에서 설명하는 시설은?

> 국가 또는 지방자치단체가 설치·운영할 수 있는 기관으로 정신질환자 또는 정신건강상 문제가 있는 사람 중 알코올 또는 약물중독에 따른 정신장애가 있는 사람의 사회적응을 위한 각종 훈련과 생활지도를 하는 시설

① 정신의료기관
② 정신재활시설
③ 정신요양시설
④ 정신건강복지센터
⑤ 정신건강증진시설

67 「결핵예방법」상 결핵관리종합계획을 몇 년마다 수립·시행하여야 하는가?

① 3년
② 5년
③ 7년
④ 10년
⑤ 15년

68 「구강보건법」상 학교 구강보건사업 중에서 치과의사의 지도에 따라 치과위생사가 불소 도포사업을 할 때 필요한 불소 도포의 횟수는?

① 6개월에 1회
② 9개월에 1회
③ 12개월에 1회
④ 15개월에 1회
⑤ 18개월에 1회

69 「혈액관리법」상 혈액관리업무를 하는 자가 혈액의 적격 여부 검사 결과 부적격혈액을 발견한 경우의 처리 방법은?

① 폐기처분하고 그 결과를 보건복지부장관에게 보고하여야 한다.
② 폐기처분하고 그 결과를 관할 보건소장에게 신고하여야 한다.
③ 폐기처분하고 그 결과를 행정안전부장관에게 신고하여야 한다.
④ 별도의 보관용기에 보관하고 그 결과를 관할 보건소장에게 보고하여야 한다.
⑤ 별도의 보관용기에 보관하고 그 결과를 보건복지부장관에게 신고하여야 한다.

70 「감염병의 예방 및 관리에 관한 법률」상 관할보건소에서 진행하는 필수 예방접종에 해당하는 질병으로 옳은 것은?

① 탄 저
② 야토병
③ MERS
④ A형간염
⑤ 신종인플루엔자

4과목 **실 기** 35문항

71 체온측정에 대한 설명으로 옳은 것은?

① 성인의 고막체온 측정 시 귀를 후하방으로 당긴다.
② 심질환 환자는 직장체온을 측정하는 것이 적절하다.
③ 영유아의 고막체온 측정 시 귀를 후상방으로 당긴다.
④ 수은체온계로 측정 시 눈금을 38℃ 이하로 맞춘 후에 측정한다.
⑤ 적외선 피부체온계는 비접촉으로 측정할 수 있어 감염이 우려되는 상황에서 사용할 수 있다.

72 체온계 사용방법으로 옳은 것은?

① 액와체온계의 탐침 부분은 액와 가장자리에 놓고 측정한다.
② 적외선 피부체온계는 이마에서 약 3cm 거리를 두고 측정한다.
③ 액와에 땀이 있을 경우 수건으로 문질러 닦은 후 측정해야 한다.
④ 고막체온을 측정할 때 보청기는 제거하지 않고 낀 상태에서 측정한다.
⑤ 구강체온계는 막대사탕을 물듯이 혓바닥 위에 올려놓고 입을 다물고 측정한다.

73 성인환자의 심첨맥박을 측정하는 방법으로 옳은 것은?

① 환자에게 복위자세를 취하게 하여 측정한다.
② 측정부위를 잘 확인할 수 있게 우측 가슴을 노출시킨다.
③ 맥박이 규칙적인 경우에는 30초 측정 후 2배로 기록한다.
④ 좌측 2~3번 늑간 사이와 쇄골중앙선이 만나는 곳에서 측정한다.
⑤ 청진기의 판막은 차갑게 하여 측정해야 외부온도에 영향을 받지 않는다.

74 환자가 측정하고 있음을 눈치채지 못하게 해야 하는 활력징후는?
① 체 온
② 호 흡
③ 채 혈
④ 맥 박
⑤ 혈 압

75 다음 중 혈압이 높게 측정되는 상황은?
① 수 면
② 출 혈
③ 탈 수
④ 커프 폭이 좁을 때
⑤ 팔이 심장보다 높을 때

76 환자의 식사를 돕는 방법으로 옳은 것은?
① 소독, 드레싱 등은 식사 전에 마친다.
② 의식이 없는 환자는 비위관영양을 실시한다.
③ 반좌위 자세가 불가능한 편마비 환자는 건강한 쪽이 위로 향하게 눕힌다.
④ 연하곤란을 겪는 환자는 식사 중간에 계속 대화를 하며 상태를 확인한다.
⑤ 음식물이 기도로 넘어갔을 경우 가장 먼저 입안에 손가락을 세 마디 정도 넣어 구토를 유도한다.

77 섭취량과 배설량 측정 시 섭취량에 포함되는 것은?
① 설 사
② 구 토
③ 소 변
④ 수 액
⑤ 상처 배액

78 장루세척을 할 때의 간호보조활동으로 옳은 것은?
① 장루가 선홍색을 띠면 괴사가 의심되므로 즉시 간호사에게 보고한다.
② 피부에 부착된 물품은 하루에 한 번씩 교환해준다.
③ 사회활동에 고립되거나 위축되지 않도록 정서적으로 지지한다.
④ 예민한 장루가 상처 입을 수 있으므로 세척은 반드시 간호보조인이 실시한다.
⑤ 체력회복을 위해 음식은 종류 제한 없이 가능한 한 많이 섭취하도록 교육한다.

79 다음 중 가스 제거가 목적인 관장은?
① 청결관장
② 용수관장
③ 구충관장
④ 구풍관장
⑤ 수렴관장

80 다음 중 괄호에 들어갈 용어로 옳은 것은?

( ) 요실금 : 소변의 배출이 제때 이루어지지 못해 방광에 소변이 가득 차게 되고, 이로 인해 소변이 조금씩 넘쳐 계속 흘러나오는 증상

① 역류성
② 복압성
③ 긴박성
④ 혼합성
⑤ 노인성

81 외과적 손 씻기에 대한 설명으로 옳은 것은?
① 반지, 시계 등의 장신구는 제거한다.
② 손끝은 항상 팔꿈치 아래에 있도록 한다.
③ 항균비누로 손가락과 손바닥, 손등 위까지 씻는다.
④ 손을 씻은 후 남아있는 물기는 손목 스냅을 이용해 털어낸다.
⑤ 손을 씻은 후 물기를 닦은 일회용 타월로 수도꼭지를 잠근다.

82 마스크를 반드시 교체해야 하는 경우로 옳은 것은?
① 마스크가 습기로 인해 축축해진 경우
② 무의식적으로 마스크 끈을 만진 경우
③ 항암치료 중인 환자와 대화를 마친 후
④ 마스크의 금속선이 콧마루에 밀착된 경우
⑤ 마스크를 착용한 지 30분이 경과하였을 때

83 종아리나 전박처럼 굵기가 급격하게 변하는 부위에 감는 붕대법의 종류로 옳은 것은?
① 환행대
② 사행대
③ 나선대
④ 팔자대
⑤ 나선절전대

84 침상목욕 방법으로 옳은 것은?

① 허벅지에서 발 쪽으로 닦는다.
② 복부는 시계 반대 방향으로 마사지한다.
③ 어깨에서 시작해서 손목 쪽으로 닦는다.
④ 회음부는 요도에서 항문 방향으로 닦는다.
⑤ 팔 → 얼굴 → 가슴 → 복부 → 회음부 순으로 닦는다.

85 통목욕 방법으로 옳은 것은?

① 목욕시간은 20분 이내로 한다.
② 빈 욕조에 대상자를 눕히고 물을 가득 받는다.
③ 목욕시간 동안 문은 '사용 중' 팻말을 걸어두고 잠가둔다.
④ 욕조에 들어갈 때는 아픈 쪽 다리, 건강한 쪽 다리 순으로 옮겨 놓는다.
⑤ 대상자가 욕조 안에서 실신했을 경우 깨어날 때까지 물의 온도를 따뜻하게 유지한다.

86 요실금 대상자의 간호보조활동으로 옳은 것은?

① 수분섭취를 금지한다.
② 체중을 조절할 수 있게 돕는다.
③ 하체를 꽉 조이는 옷을 입힌다.
④ 요실금이 해결될 때까지 모든 운동을 금지한다.
⑤ 요실금 초기부터 기저귀를 사용해 항상 배뇨할 수 있도록 돕는다.

87 석고붕대를 한 환자의 다리 근력을 유지하기 위한 운동의 종류로 옳은 것은?

① 능동운동   ② 수동운동
③ 등장성 운동   ④ 등척성 운동
⑤ 등속성 운동

88 환자 보행 시 간호보조활동으로 옳은 것은?

① 환자를 이동할 때 허리근육을 사용한다.
② 액와 목발 보행 시 겨드랑이로 몸무게를 지탱하게 한다.
③ 목발 보행을 도울 때 환자의 시선은 바닥을 향하도록 한다.
④ 침대에서 이동용 침상으로 옮길 때 도뇨관을 일시적으로 잠근다.
⑤ 환자의 편마비 측에 서서 한쪽 팔로 환자의 허리를 안고 다른 팔로 환자의 팔꿈치 위 팔뚝을 잡는다.

89 아래 그림의 이동 상황으로 옳은 것은?

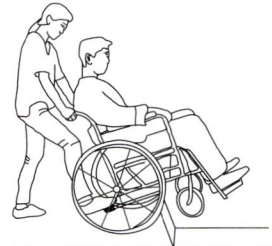

① 턱을 오를 때
② 턱을 내려갈 때
③ 오르막길을 갈 때
④ 내리막길을 갈 때
⑤ 울퉁불퉁한 길을 갈 때

90 쇄석위 체위가 요구되는 상황으로 옳은 것은?

① 쇼크
② 분만
③ 복부검진
④ 항문검사
⑤ 복수천자

91 환자의 낙상을 예방하기 위한 간호보조활동으로 옳은 것은?

① 침대높이를 최대한 높인다.
② 침대바퀴의 잠금장치는 항상 풀어둔다.
③ 이동 시 계단보다는 엘리베이터를 이용한다.
④ 취침 시 침대난간을 내리고 취침하게 한다.
⑤ 야간에는 숙면을 위해 침실, 욕실 근처의 모든 빛을 차단한다.

92 환자에게 더운물 주머니를 제공할 때 주의해야 할 사항으로 옳은 것은?

① 충수염에는 사용을 금한다.
② 환부에 2시간 이상 적용한다.
③ 물의 온도는 70~80℃에 맞추어 제공한다.
④ 주머니를 발로 밟아 물이 새지 않는지 확인한다.
⑤ 주머니에 물을 1/2 정도 넣고 나머지는 공기로 채운다.

93 수술 전 간호보조활동으로 옳은 것은?

① 수술 부위의 굵은 털만 레이저로 제거한다.
② 아트로핀, 모르핀 등은 수술 하루 전에 투약한다.
③ 감염을 예방하기 위해 수술 부위 삭모 후 로션을 발라준다.
④ 수술 당일 아침에는 장신구, 의치, 매니큐어 등을 제거한다.
⑤ 의식이 없는 환자는 수술 후 의식이 돌아오면 본인에게 수술동의서를 받는다.

94 다음 중 금식이 필요한 검사는?

① MRI
② 심전도
③ 대장내시경
④ 유방초음파
⑤ 흉부 X-ray

95 심폐소생술 압박에 의해 발생할 수 있는 합병증으로 옳은 것은?

① 빈혈
② 소화불량
③ 늑골골절
④ 족부궤양
⑤ 만성신부전증

96 자동심장충격기(AED)를 사용할 때 패드 부착 위치로 옳은 것은?

① 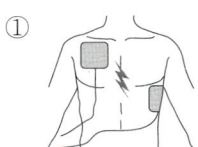   ②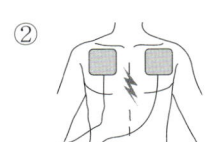

③ 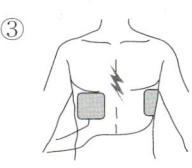   ④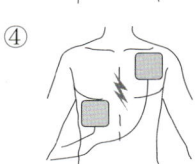

⑤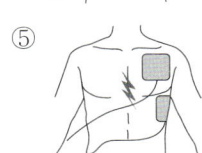

97 산소공급 시 주의사항으로 옳은 것은?

① 금연표시판을 부착한다.
② 머리맡에 향초를 켜둔다.
③ 가습기와 전기장판 등으로 습도와 온도를 조절한다.
④ 환자의 체온 유지를 위해 모직물로 된 담요를 하체에 덮어준다.
⑤ 산소는 무색·무미·무취이므로 별도의 주의사항이 필요 없다.

98 산소를 투여하면서 의사소통과 음식물 섭취가 가능한 기구는?

① 비강카테터
② 비강캐뉼라
③ 산소마스크
④ 벤투리마스크
⑤ 비재호흡마스크

99 환자 입원 시 간호보조활동으로 옳은 것은?

① 환자가 기존에 복용 중인 약물 사항은 의사 또는 간호사에게 보고한다.
② 귀중품은 환자가 퇴원할 때까지 간호조무사가 안전한 곳에 보관해 둔다.
③ 의사소통이 가능한 환자의 본인 확인은 의사와 보호자 간의 면담을 통해서 한다.
④ 감염성 질환 환자의 사용물품은 과산화수소에서 10분 이상 소독한 뒤 재사용한다.
⑤ 병동에 환자가 도착하면 가장 먼저 다음 외래진료 일정을 예약할 수 있도록 돕는다.

100 치매 대상자와 대화 시 주의사항을 잘 지킨 경우는?

① "6시예요. 저녁 식사하세요."
② "어디 불편하신 곳이 있으세요?"
③ "할아버지, 오늘 또 약 안 먹었지?"
④ "양치하신 후 신발을 신고 외출하세요."
⑤ "우유는 드셔도 되지만 커피는 안 돼요."

101 관장을 할 때 간호보조활동으로 옳은 것은?

① 관장약과 공기를 함께 주입한다.
② 관장약 주입 직후 바로 화장실에 갈 수 있게 한다.
③ 관장약은 차갑게 준비한다.
④ 관장약은 오른쪽으로 눕힌 상태에서 넣는다.
⑤ 항문을 통해 직장관을 배꼽 방향으로 삽입한다.

102 수술 절개부위를 드레싱할 때 간호보조활동으로 옳은 것은?

① 이동섭자의 끝을 아래로 향하게 하여 거즈를 집는다.
② 사용 후 혈액이 묻은 드레싱 세트는 뜨거운 물로 먼저 씻어낸다.
③ 배액으로 흠뻑 젖은 거즈는 그대로 둔다.
④ 드레싱 세트 안에 남은 소독용액은 재사용한다.
⑤ 바깥쪽에서 안쪽으로 수술 절개부위를 닦는다.

103 당뇨 환자의 발관리를 돕는 방법으로 옳은 것은?

① 발톱을 둥글게 자른다.
② 외출 시 맨발로 신발을 신게 한다.
③ 발을 뜨거운 물에 씻지 않도록 한다.
④ 발가락 사이에 로션을 발라준다.
⑤ 발톱은 바짝 짧게 자른다.

104 지남력이 상실된 혼돈 환자나 진정제 투여 환자에게 적용하는 보호대는?

① 홑이불 보호대
② 장갑 보호대
③ 손목 또는 발목 억제대
④ 재킷 보호대
⑤ 팔꿈치 보호대

105 다음에 해당하는 임종적응 단계는?

- 환자가 자기의 병을 인지하면서도 사실이라고 생각하지 않음
- 진단이 틀렸다는 생각으로 여러 병원을 다니며 진료를 받음

① 부 정
② 분 노
③ 타 협
④ 우 울
⑤ 수 용

09 간호조무사 10일 합격 총정리

정답 및 해설 p.153

1과목 기초간호학 개요 35문항

01 간호조무사의 직업적 태도로 옳은 것은?

① 근무 전 개인 사유로 근무시간 변경 시 동료와 상의한다.
② 독자적으로 할 수 있는 간단한 치료는 지시 없이 수행한다.
③ 환자 상태에 대한 가족의 질문에 아는 선에서 직접 설명한다.
④ 업무상 알게 된 환자의 개인정보를 사적으로 공유하지 않는다.
⑤ 환자가 금품을 제공할 때는 부담되지 않는 정도에서 감사히 받는다.

02 의료폐기물의 관리방법으로 옳은 것은?

① 의료폐기물과 생활폐기물은 혼합하여 배출할 수 있다.
② 의료폐기물 전용용기에 반드시 사용한 연월일을 기재한다.
③ 태반 등 부패 우려가 있는 것은 밀폐용기에 넣어 배출한다.
④ 의료폐기물은 근무가 끝나면 모두 모아 전용용기에 배출한다.
⑤ 동물병원에서 배출되는 폐기물은 의료폐기물에 해당하지 않는다.

03 물품재고조사로 얻을 수 있는 효과로 옳은 것은?

① 병원의 신용이 올라간다.
② 창고 보관비가 늘어난다.
③ 물품을 낭비 없이 구매 가능하다.
④ 위생적인 창고관리가 가능하다.
⑤ 기준량을 초과하여 재고를 비축해 둘 수 있다.

04 병원의 화재예방 및 화재 발생 시 대피방법으로 옳은 것은?

① 화재 시 가장 먼저 중요 약품을 이동시킨다.
② 화재 시 중증질환자를 가장 먼저 대피시킨다.
③ 화재 시 엘리베이터로 모두 모일 수 있게 유도한다.
④ 화재 시 방화문을 열어 환자가 대피할 수 있게 한다.
⑤ 화재 예방을 위해 정기적으로 소방교육 및 훈련을 실시한다.

05 정상 호흡에서 흡기 시 사용되는 주호흡근은?

① 흉쇄유돌근
② 대흉근
③ 외늑간근
④ 광배근
⑤ 승모근

06 뇌하수체 후엽에서 분비되며, 신장이 표적 기관인 호르몬은?

① 옥시토신
② 성장호르몬
③ 항이뇨호르몬
④ 갑상샘자극호르몬
⑤ 부신피질자극호르몬

07 복용 시 검정색 변이 배출될 가능성이 있으며, 액체성 약물은 치아의 착색을 방지하기 위해 빨대를 이용해서 먹어야 하는 것은?

① 철분제
② 항생제
③ 진통제
④ 진해제
⑤ 진정제

08 대표적인 국소마취제이며, 심실성 부정맥 치료제로도 사용되는 약물은?

① 케타민
② 할로탄
③ 미란타
④ 큐라레
⑤ 리도카인

09 간질환 환자의 식이로 옳은 것은?

① 무균 식이
② 고염분 식이
③ 저지방 식이
④ 저단백질 식이
⑤ 저비타민 식이

10 수술 후 회복기 환자에게 필요한 영양소로 옳은 것은?

① 칼슘, 단백질
② 비타민, 지방
③ 단백질, 수분
④ 비타민, 칼슘
⑤ 단백질, 비타민

11 치아의 가장 넓은 부위로, 법랑질의 충격을 흡수하는 완충역할을 하는 부분은?

① 치 근　　　　　② 치 관
③ 치 경　　　　　④ 상아질
⑤ 백악질

12 발치 직후 환자에게 제공해야 하는 간호보조활동으로 옳은 것은?

① 발치 부위의 뺨에 온찜질을 해준다.
② 격렬한 운동을 하게 한다.
③ 뜨거운 음료를 마시게 한다.
④ 침이나 피를 자주 뱉게 한다.
⑤ 물을 마실 때 빨대 사용을 금지한다.

13 약물을 몸의 특정 부위에서 태우거나 태운 김을 쏘여 온열 자극을 줌으로써 질병을 치료하는 방법은?

① 구 법　　　　　② 자 침
③ 수치료법　　　　④ 추나요법
⑤ 부항요법

14 부항요법 시 주의사항으로 옳은 것은?

① 어지러움이 있으면 압력 및 횟수를 늘린다.
② 육식 또는 고칼로리 음식을 섭취하도록 권장한다.
③ 식사 직전이나 직후에 치료를 진행하면 효과가 크다.
④ 습식부항 이용 시 1회 사혈량이 1mL가 넘지 않게 한다.
⑤ 화관입구에 바세린을 바르면 피부의 손상을 막을 수 있다.

15 청각장애가 있는 환자와의 의사소통 방법으로 옳은 것은?

① 마스크를 끼고 대화한다.
② 환자와 마주보고 대화한다.
③ 최대한 고음으로 대화한다.
④ 언어적 의사소통을 활용한다.
⑤ 길고 자세하게 반복하여 설명한다.

16 태반, 모유 등 모체에서 들어온 항체를 통해 형성되는 면역은?

① 선천면역
② 자연수동면역
③ 인공수동면역
④ 자연능동면역
⑤ 인공능동면역

17 초등학생을 대상으로 투베르쿨린반응검사를 한 결과, 음성이 나온 경우 취해야 할 조치는?

① 소변검사
② 객담검사
③ 혈청검사
④ BCG 재접종
⑤ X-ray 직접촬영

18 비정상적인 소변에서 검출될 수 있는 성분은?

① 물　　　　　　　② 요 산
③ 요 소　　　　　　④ 단백질
⑤ 크레아틴

19 악성 종양의 특성으로 옳은 것은?

① 성장속도가 느리다.
② 외과적 절제가 쉽다.
③ 예후가 좋은 편이다.
④ 전이 및 재발이 잘 된다.
⑤ 피막이 있어 침윤을 방지한다.

20 유방절제술 후 간호보조활동으로 옳은 것은?

① 슬관절 운동을 권장한다.
② 지혈촉진을 위해 압박드레싱을 한다.
③ 수술한 측 팔의 정맥주사를 금지한다.
④ 수술 후 무거운 물건 들기로 팔 회복을 돕는다.
⑤ 수술한 측 팔을 심장보다 아래에 위치하게 둔다.

21 뇌압상승 증상이 있는 환자의 간호보조활동으로 옳은 것은?

① 물을 충분히 제공한다.
② 이뇨제 사용을 금지한다.
③ 앙와위 자세를 유지한다.
④ 동공의 크기와 대광반사를 확인한다.
⑤ 절대안정을 위해 의식 확인을 자제한다.

22 백내장 수술을 받은 환자의 간호보조활동으로 옳은 것은?

① 따뜻한 물로 눈 세척을 한다.
② 버티컬 및 커튼으로 빛을 차단한다.
③ 세안 및 머리감기는 2일 동안 제한한다.
④ 수영장 및 공중목욕탕 이용은 2주간 제한한다.
⑤ 빠른 회복을 위해 안구운동을 틈틈이 한다.

23 임신 후반기에 발생하는 출혈성 질환으로 옳은 것은?

① 유 산
② 포상기태
③ 태반조기박리
④ 자궁 외 임신
⑤ 자궁경관무력증

24 분만 과정에 대한 설명으로 옳은 것은?

① 태아의 정상분만 태위는 둔위이다.
② 가진통은 분만을 알리는 대표신호이다.
③ 배림 이후에 복압을 제거하도록 돕는다.
④ 경산모는 완전 개대 후 분만실로 이동시킨다.
⑤ 파수 후 가장 먼저 할 일은 태아심음 측정이다.

25 유즙 분비를 촉진하기 위한 방법으로 옳은 것은?

① 5시간 간격으로 젖을 짜낸다.
② 유두를 비누로 깨끗이 닦는다.
③ 분만 2~3일 후부터 모유수유를 시작한다.
④ 유방에는 소량의 유즙이 남아있도록 한다.
⑤ 하루 섭취 열량을 임신 전에 비해 증가시킨다.

26 아프가 점수(Apgar Score)에 대한 설명으로 옳은 것은?

① 출생 후 1분과 15분 후 두 번 측정한다.
② 출생 후 가장 먼저 관찰할 사항은 피부색이다.
③ 혈압, 호흡, 피부색, 근육긴장도, 반사반응을 검사한다.
④ 각 항목당 최고 점수는 2점이며, 총 10점이 만점이다.
⑤ 총 10점 만점 중 6점 이상이면 건강한 것으로 판단한다.

27 신생아에게서 모로반사가 나타나지 않는 경우, 의심할 수 있는 증상은?

① 백내장
② 파상풍
③ 쇄골골절
④ 안면마비
⑤ 청각장애

28 미숙아의 간호에 대한 설명으로 옳은 것은?

① 통목욕을 시행한다.
② 체중 측정 시 인큐베이터 밖에서 측정한다.
③ 호흡 유지를 위해 기도 내 점액을 제거해 준다.
④ 인큐베이터 안의 온도는 40℃ 정도가 적당하다.
⑤ 미숙아한테서 가장 먼저 살펴야 할 것은 황달 여부이다.

29 설사로 탈수가 심한 유아에게 보충해줘야 할 것으로 옳은 것은?

① 수분, 지방
② 수분, 전해질
③ 지방, 단백질
④ 단백질, 비타민
⑤ 포도당, 비타민

30 노인의 건강증진을 위한 영양관리로 옳은 것은?

① 단백질 식품을 꾸준히 섭취한다.
② 포화지방산 함유 식품을 많이 섭취한다.
③ 물은 되도록 적게 마셔 요실금을 예방한다.
④ 칼슘 흡수를 돕기 위해 철분제를 함께 섭취한다.
⑤ 채소 및 과일류 대신 해조류, 버섯류를 주로 섭취한다.

31 기도로 음식물이 넘어갔을 때 생길 수 있는 노인성 질환은?

① 위 염
② 폐 렴
③ 천 식
④ 구강건조증
⑤ 만성기관지염

32 치매 노인의 간호보조활동으로 옳은 것은?

① 말을 이해하지 못할 때는 길게 설명한다.
② 환자의 수준에 맞춰 어린아이 대하듯 한다.
③ 낙상 방지를 위해 억제대를 반드시 사용한다.
④ 우울감을 줄이기 위해 환경을 자주 바꿔준다.
⑤ 석양증후군을 막기 위해 다른 곳으로 관심을 전환시킨다.

33 무의식 환자의 응급처치 중 가장 먼저 해야 할 조치는?

① 지 혈
② 금식유지
③ 기도유지
④ 척추고정
⑤ 인공호흡

34 눈에 화학약품이 들어갔을 때 응급처치 방법으로 옳은 것은?

① 눈에 항생제를 투여한다.
② 화학약품을 면봉으로 닦아준다.
③ 눈을 비벼서 눈물이 나오게 한다.
④ 가만히 눕힌 후 절대안정을 취하게 한다.
⑤ 흐르는 물로 씻고 즉시 응급진료를 받게 한다.

35 열피로 환자의 응급처치 방법으로 옳은 것은?

① 얼음물로 마사지한다.
② 비타민 B_1을 투여한다.
③ 강심제는 사용 금지이다.
④ 시원한 곳에 눕히고 머리를 높여준다.
⑤ 탈수가 심하면 포도당 주사를 놓는다.

2과목 **보건간호학 개요** 15문항

36 「국민건강증진법」에서 정의하는 보건교육에 대한 설명으로 옳은 것은?

① 개인이나 지역사회 구성원이 스스로 자신의 건강을 관리할 능력을 갖도록 한다.
② 지역사회 구성원의 건강은 지역사회의 발전에 중요한 자산임을 인식하도록 한다.
③ 개인 또는 집단으로 하여금 건강에 유익한 행위를 자발적으로 수행하도록 하는 교육을 말한다.
④ 지역사회 구성원이 자신들의 건강문제를 스스로 인식하고 행동하여 지역사회의 건강을 증진시키는 것이다.
⑤ 근로자의 건강증진을 위하여 직장 내 문화 및 환경을 건강친화적으로 조성하고, 근로자가 자신의 건강관리를 적극적으로 수행할 수 있도록 교육, 상담프로그램 등을 지원하는 것을 말한다.

37 보건교육 내용의 진행방향으로 옳은 것은?

① 보건교육 내용은 낯선 것에서 친숙한 것의 순서로 진행한다.
② 보건교육 내용은 복잡한 것에서 단순한 것의 순서로 진행한다.
③ 보건교육 내용은 간접적인 것에서 직접적인 것의 순서로 진행한다.
④ 보건교육 내용은 과거의 내용에서 최신의 내용의 순서로 진행한다.
⑤ 보건교육 내용은 어려운 것에서 쉬운 것의 순서로 진행한다.

38 보건교육을 실시하는 중간에 교육방법이나 내용을 개선하기 위해 수시로 실시하는 평가는?

① 진단평가
② 형성평가
③ 과정평가
④ 성과평가
⑤ 총괄평가

39 어린이집 원아들에게 손 씻기 6단계를 교육한 후, 배운 대로 원아들이 제대로 손을 씻는지 평가하기 위한 방법은?

① 관찰법　　　　　　② 평정법
③ 질문지법　　　　　④ 지필검사
⑤ 구두질문법

40 보건복지부에서 담당하는 업무는?

① 장기요양인정 신청서를 제출받는다.
② 주민을 대상으로 직접적인 보건서비스를 제공한다.
③ 보건소 업무 중 보건에 대한 교육을 지도 및 감독한다.
④ 지역보건조직의 인사 및 예산에 관한 사무를 지도 및 감독한다.
⑤ 업무상 재해를 입은 근로자의 치료를 지원해주고 근로자와 가족의 생활을 보장해준다.

41 우리나라 보건의료 전달체계의 특징으로 옳은 것은?

① 관료적이고 행정체계가 복잡하다.
② 국가가 보건의료를 계획, 관리, 제공한다.
③ 의료의 질이 떨어질 수 있다는 단점이 있다.
④ 영국이나 캐나다와 같은 나라에서 시행 중이다.
⑤ 일차진료 단계에서 전체 질병의 70~80%를 처리한다.

42 행위별수가제에 대한 설명으로 옳은 것은?

① 국민의료비가 낮아진다.
② 의사의 권한이 작아질 수 있다.
③ 의사 간 불필요한 경쟁이 사라진다.
④ 양질의 서비스를 받을 수 있으나 과잉진료가 문제이다.
⑤ 환자에게 제공된 서비스 중 일부만 진료비 청구의 근거가 된다.

90

43 우리나라 일차보건의료에 대한 설명으로 옳은 것은?

① 병원이 일차보건의료를 담당한다.
② 예방중심의 의료가 대두배경이다.
③ 보건소에서 보험혜택이 적용되려면 진료의뢰서를 가지고 가야 한다.
④ 면허 미보유자라도 보건복지부 직무교육을 받은 간호사는 보건진료 전담공무원이 될 수 있다.
⑤ 1980년 「농어촌 등 보건의료를 위한 특별조치법」이 제정되어 보건진료소가 리 단위나 도서벽지 등에 설치되었다.

44 우리나라 국민건강보험에 관한 설명으로 옳은 것은?

① 선택성이 특징이다.
② 보험자는 전 국민이다.
③ 균등한 보험급여를 보장한다.
④ 국민연금공단이 의료비 심사를 담당한다.
⑤ 1980년에 전 국민건강보험이 실시되었다.

45 노인장기요양보험 제도 중 다음 ( ) 안에 들어 내용은?

( )은/는 경력 2년 이상의 간호사나 경력 3년 이상의 간호조무사 중 보건복지부장관이 정하는 교육인 이론 360시간, 실습 340시간을 이수한 자 등이 의사, 한의사 또는 치과의사의 지시를 받아 수급자의 집으로 찾아가서 간호, 진료 보조, 구강 위생 따위를 지원하는 일이다.

① 시설급여
② 방문간호
③ 방문요양
④ 단기보호
⑤ 특별현금급여

46 다음에서 설명하는 문제에 대한 예방방법으로 가장 중요한 것은?

실내의 밀폐된 공간에 다수의 사람이 모인 경우 산소 부족으로 무기력, 현기증, 메스꺼움 등의 증상이 나타날 수 있다.

① 수분 공급
② 난방 가동
③ 냉방 가동
④ 조도 조절
⑤ 적절한 환기

47 수질오염지표검사에 대한 설명으로 옳은 것은?

① BOD나 COD가 높을수록 맑은 물이다.
② 용존산소량과 수온은 상관관계가 없다.
③ 물에 녹아 있는 산소는 부유물질이 많으면 증가한다.
④ 생물학적 산소요구량이 높으면 용존산소량이 증가한다.
⑤ 플랑크톤이 많고 염분이 높을수록 용존산소량이 감소한다.

48 다음에서 설명하는 생활폐기물 처리 방법은?

- 비용이 저렴하여 우리나라에서 가장 많이 사용하는 생활폐기물 처리 방법이다.
- 당일 15~20cm 이상 복토를 실시해야 한다.
- 악취나 해충을 예방할 수 있으나 지하수를 오염시키는 문제가 있다.

① 소각법
② 매립법
③ 퇴비법
④ 투기법
⑤ 고형화법

49 세균성 식중독 중에서 감염형 균으로 옳은 것은?

① 바실러스균
② 살모넬라균
③ 포도상구균
④ 아미그달린
⑤ 보툴리누스균

50 갑작스러운 감압에 의해 발생하는 질환은?

① 진폐증
② 잠함병
③ 새집증후군
④ 미나마타병
⑤ VDT증후군

3과목 공중보건학 개론 20문항

51 유방암 자가검진은 질병의 예방단계 중 어느 단계에 해당하는가?

① 1차 예방
② 2차 예방
③ 3차 예방
④ 재 활
⑤ 합병증 예방

52 어떤 한 지역에만 국한되지 않고 동시에 세계적으로 퍼지는 감염병 발생 양상으로 옳은 것은?

① 주기성(Periodic)
② 토착성(Endemic)
③ 산발성(Sporadic)
④ 유행성(Epidemic)
⑤ 범유행성(Pandemic)

53 민물고기를 생식하는 경우 감염되는 기생충으로 옳은 것은?

① 무구조충
② 유구조충
③ 사상충
④ 간디스토마
⑤ 폐디스토마

54 병원체의 탈출경로가 호흡기계인 질병으로 옳은 것은?

① 임 질
② 콜레라
③ 장티푸스
④ 인플루엔자
⑤ 쯔쯔가무시증

55 다음 설명에 해당하는 것은?

임신 20주 이후 수직 감염되어 유산, 사산, 선천성 기형 등을 초래하므로 조기발견을 통한 치료가 매우 중요하다.

① 매 독
② 풍 진
③ 임 질
④ 헤르페스
⑤ 톡소플라스마증

56 부양비에 대한 설명으로 옳은 것은?

① 노령화 사회일수록 총부양비가 높지 않다.
② 총인구수에 대한 비경제활동 인구의 비이다.
③ 총부양비가 낮을수록 경제발전에 어려움이 따른다.
④ 노년부양비는 15~64세 인구에 대한 65세 이상 인구의 비이다.
⑤ 경제활동 인구는 15~64세 인구에 노년인구(65세 이상 인구)를 더한 것이다.

57 모자보건사업의 지표 중 신생아사망률의 분모로 옳은 것은?

① 특정 연도의 임산부 수
② 특정 연도의 영유아 수
③ 특정 연도의 출생아 수
④ 특정 연도의 신생아 사망 수
⑤ 특정 연도의 생후 28일 미만의 사망아 수

58 모자보건사업의 중요성이 강조되는 이유는?

① 아동은 다른 연령층에 비해 질병 감수성이 낮기 때문이다.
② 모자보건 대상은 전체 인구의 약 30%를 차지하기 때문이다.
③ 질병의 지속적 관리에도 불구하고 효과는 미비하기 때문이다.
④ 아동은 질병에 쉽게 노출되고, 치료해도 만성화되기 때문이다.
⑤ 아동의 건강은 다음 세대의 국민건강에 영향을 끼치기 때문이다.

59 선천성 대사이상 무료검사 항목으로 옳은 것은?

① 페닐케톤뇨증
② 청력 선별검사
③ 갑상샘기능항진증
④ 고관절 이형성증 검사
⑤ 선천성 부신기능저하증

60 출생 후 1개월 이내 신생아가 해야 하는 예방접종은?

① 결 핵
② 수 두
③ 풍 진
④ 백일해
⑤ 파상풍

61 다음에서 설명하는 지역사회 간호사의 역할은?

개인, 가족, 지역사회 등의 건강소비자들 입장에서 의견을 제시함으로써 권리를 찾을 수 있도록 지지해 준다.

① 조정자
② 대변자
③ 상담자
④ 교육자
⑤ 간호제공자

62 다음에 해당하는 방어기제의 유형은?

자신의 결점이나 받아들일 수 없는 행동에 대한 책임을 남에게 돌리는 것

① 회 피
② 퇴 행
③ 승 화
④ 해 리
⑤ 투 사

63 만성질환의 예방 및 관리에서 1차 예방에 해당하는 것은?
① 건강검진 및 자가검진
② 재활치료를 통한 기능회복
③ 발병예방과 위험요인 제거
④ 정상생활 및 사회생활복귀 촉진
⑤ 조기진단과 치료를 통한 관리악화 방지

64 알코올 중독 환자가 "잠을 자기 위해서는 술을 마셔야 돼요."라고 하였다. 이 환자의 방어기제로 옳은 것은?
① 회 피
② 부 정
③ 보 상
④ 합리화
⑤ 반동형성

65 「의료법」상 의료인은?
① 접골사
② 약 사
③ 간호조무사
④ 안마사
⑤ 치과의사

66 「정신건강증진 및 정신질환자 복지서비스 지원에 관한 법률」상 누구든지 응급입원의 경우를 제외하고는 정신건강의학과전문의의 대면 진단에 의하지 않고는 정신질환자를 정신의료기관 등에 입원 또는 입소시켜서는 안 된다. 이런 경우 대면 진단의 유효기간은 진단서 발급일로부터 며칠까지인가?
① 7일
② 15일
③ 30일
④ 60일
⑤ 90일

67 「결핵예방법」상 다음에 해당하는 용어는?

> 결핵에 감염되어 결핵감염검사에서 양성으로 확인되었으나 결핵에 해당하는 임상적, 방사선학적 또는 조직학적 소견이 없으며 결핵균검사에서 음성으로 확인된 자

① 결핵환자
② 결핵의사환자
③ 전염성결핵환자
④ 잠복결핵감염자
⑤ 전염성결핵환자 접촉자

68 「구강보건법」상 치아우식증의 발생을 예방하기 위하여 상수도 정수장 또는 수돗물 저장소에서 불소화합물 첨가시설을 이용하여 수돗물의 불소농도를 적정수준으로 유지·조정하는 사업은?
① 구강보건사업
② 일반수도사업
③ 수돗물불소농도조정사업
④ 배수시설 관리사업
⑤ 불소 도포사업

69 「혈액관리법」상 영구적 헌혈금지약물로 옳은 것은?
① 태반주사제
② 아시트레틴 성분의 약물
③ 피나스테라이드 성분의 약물
④ 두타스테라이드 성분의 약물
⑤ 에트레티네이트 성분의 약물

70 「감염병의 예방 및 관리에 관한 법률」상 예방접종의 효과에 관한 역학조사를 실시하여야 하는 사람으로 옳은 것은?
① 보건소장
② 시·도지사
③ 질병관리청장
④ 보건복지부장관
⑤ 시장·군수·구청장

4과목 실 기   35문항

71 성인의 체온을 측정하는 방법으로 옳은 것은?
① 식후 또는 운동 후에는 체온이 낮아질 수 있다.
② 호흡기질환자는 구강체온을 재는 것이 바람직하다.
③ 적외선 피부체온계는 환자의 눈을 향하도록 하여 약 3분간 측정한다.
④ 고막체온을 측정할 때 귀를 후하방으로 살짝 당겨 외이도가 일직선이 되도록 한다.
⑤ 액와체온을 측정할 때 땀이 있으면 체온이 낮게 나올 수 있으므로 땀을 두드려 말린 후 측정한다.

72 심질환 노인의 맥박을 정확하게 측정할 수 있는 부위는?
① 심첨맥박
② 요골맥박
③ 족배맥박
④ 상완맥박
⑤ 슬와맥박

73 다음 중 호흡에 대한 설명으로 옳은 것은?

① 모르핀은 호흡을 상승시킨다.
② 호흡조절 중추는 시상하부이다.
③ 남성과 아기는 복식호흡으로 측정한다.
④ 활력징후는 체온 → 혈압 → 호흡 → 맥박 순으로 측정한다.
⑤ 호흡 측정 전에 환자에게 충분히 설명하고, 측정 중에는 긴장을
풀기 위해 계속해서 대화한다.

74 혈압측정 방법으로 옳은 것은?

① 혈압 재측정은 1시간 후부터 가능하다.
② 팔을 심장과 같은 높이에 두고 측정한다.
③ 커프의 공기는 10mmHg/초의 속도로 뺀다.
④ 요골동맥에 청진기를 대고 움직이지 않게 고정한다.
⑤ 혈압계 눈금이 200~240mmHg까지 올라가도록 공기를 넣는다.

75 좌심실이 수축했을 때 가장 높은 혈액의 압력을 무엇이라 하는가?

① 맥 압
② 고혈압
③ 심첨맥박
④ 수축기압
⑤ 이완기압

76 비위관영양을 할 때 레빈 튜브의 삽입 길이로 옳은 것은?

① 귀에서 쇄골까지의 길이
② 코에서 검상돌기까지의 길이
③ 입에서 코, 코에서 귀까지의 길이
④ 코에서 귀, 귀에서 검상돌기까지의 길이
⑤ 입에서 검상돌기, 검상돌기에서 배꼽까지의 길이

77 섭취량과 배설량 측정 시 배설량에 포함되는 것은?

① 출 혈
② 수 액
③ 수 혈
④ 경미한 발한
⑤ 위관영양액

78 움직일 수 없는 환자에게 변기를 대주는 방법으로 옳은 것은?

① 환자 양옆에서 허리를 들어 올려 변기를 대준다.
② 변기는 체온보다 5~10℃ 낮은 상태로 제공한다.
③ 측위 자세에서 변기를 대주고 앙와위 자세로 변경한다.
④ 환자 어깨와 골반을 잡아 돌려 복위 자세로 만들어 변기를 대준다.
⑤ 몸을 전혀 움직일 수 없는 환자에게는 기저귀를 채워주는 방법밖에
없다.

79 유치도뇨를 실시할 때 여성과 남성의 체위로 옳은 것은?

	여 성	남 성
①	측 위	좌 위
②	슬흉위	심스위
③	반좌위	절석위
④	앙와위	배횡와위
⑤	배횡와위	앙와위

80 인공배뇨를 실시할 때 간호보조활동으로 옳은 것은?

① 소변주머니는 심장 높이에 고정한다.
② 소변이 나오는 시점에 유치도뇨관을 10cm 더 삽입한다.
③ 도뇨관은 바닥에 떨어지지 않도록 침상난간에 고정한다.
④ 여성은 항문에서 요도 방향으로 아래에서 위로 소독한다.
⑤ 남성은 음경을 잡고 포피를 당겨 요도구 바깥으로 소독한다.

81 121℃에서 20분간 고압증기를 이용하여 멸균하여야 하는 물품으로만
짝지어진 것은?

① 카테터, 유리
② 파우더, 플라스틱
③ 바세린거즈, 내시경
④ 스테인리스 곡반, 가운
⑤ 외과용 주사기, 도뇨관

82 혈액 또는 체액으로 인한 감염 우려가 있는 대상자를 처치하는 방법으로
옳은 것은?

① 감염 우려가 있는 대상자와 접촉할 때는 장갑, 마스크, 가운을 착
용한다.
② 사용한 주삿바늘에 찔린 경우 멸균수건으로 피를 닦아내고 밴드를
붙인다.
③ 주삿바늘 뚜껑은 가운 주머니에 넣고 있다가 주사를 사용하자마자
꺼내서 닫아준다.
④ 대상자의 체액이 점막에 튄 경우 손에 생리식염수를 몇 방울 떨어뜨
려 점막에 비빈다.
⑤ 사용한 주삿바늘, 칼날 등을 바닥에 떨어뜨린 경우에는 장갑을 낀
손으로 빠르게 줍는다.

83 다음 그림에서 상처를 소독하는 방향과 순서를 올바르게 나열한 것은?

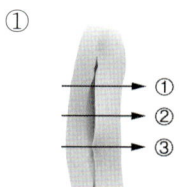
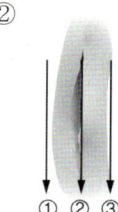
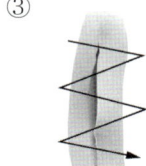
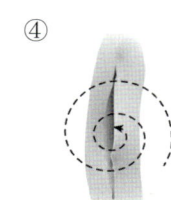
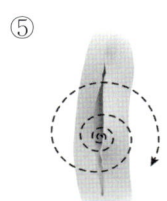

84 신생아 목욕방법으로 옳은 것은?
① 신생아에게서 열이 나는 날에는 목욕을 피한다.
② 발에서 시작해 머리 방향으로 닦아 준다.
③ 일정한 시간에 20~30분 내로 목욕을 마친다.
④ 목욕을 마친 후에는 기저귀를 먼저 채우고 옷을 입힌다.
⑤ 미숙아는 따뜻한 물을 받아놓은 통 안에 눕혀서 씻겨 준다.

85 수액을 맞고 있는 왼쪽 편마비 대상자에게 단추가 있는 옷을 입힐 때의 간호보조활동으로 옳은 것은?
① 맨 처음 건강한 쪽(오른쪽)의 팔을 낀다.
② 대상자를 마비된 쪽(왼쪽)으로 돌아눕게 한다.
③ 등 뒤쪽에 펼쳐져 있는 상의의 소매 부분을 계단식으로 접어놓는다.
④ 바로 누운 자세에서 수액을 먼저 마비된 쪽(왼쪽) 소매 안에서 밖으로 빼서 건다.
⑤ 마지막으로 마비된 쪽(왼쪽) 팔을 끼우고 단추를 잠근다.

86 환자의 구강관리를 위한 간호보조활동으로 옳은 것은?
① 치약을 묻힌 칫솔을 치아에 대고 옆으로 닦는다.
② 의식이 없는 환자는 앙와위 자세를 취하게 한다.
③ 윗니, 아랫니, 혀, 입천장, 어금니 안쪽 등의 순서로 닦는다.
④ 부드러운 칫솔모보다 딱딱한 칫솔모로 잇몸 마사지를 하게 한다.
⑤ 의식이 없는 환자의 경우 일회용 스펀지 브러시를 물에 적셔 입안을 닦아낸다.

87 전신마비 환자의 관절 유연성을 유지하기 위한 운동의 종류로 옳은 것은?
① 능동운동
② 수동운동
③ 등장성 운동
④ 등척성 운동
⑤ 등속성 운동

88 평지를 이동하거나 계단을 내려갈 때의 지팡이 보행 순서로 올바른 것은?
① 건강한 다리 → 아픈 다리 → 지팡이
② 지팡이 → 아픈 다리 → 건강한 다리
③ 지팡이 → 건강한 다리 → 아픈 다리
④ 아픈 다리 → 지팡이 → 건강한 다리
⑤ 건강한 다리 → 지팡이 → 아픈 다리

89 다음 상황에 필요한 체위를 올바르게 연결한 것은?
① 쇼크 – 슬흉위
② 관장 시 – 심스위
③ 분만 시 – 반좌위
④ 태아위치 교정 – 골반고위
⑤ 남성 인공도뇨 시 – 절석위

90 소양증 환자에게 적용하는 보호대로 옳은 것은?

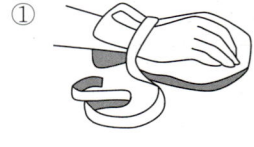
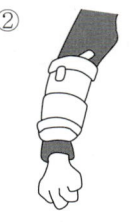
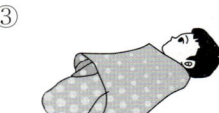
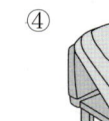
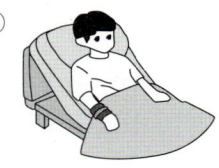
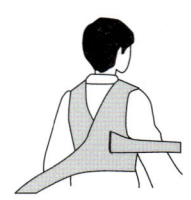

91 환자에게 얼음주머니를 제공할 때 주의해야 할 사항으로 옳은 것은?

① 환부에 2시간 이상 적용한다.
② 얼음주머니를 얇은 비닐로 감싼 후 적용한다.
③ 주머니에 물을 1/2 정도 넣고 나머지는 공기로 채운다.
④ 얼음을 호두알 크기로 깬 후 물에 씻어 각진 부분을 없앤다.
⑤ 사용 후에는 내부와 외부의 물기를 제거하고 말려서 보관한다.

92 수술 전 병동과 수술실에서의 간호보조활동으로 옳은 것은?

① 수술실의 기구의 수와 수술실의 청결을 확인한다.
② 환자와 보호자 이름, 주소가 적힌 팔찌를 착용시킨다.
③ 제왕절개 환자의 경우 상부는 유두선부터, 하부는 배꼽 위까지 삭모한다.
④ 수술실에서 손 소독 후 손끝은 항상 골반 아래에 위치하도록 유지한다.
⑤ 수술 전에 화장실을 다녀오게 하고, 수술 후 24시간 동안 소변을 참게 한다.

93 전신마취에서 깨어난 환자에게 심호흡과 기침을 시키는 이유는?

① 지 혈
② 혈전 예방
③ 폐렴 예방
④ 욕창 예방
⑤ 자연배뇨 유도

94 X선을 이용한 검사에 대한 설명으로 옳은 것은?

① 흉부 엑스레이 검사는 8시간 이상의 금식이 필요하다.
② 검사를 위해 투여하는 조영제(바륨)는 분변매복 부작용이 있다.
③ 정맥신우 촬영 직전 수분을 최대한 섭취하여 방광을 비운다.
④ 흉부 엑스레이 검사를 통해 식도, 위, 십이지장의 병변을 확인한다.
⑤ 상부위장관 촬영을 앞둔 환자가 간식을 섭취했을 경우 위세척 실시 후 검사를 한다.

95 반응이 없는 대상자에게 심폐소생술을 시행할 때 옳은 방법은?

① 심정지 후 4분 이내 시행한다.
② 흉골의 가장 하단에 위치한 칼돌기를 압박한다.
③ 압박 : 이완의 시간비율이 60 : 40이 되게 한다.
④ 대상자의 가슴이 약 2cm 눌릴 수 있게 압박한다.
⑤ 위 팽창이 눈으로 관찰될 정도로 숨을 불어 넣어 인공호흡을 한다.

96 다음과 같은 증상을 보이는 대상자에게 해야 하는 응급처치는?

> • 목을 조르는 듯한 자세를 한다.
> • 갑자기 기침을 하며, 괴로운 표정을 짓는다.
> • 가슴 부위의 호흡운동이 보이지만, 공기의 흐름이 적거나 없다.

① 하임리히법을 반복하여 시행한다.
② 대상자를 꽉 붙잡고 조용히 기다린다.
③ 대상자의 머리 아래에 부드러운 것을 대준다.
④ 주변에 위험한 물건을 치운 후 호흡하게 한다.
⑤ 입을 손수건이나 거즈 등으로 가볍게 닦아낸다.

97 흡인 간호 시 주의사항으로 옳은 것은?

① 카테터는 24시간마다 교체한다.
② 1회 흡인 시간은 1분 이내로 제한한다.
③ 카테터 삽입 길이는 10~12cm가 적당하다.
④ 성인의 경우 150~200mmHg의 압력을 준수한다.
⑤ 의식이 있는 환자는 배횡와위, 의식이 없는 환자는 앙와위를 취해준다.

98 입원 환자에게 제공하는 침상에 대한 설명으로 옳은 것은?

① 고무포는 허리에서 무릎까지 오도록 편다.
② 심한 화상을 입은 환자에게 널빤지 침상을 제공한다.
③ 베갯잇의 터진 곳이 항상 출입문 쪽을 향하도록 유지한다.
④ 욕창이 생기지 않도록 밑 침구를 단단하게 잡아당겨 주름을 없앤다.
⑤ 밑홑이불의 솔기는 위로 가도록, 윗홑이불의 솔기는 아래로 가도록 준비한다.

99 환자 전동 시 약물처리 방법으로 옳은 것은?

① 이동할 병동으로 보낸다.
② 남은 약은 모두 폐기한다.
③ 보호자가 집으로 가져간다.
④ 침상 위에 올려놓고 이동한다.
⑤ 봉투에 환자 등록번호를 써서 가까운 약국으로 보낸다.

100 노인성 난청 대상자와 이야기하는 방법으로 옳은 것은?

① 잘 들리도록 대상자의 귀 옆에서 이야기한다.
② 이야기를 시작할 때는 입 모양을 크게 하여 신호를 준다.
③ 보청기를 착용할 때는 입력은 낮게, 출력은 크게 조절한다.
④ 이야기를 할 때는 목소리를 최대한 크게 하여 의미전달을 돕는다.
⑤ 말의 의미를 이해할 때까지 되풀이하여 말하고, 대화의 내용을 이해했는지 확인한다.

101 여성의 회음부 간호를 돕는 방법으로 옳은 것은?

① 요도 → 소음순 → 대음순의 순서로 닦는다.
② 요도에서 항문 쪽으로 닦는다.
③ 회음부에 물기를 남겨둔다.
④ 외과적 무균술을 적용한다.
⑤ 슬흉위를 취하게 한다.

102 채혈에 대한 간호보조활동으로 옳은 것은?

① 바늘을 제거한 부위를 세게 문질러 준다.
② 채혈된 혈액이 검체용기의 벽으로 흘러 들어가도록 한다.
③ 채혈 후 멍이 들었을 경우 혈관확장을 위해 냉찜질을 해준다.
④ 채혈 전 팔을 심장보다 높게 위치시킨다.
⑤ 채혈된 혈액이 시약과 골고루 섞이도록 검체용기를 세게 흔들어 준다.

103 낙상을 예방하기 위한 활동으로 옳은 것은?

① 신고 벗기 편하게 사이즈가 큰 슬리퍼를 신게 한다.
② 취침 시 침대높이를 최대한 높여 준다.
③ 침대난간을 내리고 취침하게 한다.
④ 빠르게 자세를 바꾸게 한다.
⑤ 변기 옆에 손잡이를 설치한다.

104 외래진료 중 X선 촬영검사를 기다리는 환자를 확인하는 방법은?

① 보호자에게 환자의 이름을 확인한다.
② 환자의 이름을 불러보아 맞는지 확인한다.
③ 환자에게 진단명을 물어보아 맞는지 확인한다.
④ 환자의 이름과 생년월일을 물어보고 환자리스트와 대조하여 확인한다.
⑤ 환자의 등록번호를 불러보아 맞는지 확인한다.

105 임종을 앞둔 환자를 위한 간호보조활동으로 옳은 것은?

① 독방에 혼자 있게 한다.
② 환자가 말할 때 경청하고 공감해 준다.
③ 시력이 뚜렷해지므로 방을 어둡게 조성한다.
④ 큰 소리로 단호하게 이야기한다.
⑤ 실내온도를 32℃ 이상으로 유지한다.

핵심만 콕 짚어서 만든 실전문제!

10 간호조무사 10일 합격 총정리

정답 및 해설 p.159

1과목 기초간호학 개요 35문항

01 간호조무사가 직업윤리를 준수해야 하는 이유로 옳은 것은?

① 금전적인 보상이 뒤따른다.
② 환자의 불만을 없앨 수 있다.
③ 법적인 책임을 지지 않을 수 있다.
④ 직무범위를 나의 능력껏 넓힐 수 있다.
⑤ 보건의료인으로서의 기쁨과 보람을 가져다준다.

02 안전한 병원 환경을 위한 관리 방법으로 옳은 것은?

① 눈 수술 이후에는 불을 켜지 않는다.
② 내복약과 소독제는 각각 따로 보관한다.
③ 바닥에 물이 있는 경우 마를 때까지 둔다.
④ 노인 환자의 경우 침대난간을 내려놓는다.
⑤ 보관 중인 휠체어의 바퀴 잠금장치는 풀어 놓는다.

03 간호기록의 작성방법으로 옳은 것은?

① 볼펜으로 작성한다.
② 객관적 사실만을 자세하게 작성한다.
③ 간호기록은 처치에 앞서 미리 작성한다.
④ 잘못 쓴 것은 수정액으로 지우고 작성한다.
⑤ 환자의 예후를 미래시제를 사용하여 작성한다.

04 업무 수행 시 사고발생을 예방하기 위한 방법으로 옳은 것은?

① 환자의 중요물품은 책임지고 보관한다.
② 환자의 상황을 진단하고 그에 따른 처치를 수행한다.
③ 지시된 보조적 업무 외에 간호업무를 보조 및 수행한다.
④ 환자에게 약을 잘못 주었을 때는 동료와 상의하여 바꿔준다.
⑤ 업무수행과정에서 의문이 있을 때에는 감독자와 의논하여 수행한다.

05 흉곽의 앞쪽 정중앙에 있는 1개의 장방형 편평골은?

① 흉 추   ② 늑 골
③ 쇄 골   ④ 흉 골
⑤ 견갑골

06 심장판막의 기능으로 옳은 것은?

① 용혈반응을 촉진한다.
② 혈액의 역류를 방지한다.
③ 혈관저항을 증가시킨다.
④ 혈관울혈을 촉진한다.
⑤ 심장박출을 감소시킨다.

07 항히스타민제로 멀미약으로도 사용되며, 부작용으로 졸음 및 전신 권태감이 나타날 수 있는 약물은?

① 아스피린
② 에피네프린
③ 니트로글리세린
④ 아세트아미노펜
⑤ 디멘히드리네이트

08 수액공급을 위한 혈관확보를 위해 사용하는 주사방법은?

① 피내주사   ② 정맥주사
③ 피하주사   ④ 근육주사
⑤ 골내주사

09 사구체신염이 있는 환자에게 권장되는 식이는?

① 고염분 식이
② 고수분 식이
③ 저칼로리 식이
④ 저단백질 식이
⑤ 저탄수화물 식이

98

10일차

10 생체를 구성하는 주성분으로, 질병과 감염에 저항하도록 도우며, 파괴된 조직을 수선하고 새로운 조직을 형성하는 영양소는?

① 단백질
② 무기질
③ 비타민
④ 지방
⑤ 탄수화물

11 치아우식증의 발생빈도를 높이는 경우로 옳은 것은?

① 불소 도포
② 당분 제한
③ 올바른 칫솔질
④ 치아 홈 메우기
⑤ 타액 분비량 감소

12 유치와 혼동하기 쉬우며, 양치질이 원활하지 않아 충치발생 위험이 높은 치아는?

① 송곳니
② 하악중절치
③ 제1대구치
④ 제2대구치
⑤ 제3대구치

13 침을 놓은 과정에서 일시적인 긴장감으로 침을 돌릴 수도 뺄 수도 없는 상태에 해당하는 것은?

① 훈 침   ② 절 침
③ 체 침   ④ 혈 종
⑤ 만 침

14 한방치료 중 수치료법에 대한 설명으로 옳은 것은?

① 심장에서 가까운 곳부터 적신다.
② 발한으로 노폐물 배설을 촉진한다.
③ 동서고금의 공통적인 치료방법이다.
④ 냉탕은 16℃, 온탕은 52℃ 전후로 조절한다.
⑤ 고령자의 경우 온도 차이를 10℃ 내외로 조절한다.

15 자궁 내 감염으로 인해 발생하는 유산에 해당하는 것은?

① 패혈유산
② 계류유산
③ 절박유산
④ 습관적 유산
⑤ 불가피유산

16 경구투약이 가능한 환자는?

① 유동식 섭취 환자
② 금식 환자
③ 계속 토하는 환자
④ 무의식 환자
⑤ 연하곤란 환자

17 진단검사의 간호보조활동으로 옳은 것은?

① 검사를 진행한 후 합병증에 대해 설명한다.
② 검체물은 채취 후 지체 없이 냉장보관한다.
③ 검사 중 이상반응 확인 시 우선 기록해둔다.
④ 멸균검사인 경우 외과적 무균상태를 유지한다.
⑤ 스크린 등을 활용하여 체액 분비물 접촉을 막는다.

18 만성질환에 대한 설명으로 옳은 것은?

① 생활습관과 관련이 깊다.
② 발생률이 유병률보다 높다.
③ 질병의 진행속도가 빠른 편이다.
④ 평균수명의 증가로 계속 감소 추세이다.
⑤ 1개월 이상 질병이 회복되지 않는 것이다.

19 고혈압 환자의 교육내용으로 옳은 것은?

① 저염식, 저지방식 식이를 한다.
② 약물은 고혈압 증상이 느껴질 때마다 복용한다.
③ 혈압강하에는 이뇨제 및 혈관수축제가 도움된다.
④ 진단 시 지체 없이 본인에게 맞는 약물을 선정한다.
⑤ 약 복용 시 체중조절 및 운동은 병행하지 않아도 된다.

20 갑상샘기능저하증 환자의 간호보조활동으로 옳은 것은?

① 고칼로리식을 제공한다.
② 카페인 섭취를 금지한다.
③ 발한이 있어 피부간호가 필요하다.
④ 체온유지를 위해 담요를 제공한다.
⑤ 신경과민이 나타나므로 조용한 1인실을 제공한다.

21 A형간염 환자의 간호보조활동으로 옳은 것은?

① 저칼로리 식이를 제공한다.
② 수분섭취를 제한한다.
③ 환자와 함께 식사한다.
④ 혈액을 통한 감염에 주의한다.
⑤ 환자가 사용한 식기는 끓인 후 씻는다.

22 코피가 나는 환자에게 필요한 조치로 옳은 것은?

① 온찜질을 해준다.
② 고개를 들도록 한다.
③ 비강호흡을 하게 한다.
④ 콧등 중앙을 양쪽으로 지혈한다.
⑤ 입안으로 들어온 코피는 삼키게 한다.

23 산후 자궁후굴을 예방하기 위한 효과적인 체위는?

① 측 위   ② 심스위
③ 절석위   ④ 체적위
⑤ 슬흉위

24 모유수유 산모가 유두를 비누로 씻지 않아야 하는 이유는?

① 유방 울혈 예방
② 유두 알레르기 예방
③ 유즙 생성 촉진
④ 인공수유 이행 촉진
⑤ 유분 제거 방지

25 초유에 대한 설명으로 옳은 것은?

① 출산 이후 2~3주까지 분비된다.
② 신생아의 콩팥 기능에 맞게 묽고 흰색이다.
③ 면역글로불린 등 면역성분의 함유 농도가 낮다.
④ 성숙유보다 단백질, 비타민 A 등의 함량이 더 적다.
⑤ 완화제 역할을 하여 태변을 빨리 배출시키는 데 도움이 된다.

26 일반적인 신생아의 간호보조활동으로 옳은 것은?

① 신생아실의 온도는 22~26℃가 적당하다.
② 출산 후 48시간 내 태변 배출을 확인한다.
③ 신생아의 제대 소독은 물과 비누를 이용한다.
④ 머리를 높여 기도 내 점액 배출을 원활히 한다.
⑤ 생리적 황달이 나타난 경우 즉시 의사에게 보고한다.

27 고열로 입원한 소아환자에 대한 처치로 옳은 것은?

① 발을 얼음물에 담그게 한다.
② 15~20분 정도 미온수로 닦아준다.
③ 탈수를 확인하고 수분섭취를 제한한다.
④ 70% 알코올로 알코올 마사지를 해준다.
⑤ 체온보다 10℃ 낮은 미온수로 닦아준다.

28 무릎에 열상을 입고 흙이 묻은 상태로 병원에 내원한 환아에게 필요한 우선 조치는?

① 연고를 발라준다.
② 상처를 봉합한다.
③ 파상풍 주사를 놓는다.
④ 상처에 거즈드레싱을 한다.
⑤ 상처부위를 멸균식염수로 세척한다.

29 영유아기의 구강관리에 대한 설명으로 옳은 것은?

① 처음 나오는 유치는 상악유중절치이다.
② 생후 1년이 지나면 칫솔질을 시작한다.
③ 2~3세 이전에는 치약 없이 칫솔만 사용한다.
④ 이가 나기 전부터 젖은 거즈로 잇몸을 닦아준다.
⑤ 혼자 칫솔을 사용하는 시기는 2~3세가 적절하다.

30 노인의 안전을 위한 환경관리 방법으로 옳은 것은?

① 미끄럼방지 패드를 깔아놓는다.
② 서늘한 환경을 유지하여 졸음을 방지한다.
③ 푹신한 소파를 두어 편히 쉴 수 있게 한다.
④ 심리적 안정을 위해 실내조명을 어둡게 한다.
⑤ 욕실에 턱을 만들어 물기가 밖으로 나오지 않게 한다.

31 노화에 따른 피부의 변화로 옳은 것은?

① 손톱과 발톱이 얇아진다.
② 피하지방이 증가한다.
③ 피지선의 분비량이 증가한다.
④ 피부가 얇아지고 탄력성이 증가한다.
⑤ 머리카락이 얇아지고 머리숱이 감소한다.

32 노인의 심혈관계의 변화로 옳은 것은?
① 심근의 크기 증가
② 1회 심박출량 증가
③ 말초혈관의 저항 감소
④ 수축기, 압축기 혈압의 감소
⑤ 혈관 탄력성 감소로 인한 정맥류 증가

33 벌에 물린 경우 응급처치 방법으로 옳은 것은?
① 쏘인 부위에 더운물 찜질을 한다.
② 핀셋이나 족집게로 벌침을 제거한다.
③ 말벌독은 산성이므로 암모니아 등으로 중화시킨다.
④ 부종이 심할 경우 물린 부위를 낮게 한 후 안정시킨다.
⑤ 벌에 물린 뒤 30분 정도 알레르기 반응이 있는지 관찰한다.

34 출혈이 심한 환자의 응급처치 방법으로 옳은 것은?
① 손바닥으로 직접 압박한다.
② 가장 먼저 지혈대를 사용한다.
③ 상처부위를 심장보다 낮게 한다.
④ 상처부위의 이물질을 제거한다.
⑤ 지혈제를 뿌려 출혈을 멎게 한다.

35 귀에 이물이 들어갔을 때 응급처치 방법으로 옳은 것은?
① 콩이 들어간 경우 물을 넣는다.
② 곤충이 들어간 경우 족집게를 넣어 꺼낸다.
③ 곤충이 들어간 경우 해충제를 면봉에 묻혀 넣는다.
④ 금속물이 들어간 경우 기름을 조금 넣고 귀를 밑으로 한다.
⑤ 물이 들어간 경우 들어간 쪽 귀를 위로 하여 한 발로 뛴다.

2과목 보건간호학 개요 15문항

36 WHO와 미국공중보건협회(APHA)에서 공통적으로 가장 중요하게 여기는 것은?
① 보건검사
② 보건교육
③ 모자보건
④ 감염병 관리
⑤ 의료보험 관리

37 보건교육 계획수립 및 내용 선정 시 고려해야 할 사항으로 옳은 것은?
① 교육의 목표는 광범위하게 설정한다.
② 실천할 수 있는 교육내용을 선정한다.
③ 교육내용은 교육자의 요구에 따라 선정해야 한다.
④ 보건교육 후 사업에 대한 평가를 실시하지 않아도 된다.
⑤ 보건교육은 전문적인 용어를 사용하여 교육의 질을 높인다.

38 다음과 같은 평가의 유형은 어디에 해당하는가?

> 학생들에게 기본소생술을 교육한 후, 필기 점수 상위 10% 이내의 학생들에게 상장을 수여하였다.

① 절대평가
② 진단평가
③ 구조평가
④ 영향평가
⑤ 상대평가

39 보건교육의 내용 선정 시 우선적으로 고려해야 할 사항으로 가장 알맞은 것은?
① 교육 대상자의 수
② 교육 장소 및 시설
③ 교육자의 대상 연령
④ 교육 대상자의 교육수준
⑤ 피교육자의 흥미 및 관심

40 우리나라 보건소에 관한 설명으로 옳은 것은?
① 중앙보건행정조직에 해당한다.
② 2년마다 지역보건의료계획을 수립한다.
③ 건강 친화적인 지역사회 여건 조성의 업무를 수행한다.
④ 「농어촌 등 보건의료를 위한 특별조치법」에 따라 설치한다.
⑤ 읍·면에 보건소를 설치한다.

41 보건의료전달체계의 구성요소 중 보건의료정책 및 관리에 해당하는 것은?
① 공공재원
② 건강증진
③ 비정부기관
④ 인력·시설·지식
⑤ 지도력, 의사결정, 규제

42 수정체 수술을 받은 환자가 미리 책정된 진료비를 지불했다. 이 진료비 지불제도에 대한 특징으로 옳은 것은?

① 과잉진료비 억제
② 의료연구의 증진
③ 의료인의 자율성 보장
④ 적극적 의료서비스 제공
⑤ 신(新)의료기술 및 신약개발 등에 기여

43 우리나라의 사회보장에 관한 설명으로 가장 옳은 것은?

① 고용보험은 의료보장에 속한다.
② 국민연금은 의료보장에 속한다.
③ 국민건강보험은 소득보장에 속한다.
④ 기초생활보장은 소득보장과 의료보장 모두에 속한다.
⑤ 국가가 국민에게 소득과 의료를 책임지고 보장하는 것이다.

44 공공부조에 해당하는 것은?

① 의료급여
② 국민연금
③ 산재보험
④ 고용보험
⑤ 국민건강보험

45 우리나라 노인장기요양보험 제도의 서비스 대상자는?

① 결핵으로 6개월 이상 일상생활 수행이 어려운 64세
② 파킨슨병으로 6개월 이상 일상생활 수행이 어려운 59세
③ 뇌혈관질환으로 5개월 동안 일상생활 수행이 어려운 40대
④ 코로나 19로 한 달 동안 일상생활 수행이 어려운 63세
⑤ 조현병으로 6개월 이상 일상생활 수행이 어려운 62세

46 2차 대기오염물질에 해당하는 것은?

① 오 존   ② 황산화물
③ 질소산화물   ④ 탄화수소
⑤ 일산화탄소

47 먹는물의 수질기준으로 옳은 것은?

① 탁도 – 5.0NTU 미만
② pH – 4.0~5.7
③ 색도 – 1도 미만
④ 총 대장균군 – 불검출/100mL
⑤ 일반세균 – 1,000CFU 미만/1mL

48 실온에 방치된 생크림 케이크를 먹고 걸릴 수 있는 식중독균으로 옳은 것은?

① 웰치균
② 살모넬라균
③ 포도상구균
④ 보툴리누스균
⑤ 장출혈성대장균

49 식품의 보존법 중 물리적 보존법은?

① 당장법
② 건조법
③ 산장법
④ 염장법
⑤ 방부제 첨가법

50 근로자 작업환경의 유해인자 관리방법에 대한 설명으로 옳은 것은?

① 석면을 식물성 섬유로 바꾸는 것은 대치에 해당한다.
② 탄광에서 방진마스크를 사용하는 것은 환기에 해당한다.
③ 머리를 보호하기 위해 안전모를 착용하는 것은 격리에 해당한다.
④ 작업장에 후드를 설치하여 오염된 공기를 배출하는 것은 교육에 해당한다.
⑤ 기계 작동을 원격조정이나 자동화하는 것은 적합한 보호구를 이용하는 것에 해당한다.

3과목	공중보건학 개론	20문항

51 질병 발생의 요인 중 숙주요인으로 옳은 것은?

① 기 후
② 인 종
③ 독 력
④ 병원력
⑤ 감염력

52 다음 중 개념에 대한 설명이 옳은 것은?

① 현성감염 – 증상이 있는 감염
② 감염 – 병원체가 숙주에 존재하는 상태
③ 중복감염 – 숙주가 면역이 떨어질 때 감염되는 상황
④ 민감기 – 병원체가 침범해서 증상이 나타나기 전까지의 기간
⑤ 환자 – 감염원이 체내 침입해서 유사한 증상이 있고, 결과가 나오기 전 단계

53 질병의 자연사 단계 중 사람이 질병에 걸리지 않은 시기로 건강증진과 위생개선 등이 필요한 때는?

① 회복기
② 비병원성기
③ 불현성 감염기
④ 발현성 감염기
⑤ 중증도 발현성 감염기

54 고열과 심한 설사, 혈액과 농이 섞인 점액성 혈변이 나타나는 감염성 질환으로 옳은 것은?

① 황 열
② 공수병
③ 말라리아
④ 일본뇌염
⑤ 세균성 이질

55 다음에서 설명하는 감염병은?

- 감염된 털진드기의 유충에 물려서 감염됨
- 발진과 가피(eschar)가 발생함
- 초기에는 발열, 오한, 두통을 보이고 기침, 구토, 근육통 등이 동반됨

① 쯔쯔가무시증
② 렙토스피라증
③ 파라티푸스
④ 장티푸스
⑤ 출혈열신증후군

56 WHO(세계보건기구)에서 제시한 건강수준의 비교척도인 보건지표로 가장 중요한 것은?

① 발생률
② 유병률
③ 조사망률
④ 모성사망률
⑤ 영아사망률

57 「모자보건법」상 모자보건사업 대상자로 옳은 것은?

① 폐경기 여성
② 염색체 이상이 있는 성인
③ 출생 후 28일 이내의 영유아
④ 분만 후 6개월 이상인 여성
⑤ 신체의 발육이 양호한 채로 출생한 영유아

58 영유아 건강관리에서 신생아의 건강진단 기간은?

① 수시로 관리
② 1년마다 1회
③ 2년마다 1회
④ 3개월마다 1회
⑤ 6개월마다 1회

59 보건소의 정신건강증진사업으로 옳은 것은?

① 정신건강질환자들의 치료사업
② 위기상황 시 타 기관과의 연계
③ 정신건강질환자의 사회복귀 조정
④ 일반병원과 정신병원시설의 격리사업 추진
⑤ 정신건강질환자의 사회복귀를 위한 예산 편성

60 다음에 해당하는 정신재활 프로그램은?

- 외래치료와 입원치료의 중간 형태로 증상이 호전된 후 사회복귀를 위해 사용할 수 있는 중재 프로그램
- 재발의 위험 및 재입원율이 낮고, 사회복귀를 위한 사회적응 훈련

① 낮병원 프로그램
② 사례관리 프로그램
③ 자조집단 프로그램
④ 직업재활 프로그램
⑤ 사회기술훈련 프로그램

61 생명을 위협할 정도의 극심한 스트레스를 경험한 후 발생하는 심리적 반응은?

① 조현병
② 강박 장애
③ 양극성 장애
④ 범불안 장애
⑤ 외상 후 스트레스 장애

62 노인장기요양 3등급 판정 대상자의 가족이 부득이한 경우 수급자를 하루 중 일정기간 동안 장기요양기관에 보호하여 신체활동 지원 등을 제공하는 재가급여는?

① 방문간호
② 단기보호
③ 방문목욕
④ 방문요양
⑤ 주·야간 보호

63 가정방문을 계획할 때 가정방문의 순서로 옳게 된 것은?

① 신생아 – 임산부 – 학령기 아동 – 결핵환자 – 성병환자
② 신생아 – 임산부 – 학령기 아동 – 성병환자 – 결핵환자
③ 임산부 – 성병환자 – 신생아 – 학령기 아동 – 결핵환자
④ 임산부 – 신생아 – 학령기 아동 – 성병환자 – 결핵환자
⑤ 임산부 – 성병환자 – 학령기 아동 – 신생아 – 결핵환자

64 현재 우리나라 노인인구의 특성은?

① 노년부양비 감소
② 노인 인구 비율 감소
③ 노인 치매 유병률 감소
④ 노인 단독가구 비율 증가
⑤ 건강수명과 기대수명 일치

65 「의료법」상 (A)은 간호조무사의 품위를 심하게 손상시키는 행위를 했을 경우 (B)년의 범위에서 면허자격을 정지시킬 수 있는가?

	A	B
①	보건복지부장관	1
②	시장·군수·구청장	1
③	보건복지부장관	3
④	시장·군수·구청장	3
⑤	보건복지부장관	5

66 「정신건강증진 및 정신질환자 복지서비스 지원에 관한 법률」에서 응급입원을 제외하고 정신건강의학과 전문의의 대면 진단에 의하지 않고 정신질환자를 입원시켰을 때의 벌금으로 옳은 것은?

① 1년 이하의 징역 또는 1천만 원 이하의 벌금
② 2년 이하의 징역 또는 2천만 원 이하의 벌금
③ 3년 이하의 징역 또는 3천만 원 이하의 벌금
④ 4년 이하의 징역 또는 4천만 원 이하의 벌금
⑤ 5년 이하의 징역 또는 5천만 원 이하의 벌금

67 「결핵예방법」상 결핵환자의 감염원을 조사하기 위해 사례조사를 실시하여야 하는 자는?

① 대통령
② 보건소장
③ 담당의사
④ 시·도지사
⑤ 질병관리청장

68 「구강보건법」상 구강보건사업기본계획의 대상에 해당되지 않는 사람은?

① 초등학생
② 국방부 직할 부대에 소속된 군인
③ 모자보건수첩을 발급받은 임산부
④ 노인복지시설을 이용하는 노인
⑤ 장애인복지시설에 입소하여 생활하는 장애인

69 「혈액관리법」상 혈액관리업무를 할 수 있는 자가 아니면서 혈액관리업무를 한 자에 대한 벌칙은?

① 500만 원 이하의 벌금
② 1천만 원 이하의 벌금
③ 2년 이하의 징역 또는 1천만 원 이하의 벌금
④ 3년 이하의 징역 또는 3천만 원 이하의 벌금
⑤ 5년 이하의 징역 또는 5천만 원 이하의 벌금

70 감염병의 예방 및 관리에 관한 법률」상 질병관리청장은 감염병의 예방 및 관리에 관한 기본계획을 몇 년마다 수립·시행하여야 하는가?

① 1년마다
② 2년마다
③ 3년마다
④ 5년마다
⑤ 10년마다

4과목 **실 기** 35문항

71 신생아의 정상적인 활력징후 범위로 옳은 것은?

① 체온 – 36.5℃
② 맥박 – 40회/분
③ 호흡 – 90회/분
④ 호흡 – 흉식호흡
⑤ 최고혈압 – 110mmHg

72 맥박에 대한 설명으로 옳은 것은?

① 일반 성인의 정상 맥박 범위는 60~130회/분이다.
② 맥박의 횟수와 리듬, 강도, 규칙성 등을 확인한다.
③ 50회/분 이하를 서맥, 110회/분 이상을 빈맥이라고 한다.
④ 가장 일반적으로 측정하는 맥박부위는 관상동맥이다.
⑤ 맥결손은 심첨맥박과 족배맥박을 측정하여 차이를 확인한다.

104

73 유치도뇨관을 삽입하고 있는 환자의 소변배양검사를 할 때 소변을 채취하는 방법 중 가장 옳은 것은?

① 유치도뇨관을 제거하고 다시 도뇨하여 소변을 채취한다.
② 소변주머니에 고여 있는 소변을 멸균적으로 검사용기에 따라서 채취한다.
③ 주사기로 하복부의 복벽을 천자하여 직접 방광 안의 소변을 채취한다.
④ 도뇨관을 소독솜으로 닦고 멸균 주삿바늘을 도뇨관에 삽입하여 소변을 채취한다.
⑤ 도뇨관과 소변주머니를 분리하여 도뇨관 내에 고여 있는 소변을 검사용기에 따라서 채취한다.

74 혈압측정에 대한 설명으로 옳은 것은?

① 맥압의 정상적인 범위는 50~100mmHg이다.
② 혈압측정 시 소리가 처음 들리는 지점을 이완기압이라고 한다.
③ 혈압측정 시 소리가 없어지는 지점을 수축기압이라고 한다.
④ 팔의 혈압은 슬와동맥에서, 다리의 혈압은 상완동맥에서 측정한다.
⑤ 커프를 감을 때 커프와 팔 사이에 손가락 하나가 들어갈 정도의 여유를 둔다.

75 위관영양 실시 후 환자에게 취하도록 해야 하는 자세로 옳은 것은?

① 복위 ② 반좌위
③ 앙와위 ④ 슬흉위
⑤ 심스위

76 환자에게 위관영양을 실시할 때의 간호보조활동으로 옳은 것은?

① 주입 시 환자에게 복위 자세를 취하게 한다.
② 영양액은 1분에 80mL 이상의 속도로 주입한다.
③ 영양액의 온도는 체온보다 약 10℃ 낮춰서 주입한다.
④ 영양액 주입 전과 후에 물을 주입하여 관이 막히는 것을 예방한다.
⑤ 잔류 음식물이 5~10cc 이상 남아있을 경우 의사 또는 간호사에게 보고한다.

77 섭취량과 배설량을 측정, 기록하는 방법으로 옳은 것은?

① 관찰자가 눈대중으로 확인하여 기록한다.
② 12시간마다 섭취량과 배설량을 확인한다.
③ 배설량보다 섭취량이 많으면 탈수가 일어날 수 있다.
④ 정상호흡으로 인한 수분손실은 배설량으로 기록한다.
⑤ 일정 시간마다 D, E, N으로 기록하고 밤번 간호사가 총량을 계산한다.

78 관장을 실시할 때 환자에게 취하도록 해야 하는 자세로 옳은 것은?

① 슬흉위
② 복와위
③ 배횡와위
④ 좌측 심스위
⑤ 트렌델렌버그 체위

79 자연배뇨를 실시할 때 간호보조활동으로 옳은 것은?

① 얼음주머니를 제공한다.
② 물 흐르는 소리를 들려준다.
③ 겨드랑이 림프절 마사지를 한다.
④ 카페인이 들어간 음료는 금지한다.
⑤ 소변을 최대한 참다가 한 번에 배출하도록 교육한다.

80 높은 수준의 소독이 요구되는 기구로 옳은 것은?

① 체온계
② 청진기
③ 혈압계
④ 후두경날
⑤ 이동식 변기

81 멸균물품의 사용방법으로 옳은 것은?

① 이동겸자는 8시간마다 교체한다.
② 멸균포의 모든 영역은 멸균영역으로 간주한다.
③ 혈액이 묻은 기구는 찬물에 세제를 풀어 세척한다.
④ 소독용기의 뚜껑을 바닥에 내려놓을 때는 뚜껑 겉면이 위로 향하게 한다.
⑤ 멸균용액을 사용할 때는 1~2mL 정도의 용액을 버리고 난 다음에 나오는 용액을 사용한다.

82 교차감염 예방교육을 실시할 때 가장 강조해야 하는 것은?

① 손 씻기
② 영양제 선택법
③ 세탁물 소독법
④ 가운 및 장갑 착용
⑤ 적절한 물리치료 횟수

83 욕창의 각 단계에 대한 설명으로 옳은 것은?

① 1단계 : 누르는 자극에도 색의 변화가 없으나 열감은 있다.
② 2단계 : 피부가 벗겨지고, 물집이 생긴다.
③ 3단계 : 피부가 분홍색이나 푸른색을 띠며, 물집이 생긴다.
④ 4단계 : 깊은 욕창이 생기며 괴사 조직이 발생한다.
⑤ 5단계 : 괴사가 뼈와 근육에까지 진행된다.

84 치료적 목욕의 설명으로 옳은 것은?

① 소양증 환자는 알코올 목욕 또는 오일 목욕을 한다.
② 미온수 목욕 시 배탈을 일으킬 수 있는 복부 부위는 제외한다.
③ 치질 환자는 체온보다 2℃ 낮은 물에서 30분 이상 좌욕을 한다.
④ 해열을 목적으로 미온수 목욕을 실시할 때는 10분 간격으로 체온을 측정한다.
⑤ 노인 또는 아토피 등의 피부병을 앓고 있는 환자는 30~50%의 알코올로 닦아 준다.

85 의치 관리법에 대한 설명으로 옳은 것은?

① 의치를 뺄 때는 아래쪽 의치를 먼저 뺀다.
② 손에 의치세정제를 묻혀 닦아야 의치가 상하지 않는다.
③ 위생을 위해 의치는 일주일에 한 번 뜨거운 물에 삶는다.
④ 미온수나 찬물이 담긴 용기에 보관하여 의치의 변형을 막는다.
⑤ 잇몸에 대한 압박 자극에 적응하도록 잘 때도 의치는 계속 껴야 한다.

86 환자의 회음부 위생을 위한 간호보조활동으로 옳은 것은?

① 한 개의 솜으로 여러 번 깨끗하게 닦는다.
② 여성 환자는 심스위 자세를 취하도록 도와준다.
③ 여성 환자의 회음부는 '요도 → 소음순 → 대음순' 순으로 닦는다.
④ 의식이 있는 환자는 가능한 한 스스로 닦을 수 있도록 한다.
⑤ 포경수술을 하지 않은 남성 환자는 음낭만 차가운 수건으로 닦는다.

87 수동적 관절범위 운동 시 간호보조활동으로 옳은 것은?

① 한 동작을 15분씩 5회 반복한다.
② 운동시킬 관절 옆에 가까이 선다.
③ 운동 전에 맥박을 측정하고 운동 후에 혈압을 측정한다.
④ 침상에 '운동 중' 팻말을 붙이고 커튼과 문을 활짝 연다.
⑤ 환자의 체력 한계치 이상으로 운동시켜 근육을 강화한다.

88 휠체어 이동 시 상황별 작동법으로 옳은 것은?

① 엘리베이터를 탈 때는 앞으로, 내릴 때는 뒤로 향한다.
② 울퉁불퉁한 길에서는 뒷바퀴를 들어 올린 상태로 이동한다.
③ 문턱 등을 오를 때는 휠체어 앞에서 앞바퀴를 들어 옮긴다.
④ 내리막길을 갈 때는 휠체어를 뒤로 돌려 뒷걸음으로 내려간다.
⑤ 오르막길을 갈 때는 되도록 자세를 높이고 빠른 속도로 올라간다.

89 심장수술을 받은 환자의 호흡을 도와주는 체위로 옳은 것은?

①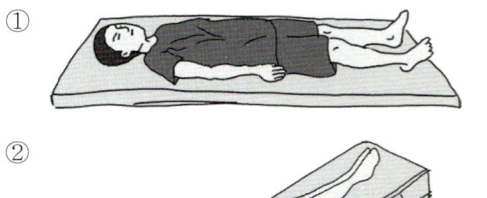

②

③

④

⑤

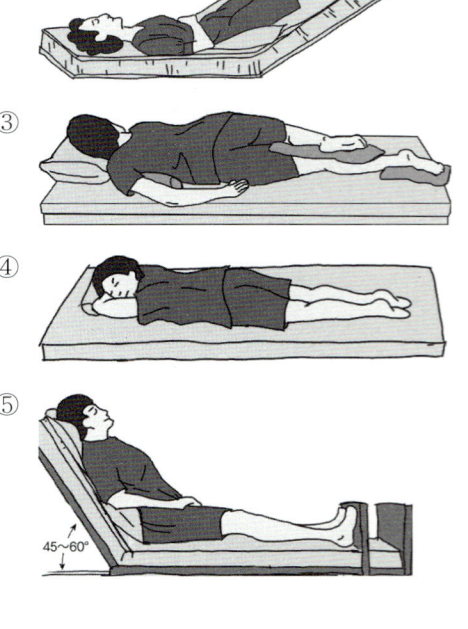

90 환자에게 보호대를 착용시킬 때 주의해야 할 사항으로 옳은 것은?

① 3시간마다 15분간 보호대를 풀어준다.
② 침대 본체가 아닌 침대다리 또는 난간에 묶는다.
③ 보호자에게만 보호대 착용 동의를 받는다.
④ 응급상황에서 쉽게 풀 수 있는 고리매듭을 사용한다.
⑤ 식사시간을 제외한 모든 시간 동안 보호대를 착용하도록 한다.

91 편도절제술 후 인후통을 호소하는 환자에게 적용하여 도움을 줄 수 있는 것은?

① 얼음칼라
② 목보호대
③ 수용성 윤활제
④ 더운물 주머니
⑤ 생리식염수 2L

92 수술 후 간호보조활동으로 옳은 것은?

① 의식회복 여부와 활력징후를 주기적으로 확인한다.
② 수술 후 2시간마다 젖은 거즈를 마른 거즈로 교체한다.
③ 수술 후 금식 환자가 갈증 호소 시 빨대로 물을 조금씩 먹을 수 있도록 한다.
④ 마취 회복 시 침대난간을 내려 자유롭게 움직일 수 있도록 한다.
⑤ 장기간 금식한 환자가 구강섭취를 시도할 때 순두부같이 부드러운 음식을 제공한다.

93 뇌척수액을 채취하기 위한 검사 방법으로 옳은 것은?

① 흉막천자
② 요추천자
③ 복수천자
④ CBC 검사
⑤ 기관지경 검사

94 24시간 소변검사에 대한 설명으로 옳은 것은?

① 소변컵에 아침 첫 소변의 중간뇨를 받아서 검사실에 보낸다.
② 소변으로 젖은 기저귀를 24시간 동안 모아서 검사실에 보낸다.
③ 첫 소변부터 마지막 소변까지 모두 모은다.
④ 화장실에 '24시간 소변 채취 중'이라는 표시를 하여 환자가 잊지 않도록 한다.
⑤ 환자가 검사 중임을 잊고 소변기에 소변을 본 경우 검사 시간을 3시간 연장한다.

95 의식이 없는 대상자의 기도유지를 위한 자세로 옳은 것은?

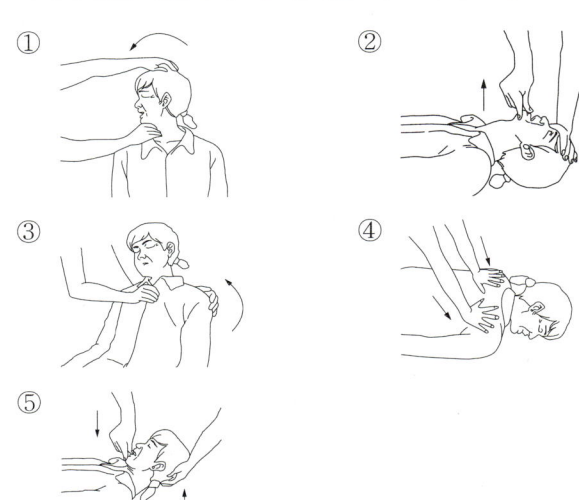

96 자동제세동기(자동심장충격기)를 사용하는 옳은 방법은?

① 패드를 부착할 부위의 물기를 제거한다.
② 분석 중이라는 음성 지시가 나오면 가슴압박을 시작한다.
③ 가슴압박과 인공호흡은 30 : 1로 번갈아 가면서 실시한다.
④ 한 손으로 심장충격 버튼을 누르고 다른 한 손으로 패드를 세게 누르고 있다.
⑤ 오른쪽 패드는 왼쪽 빗장뼈 밑에, 왼쪽 패드는 오른쪽 중간 겨드랑선에 붙인다.

97 기관절개관 환자에 대한 간호보조활동으로 옳은 것은?

① 기침을 할 때는 절개부위를 막고 할 수 있도록 교육한다.
② 객담이 많이 묻은 내관은 세제를 푼 뜨거운 물에 담가둔다.
③ 의식이 있는 환자는 측위, 의식이 없는 환자는 복위 자세를 취해준다.
④ 절개 부위에 생리식염수를 적신 거즈를 덮어 건조와 먼지 흡인을 방지한다.
⑤ 기관절개관이 빠진 환자는 멸균장갑을 낀 손으로 절개부위를 벌려 기구를 다시 삽입한다.

98 환자 퇴원 시 간호보조활동으로 옳은 것은?

① 사망한 환자가 사용한 침구는 소각한다.
② 환자와 보호자에게 운동방법과 식이요법을 설명한다.
③ 사용하지 않은 물품과 교체한 지 6시간이 지나지 않은 침구는 재사용한다.
④ 수간호사는 환자와 보호자에게 병실에서의 침상 낙상방지를 위한 주의사항을 설명한다.
⑤ 치료가 남아있지만, 환자가 퇴원의사를 밝히면 바로 수납하고 퇴원할 수 있도록 돕는다.

99 다음 빈칸에 들어갈 의사소통 방법으로 옳은 것은?

> ( )이란 상대방의 표현을 비판 없이 있는 그대로 받아들이는 것으로, 단순한 동의나 칭찬과는 다르다.

① 수 용
② 침 묵
③ 공 감
④ 경 청
⑤ 라포 형성

100 시각장애 대상자와 이야기하는 방법으로 옳은 것은?

① 이미지를 전달하기 어려운 형태는 말로 잘 설명한다.
② 대상자가 잘 들을 수 있게 대상자의 측면에서 이야기한다.
③ 대상자를 만나면 먼저 신체접촉을 통해 자신의 존재를 알린다.
④ '여기', '이쪽' 등 지시대명사를 사용하며 대상자의 팔을 잡아 방향을 가리킨다.
⑤ 대상자와 보행할 때는 간호조무사가 대상자의 반 보 앞에서 팔을 끄는 듯한 자세가 좋다.

101 소아가 구토를 하고 있을 때 응급처치로 옳은 것은?

① 목을 반듯하게 펴준다.
② 하임리히법을 시행한다.
③ 두부하악거상법을 이용하여 기도를 유지한다.
④ 산소마스크를 씌워 산소를 공급해준다.
⑤ 손가락이나 흡입기로 인후를 깨끗이 해주고 머리를 한쪽으로 돌려준다.

102 수술실에서 소독가운을 입은 사람끼리 통과할 때의 방법으로 옳은 것은?

① 완전히 소독되어 있으므로 닿아도 상관없다.
② 마주보면서 거리를 두고 지나간다.
③ 등을 마주 향하게 하고 지나간다.
④ 서로 옆으로 통과한다.
⑤ 오른쪽으로만 돌아서 통과한다.

103 척추골절 환자의 응급처치로 옳은 것은?

① 목을 높인다.
② 출혈이 있는지 확인한다.
③ 체온이 떨어지지 않도록 보온에 신경 쓴다.
④ 사고현장에서 안전한 곳으로 옮긴다.
⑤ 움직이지 않게 하고 구조를 요청한다.

104 전동 시 인계해야 하는 전출병동의 물품은?

① 전출병동 휠체어
② 산소유량계
③ 이동식 침대
④ 이동식 수액걸이
⑤ 개인물품

105 임종을 앞둔 환자를 위한 간호보조활동으로 옳은 것은?

① 시력이 약해지므로 방을 밝게 조성한다.
② 체위는 바꿔주지 않고 머리는 약간 낮춘다.
③ 청력이 가장 먼저 소실되므로 환자가 없는 것처럼 편하게 이야기한다.
④ 실내온도를 15℃ 이하로 유지한다.
⑤ 삶을 정리할 수 있게 혼자 있도록 한다.

간호조무사
10일 합격 총정리

1일차	정답 및 해설
2일차	정답 및 해설
3일차	정답 및 해설
4일차	정답 및 해설
5일차	정답 및 해설
6일차	정답 및 해설
7일차	정답 및 해설
8일차	정답 및 해설
9일차	정답 및 해설
10일차	정답 및 해설

정신건강증진 및 정신질환자 복지서비스 지원에 관한 법률

[시행 2026.01.03.]

제2조(기본이념)

① 모든 국민은 정신질환으로부터 보호받을 권리를 가진다.

② 모든 정신질환자는 인간으로서의 존엄과 가치를 보장받고, 최적의 치료를 받을 권리를 가진다.

③ 모든 정신질환자는 정신질환이 있다는 이유로 부당한 차별대우를 받지 아니한다.

④ 미성년자인 정신질환자는 특별히 치료, 보호 및 교육을 받을 권리를 가진다.

⑤ 정신질환자에 대해서는 입원 또는 입소가 최소화되도록 지역사회 중심의 치료가 우선적으로 고려되어야 하며, 정신건강증진시설에 자신의 의지에 따른 입원 또는 입소가 권장되어야 한다.

⑥ 정신건강증진시설에 입원 등을 하고 있는 모든 사람은 가능한 한 자유로운 환경을 누릴 권리와 다른 사람들과 자유로이 의견교환을 할 수 있는 권리를 가진다.

⑦ 정신질환자는 원칙적으로 자신의 신체와 재산에 관한 사항에 대하여 스스로 판단하고 결정할 권리를 가진다. 특히 주거지, 의료행위에 대한 동의나 거부, 타인과의 교류, 복지서비스의 이용 여부와 복지서비스 종류의 선택 등을 스스로 결정할 수 있도록 자기결정권을 존중받는다.

⑧ 정신질환자는 자신에게 법률적·사실적 영향을 미치는 사안에 대하여 스스로 이해하여 자신의 자유로운 의사를 표현할 수 있도록 필요한 도움을 받을 권리를 가진다.

⑨ 정신질환자는 자신과 관련된 정책의 결정과정에 참여할 권리를 가진다.

제3조(정의)

이 법에서 사용하는 용어의 뜻은 다음과 같다.

1. 정신질환자란 망상, 환각, 사고나 기분의 장애 등으로 인하여 독립적으로 일상생활을 영위하는 데 중대한 제약이 있는 사람을 말한다.

2. 정신건강증진사업이란 정신건강 관련 교육·상담, 정신질환의 예방·치료, 정신질환자의 재활, 정신건강에 영향을 미치는 사회복지·교육·주거·근로 환경의 개선 등을 통하여 국민의 정신건강을 증진시키는 사업을 말한다.

3. 정신건강복지센터란 정신건강증진시설, 사회복지사업법에 따른 사회복지시설, 학교 및 사업장과 연계체계를 구축하여 지역사회에서의 정신건강증진사업 및 정신질환자 복지서비스 지원사업을 하는 다음의 기관 또는 단체를 말한다.

   가. 국가 또는 지방자치단체가 설치·운영하는 기관

   나. 국가 또는 지방자치단체로부터 위탁받아 정신건강증진사업 등을 수행하는 기관 또는 단체

4. 정신건강증진시설이란 정신의료기관, 정신요양시설 및 정신재활시설을 말한다.

5. 정신의료기관이란 다음의 어느 하나에 해당하는 기관을 말한다.

   가. 의료법에 따른 정신병원

   나. 의료법에 따른 의료기관 중 기준에 적합하게 설치된 의원

   다. 의료법에 따른 병원급 의료기관에 설치된 정신건강의학과로서 기준에 적합한 기관

6. 정신요양시설이란 정신질환자를 입소시켜 요양 서비스를 제공하는 시설을 말한다.

7. 정신재활시설이란 정신질환자 또는 정신건강상 문제가 있는 사람 중 대통령령으로 정하는 사람의 사회적응을 위한 각종 훈련과 생활지도를 하는 시설을 말한다.

8. 동료지원인이란 정신질환자 등에 대한 상담 및 교육 등의 역할을 수행할 수 있도록 정신질환자이거나 정신질환자이었던 사람 중 보건복지부령으로 정하는 동료지원인 양성과정을 수료한 사람을 말한다.

제4조(국가와 지방자치단체의 책무)

① 국가와 지방자치단체는 국민의 정신건강을 증진시키고, 정신질환을 예방·치료하며, 정신질환자의 재활 및 장애극복과 사회적응 촉진을 위한 연구·조사와 지도·상담 등 필요한 조치를 하여야 한다.

② 국가와 지방자치단체는 정신질환의 예방·치료와 정신질환자의 재활을 위하여 정신건강복지센터와 정신건강증진시설, 사회복지시설, 학교 및 사업장 등을 연계하는 정신건강서비스 전달체계를 확립하여야 한다.

③ 국가와 지방자치단체는 정신질환자 등과 그 가족에 대한 권익향상, 인권보호 및 지원 서비스 등에 관한 종합적인 시책을 수립하고 그 추진을 위하여 노력하여야 한다.

④ 국가와 지방자치단체는 정신질환자 등과 그 가족에 대한 모든 차별 및 편견을 해소하고 차별받은 정신질환자 등과 그 가족의 권리를 구제할 책임이 있으며, 정신질환자 등과 그 가족에 대한 차별 및 편견을 해소하기 위하여 적극적인 조치를 하여야 한다.

⑤ 국가와 지방자치단체는 정신질환자 등의 적절한 치료 및 재활과 자립을 지원하기 위하여 정신질환자 등과 그 가족에 대하여 정신건강증진사업 등에 관한 정보를 제공하는 등 필요한 시책을 강구하여야 한다.

⑥ 국가와 지방자치단체는 국민에게 영·유아, 아동, 청소년, 중·장년, 노인 등 생애주기에 따른 정신건강서비스를 제공하고, 우울·불안·고독 등의 정신건강상 문제와 관련하여 상담을 제공하는 등 국민의 정신건강증진을 위하여 필요한 시책을 강구하여야 한다.

제7조(국가계획의 수립 등)

① 보건복지부장관은 관계 행정기관의 장과 협의하여 5년마다 정신건강증진 및 정신질환자 복지서비스 지원에 관한 국가의 기본계획을 수립하여야 한다.

② 특별시장·광역시장·특별자치시장·도지사·특별자치도지사는 국가계획에 따라 각각 특별시·광역시·특별자치시·도·특별자치도 단위의 정신건강증진 및 정신질환자 복지서비스 지원에 관한 계획을 수립하여야 한다. 이 경우 해당 지역계획은 지역보건법에 따른 지역보건의료계획과 연계되도록 하여야 한다.

③ 국가계획 또는 지역계획에는 다음의 사항이 포함되어야 한다.

   1. 정신질환의 예방, 상담, 조기발견, 치료 및 재활을 위한 활동과 각 활동 상호 간 연계
   2. 생애주기 및 성별에 따른 정신건강증진사업
   3. 정신질환자의 조기퇴원 및 사회적응
   4. 적정한 정신건강증진시설의 확보 및 운영
   5. 정신질환에 대한 인식개선을 위한 교육·홍보, 정신질환자의 법적 권리보장 및 인권보호 방안
   6. 전문인력의 양성 및 관리
   7. 정신건강증진을 위한 교육, 주거, 근로환경 등의 개선 및 이와 관련된 부처 또는 기관과의 협력 방안
   8. 정신건강 관련 정보체계 구축 및 활용
   9. 정신질환자와 그 가족의 지원
   10. 정신질환자의 건강, 취업, 교육 및 주거 등 지역사회 재활과 사회참여
   11. 정신질환자에 대한 복지서비스의 연구·개발 및 평가에 관한 사항
   12. 정신질환자에 대한 복지서비스 제공에 필요한 재원의 조달 및 운용에 관한 사항
   13. 우울·불안·고독 등으로 정신건강이 악화될 우려가 있는 사람의 발견 및 정신건강서비스 제공
   14. 재난 심리지원
   15. 언론의 정신질환보도에 대한 권고기준 수립 및 이행확보 방안(국가계획에 한정)
   16. 그 밖에 보건복지부장관 또는 시·도지사가 정신건강증진을 위하여 필요하다고 인정하는 사항

제10조(실태조사)

① 보건복지부장관은 5년마다 다음의 사항에 관한 실태조사를 하여야 한다. 다만, 정신건강증진 정책을 수립하는 데 필요한 경우 수시로 실태조사를 할 수 있다.

   1. 정신질환의 인구학적 분포, 유병률 및 유병요인
   2. 성별, 연령 등 인구학적 특성에 따른 정신질환의 치료 이력, 정신건강증진시설 이용 현황
   3. 정신질환으로 인한 사회적·경제적 손실
   4. 정신질환자의 취업·직업훈련·소득·주거·경제상태 및 정신질환자에 대한 복지서비스
   5. 정신질환자 가족의 사회·경제적 상황
   6. 정신질환자 및 그 가족에 대한 차별 실태
   7. 우울·불안·고독 등 정신건강 악화가 우려되는 문제
   8. 그 밖에 정신건강증진에 필요한 사항으로서 보건복지부령으로 정하는 사항

② 실태조사와 정신건강증진 관련 지도업무를 수행하기 위하여 시·도에 담당 공무원을 둘 수 있다.

③ 보건복지부장관은 실태조사를 하는 데 필요한 자료를 제공하도록 정신건강증진시설 및 대통령령으로 정하는 관련 기관·단체 등에 요청할 수 있다. 이 경우 요청받은 정신건강증진시설 및 관련 기관·단체 등은 자료의 제공이 법령에 위반되거나 정상적인 업무수행에 뚜렷한 지장을 초래하는 등의 정당한 사유가 없으면 그 요청에 따라야 한다.

④ 실태조사는 필요한 경우 장애인복지법에 따른 장애 실태조사와 함께 실시할 수 있다.

⑤ 실태조사를 실시하면 그 결과를 공표하여야 한다.

⑥ 실태조사의 시기, 방법 및 절차 등에 관하여 필요한 사항은 보건복지부령으로 정한다.

제41조(자의입원 등)

① 정신질환자나 그 밖에 정신건강상 문제가 있는 사람은 보건복지부령으로 정하는 입원 등 신청서를 정신의료기관 등의 장에게 제출함으로써 그 정신의료기관 등에 자의입원 등을 할 수 있다.

② 정신의료기관 등의 장은 자의입원 등을 한 사람이 퇴원 등을 신청한 경우에는 지체 없이 퇴원 등을 시켜야 한다.

③ 정신의료기관 등의 장은 자의입원 등을 한 사람에 대하여 입원 등을 한 날부터 2개월마다 퇴원 등을 할 의사가 있는지를 확인하여야 한다.

01 정답 및 해설

문제편 p.3

▶ 1일차 정답

01	02	03	04	05	06	07	08	09	10	11	12	13	14	15	16	17	18	19	20
③	②	①	⑤	③	④	④	①	①	③	①	①	④	③	①	②	④	④	④	③
21	22	23	24	25	26	27	28	29	30	31	32	33	34	35	36	37	38	39	40
②	④	②	②	③	①	①	②	①	①	②	③	④	⑤	①	②	②	⑤	⑤	①
41	42	43	44	45	46	47	48	49	50	51	52	53	54	55	56	57	58	59	60
①	③	⑤	④	⑤	②	②	⑤	④	①	③	⑤	①	④	⑤	④	①	⑤	①	①
61	62	63	64	65	66	67	68	69	70	71	72	73	74	75	76	77	78	79	80
④	②	②	④	②	①	③	①	①	⑤	⑤	④	③	②	③	④	①	①	⑤	⑤
81	82	83	84	85	86	87	88	89	90	91	92	93	94	95	96	97	98	99	100
③	⑤	①	①	⑤	③	④	③	①	②	④	④	②	①	②	④	④	④	③	⑤
101	102	103	104	105															
⑤	④	⑤	②	①															

01 간호조무사의 직업적 관계에 따른 역할

관 계	내 용
의사와의 관계	간호조무사는 의사가 환자를 진찰하거나 치료할 때 드레싱 준비를 하거나 치료에 맞는 자세를 잡도록 환자를 도우면서 의사에게 협조할 수 있다.
간호사와의 관계	간호사의 지시와 감독하에 간호업무를 한다. 간호사가 계획하는 간호계획에 따른 지시업무를 수행하여야 한다.
동료와의 관계	예의 바르고 친근하게 대한다.
환자와의 관계	간호조무사가 환자에게 표현하는 동정이나 인정은 정도를 넘지 않도록 해야 하고, 자신은 환자를 돕고 필요한 경우 교육을 해야 할 책임이 있음을 항상 자각하여 직업인으로서의 품위를 잃지 않도록 한다.
환자 가족과의 관계	환자의 상태나 의사의 치료방침에 대해서 질문을 받을 때에는 의사나 간호사에게 묻도록 가족에게 친절하게 설명한다.
지역사회와의 관계	그 지역 내의 보건 및 각 사회기관에서 건강교육과 질병예방에 관한 협조 요청이 있으면 협조한다.

02 간호조무사 윤리강령

- 간호대상자가 필요로 하는 간호를 차별 없이 평등하게 제공하고, 건강 취약계층의 건강권을 보호한다.
- 간호대상자의 존엄성과 기본권을 존중하고, 사생활과 개인정보를 보호한다.
- 최선을 다해 성실하게 간호하고, 안전하고 편안한 간호환경을 조성한다.
- 의료법규를 준수하고, 보건의료인으로서 품위를 지키며, 자기관리를 철저히 한다.
- 지속적인 자기계발과 학습을 통해 직무능력을 유지하고 개발하기 위하여 노력한다.
- 다른 보건의료인들의 역할을 존중하고, 상호 협력적인 관계를 유지하는 가운데 간호업무를 수행한다.
- 자신의 권익과 처우개선, 전문성 향상을 위하여 협회 활동과 사회 및 정책 활동에 적극 참여한다.
- 국민보건 향상에 관한 정부의 요청에 협력하며, 사회적 재난과 국가적 위기 상황 시 구호 및 의료활동에 적극 참여한다.

03
① 간호조무사는 간호사를 대신하여 병원규칙 등을 환자와 보호자에게 이야기해 줄 수 있다.

04
① 깨끗한 구역에서 더러운 구역으로 청소한다.
② 내복약과 소독제는 각각 따로 보관한다.
③ 오염세탁물은 기타세탁물과 오염되지 아니하도록 별도로 수거한다.
④ 노후되었거나 손상된 전선은 새 전선으로 교체한다.

05
① 환자의 변기 세척 후 장갑을 벗고 손을 깨끗이 씻은 후 환자의 식사를 준비한다.
② 앰풀약은 사용 후 잔여량을 폐기해야 한다.
④ 알코올젤과 비누를 손에 비빈 후 물로 30초 이상 씻는다.
⑤ 공용수건 대신 개인수건이나 일회용 티슈를 사용한다.

06
① 사용한 주삿바늘은 손상성폐기물에 해당한다.
② 한방침, 치과용 침은 손상성폐기물에 해당한다.
③ 적출한 인체 장기는 조직물류폐기물에 해당한다.
⑤ 혈액이 묻은 탈지면은 일반의료폐기물에 해당한다.

07
④ 편도선 수술 후 통증 감소와 출혈을 방지하기 위해 얼음 칼라(Ice Collar)를 사용한다.

08
② 부신수질 : 아드레날린(에피네프린)
③ 부신피질 : 안드로겐
④ 뇌하수체 전엽 : 성장호르몬(STH)
⑤ 뇌하수체 후엽 : 항이뇨호르몬(바소프레신)

09
② 소뇌 : 운동조절
③ 시상하부 : 체온조절
④ 간 : 호르몬 대사기능
⑤ 연수 : 호흡조절

10 ③ 난소는 난자를 만들며 배란기능을 한다. 골반 내 자궁의 양쪽에 한 쌍씩 있는 편평한 타원형 판이며, 매우 단단하고 붉은빛을 가진 회백색을 띤다.

11 ② 자궁태반 관류를 촉진하기 위해 측위를 취하게 한다.
③ 간단한 샤워는 하되, 통목욕은 금지한다.
④ 배에 힘을 주는 것은 분만 2기에 필요한 행동이다.
⑤ 방광 팽만을 예방하기 위해 자연적으로 배뇨하게 한다.

12 혈압을 낮추는 요인
혈액 점도의 감소, 심박출량의 감소, 혈관 직경의 증가, 혈관 수축력의 감소, 혈관 저항의 감소 등

13 ① 사골의 상비갑개 중앙선을 향해 약물을 떨어뜨린다.
② 투약 전에 코를 몇 번 풀게 한다.
③ 약물이 비강저부로 떨어지면 입으로 숨을 쉬게 한다.
⑤ 한쪽 콧구멍에 투여하는 동안 다른 콧구멍은 막도록 한다.

14 약물의 병용 시 나타나는 작용

작 용	내 용
상가작용	약물을 병용하여 얻은 효과가 개개의 약물이 나타내는 작용의 합에 해당하는 경우이다.
상승작용	약물을 병용하여 얻은 효과가 개개의 약물이 나타내는 작용의 합보다 큰 경우이다.
길항작용	약물을 병용할 때 각 약물의 작용이 감약·상쇄되는 경우이다.

15 혈청, 예방백신(BCG 용액, PPD 용액), 인슐린, 간장 추출물은 2~5℃ 냉장고에 보관하고, 좌약, 생리식염수는 상온에서 보관한다.

16 ① 간(肝) : 혈액 저장 및 조절, 해독 작용
③ 심(心) : 혈액순환
④ 폐(肺) : 산소공급, 이산화탄소 배출
⑤ 신(腎) : 오줌 생성, 몸의 산도 조절

17 ④ 치과진료 중에는 진공흡입기를 적절하게 사용하는 것이 간호조무사의 가장 기본적인 업무이다.

18 ④ 구강 내의 이물질을 제거하거나 구강 내로 필요한 재료를 넣는 기구는 코튼플라이어(핀셋)이다.
① 치경은 어둡고 보이지 않는 부분을 밝게 하여 보기 쉽도록 해주는 거울이다.
② 탐침은 구강 내에서 접근하기 힘든 부위가 손상되었을 경우 감지해 볼 수 있는 기구이다.
③ 스푼익스카베이트는 충치 치료 시 충치 부분을 제거할 때 쓰는 기구이다.
⑤ 치과용 핸드피스는 치아를 절삭하거나 진료에 사용하는 기구이다.

19 훈침이 발생하면 즉시 자침을 중단하고 이미 자입한 침은 전부 발침하도록 하며, 환자를 편안하게 눕혀서 몸을 조이고 있는 것을 풀어준다. 또한, 따뜻한 물을 마시게 하는 등 사지를 따뜻하게 해준다.

20 ③ 건열멸균법은 160~170℃에서 1~2시간 동안 건열하여 미생물을 산화 또는 탄화시켜 미생물 및 아포를 완전히 멸균하는 방법이다.

21 ② 중둔근인 중간볼기근은 대퇴의 외전과 회전에 작용하며 근육주사를 놓는 부위이다.

22 ①·②·③ 피부소독제, ⑤ 이뇨제이다.

23 ② 신장기능이 회복되었는지를 알아보기 위해서 수분섭취량과 배설량을 8시간마다 측정한다.
① 신장 기능 저하로 소변량이 감소한다.
③ 저단백식, 저염식, 고탄수화물식을 한다.
④ 소모성 질환이므로 에너지 소모를 최소화하기 위해 쉴 수 있도록 도움을 주고, 운동은 피하도록 한다.
⑤ 신장 기능 저하로 소변이 잘 나오지 않고 부종 등의 증상을 동반하므로 수분을 제한해야 한다.

24 ② 연하곤란이란 음식이나 물을 삼키기 힘들어지는 증상을 말한다.

25 ③ 일반적으로 고혈압이란 성인의 최고혈압(수축기혈압)이 140mmHg, 최저혈압(이완기혈압)이 90mmHg 이상인 경우를 의미한다.

26 ② 비타민 E : 항산화 기능, 근기능 유지
③ 비타민 D : 칼슘과 인의 대사조절
④ 비타민 B₁ : 에너지 대사와 핵산 합성에 관여, 신경과 근육활동에 필요
⑤ 비타민 A : 생체막 조직의 구조와 기능 조절, 시력 유지

27 ① 수술 환자는 호흡기 합병증(무기폐, 폐렴) 예방을 위해 심호흡과 기침, 체위변경을 자주 해야 한다. 절개부위를 지지하면서 기침을 하면 통증이 덜 하고 수술 부위 봉합이 터질 염려가 줄어든다.

28 ② 앙와위는 바로 누운 자세로 휴식 또는 수면 시 사용된다.

29 ① 갑자기 자세를 바꾸거나 움직이지 말고 천천히 움직이는 것을 생활화한다.

30 ① 고막체온 측정 시 외이를 열어 측정을 해야 한다. 성인의 경우 귀를 후상방으로 당긴 후 측정하고, 소아의 경우 귀를 후하방으로 당겨서 측정한다.

31 ① 환자가 객혈을 할 때 뱉도록 한다.
③ 격리실문은 항상 닫아 두고 음압격리병실이 아닌 경우 창문으로 자주 환기시킨다.
④ 격리실 출입 시 N95마스크를 착용한다.
⑤ 항결핵약 복용 중 증상이 없어지더라도 임의로 복용을 중단해서는 안 된다.

32 ① 일반적인 면에서 특수한 면으로 발전
② 머리에서 발끝으로 발전
④ 대천문은 양측 두정골과 전두골 사이에 있으며 12~18개월에 폐쇄
⑤ 신체의 각 부분은 각기 다른 속도로 성장

33 ④ 기도폐쇄는 가장 우선으로 처치해야 하는 응급상황이다.

34 ⑤ 연식은 음식을 잘 씹지 못하는 환자나 위장장애가 있는 환자에게 주는 음식으로, 죽식이라고도 한다. 강한 향신료, 튀긴 음식, 섬유질이나 결체조직이 많은 식품 등은 피해야 한다.

35 모유 분비 부족의 원인
• 한쪽 유방으로만 수유한 경우
• 유방을 완전히 비우지 않았을 경우
• 신생아기에 너무 일찍 혼합영양으로 이행한 경우
• 엄마의 정신적·육체적 스트레스가 쌓인 경우
• 엄마의 영양상태가 불량한 경우

36 ② 보건교육 계획 시 교육대상자를 참여시키고, 대상자에게 적합한 교육 방법을 선택하는 것이 중요하다.

37 보건교육 방법
• 분단토의 : 집회의 참여자 수가 많을 경우 몇 개의 소분단으로 나누어 토의한 후 다시 전체 회의에서 종합하는 방법
• 배심토의(패널토의) : 4~6명의 상반된 의견을 가진 전문가가 5~10분간 자기의 의견을 발표한 뒤 사회자의 진행에 따라 단상토론을 실시하고, 청중의 질문을 받아 자유롭게 토론하는 것
• 강연회 : 연사의 일방적인 교육 방법
• 시범회 : 이론과 실제의 적용 방법

38 ⑤ 대중매체는 신문, 라디오, TV, 잡지 등이 있는데, 단시간에 많은 사람에게 정보를 줄 수 있는 장점이 있다.

39 ⑤ 보건교육 대상자와 상담 시 간호조무사는 직접 상담을 할 수 없으며, 피상담자의 이야기를 잘 청취해야 한다.

112

40 ① 간호조무사는 독자적인 치료 및 예방접종, 진찰, 처방을 실시할 수 없다.

41 **1차 보건의료사업의 기본원칙**
접근성, 지역사회의 지불능력, 수용성, 지역사회 주민의 참여

42 ③ 1980년 제정된 '농어촌 등 보건의료를 위한 특별조치법'에 의하여 읍·면 지역의 보건지소에 공중보건 의사를 배치하였고, 벽·오지에는 보건진료소를 설치하여 보건진료 전담공무원을 배치함으로써 보건의료 취약 지역에 보건의료사업을 제공하게 되었다.

43 **보건소의 기능 및 업무(지역보건법 제11조)**
- 건강 친화적인 지역사회 여건의 조성
- 지역보건의료정책의 기획, 조사·연구 및 평가
- 보건의료인 및 보건의료기본법에 따른 보건의료기관 등에 대한 지도·관리·육성과 국민보건 향상을 위한 지도·관리
- 보건의료 관련기관·단체, 학교, 직장 등과의 협력체계 구축
- 지역주민의 건강증진 및 질병예방·관리를 위한 다음의 지역보건의료서비스의 제공
  - 국민건강증진·구강건강·영양관리사업 및 보건교육
  - 감염병의 예방 및 관리
  - 모성과 영유아의 건강유지·증진
  - 여성·노인·장애인 등 보건의료 취약계층의 건강유지·증진
  - 정신건강증진 및 생명존중에 관한 사항
  - 지역주민에 대한 진료, 건강검진 및 만성질환 등의 질병관리에 관한 사항
  - 가정 및 사회복지시설 등을 방문하여 행하는 보건의료 및 건강관리 사업
  - 난임의 예방 및 관리

44 **군집독**
다수인이 밀집한 실내공간에서 CO_2 증가, O_2 감소, 실온 상승, 습도 상승으로 불쾌감, 두통, 권태, 현기증 등이 발생하는 것이다.

45 ① 주관적 최적온도 : 감각적으로 가장 쾌적하게 느끼는 온도이다.
② 쾌감대 : 무풍 안정 시 보통의 착의 상태에서 쾌감을 느끼는 기후의 범위이다.
③ 감각온도 : 기온, 기습, 기류의 요소를 종합한 체감온도이다.
④ 불쾌지수 : 습도와 온도의 영향에 의하여 인체가 느끼는 불쾌감을 숫자로 표시한 것이다.

46 ② 대장균은 사람이나 동물의 장 속에 살고 있으므로 수중에서 일정수준 이상 검출되면 그 물은 분뇨로 오염되어 있는 것을 의미하며, 다른 병원균의 존재 가능성을 알려준다.

47 **산업보건의 목적(ILO)**
- 노동과 노동조건으로 일어날 수 있는 건강장애로부터 근로자를 보호한다.
- 작업에 있어서 근로자의 정신적·육체적 적응, 특히 채용 시 적성에 부합하는 직무 배치에 기여한다.
- 근로자의 정신적·육체적 안녕상태를 최대한으로 유지·증진하는 데 기여한다.
- 작업조건으로 발생하는 질병을 예방한다.

48 ⑤ 열경련은 고온 작업환경에서 과다한 땀의 배출로 전해질이 고갈되어 발생하는 근육의 경련이다. 열경련 발생 시 환자를 그늘지고 시원한 장소로 옮겨서 편안한 자세를 취해주고, 환자의 의식이 있는 경우 입으로 이온음료를 마시게 한다.

49 건강진단은 작업장에서 부적합한 근로자를 색출하고 근로자를 신체적·심리적으로 적합한 작업에 배치하기 위해 실시한다. 또한, 유해생활 환경과 위험요인을 관리함으로써 질병의 발생을 예방하고자 한다. 즉, 1차 예방을 통하여 질병의 증상이나 소견이 나타나기 전 조기에 이상상태를 발견하고, 2차 예방을 통하여 각 개인의 건강을 유지·증진시키고자 한다.

50 **작업환경 개선의 원칙**
- 대치(Substitution) : 물질 변경, 공정 변경, 시설 변경
- 격리(Isolation) : 물리적 장벽, 보호구
- 환기(Ventilation) : 전체환기, 국소환기

51 공중보건학은 조직적인 지역사회의 노력으로 질병을 예방하고 수명을 연장시키며, 신체적·정신적 효율을 증진시키는 기술과 과학이라고 정의할 수 있다.

52 ① 감염력 : 병원체가 숙주 안에 들어와서 자리 잡고 증식할 수 있는 능력이다.
② 면역력 : 외부에서 들어온 병원균에 저항하는 힘이다.
③ 독력 : 병원체가 숙주에 대한 심각한 임상증상과 장애를 일으키는 능력이다.
④ 감수성 : 숙주에 침입한 병원체에 대항하여 감염이나 발병을 저지할 수 없는 상태이다.

53 **결핵 검사의 일반적 순서**
의학적 병력의 확인 → 진찰 → 투베르쿨린 피부 반응검사 → 흉부 방사선(X-선) 촬영 → 미생물학적으로 결핵균의 확인 → 확인된 결핵균의 약제 내성 검사

54 **아메바성 이질**
발열, 오한, 혈액성 혹은 점액성 변을 동반한 급성 또는 전격성 설사가 나타날 수 있다. 변비와 혈액성 혹은 점액성 설사를 번갈아 할 수도 있으며, 때로는 완전히 정상이면서 경미한 동통만 있을 수도 있다.

55 **영아사망률(Infant Mortality Rate)**
출생 후 1년 이내 사망자수를 해당 연도의 출생아수로 나눈 수치를 1,000 분비로 나타낸다. 건강수준이 향상되면 영아사망률이 감소하므로 국민보건 상태의 측정지표로 널리 사용되고 있다.

56 DTaP 예방주사는 디프테리아, 파상풍, 백일해의 예방주사로 생후 2·4·6개월에 접종을 시행한다.

57 ① 정신보건의 2차 예방활동이란 조기발견·조기치료를 통해 악화나 만성화를 막는 예방활동을 말한다.

58 ⑤ 가정방문을 통한 신생아 간호 시 가장 다급하고 위험한 것을 우선 조치한다. 생후 24시간에 나타나는 황달은 여러 가지 질환과 관련이 있어 가장 빠른 조치가 필요하다.

59 지역사회 보건간호는 지역사회라는 집단을 간호대상으로 간호제공과 보건교육을 실시하여 그들 스스로가 건강문제를 해결할 수 있는 기능 수준으로 향상시키며, 지역사회 주민 전체의 건강증진을 목적으로 한다.

60 ① 가정방문 시 가장 먼저 방문할 대상자는 신생아 또는 미숙아이며, 질병의 전파를 방지하기 위해 결핵환자를 마지막으로 방문한다.

61 **지역사회 간호사업의 성공요소**
- 지역사회에 대한 정확한 실태 파악
- 지역사회의 인구특성, 질병의 범위, 환경조건 등 파악
- 타 의료기관 및 시설 등 자원의 파악
- 지역주민의 적극적인 참여 유도
- 그 지역에 대한 사회풍습의 인식

62 **건강증진사업(국민건강증진법 제19조 제2항)**
- 보건교육 및 건강상담
- 영양관리
- 신체활동장려
- 구강건강의 관리
- 질병의 조기발견을 위한 검진 및 처방
- 지역사회의 보건문제에 관한 조사·연구
- 기타 건강교실의 운영 등 건강증진사업에 관한 사항

63 ② 지역사회 간호에서 대변자(간호사, 간호조무사 등)는 간호대상자가 인간적 권리를 찾을 수 있도록 그들의 입장에 서서 의견을 제시하고 행동해야 하며, 그들이 좀 더 독립적으로 행동할 수 있도록 도와야 한다.

64 ④ 지역사회 간호사업에 대한 전체적인 청사진을 그리는 단계로 목표달성을 위해서는 대상자인 지역주민들의 능동적인 참여가 필수적이며, 이를 위해서는 계획 단계부터 대상자와 함께해야 한다.

65 간호기록부를 보존하여야 하는 기간은 5년이다(의료법 시행규칙 제15조 제1항 제7호).

66 정신건강전문요원은 그 전문분야에 따라 정신건강임상심리사, 정신건강간호사, 정신건강사회복지사 및 건강작업치료사로 구분한다(정신건강복지법 제17조 제2항).

67 의사 및 그 밖의 의료기관 종사자는 다음의 어느 하나에 해당하는 경우에는 지체 없이 소속된 의료기관의 장에게 보고하여야 한다. 다만, 의료기관에 소속되지 아니한 의사는 그 사실을 관할 보건소장에게 신고하여야 한다(결핵예방법 제8조 제1항).
• 결핵환자 등을 진단 및 치료한 경우
• 결핵환자 등이 사망하였거나 그 사체를 검안한 경우

68 **임산부·영유아 구강건강진단 내용(구강보건법 시행규칙 제15조)**
• 임산부
– 치아우식증(충치) 상태
– 치주질환(잇몸병) 상태
– 치아마모증 상태
– 그 밖의 구강질환 상태
• 영유아
– 치아우식증(충치) 상태
– 치아 및 구강발육 상태
– 그 밖의 구강질환 상태

69 **혈액의 적격여부 검사(혈액관리법 시행규칙 제8조 제1항)**
혈액원은 헌혈자로부터 혈액을 채혈한 때에는 지체 없이 그 혈액에 대한 간기능검사(ALT검사, 수혈용으로 사용되는 혈액만 해당한다), 비(B)형간염검사, 시(C)형간염검사, 매독검사, 후천성면역결핍증검사, 사람T세포림프친화바이러스(HTLV) 검사(혈장성분은 제외한다), 그 밖에 보건복지부장관이 정하는 검사를 실시하고, 혈액 및 혈액제제의 적격 여부를 확인하여야 한다.

70 시·도지사 또는 시장·군수·구청장은 감염병을 예방하기 위하여 식수를 사용하지 못하게 하려면 그 사용금지 기간 동안 별도로 식수를 공급하여야 하며, 사용금지 조치를 하려면 그 사실을 주민에게 미리 알려야 한다(감염병예방법 제49조 제2항).

71 ⑤ 약제를 희석할 경우 약효를 증가시키기 위해 미지근한 물로 한다.

72 ① 병의 입구는 오염된 부분으로 간주하므로 용액을 붓기 전에 소량을 따라 버려 오염을 제거한다.
② 용기 오염을 막기 위해 용액병의 입구가 용기에 닿지 않도록 거리를 두고 따라야 한다.
③ 한 번 용기에 따른 용액은 멸균 상태가 깨지므로, 절대로 다시 병에 넣지 않는다.
⑤ 일련번호는 재고 관리 등에 사용되며, 멸균용액을 용기에 따르는 방법과는 관련이 없다.

73 ③ 자간증은 자간전증이 경련, 혼수상태로 발전되는 경우로, 자극을 최소화하여 자간증의 위험을 줄이기 위해 어둡고 조용한 방을 갖추어야 한다.

74 ① 치주염 환자의 치아는 부드러운 칫솔모로 천천히 꼼꼼하게 닦는다.
② 구토나 질식을 일으킬 수 있으므로 너무 깊숙이 닦지 않는다.
③ 치실 사용 시 출혈이 발생할 수 있으므로 혈액응고장애 환자는 치실 사용에 주의한다.
④ 치아 바깥쪽 면을 닦고 그다음 안쪽 면, 씹는 면 순으로 닦는다.

75 ③ 부동 환자의 경우 측위 상태에서 변기를 대어 준 후 앙와위로 자세를 바꿔준다.

76 ④ 의식이 없는 환자에게 구강으로 음료수나 약물을 주면 기도가 막혀 질식이 일어날 수 있다.

77 ② 물을 1/2에서 2/3 정도 채우고, 남은 부분의 공기는 빼낸다.
③ 한 부위에 20~30분 정도만 적용한다.
④ 더운물 주머니는 혈관을 확장시켜 혈액순환을 돕고 통증을 완화하는 역할을 한다.
⑤ 적정 온도 확인을 위해 수온계를 사용한다.

78 ① 아기가 토를 할 때는 입안의 우유가 잘 나올 수 있도록 해야 한다. 이를 위해 엎드린 자세나 똑바로 누운 상태에서 고개를 옆으로 돌려주고 입안의 음식물을 제거한다. 토하는 아이를 안게 되면 음식물이 폐로 들어갈 수 있으므로 안아서는 안 된다.

79 ⑤ 수영과 같은 수중운동은 물의 부력을 이용하므로 관절의 부담을 최소로 줄이면서 근력을 강화시키기 때문에 심폐지구력을 기를 수 있다.

80 ⑤ 젖은 붕대는 사용하지 않는다.

81 ① 잇몸을 포함한 입안 전체를 닦아 준다.
② 클로르헥시딘은 살균력이 강하지만, 점막에 직접 사용하기에는 너무 강할 수 있어 보통 희석하여 사용한다.
④ 혀를 닦을 때는 부드러운 거즈를 사용하고, 겸자 사용 시 이를 너무 깊이 넣지 않도록 주의해야 한다.
⑤ 겸자 끝이 치아에 닿지 않게 소독솜을 감싼다.

82 **비용절감을 위한 물품관리 방법**
정확한 물품분류, 정확한 기록, 구매단가 절감, 적정 수준의 재고 유지, 합리적 저장, 효과적인 분배, 경제적 수리, 적기의 처분, 직원교육의 관리를 경제의 원칙에 따라 시행

83 ① 모유수유 시 뇌하수체후엽호르몬인 옥시토신과 프로락틴이 분비되어 배란을 억제하므로 자연피임이 된다.

84 ② 음식은 충분히 삼킬 수 있을 정도의 적은 양을 먹게 한다.
③ 음식을 천천히 꼭꼭 씹어 먹게 한다.
④ 음식을 먹고 있는 도중에 말을 많이 시키면 사레에 들릴 수 있으므로 말을 시키지 않는다.
⑤ 간호조무사의 손등에 음식을 조금 떨어뜨려 온도를 확인한다.

85 ⑤ 병원감염 중 의료인들에 의한 교차감염이 심각하기 때문에 손 씻기는 가장 중요하고 기본적으로 강조되어야 할 방법이다.

86 **급성복통 환자의 응급처치**
• 편안한 자세를 취해 주며, 기도를 유지하고 계속 복부사정을 한다.
• 입으로 아무 것도 투여하지 않고, 구토에 대비한다.
• 무조건 진통제나 진정제를 복용하면 안 된다.

87 **상부위장관조영술(Upper GI Series)**
• 검사목적 : 식도 및 위장관의 각종 질환(염증, 게실, 궤양, 용종, 종양 등)을 진단하기 위하여 시행하는 검사이다.
• 주의점 : 검사 전날 자정 이후 금식(물, 약, 음료수, 담배 등 포함)해야 하므로 간식을 먹었을 때는 위장관조영술을 연기한다.

88 ③ 맥박과 호흡이 정상범위의 상한치로 측정되면 흥분된 상태인지, 울고 난 후의 상태인지를 확인해야 한다.

89 ② 여성 환자는 질에서 항문 쪽으로 닦아준다.
③ 여성 환자는 배횡와위 자세로 무릎을 굽히고 회음부를 노출시킬 수 있게 도와준다.
④ 남성은 '귀두 → 음경 → 치골 → 항문' 순서로 닦아준다.
⑤ 남성 환자는 앙와위를 취하게 한다.

90 ② 알약의 경우 약의 개수가 많은 경우에는 2~3번에 나누어 투약한다.

91 ④ 야간근무 중 비상벨이 울리면 간호조무사는 간호사에게 보고하고 지시에 따른다.

92 **병원감염 예방법**
병원감염에 관한 교육 참여, 철저한 무균법 실시, 소독물품 사용 시 소독과 멸균의 유효기간 및 상태 확인, 항생제 오·남용을 예방하기 위한 환자교육 실시 등이 있다.

93 ① 장신구는 몸에서 제거해야 한다.
③ 수술 전날 자정부터 금식해야 한다.
④ 아스피린은 혈소판응집억제제로서, 수술 전에는 복용을 중단한다.
⑤ 수술 전 몸을 청결히 하는 것은 감염 예방에 도움이 된다.

94 ① 의식이 없을 때 기도폐쇄가 일어나는 가장 흔한 원인은 혀가 기도를 막는 것이다.

95 ② 고농도의 산소공급은 성인과 어린이의 경우 폐섬유종을 초래할 수 있고, 유아의 경우는 수정체 후부에 섬유증식이 생겨 시력을 잃게 만들 수도 있다.

96 ④ 임신 후기에는 모체의 혈액량이 증가하고 태아의 피가 신생되므로 다량의 철분이 요구된다.

97 ④ 뱀에 물렸을 경우 환자는 되도록 움직이지 않게 해야 하며, 물린 부위는 심장보다 낮게 위치해야 한다. 물린 부위를 부목으로 고정시킨 후 병원으로 이송하는데, 이송 시 장시간이 소요되는 경우 물린 부위 위쪽에 여유를 조금 주고 묶는다.

98 ④ 가슴압박을 한 후에는 가슴이 정상위치로 다시 완전히 이완되도록 하는 것이 중요하다. 그 이유는 흉부가 완전히 이완되어야 심장으로 돌아오는 정맥환류가 충분히 이루어지기 때문이다.

99 ③ 뇌졸중 시에는 구강 및 인후의 근육이 마비될 수 있으므로 구강을 통하여 어떤 것도 투여해서는 안 된다. 때로는 환자가 타액이나 분비물을 삼키지 못하여 질식하는 경우도 있으므로 기도를 흡입기로 흡입하여 깨끗하게 유지하고, 필요하다면 산소를 투여해야 한다.

100 ⑤ 영아의 목에 이물질이 걸렸을 때는 환아의 얼굴이 아래를 향하도록 거꾸로 든 후 등을 두드린다.

101 심첨맥박은 청진기를 직접 심장에 대고 듣는 맥박으로, 부정맥 성인 환자의 경우 맥박을 정확하게 측정하기 위해 사용한다.

102 **섭취량과 배설량**
- 섭취량
  - 경구 투여(물, 국, 주스 등)
  - 비경구 투여(수혈, 수액, 비위관 등)
- 배설량
  - 설사, 구토, 소변
  - 심한 발한
  - 출혈, 상처 배액
  (정상 대변, 정상호흡 시 수분소실량, 발한, 가글액 등은 배설량에 포함되지 않음)

103 ① 손 씻기 후 손에 남아있는 물기는 멸균타월로 닦는다.
② 손 씻기 후 손끝을 위로 향하게 하여 항상 팔꿈치보다 위에 있도록 한다.
③ 외과적 손 씻기 후에는 어떠한 경우에도 손으로 수도꼭지를 만지지 않는다.
④ 팔꿈치 위까지 항균비누를 사용하여 씻는다.

104 **반 영**
대상자가 이야기한 것을 다시 말해줌으로써 말한 사건에 동반하는 감정을 강조하는 것이다. 대상자의 말을 그대로 반복할 수도 있고 내용이나 느낌을 다른 말로 바꾸어 말할 수도 있다.

105 청각은 가장 마지막까지 남아있으므로, 임종 환자 곁에서 함부로 이야기하지 않는다.

02 정답 및 해설

정확하게 이해되는 명쾌한 해설!

문제편 p.13

▶ 2일차 정답

01	02	03	04	05	06	07	08	09	10	11	12	13	14	15	16	17	18	19	20
②	⑤	③	⑤	④	③	⑤	②	④	④	②	④	④	⑤	③	②	⑤	④	③	④
21	22	23	24	25	26	27	28	29	30	31	32	33	34	35	36	37	38	39	40
②	②	①	⑤	③	④	②	③	⑤	④	④	④	④	①	④	④	④	④	①	①
41	42	43	44	45	46	47	48	49	50	51	52	53	54	55	56	57	58	59	60
②	①	③	①	⑤	②	④	②	④	①	③	③	②	③	⑤	③	③	⑤	④	②
61	62	63	64	65	66	67	68	69	70	71	72	73	74	75	76	77	78	79	80
②	②	③	④	⑤	⑤	④	⑤	④	④	①	①	①	④	④	①	④	④	④	①
81	82	83	84	85	86	87	88	89	90	91	92	93	94	95	96	97	98	99	100
⑤	①	①	③	⑤	④	②	⑤	④	①	①	④	③	②	②	⑤	③	①	②	③
101	102	103	104	105															
②	②	①	①	⑤															

01 간호조무사의 업무
- 간호업무의 보조에 관한 업무
- 진료의 보조에 관한 업무

02 간호조무사가 직업윤리를 준수해야 하는 이유
- 바람직한 행동의 방향을 제시해준다.
- 보건의료인으로서의 기쁨과 보람을 가져다준다.
- 직무를 정확히 알고 이행하므로 법적인 한계를 넘어서지 않게 된다.
- 간호와 관련하여 양심적이고 지혜로운 판단을 가능하게 해준다.

03 ① 사고로 인한 검사물 소실 때에는 다시 받는다.
② 처음 나오는 소변을 그냥 흘려버리고 그다음에 나오는 소변을 필요한 양만큼 깨끗한 용기에 받아야 한다. 마지막에 나오는 소변은 받지 않는다.
④ 지정된 시각(예 오전 8시)에 환자에게 소변을 보게 하여 첫 소변은 버리고, 그 후부터 다음날 지정된 시간(오전 8시)까지 모든 소변(대변과 함께 나오는 소변도 포함)과 마지막 소변(오전 8시)을 24시간 소변을 위한 용기에 받는다.
⑤ 검사용은 받아서 냉장고에 두었다가 가져간다.

04 오염된 혈액이 묻은 주사침 등에 찔리면 감염될 수 있으므로 주삿바늘, 외과용 메스, 기타 날카로운 기구와 장비를 다룰 때에는 찔리지 않도록 주의해야 한다. 이를 위해서는 주삿바늘을 주사기에서 빼거나 주삿바늘 뚜껑을 다시 끼우려 하지 말아야 한다. 또한, 주삿바늘을 구부리거나 부러 뜨려서는 안 되며, 손으로 다른 조작을 가하지 않도록 한다. 주삿바늘 폐기통은 가까운 곳에 비치하고 사용한 주사기를 그대로 주사기 폐기통에 안전하게 버린다.

05 얼음주머니(Ice Bag)의 이용
- 목적 : 체온을 내리기 위함, 통증을 완화시키기 위함, 출혈 시 혈관 수축을 돕기 위함, 두통을 없애기 위함(무감각), 염증이나 화농, 부종을 덜기 위함
- 방 법
  - 주머니에 찬물을 조금 부어 구멍이 있는지 조사하고 물을 버린다.
  - 잘게 깬 얼음을 물에 씻어 모난 부분을 원만하게 한다.
  - 얼음주머니에 얼음 1/2 정도와 찬물 약 1컵을 넣고 평평하게 공기를 뺀 다음 마개를 꼭 잠근다.
  - 얼음주머니를 마른 수건으로 닦고 방포를 싼다.
  - 얼음주머니는 피부에 압박감이 직접 느껴지지 않도록 대준다.

06 뇌압 상승이 우려되는 환자는 고개의 회전을 최소화하고, 침대의 머리부분을 30° 올려 중력에 의한 정맥 순환을 용이하게 해야 한다. 또한, 과호흡을 통해 혈중 CO_2 농도를 낮춰 뇌혈관의 축소를 일으켜 두개강 안의 압력을 감소시킨다.

07 혈 구
- 적혈구 : 산소 및 이산화탄소의 운반
- 백혈구 : 식균작용, 면역기능
  - 과립백혈구(호중성구, 호산구, 호염기구)
  - 무과립백혈구(림프구, 단핵구)
- 혈소판 : 혈액 응고

08 ② 글루카곤(Glucagon)은 항인슐린 또는 인슐린 B라고도 하는데, 인슐린과는 반대로 혈당량을 증가시키는 작용을 한다. 뼈의 성장 및 대사와는 관련이 없다.

09 ④ 새롭게 만들어진 정자는 뒤쪽에 있는 부고환으로 옮겨가 그곳에서 성숙하게 되며, 부고환에서 성숙한 정자는 정관을 통해 정낭으로 이동한다.

10 ① 수정란이 자궁에 착상하는 데에는 일주일 정도가 걸린다.
② 수정란은 수정 후 분열을 시작한다.
③ 수정란은 22쌍의 상(보통)염색체와 1쌍의 성염색체로 이루어져 있다.
⑤ 정자에 의해 수정란의 성별이 결정된다.

11 융모막이란 태반을 형성하는 조직으로서 수정란에서 유래되기 때문에 태아의 세포와 동일한 염색체 구성을 함유하고 있다. 융모막융모생검은 자궁경부나 복부를 경유하여 융모막융모를 채취한 후 염색체를 분석하는 방법으로, 임신 10~13주 사이에 시행한다.

12 ④ 심장 자체에 혈액(산소와 영양소)을 공급해주는 심장혈관을 관상동맥(심장동맥)이라고 한다. 관상동맥은 심장근육 표면에 위치하며, 3개의 주요 혈관으로 되어 있고, 이 혈관들은 점차로 더 많은 가지로 갈라진다.

13 부항요법
- 부항을 이용하여 피부에 음압을 가하거나 간접적으로 화력을 이용하여 어혈을 제거하고 체질을 정화하는 치료법이다.
- 수면 개선, 독소 배출, 혈액순환 개선, 통증 완화 등의 효과가 있다.

14 투약처방 표준약어

ac	식 전
pc	식 후
qid	하루에 4번
qd	매 일
gh	1시간마다
hs	취침 시

15 ③ 밑침구가 구겨져 있는 상태는 신체의 일부분에 과도한 압박을 주게 되고, 이로 인해 욕창이 생길 위험이 있다. 따라서 밑침구를 팽팽히 당겨 정리해야 한다.

16 폐생검(Lung Biopsy)은 폐 조직의 일부를 채취하여 현미경으로 암세포 유무를 직접 확인하는 병리 조직학적 검사이다. 암의 종류(소세포암, 비소세포암 등)를 정확하게 분류할 수 있어 폐암의 진단과 치료 계획 수립에 필수적이고 결정적인 검사 방법이다.

17 처방된 용량보다 많은 양의 물약을 약컵에 따랐을 경우 초과된 용량은 버리고 처방된 용량만큼만 투여해야 한다.

18 치아의 구조
- 상아질 : 이의 형태를 만드는 주축이 되는 부분
- 에나멜질(법랑질) : 치관부 맨 바깥쪽의 가장 단단한 부분
- 치수 : 치아의 맨 안쪽 조직, 혈관, 신경섬유, 임파관을 포함하여 치아에 영양을 공급하는 중요한 역할
- 치조골 : 치아를 지탱하는 턱뼈
- 치은(잇몸) : 치관 아래의 분홍색 점막. 치조골을 덮어서 보호
- 치근막 : 치근과 치조골 사이의 얇은 막. 치근과 뼈를 잇는 역할
- 시멘트질(백악질) : 치근부의 상아질을 둘러싸고 있는 턱뼈(치조골)와 붙어서 역할 수행

19 ③ 충치치료 시 충치 부분을 제거할 때 쓰이는 기구는 스푼익스카베이트이다.
⑤ 치과용 핸드피스란 치과에서 치아를 삭제하거나 진료에 사용하는 가장 핵심적인 기구이다.

20 수축기혈압 140~159mmHg 또는 이완기혈압 90~99mmHg의 경우 고혈압 1기로 분류한다.

21 ① 인(P) : 뼈와 치아 형성, 산·염기평형 조절, 효소와 조효소의 구성성분
③ 철(Fe) : 항산화 작용, 산소 운반 및 저장
④ 구리(Cu) : 콜라겐의 합성, 면역작용
⑤ 요오드(I) : 갑상샘호르몬의 구성성분, 기초대사의 조절

22 ② TMJ는 악관절 또는 턱관절이라고 부르며 인체 두골의 상악과 하악이 입을 벌리거나 다물 때 만나는 기관이다. 턱관절은 귀 바로 앞에 위치하며, 관자놀이 뼈인 측두골과 아래뼈인 하악골로 구성되어 있다.

23 태반을 통해 공급받은 저장철은 생후 3개월부터 줄어들기 시작하여 6개월이면 대부분 고갈되기 때문에 생후 5~6개월부터는 균형 있는 이유식을 통해 철을 공급해야 한다.

24 ① 가볍게 물로 가글한 후 객담을 받게 한다.
② 검체용기에 타액이 섞이지 않도록 모으게 한다.
③ 객담 배양검사 시 객담을 검사용기에 받게 한다.
④ 아침에 일어나자마자 첫 객담을 채취한다.

25 인슐린을 투여하고 있는 당뇨병 환자에게 저혈당 발생 시에는 설탕물을 마시게 하는 등 당을 보충하도록 도와야 한다.

26 드레싱의 목적
- 상처부위 보호
- 상처의 오염 예방
- 국소적으로 약물 사용
- 부위에 적절한 압력
- 상처로부터의 분비액 흡수

27 ② 생후 첫 3~4일의 체중감소 현상은 정상이다. 이것은 모체에서 받던 수분, 영양, 호르몬 등의 공급이 끊기고, 아기의 조직에서 배출되는 대소변의 양이 많아지기 때문이다.

28 반좌위
상체를 수평에서 45° 올리고 양 무릎을 약간 올린 자세(배농 배액, 심장수술 호흡곤란)이다.

29 ① 대야에 물을 절반쯤 담는다.
② 사지를 닦을 때는 아래 말초 쪽에서 위 심부 쪽으로 문지른다.
③ 눈 주위는 안쪽에서 바깥쪽으로 닦는다.
④ 체온이 떨어지지 않도록 5~10분 이내로 진행한다.

30 체위에 따른 욕창 호발부위
- 앙와위 : 천골, 견갑골, 후두부, 발꿈치, 팔꿈치 등
- 측와위 : 대전자부, 복사뼈, 팔꿈치, 견봉부 등
- 복위 : 하악골, 상완골, 경골, 무릎 등
- 반좌위 : 천골, 좌골결절, 발꿈치 등

31 ④ 디프테리아는 후두에 1차 병변이 있지만 대개 비인두에서부터 아래로 퍼지는 감염에 의해 생긴다. 기도가 막히는 경우도 있어 통기관을 삽입하거나 기관절개술을 시행하지 않으면 질식하여 사망할 수 있으므로 유의해야 한다.

32 ② 환자의 낙상 예방을 위하여 침대난간은 올려놓아야 한다. 특히 잠을 잘 때에는 반드시 난간을 올리도록 한다.

33 노인의 주요 질환

구 분	질 환
소화기계 질환	위염, 위궤양, 위암, 대장암, 설사, 변비
호흡기계 질환	만성기관지염, 폐렴, 천식, 폐결핵
순환기계 질환	고혈압, 동맥경화증, 심부전
근골격계 질환	퇴행성 관절염, 류머티즘 관절염, 골다공증, 고관절 골절
생식 및 비뇨기계 질환	요실금, 전립선비대증, 난소암
피부계 질환	욕창, 건조증, 대상포진
신경계 질환	뇌졸중, 파킨슨 질환
감각기계 질환	녹내장, 백내장, 노인성 난청
내분비계 질환	당뇨병
신경정신 질환	치매, 우울증, 섬망

34 ③ 식물성 식이섬유, 유산균이 다량 포함된 음식물과 하루 1.5~2.0L의 물을 섭취함으로써 변비를 예방하도록 한다. 또한, 올바른 식습관을 통해 영양소를 고르게 섭취하도록 하는 것이 중요하다. 특히 우유는 장의 운동력을 높이고 변을 느끼게 할 뿐 아니라 노인에게 필요한 단백질이나 칼슘이 풍부하므로 적극적으로 섭취하게 한다.

35 ① 의식이 없는 환자에게서 기도폐쇄가 발생하는 가장 주요한 원인은 근육의 이완으로 인해 혀가 후방으로 밀리기 때문이다. 따라서 하악거상법으로 혀를 당겨주어 기도를 확보하고 환자의 자발호흡을 유지해야 한다.

36 ① 목표는 구체적으로 설정한다.
② 실천할 수 있는 적절한 난이도로 계획한다.
③ 하나의 목표 속에 한 가지 학습결과만 포함한다.
⑤ 학습자 중심의 학습목표를 설정한다.

37 ④ 대중매체는 빠른 시간 안에 다수의 사람들에게 정보를 전달하기에 가장 효율적이며 경제적인 방법으로, 정확하고 계획된 정보를 전달할 수 있다.

38 ④ 건강위험요인이 큰 취약계층의 건강격차 해소 및 건강형평성 제고를 위하여 가정방문을 통해 건강관리서비스를 제공한다. 가정방문을 통해 상황에 적합한 효율적인 보건교육을 실시할 수 있다.

39 1차 보건의료의 대두 배경
• 치료 중심의 의료
• 의료자원의 불균형적 분포
• 건강 위해요인의 다양화
• 의료인력의 전문화

40 지방보건 행정기관
• 시·군·구 : 보건소
• 읍·면 : 보건지소
• 리·동 : 보건진료소

41 4대 사회보험
• 국민건강보험 : 질병과 부상
• 국민연금보험 : 폐질·사망·노령
• 고용보험 : 실업 등
• 산업재해보상보험 : 업무상의 재해

42 1차 보건의료의 필수적인 사업내용으로는 안전한 식수 공급, 기본의약품 제공, 모자보건, 예방의학, 감염병 예방 및 관리 등이 있다.

43 깨끗한 물에서는 용존산소 증가, 대장균군·BOD·COD·부유물질 감소가 나타난다.

44 환경오염으로 인해 오존층 파괴, 해수면의 높이 상승, 온실가스 농도 증가, 이상 기후 증가, 빙하 감소 등의 현상이 발생한다.

45 열섬현상(Heat Island)
인공열 및 대기오염 등에 의해 도시의 온도가 주변 외곽지역보다 높아지는 현상으로 산업화와 도시화가 급속히 진행되면서 발생하기 시작했다.

46 ② 이산화탄소 농도는 실내공기의 오염지표로 활용되는데, 흡입 공기 중 이산화탄소 농도가 20~30%이면 인체의 조직은 적당량의 산소공급을 받지 못하게 되어 저산소증을 나타낸다.

47 ④ 산업재해란 산업장에서 계획하지도, 예기치도 않았던 돌발적인 사고가 일어나는 것으로서, 귀중한 인명의 피해와 막대한 경제적 손실을 가져올 뿐만 아니라 생산 능률을 감소시킨다.

48 산업재해의 발생 원인
미국의 하인리히는 산업재해가 발생하는 원인에는 5가지 기본적인 요소들이 서로 밀접한 관계를 가지고 있다고 하였다. 즉, 한 가지 요인이 발생하면 다른 요인이 연쇄적으로 발생하여 일어난다는 것이다.
• 사회적 환경   • 개인의 결함
• 불안전한 상태나 행동   • 사 고
• 재 해

49 잠함병
이상 고압 환경에서 작업 시 걸릴 수 있다. 질소 성분이 체외로 배출되지 않고 체내에 용류하여 질소 기포를 형성하고, 신체 각 부위에 공기 색전증을 일으키는 질환이다.

50 ① 열피로 시 머리는 낮추고 다리를 올려준다.

51 ③ 공중보건학의 유사학문에는 사회의학, 예방의학, 위생학, 건설의학, 지역사회의학, 지역사회보건학 등이 있다.

52 질병예방수준(Leavell&Clark)
• 1차 예방 : 질병예방과 건강증진에 중점
• 2차 예방 : 질병의 조기발견과 치료에 중점
• 3차 예방 : 재활과 사회복귀에 중점

53 ② 포도상구균 식중독은 황색포도상구균(Staphylococcus aureus)이 식품 중에 증식하여 생산한 장독소(Enterotoxin)를 경구 섭취하여 일어나는 독소형 식중독이다.
①·③·④ 감염성 식중독, ⑤ 자연독 식중독이다.

54 ③ 만성퇴행성질환은 발병하면 치료가 어려운 질환으로, 치료보다는 예방에 초점을 맞춘다.

55 ① 성별 인구구성을 나타낸 것이다.
② 2차 성비는 출생 시의 성비이다.
③ 출생 시는 남자의 수가 여자보다 많다.
④ 노년층은 여자의 수가 남자보다 많다.

56 부양비
• 생산연령인구에 대한 비생산연령인구의 비이다.
  – 생산연령인구 : 15세 이상 ~ 64세 이하
  – 비생산연령인구 : 0~14세 + 65세 이상
• 총 부양비가 높을수록 경제적 투자능력이 상대적으로 떨어져 경제발전에 어려움이 따른다.

57 모자보건이 중요한 이유는 모자보건대상이 전 인구의 50~70%를 차지하며, 병에 걸리기 쉬운 인구집단이지만 쉽게 예방이 가능하기 때문이다. 또한, 사망률이 높고 후유증이 장기간 지속되며, 어린이는 중요한 인적자원이기 때문이다.

58 ⑤ 환자가 어떤 치료를 필요로 할 때는 간호사나 의사에게 보고해야 한다.

59 ④ 지역사회 보건간호사업의 목적은 지역사회 주민 전체의 건강증진이다.

60 ② 투사 : 자신의 결점, 욕구, 충동 등을 타인의 것으로 간주해 버림으로써 스스로의 불안을 피하려는 방어기제이다.
① 회피 : 위험한 상황이나 대상으로부터 의식적·무의식적으로 안전한 거리를 유지하려는 것이다.
③ 해리 : 마음을 편치 않게 하는 성격의 일부가 그 사람의 지배를 벗어나 하나의 독립된 성격인 것처럼 행동하는 것이다.
④ 퇴행 : 심한 좌절을 경험할 때 현재의 위치나 성숙의 수준을 과거 수준으로 후퇴하는 것이다.
⑤ 승화 : 본능적인 욕구나 참기 어려운 충동적인 에너지를 사회적으로 용납되는 형태로 바꾸려는 것으로, 생산적·긍정적인 방어기제이다.

61 ② "국민건강증진사업"이라 함은 보건교육, 질병예방, 영양개선, 신체활동장려, 건강관리 및 건강생활의 실천 등을 통하여 국민의 건강을 증진시키는 사업을 말한다(국민건강증진법 제2조 제1호).

62 1차 예방(질병발생 억제 단계)
1차 예방은 건강한 개인에게 질병이나 특정 건강문제가 발생하기 전에 예방하거나 만일 발생하더라도 그 정도를 약하게 하는 것으로서 진정한 의미의 예방이다. 따라서 1차 예방은 증상의 발견이나 치료가 아닌 개인이 신체적·정신적으로 최대기능을 발휘할 수 있도록 하는 활동이다. 질병이나 불구를 가진 사람보다는 건강한 개인에게 적용된다.

63 ③ 가족간호수행에 있어서 고려해야 할 점은 가족들 스스로가 자기건강관리 능력을 갖도록 하는 데 주력해야 한다는 것이다.

64 생후 48시간 후 7일 이내의 신생아에게 젖을 충분히 먹이고 2시간이 지난 후 발뒤꿈치에서 채취한 혈액으로 선천성 대사이상 질환을 선별할 수 있다.

65 **진료기록부 등의 보존(의료법 시행규칙 제15조)**
- 환자 명부 : 5년
- 진료기록부 : 10년
- 처방전 : 2년
- 수술기록 : 10년
- 검사내용 및 검사소견기록 : 5년
- 방사선 사진(영상물을 포함한다) 및 그 소견서 : 5년
- 간호기록부 : 5년
- 조산기록부 : 5년
- 진단서 등의 부본(진단서·사망진단서 및 시체검안서 등을 따로 구분하여 보존할 것) : 3년

66 정신질환자란 망상, 환각, 사고(思考)나 기분의 장애 등으로 인하여 독립적으로 일상생활을 영위하는 데 중대한 제약이 있는 사람을 말한다(정신건강복지법 제3조 제1호).

67 **결핵검진의 주기(결핵예방법 시행규칙 제4조 제1항, 제2항)**
매년 실시할 것. 신규채용된 사람에 대해서는 신규채용을 한 날부터 1개월 이내에 최초의 결핵검진 등을 실시해야 하고, 휴직·파견 등의 사유로 6개월 이상 업무에 종사하지 않다가 다시 업무에 종사하게 된 사람에 대해서는 다시 업무에 종사하게 된 날부터 1개월 이내에 결핵검진을 실시해야 한다.

68 보건복지부장관은 구강보건사업의 효율적인 추진을 위하여 5년마다 구강보건사업에 관한 기본계획을 수립하여야 한다(구강보건법 제5조 제1항).

69 1인 1회 채혈량(항응고제 및 검사용 혈액을 제외한다)은 다음 한도의 110퍼센트를 초과하여서는 아니 된다. 다만, 희귀혈액을 채혈하는 경우에는 그러하지 아니하다(혈액관리법 시행규칙 제12조 제1호 다목).
- 전혈채혈 : 400mL
- 성분채혈 : 500mL
- 2종류 이상의 혈액성분을 동시에 채혈하는 다종성분채혈 : 600mL

70 **제1급감염병(감염병예방법 제2조 제2호)**
- 생물테러감염병 또는 치명률이 높거나 집단 발생의 우려가 커서 발생 또는 유행 즉시 신고하여야 하고, 음압격리와 같은 높은 수준의 격리가 필요한 감염병
- 종류 : 에볼라바이러스병, 마버그열, 라싸열, 크리미안콩고출혈열, 남아메리카출혈열, 리프트밸리열, 두창, 페스트, 탄저, 보툴리눔독소증, 야토병, 신종감염병증후군, 중증급성호흡기증후군(SARS), 중동호흡기증후군(MERS), 동물인플루엔자 인체감염증, 신종인플루엔자, 디프테리아

71 ① 산이나 알칼리에 피부가 노출되었다고 해서 중화를 시키려고 반대되는(예를 들어 산에 노출되었을 때 알칼리 사용) 성분을 이용하여 닦아내면 절대로 안 된다. 오히려 다른 성분에 의해 손상을 받기 때문에 빨리 깨끗한 물로 씻어내어 희석시켜야 한다. 자극성 물질이 아니더라도 물로 씻어내면 흡수되는 양을 줄일 수 있다.

72 ② 습윤병에 멸균 증류수를 가득 채울 경우 역류 위험이 있으므로 적정량을 채운다.
③ 식사 중에도 산소공급이 지속되도록 캐뉼라를 제거하지 않는다.
④ 알코올은 인화 위험이 있으므로 환자 가까이에 두지 않는다.
⑤ 모직담요는 마찰 시 정전기를 발생시켜 산소 화재의 위험이 있으므로, 면 등 다른 재질의 담요를 사용한다.

73 ④ 맹장수술이나 제왕절개수술을 받은 뒤에 조기이상을 격려하는 이유는 수술 후 합병증을 예방하고 빠른 회복을 유도하기 위해서이다.

조기이상
- 조기이상(早期離床)이란 수술 후 환자의 체력을 빨리 회복하도록 하기 위해 수술 직후 조금씩 체위를 변환함으로써 호흡이나 순환 기능을 촉진하여, 가능한 한 빨리 환자 혼자 기상이나 보행을 하도록 하는 것을 말한다.
- 조기이상 금기 환자 : 뇌에 문제가 있는 환자(뇌출혈 환자, 뇌수술 환자), 안과수술 환자, 봉합이 불완전한 환자

74 ① 이개를 후상방으로 잡아당겨 이도가 일직선이 되게 한 후 측면을 따라 정확한 방울 수의 약물을 점적한다.
② 손으로 약병을 따뜻하게 하거나 잠깐 동안 약병을 온수에 담근다.
③ 대상자가 치료할 귀를 위쪽으로 한다.
⑤ 면봉으로 대상자의 이개와 외이도를 깨끗하게 닦는다. 안약을 점적한 후 작은 솜(또는 면봉)을 15~20분 동안 이도에 느슨하게 끼워 놓는다.

75 ④ 솜털을 포함하여 수술부위의 모든 털을 제거하는 삭모는 털 주위와 피부에 있는 세균수를 줄여 수술환부의 감염을 방지하기 위한 것이다.

76 **상처소독 방법**
위에서 아래로, 안에서 밖으로, 깨끗한 쪽에서 오염된 쪽으로 하며 매번 스펀지는 바꾼다.

77 ④ 주사량과 같은 양의 공기를 바이알 속에 넣는다.

78 ④ 일반소변 검사물 채취 시 처음 30cc가량은 버리고 중간 소변을 깨끗하고 건조한 용기에 받는다.

80 ② 처음 목발을 사용하여 보행하는 경우 보폭을 좁게 하여 걷다가 점점 보폭을 넓힌다.
③ 머리를 들고 앞을 보면서 걷게 한다.
④ 팔꿈치를 20~30°로 굽힌 상태로 손잡이를 잡게 한다.
⑤ 액와가 아닌 손목이나 손바닥으로 몸무게를 지탱하게 한다.

81 ① 앙와위(바로 누운 자세) : 척추손상, 요추천자 후, 남성의 인공도뇨, 수술회복 전후
② 배횡와위 : 복부검진, 여성의 인공도뇨 및 회음부 간호
③ 쇄석위(골반내진 자세) : 산부인과 진찰
④ 트렌델렌버그 체위 : 쇼크치료, 하지 출혈

82 ① 흡인(Suction)은 한 번에 10초 이내로 해야 한다. 흡인에 의해 기도에서 산소가 제거되기 때문이다.

83 ① 결핵 환자, 수유부, 회복기 환자에게는 고단백식이를 제공해야 한다.

84 ③ 회음부 간호 시에는 대음순에서 소음순의 순서로 닦고, 한 번 닦은 솜은 버린다.

85 **Apgar Score(아프가 점수)**
신생아의 상태를 평가하는 체계로서, 심박동, 호흡, 근육긴장도, 반사반응, 피부색의 5가지 항목으로 이루어진다. 각 항목당 2점의 점수가 배당되므로 최고점수는 10점이다. 출생 후 1분, 5분에 평가하며 신생아 상태가 불안정하면 10분에 다시 평가한다.

86 ④ 왼쪽가슴을 노출시켜 청진기로 측정한다.

심첨맥박
최대 박동점으로 4~5번째 갈비 사이나 중앙쇄골선의 내측에서 촉진하고, 유아에게 있어서는 5번째 갈비 사이나 중앙쇄골선의 측면에서 촉진(1분간)한다.

87 ② 약물 과량복용 시 1차적으로 구토유도나 위세척을 실시하여 약물의 흡수를 방지한다. 위세척은 과량투여 후 10~12시간 안에 시행해야만 효과적이다.

88 전혈 수혈 후 혈액형 검사(ABO 및 RH검사), 교차적합 검사, 간염 및 AIDS 검사 등을 시행한다.

89 노인과 대화할 때는 편안한 분위기를 조성하고, 적절한 크기의 목소리로 알아듣기 쉽게 천천히 말해야 한다. 노인은 말을 이해하는 속도가 느리기 때문에 대답을 재촉하지 말고 충분한 시간을 드리도록 한다. 또한, 대화를 통해 알게 된 비밀을 다른 사람과 공유해서는 안 된다.

90 ① 목욕은 일주일에 한 번 정도 한다.

91 ① 니트로글리세린은 협심증의 흉통을 완화시키거나 예방하는 작용이 있다.

92 ④ 기관절개 후 기관캐뉼라를 삽입한다.
① 비인두 기도유지기는 의식이 있는 환자의 기도유지 시에 사용한다.
② 폴리(Foley) 도뇨관은 도뇨 시에 사용한다.
③ 인공항문은 항문으로 대변을 배출하지 못할 때(직장이나 결장에) 행하는 방법이다.
⑤ 구인두 기도유지기는 의식이 없는 환자의 기도유지 시에 사용한다.

93 ① 검사 진행 중 움직이는 경우 정확한 검사가 불가능할 수 있으므로 편안한 자세로 안정을 취하는 것이 중요하다.
② 심전도 검사 시 금식은 필요하지 않다.
④ 앙와위를 취하게 한다.
⑤ 의치를 제거하지 않아도 된다.

94 ② 환자가 당뇨성 혼수인지 저혈당성 쇼크인지 판단이 안 될 때는 일단 당을 투여해 본다.

95 **기도로 줄 수 있는 약물**
아트로핀, 에피네프린, 리도카인, 날록손, 바륨

96 **화상 시 응급처치**
• 화상의 응급처치는 근본적으로는 환부의 감염을 방지하고 환자를 편안하게 한 상태로 의사의 치료를 받을 수 있도록 하는 것이다.
• 의복 위에 뜨거운 물이 엎질러졌거나 불이 붙었을 경우에는 무리해서 옷을 벗지 말고 찬물을 붓거나 바닥 위에 굴러 불을 끄도록 한다.
• 감염 방지를 위하여 청결한 거즈 등을 사용하여 화상 부위를 덮는다.
• 물집이 생긴 경우 무리해서 터뜨리지 말고 그대로 둔 채 전문가와 상의하도록 한다.
• 화공약품에 의한 화상일 경우, 적어도 1시간 정도 장시간 접촉 부위 환부를 씻어내야 한다.
• 뜨거운 냄비, 다리미, 불 따위로 화상을 입거나, 뜨거운 수증기나 물에 장시간 노출되어 손가락이나 관절 부위에 작은 부분이라도 상처를 입게 되면 대부분의 경우 상처가 깊어지거나 나중에 그 자리가 오그라드는 경우가 많으므로 반드시 전문가와 상의하여야 한다.
• 안면화상인 경우 부종에 의한 호흡장애의 가능성이 있으므로 상체를 반쯤 일으킨 상태로 눕혀 이송하여야 한다.
• 화상 직후에는 가능한 한 음식물과 물을 먹지 않는 것이 좋으며, 술 종류는 특히 금기사항이다.
• 교류에 의한 전기감전의 경우 전기가 통하지 않는 고무장갑이나 나무 등의 절연체를 이용하여 환자를 떼어주는 것이 필요하다.
• 1도 화상인 경우 즉시 찬물로 세척하거나 냉찜질하고, 중증화상은 모르핀이나 데메롤을 사용하여 통증을 조절한다.

97 **화학물질이 눈에 들어갔을 때의 응급처치**
• 화학물질이 눈에 들어갔을 때는 즉시 흐르는 물로 계속 씻어야 한다.
• 화학물질에 따라 다르므로 즉시 응급진료를 받아야 한다.
• 머리는 코를 아래쪽으로 하게 하여 약간 옆으로 기울이고 화학물질이 들어간 쪽의 눈을 아래로 하여 15~20분간 흐르는 물에 씻어야 한다.

98 ① 다발성 손상 환자의 처치 우선순위는 의식상태 사정 → 기도개방 유지 → 호흡 → 출혈 → 쇼크징후에 대한 사정과 정맥주입 → 후송 중 심전도 및 골절 부위 고정상태를 관찰이다.

99 **중독물질에 의한 흡입성 중독 시의 응급처치**
• 가스가 새는 곳을 차단하고 창을 열어 환기를 시킨다. 이때 가스가 새는 곳에 들어갈 때에는 물을 적신 수건으로 입과 코를 막고 심호흡을 한 다음 들어가도록 한다.
• 기도를 확보하고, 신선한 공기가 있는 곳으로 환자를 끌어낸다. 집 안에서는 창문을 열고 환기시킨다.
• 환자의 체위는 토물에 의한 흡인을 방지하기 위하여 고개를 옆으로 돌리고 횡위로 한다.
• 토물 등으로 옷이 젖은 경우 벗겨서 닦아주고 이불을 덮어주어 보온하며, 미지근한 물로 반복해 세척한다.
• 옷을 느슨하게 하여 호흡하기 편하게 해주고 몸을 보온해 준다.
• 의식이 없을 때는 똑바로 눕혀 질식을 방지하고, 호흡이 약하거나 끊길 때는 인공호흡을 실시한다.
• 신속히 병원으로 후송하여 산소흡입, 인공호흡, 고압산소요법을 받도록 해야 한다.

100 **체위성 저혈압**
• 개념 : 체위성 저혈압은 체위 변환 시에 혈압을 조절하는 자율신경의 기능이 장애가 되어 발생하는 저혈압으로 일어설 때 혈압의 저하가 나타나는 것이 특징이다. 일어설 때 최대혈압이 20mmHg 이상 하강하는 것을 기립성 저혈압이라 한다.
• 조치 : 체위성 저혈압 시 어떠한 활동이나 움직임을 피하고 바로 전 위치를 취한다. 자세 변경 시에는 누웠다 앉는 자세로, 앉은 자세에서 서는 자세로 체위를 서서히 변경한다. 안면창백, 빈호흡, 빈맥, 발한, 어지러움증 호소가 있으면 즉시 활동을 중지하고 원위치를 취한 후에 안정하게 한다.

101 ① 뼈 돌출 부위에는 패드를 대고 보호대를 적용한다.
③ 2시간마다 보호대를 풀어서 피부상태를 살펴본다.
④ 보호대 안쪽에 여유공간을 두고 묶는다.
⑤ 환자의 움직임을 최소한으로 제한하여야 한다.

102 **섭취량과 배설량**
• 섭취량
  – 경구 투여(물, 국, 주스 등)
  – 비경구 투여(수혈, 수액, 비위관 등)
• 배설량
  – 설사, 구토, 소변
  – 심한 발한
  – 출혈, 상처 배액
    (정상 대변, 정상 호흡 시 수분소실량, 발한, 가글액 등은 배설량에 포함되지 않음)

103 의사소통이 가능한 환자의 병동 전입 시 환자의 이름과 등록번호를 개방형으로 질문하고, 입원팔찌와 의무기록을 대조하여 환자를 확인한다.

104 **관장의 종류**
• 청결관장 : 연동운동을 촉진시켜 배변 유도(분만, 수술 전, 검사 전)
• 정체관장 : 주입 용액을 장시간 장내에 머무르게 하는 관장
• 용수관장 : 매복된 변을 손가락을 이용하여 제거
• 수렴관장 : 지혈 목적
• 구충관장 : 기생충 제거 목적
• 구풍관장 : 가스 제거 목적

105 ① 환자를 바로 눕힌다.
② 자연스러운 얼굴 모습을 위해 제거했던 의치를 끼우고 입을 다물게 한다.
③ 혈액 정체로 환자의 얼굴색이 검게 변하고 입이 벌어지는 것을 예방하기 위해 베개를 밑에 넣어 머리와 어깨를 높여준다.
④ 분비물이 나오는 것을 예방하기 위해 둔부 밑에 패드를 대어 준다.

03 정답 및 해설

정확하게 이해되는 명쾌한 해설!

문제편 p.23

▶ 3일차 정답

01	02	03	04	05	06	07	08	09	10	11	12	13	14	15	16	17	18	19	20
①	①	⑤	③	⑤	①	⑤	④	③	①	③	①	⑤	④	②	③	④	⑤	⑤	⑤
21	22	23	24	25	26	27	28	29	30	31	32	33	34	35	36	37	38	39	40
①	④	②	③	②	①	⑤	②	①	④	②	⑤	②	①	⑤	②	⑤	④	③	①
41	42	43	44	45	46	47	48	49	50	51	52	53	54	55	56	57	58	59	60
⑤	④	①	①	③	①	⑤	⑤	③	⑤	②	④	②	②	③	⑤	①	③	①	③
61	62	63	64	65	66	67	68	69	70	71	72	73	74	75	76	77	78	79	80
⑤	④	④	⑤	①	⑤	④	②	④	①	②	①	④	③	③	③	④	⑤	④	④
81	82	83	84	85	86	87	88	89	90	91	92	93	94	95	96	97	98	99	100
⑤	④	③	④	④	④	⑤	③	①	③	④	④	②	①	②	③	⑤	③	①	②
101	102	103	104	105															
③	④	③	①	④															

01 ① 간호조무사는 간호보조 업무나 진료보조 업무를 수행한다. 각종 검사물을 채취할 때에는 의사 또는 간호사의 지시를 받아야 한다.

02 ① 주의의무란 유해한 결과가 발생하지 않도록 의식을 집중할 의무이다. 주의의무를 위반한 경우 민·형법상의 법적 책임이 추궁된다.

03 ⑤ 재활이란 장애인이 한 사람이 사회인으로서 생활하기 위해 필요한 욕구를 충족시킬 수 있도록 도와주는 다양한 지원체계를 말하는데, 궁극적으로는 육체적·정신적 능력을 최대한 발휘하도록 해주는 것을 목적으로 한다.

04 ③ 간호조무사는 각종 의료기관에서 의사와 간호사를 도와 치료 또는 간호에 필요한 물품·병실을 준비하며, 검사물·결과표의 전달, 환자의 입원·퇴원 수속 및 간호 등 진료와 관련된 보조 업무를 담당한다.

05 건강관리실은 대상자가 쉽게 찾을 수 있고 통풍과 채광이 잘 되는 곳에 위치해야 한다. 또한, 직무수행에 적합한 면적을 확보해야 하며, 상담실·처치실 및 양호실을 갖추어야 한다. 오래 사용하지 않는 물품은 반드시 확인절차를 거쳐 보관해야 하며, 모든 물품을 정해진 장소에 정리·보관하도록 한다.

06 ① 재킷억제대는 낙상방지를 위해, 장갑 또는 손억제대나 팔꿈치억제대는 피부나 상처부위를 긁는 것을 방지하기 위해 사용한다.
② 혈액순환장애를 방지하기 위해 2시간마다 풀고 관절운동과 피부간호를 한다.

억제대 사용
억제대는 환자의 신체적 활동을 제한하는 데 사용되는 보편적 방법으로, 환자의 손상을 예방하고 안정시키며 치료에 도움이 되게 하기 위해 사용한다. 환자나 보호자들은 억제대 사용을 불쾌하게 생각하므로 사용 전에 잘 설명하고 사용 도중 유심히 관찰하여 억제대 자체에 의한 손상이 없도록 해야 한다.

07 협심증은 심장 근육에 혈액을 공급하는 관상동맥이 좁아져 발생하는 질환이다. 추운 날씨에 노출되면 말초혈관이 수축하여 혈압이 상승하고, 심장이 더 많은 일을 해야 하므로 심장 부담이 커진다. 이는 협심증 발작을 유발할 수 있어 추위 노출을 피하는 것이 중요하다.

08 ④ 무릎 뒤(바깥)쪽에는 신경이 지나가기 때문에 얼음주머니를 대지 않는다.

09 ① 비타민 A 결핍 : 안구건조증, 야맹증
② 비타민 D 결핍 : 골연화증
④ 비타민 B_1 결핍 : 각기병, 베르니케-코르사코프증후군
⑤ 비타민 B_2 결핍 : 구순구각염, 설염

10 **인슐린**
췌장에 있는 랑게르한스섬의 베타세포라 불리는 특수한 세포에서 생성되는 호르몬이다. 인슐린의 기능은 세포 내로 당이 들어가도록 하는 것이다. 인슐린의 양이 부족하면 세포 내로 들어가지 못한 당이 혈액 내에 축적되어 점차적으로 높은 농도를 유지하게 된다. 혈액 내 당의 농도가 높아지면 당이 신장을 통해 배설되어 당과 수분이 과다하게 손실된다.

11 ③ 골막은 뼈의 표면을 싸고 있는 푸르스름한 엷고 질긴 결합조직으로, 내·외층의 두 층으로 이루어져 있다. 뼈를 보호하고 뼈의 성장을 관장하는 역할을 하고, 골절 시에는 골질이 만들어져 뼈를 유착시키기도 한다.

12 **수기요법의 효과**
• 혈액순환 촉진
• 근육 이완
• 신진대사 증가
• 관절 운동 범위 증가

13 혈액의 기능
- 생체 내의 내적 환경을 유지
- 호흡가스를 교환하는 호흡작용
- 소화된 물질의 흡수 및 운반작용
- 노폐물을 제거시키는 배설작용
- 항체에 의한 면역작용
- 생체의 수분 조절작용
- 호르몬 운반작용
- 삼투압 및 이온 평형 조절작용
- 체온 조절작용
- 산–염기 조절작용
- 혈압 유지 조절작용

14 주삿바늘 사용 후에는 손상 예방을 위해 주삿바늘을 부러트리지 않고 그대로 버려야 하며, 처치 후 소독장갑을 벗은 후에는 즉시 손을 씻어야 한다. 격리실 안에서 가운을 걸어둘 때는 외면이 밖으로 나오게 해야 하며, 보안경과 마스크는 눈, 코, 입의 점막 보호를 위해 반드시 착용하도록 한다.

15 ② 농축된 산소는 폭발의 위험이 있으므로, 산소 사용 시 금연, 불꽃, 스파크 또는 타는 물체가 있는 곳을 피해야 한다.

16 설하투여는 약물을 혀 밑에 넣는 방법으로, 혀 밑은 표면에 혈관분포가 많아서 약물을 비교적 빨리 흡수하여 전신적 효과를 가져온다. 설하투여 시 약물을 삼켜서는 안 되며, 혀 밑에서 완전히 녹을 때까지 물을 먹어서도 안 된다.

17 ① 시럽은 제조 시 설탕에 녹여 끓인 약이다.
② 팅크제는 생약에 알코올 또는 식초를 가하여 유효성분을 침출한 액체이다.
③ 정제는 분말상의 의약품을 작은 원판 모양으로 압축하여 복용하기 쉽게 만든 것이다.
⑤ 산제는 고형의 약제를 갈거나 부숴 얻은 분말상의 약제이다.

18 ⑤ 심부체온 측정방법에는 고막체온(1~2초), 전자체온(10~20초), 직장체온(2~3분), 구강체온(3~5분), 겨드랑이체온(5~9분) 등 다양한 방법이 있다. 고막체온 측정법은 체온을 조절하는 뇌의 시상하부의 동맥혈과 같은 혈액을 공유하므로 체온을 정확히 반영한다.

19 ① 경식 : 소화기능은 정상인 환자가 씹기 편하게 식품을 조리하여 제공하는 식사이다.
② 일반식 : 특별한 식사조절이나 소화기계 장애가 없는 환자에게 제공하는 식사이다.
③ 관급식 : 위장관 기능은 정상이지만 구강으로 영양섭취가 힘든 환자에게 관을 통해 영양을 공급하는 방법이다.
④ 연식 : 음식을 잘 씹지 못하거나 위장장애 환자에게 제공하는 식사로, 죽식이라고도 한다.

20 ⑤ 제3대구치는 가장 마지막에 나오는 치아로 사랑니라고도 한다.

21 ① 구강질환 중 가장 흔한 질병은 충치(치아우식증)와 풍치(만성치주염)이다. 이 질환들을 예방할 수 있는 가장 기본적인 방법은 칫솔질이며, 6개월마다 정기적으로 구강검진을 받는 것이 이상적이다.

22 ① 훈침 : 자침을 적용받은 환자가 어지럼증, 가슴 두근거림, 메스꺼움을 호소하는 경우이다.
② 구창 : 입안에 생기는 부스럼이다.
③ 울혈 : 몸의 일부분에 혈액이 과잉 또는 비정상적으로 축적되어 있는 상태이다.
⑤ 혈종 : 침을 뺀 후 멍이 들거나 부어오른 것이다.

23 ① 심부통증 : 근육·관절·신경 등에서 발생하는 통증으로, 둔하고 넓게 퍼진다.
③ 작열통 : 외상이 있을 때 손상된 부위가 타는 듯한 통증을 느끼는 것이다.
④ 가진통 : 출산 당일이 아닌 시기에 일어나는 자궁수축에 의한 통증이다.
⑤ 환상통 : 몸의 한 부위나 장기가 물리적으로 없는 상태임에도 있는 것처럼 느끼는 감각이다.

24 ① 기저귀를 사용하면 욕창이 잘 생기므로 자주 살펴보고 젖었으면 속히 갈아준다.
② 미지근한 물로 목욕하게 한다.
④ 단백질 등의 영양분을 충분히 공급한다.
⑤ 건조한 피부에 보습제를 발라준다.

25 ⑤ 구토물이 목에 걸려 기도를 차단할 수 있으므로 고개를 옆으로 돌려 밖으로 나오게 도와준다.

26 산욕열은 출산 후 첫 24시간을 제외한 10일 이내에 이틀 동안 측정한 체온이 38℃ 이상인 경우로, 주요 원인은 생식기 감염이다.

27 ⑤ BMI = 현재체중(kg)/신장(m^2) = 48/1.6^2 = 18.75

28 ③ 배횡와위는 침상에 등을 대고 똑바로 누워 양팔을 머리 위로 올리거나 옆에 놓고, 다리를 약간 벌려 발바닥이 침상에 놓이도록 무릎을 구부린 자세이다. 복벽(배벽)의 긴장감을 감소시켜 복부검사(배검사), 질검사, 인공도뇨 시 이용된다.

29 ② 연령이 증가할수록 기초대사량이 감소한다.
③ 임신기에는 기초대사량이 증가한다.
④ 식사하고 12시간 후에 완전한 휴식상태에서 기초대사량을 측정한다.
⑤ 체온이 1℃ 상승하면 기초대사량이 12.6% 정도 증가한다.

30 억제방법
- 전신 억제법(미이라 억제법) : 눈, 귀, 목 부분의 검사 시에 필요로 하거나 위세척을 할 때 사용
- 재킷 억제법 : 의식이 혼미하거나 진정제를 투여한 자의 이동이나 고정 시 사용
- 주관절(팔꿈치) 억제법 : 유아나 어린이들의 팔꿈치를 구부리지 못하게 하여 수술부위나 치료기구를 만지는 것을 방지하기 위함
- 8자 억제법 : 팔이나 다리를 억제하기 위해서 사용
- 손목발목 구속법 : 경정맥 채혈을 위한 억제법, 대퇴정맥 채혈을 위한 억제법

31 ② 당뇨병 환자는 상처가 나면 잘 치유되지 않으므로 상처에 유의하도록 한다. 꼭 끼는 신발은 발에 무리를 주고 상처를 낼 위험이 있으므로 신지 않는다.

32 ② 연결관에 직장튜브를 연결한 후 직장튜브 끝에 10cm 정도의 윤활제를 바른다.

33 ① 침대에 눕힌 채 수유해서는 안 된다.
② 수유 전 젖은 기저귀를 교체한다.
③ 젖꼭지 구멍은 적당하게 뚫는다.
④ 남긴 분유는 시간이 지날수록 미생물이 빠르게 증식될 수 있으므로, 다시 먹이지 말고 바로 버린다.

34 ① 폐렴은 폐 조직에 염증이 생긴 상태를 말하며, 세균이나 바이러스 등의 침범, 기도를 통한 이물질 흡입으로 인해 발생한다.

35 ① 상처 부위를 직접 압박하면 대부분의 출혈을 멈추게 할 수 있다.

36 ④ 보건교육은 개인, 가족, 지역사회 전체의 건강잠재력 활성화를 목표로 한다.

37 ① 브레인스토밍 : 특정 문제를 해결하기 위해 여러 구성원이 가능한 한 많은 아이디어를 제한 없이 자유롭고 창의적으로 제시하여, 그중 최상의 아이디어를 선택하는 방식이다.
② 강의법 : 전문가가 설명하고, 참가자가 그 내용을 경청하는 방식이다.
③ 패널토의 : 전문가(배심원)들이 청중 앞에서 사회자의 진행에 따라 특정 주제에 대해 토의하는 방식이다.
④ 심포지엄 : 권위 있는 전문가들이 특정 주제에 대해 의견을 발표한 후 청중과 함께 토의를 진행하는 방식이다.

38 시범
- 기술습득을 학습목표로 할 경우 가장 많이 쓰이는 방법으로 현실적으로 행위실천을 가능하게 하는 효과적인 방법이다.
- 학습자의 연령이나 교육수준에 관계없이 적용 가능하다.
- 잘못된 행동을 수정할 수 있다.
- 학습목표 달성 정도를 쉽게 측정할 수 있다.

39 보건교육의 내용(국민건강증진법 시행령 제17조)
- 금연·절주 등 건강생활의 실천에 관한 사항
- 만성퇴행성 질환 등 질병의 예방에 관한 사항
- 영양 및 식생활에 관한 사항
- 구강건강에 관한 사항
- 공중위생에 관한 사항
- 건강증진을 위한 체육활동에 관한 사항
- 그 밖에 건강증진사업에 관한 사항

40 행위별수가제
진료에 소요되는 약제 또는 재료비를 별도로 산정하고, 의료인이 제공하는 진료행위 하나하나마다 항목별로 가격을 책정하여 진료비를 지불하는 제도로서 가장 일반적인 지불방식이다.

41 ① 의료급여, ② 산업재해보상 보험급여, ③ 실업급여, ④ 국민연금에 대한 설명이다.

42 물의 자정작용
- 물리적 작용 : 희석, 확산, 혼합, 여과, 침전, 흡착작용
- 화학적 작용 : 중화, 응집, 산화, 환원작용
- 생물학적 작용 : 호기성 미생물에 의한 유기물질 분해작용

43 ② 발효 : 탄수화물이 산소가 없는 상태에서 분해되는 현상이다.
③ 산패 : 지방의 산화 현상이다.
④ 갈변 : 식품이 효소적·비효소적인 영향으로 갈색으로 변하는 현상이다.
⑤ 변패 : 탄수화물, 지방 등이 미생물에 의해 변질되는 현상이다.

44 ① 일산화탄소는 헤모글로빈과 결합력이 강해 혈액의 산소운반을 방해한다. 일산화탄소 중독 환자는 중독 장소에서 옮기고 신선한 공기를 섭취하도록 해야 한다.

45 군집독
다수의 사람이 장시간 밀폐상태에 있을 때 불쾌, 권태감, 두통, 구토, 현기증 등이 나타나는데, 이를 군집독이라 한다. 군집독은 단일물질이 아니며 공기의 화학적 조성의 변화 및 이학적 변화에 취기 등이 혼합하여 나타난다. 가장 좋은 예방법은 환기를 자주 하는 것이다.

46 불쾌지수
불쾌지수가 70 이상인 경우에는 약 10%의 사람이 불쾌감을 느끼며, 75인 경우에는 약 50%의 사람이, 80 이상인 경우에는 대부분의 사람이 불쾌감을 느낀다.

47 ⑤ 직업병이란 특정한 직업에 종사하는 사람에게 불량한 환경조건과 부적당한 근로조건이 복합적으로 작용하여 특정한 질병이 나타나는 것을 말한다.

48 ⑤ 장염비브리오균은 담수에서 해수까지 물속에 널리 분포되어 있지만 대부분 병원성이 없다. 어패류를 회처럼 날것으로 먹는 식습관이 있는 나라에서 많이 발생하는 식중독으로, 바닷물의 온도가 높아지는 여름철에 집중적으로 발생한다.

49 ③ 고산병의 원인은 산소 부족과 저기압이다.

50 산업재해의 발생원인
- 물적 요인 : 물적 시설 그 자체의 결함(불량 또는 노후화)
- 인적 요인 : 담당자의 능력부족, 부주의와 안전수칙 불이행, 피로누적, 고난도 작업에 대한 훈련부족 등
- 환경 요인 : 협소한 작업장·통로, 부적절한 기계배치, 부당한 채광·조명·환기시설, 불안전한 복장 등
- 정신적 요인 : 담당자들의 스트레스, 불만, 정서불안 등

51 B형간염 예방접종을 통해 얻게 되는 면역은 인공능동면역이다.

52 감염력과 병원력
- 감염력(Infectivity) : 병원체가 숙주에 침범하여 증식하는 능력
- 병원력(Pathogenicity) : 병원체가 감수성 숙주에게 감염성 질환을 일으킬 수 있는 능력

53 바이러스성 질환
풍진, 소아마비, 천연두, 유행성이하선염, 홍역

세균성 질환
디프테리아, 백일해, 성홍열, 뇌막염, 폐결핵, 콜레라, 장티푸스, 세균성이질, 아구창

54 ② A형간염은 기존의 B형간염이나 C형간염과 같이 혈액을 통해 감염되는 것이 아니라 A형간염 바이러스에 오염된 음식이나 물을 섭취함으로써 감염된다.

55 ③ 인구란 일정한 기간에 일정한 지역에 거주하는 인구집단을 의미한다.

56 기초체온법(증상체온법)
배란기에 나타나는 증상과 체온상승의 효과를 함께 관찰함으로써 배란시기, 즉 가임기를 판단하고 그 기간 동안 성교를 피하는 자연피임법이다. 매일 아침 일어나기 전, 말을 하지 않는 것을 비롯하여 움직이지 않은 상태에서 체온계를 입속 혀 아래에 깊숙이 넣어 측정한다. 3~5분간 측정하여 기초체온표에 기록하고, 체온 하강기와 상승기를 바탕으로 배란기를 파악한다. 대체로 월경주기의 전반은 저온, 후반은 고온이 나타난다.

57 세계보건기구(WHO)의 모자보건위원회에서는 모자보건사업이 모성과 그 자녀의 긴급한 건강상의 문제에 대한 보호관리를 함으로써 모든 여성이 건강을 유지하고 자녀교육의 기술을 습득하여 건강한 자녀를 잉태하고 정상적으로 출산할 수 있도록 보장하는 데 목적이 있다고 하였다.

세계보건기구(WHO)가 제시한 일차보건의료의 내용(1987)
- 지역사회가 가지고 있는 건강문제와 이 문제를 규명하고 관리하는 방법의 교육
- 식량의 공급과 균형 잡힌 식사
- 안전한 물의 공급과 기본 환경위생
- 가족계획을 포함한 모자보건
- 그 지역사회의 주된 감염병에 대한 예방접종
- 그 지역의 지방병 예방 및 관리
- 통상질환과 상해에 대한 적절한 치료
- 정신보건 증진
- 기본약품 제공

58 예방접종의 종류

구 분	접종대상자	
	기초접종	추가접종
결핵(BCG)	생후 4주 이내	–
DTaP(디프테리아, 파상풍, 백일해)	생후 2·4·6개월	생후 15~18개월, 만 4~6세
폴리오(소아마비)	생후 2·4·6·18개월	만 4~6세
MMR(홍역, 볼거리, 풍진)	생후 12~15개월	만 4~6세
B형간염	출생 직후	생후 1·6개월
일본뇌염	생후 12~23개월	24~35개월, 만 6세, 만 12세
수 두	생후 12~15개월	–
Td(파상풍, 디프테리아)	만 11~12세	–

59 ① 지역사회 간호사업은 지역사회 간호과정을 통하여 지역사회를 대상으로 간호제공 및 보건교육을 제공하여 지역사회의 적정기능수준 향상에 기여하는 것을 목적으로 하는 과학적 실천이다.

60 ③ 지역사회 보건간호 사업을 위한 첫 단계는 지역사회의 현황 파악(진단)이다.

61 ① 투사 : 자신의 결점, 욕구, 충동 등을 타인의 것으로 간주해 버림으로써 스스로의 불안을 피하려는 방어기제이다.
② 회피 : 위험한 상황이나 대상으로부터 의식적·무의식적으로 안전한 거리를 유지하려는 것이다.
③ 퇴행 : 심한 좌절을 경험할 때 현재의 위치나 성숙의 수준을 과거 수준으로 후퇴하는 것이다.
④ 승화 : 본능적인 욕구나 참기 어려운 충동적인 에너지를 사회적으로 용납되는 형태로 바꾸려는 것으로 생산적·긍정적인 방어기제이다.

62 **가정방문의 장점**
• 건강관리실보다 긴장감이 낮다.
• 대상자의 전체적인 상황판단이 가능하다.
• 자신의 건강관리에 대한 동기를 부여할 수 있다.
• 거동불편자에게도 기회를 준다.
• 가족의 포괄적인 건강관리 및 가족단위 보건교육이 가능하다.
• 대상자와 함께 계획을 세울 수 있다.
• 간호사에 대한 우호적인 관계형성이 용이하다.

63 ④ 영유아는 호기심이 많고 모든 것을 입에 넣는 특성이 있다. 이때의 알맞은 보건교육은 안전과 예방에 대한 교육이다.

64 ⑤ 보건간호사업에서 여러 가지 계획을 진행하고 성과를 분석할 때 기록 및 보고가 필요한 것은 중복을 피해 사업을 원활히 하기 위함이다.

65 **요양병원의 입원대상(의료법 시행규칙 제36조 제1항)**
• 노인성 질환자
• 만성질환자
• 외과적 수술 후 또는 상해 후 회복기간에 있는 자

66 **기본이념(정신건강복지법 제2조)**
• 모든 국민은 정신질환으로부터 보호받을 권리를 가진다.
• 모든 정신질환자는 인간으로서의 존엄과 가치를 보장받고, 최적의 치료를 받을 권리를 가진다.
• 모든 정신질환자는 정신질환이 있다는 이유로 부당한 차별대우를 받지 아니한다.
• 미성년자인 정신질환자는 특별히 치료, 보호 및 교육을 받을 권리를 가진다.
• 정신질환자에 대해서는 입원 또는 입소가 최소화되도록 지역사회 중심의 치료가 우선적으로 고려되어야 하며, 정신건강증진시설에 자신의 의지에 따른 입원 또는 입소가 권장되어야 한다.
• 정신건강증진시설에 입원 등을 하고 있는 모든 사람은 가능한 한 자유로운 환경을 누릴 권리와 다른 사람들과 자유로이 의견교환을 할 수 있는 권리를 가진다.
• 정신질환자는 원칙적으로 자신의 신체와 재산에 관한 사항에 대하여 스스로 판단하고 결정할 권리를 가진다. 특히 주거지, 의료행위에 대한 동의나 거부, 타인과의 교류, 복지서비스의 이용 여부와 복지서비스 종류의 선택 등을 스스로 결정할 수 있도록 자기결정권을 존중받는다.
• 정신질환자는 자신에게 법률적·사실적 영향을 미치는 사안에 대하여 스스로 이해하여 자신의 자유로운 의사를 표현할 수 있도록 필요한 도움을 받을 권리를 가진다.
• 정신질환자는 자신과 관련된 정책의 결정과정에 참여할 권리를 가진다.

67 **결핵환자 등 발생 시 조치(결핵예방법 제9조)**
• 보건소장은 신고된 결핵환자 등에 대하여 인적사항, 접촉자, 집단생활 여부 등 감염원을 조사하기 위하여 사례조사를 실시하여야 한다.
• 누구든지 보건소장이 실시하는 사례조사를 정당한 사유 없이 거부 또는 방해하거나 회피하여서는 아니 된다.
• 보건소장은 신고된 결핵환자 등에 대하여 결핵예방 및 의료상 필요하다고 인정되는 경우에는 해당 의료기관에 간호사 등을 배치하거나 방문하게 하여 환자관리 및 보건교육 등 의료에 관한 적절한 지도를 하게 하여야 한다.

68 국가와 지방자치단체는 국민의 구강건강 증진을 위하여 필요한 계획을 수립·시행하고, 구강보건사업과 관련된 자료의 조사·연구, 인력 양성 등 그 사업 시행에 필요한 기술적·재정적 지원을 하여야 한다(구강보건법 제3조).

69 "혈액제제"란 혈액을 원료로 하여 제조한 의약품으로서 다음에 해당하는 것을 말한다(혈액관리법 제2조 제8호).
• 전 혈
• 농축적혈구
• 신선동결혈장
• 농축혈소판
• 그 밖에 보건복지부령으로 정하는 혈액관련의약품

70 특별자치시장·특별자치도지사 또는 시장·군수·구청장은 임시예방접종을 할 경우에는 예방접종의 일시 및 장소, 예방접종의 종류, 예방접종을 받을 사람의 범위를 정하여 미리 인터넷 홈페이지에 공고하여야 한다. 다만, 예방접종의 실시기준 등이 변경될 경우에는 그 변경 사항을 미리 인터넷 홈페이지에 공고하여야 한다(감염병예방법 제26조).

71 ① 의문이 있을 시 감독자와 의논한다.
③ 자신의 직무 한계(치료행위 불가 등)를 인식해야 한다.

72 BCG 용액의 보관온도는 2~8℃이며, 빛에 노출시키지 말아야 한다. 건조백신은 18개월 유효하며, 사용 후 남은 액체백신은 재사용하지 않는다.

73 **단순도뇨의 목적**
• 무균적인 소변 검사물을 일회성으로 수집하기 위해
• 수술이나 검사 전 방광을 비우기 위해
• 배뇨 직후 잔뇨량을 측정하기 위해
• 소변이 정체될 때 방광의 팽만을 줄이기 위해

74 ③ 열경련은 산소와 당분과는 무관한 것으로, 무더운 날씨에 심한 발한으로 수분과 염분이 손실되었을 때 생기는 근육 강직 상태이다.

75 ③ 설사는 소화·흡수·분비기능의 장애로 인해 생기는 증상이다. 소장 점막에서 수분과 전해질이 과다 분비됨으로써 발생한다. 따라서 심한 설사를 하는 아이에게는 수분 및 전해질을 보충해 주는 것이 필요하다.

76 ③ 고압증기멸균법 : 고압증기멸균기에서 121℃로 평방 인치마다 15파운드의 증기압력으로 15~20분간 멸균하는 방법으로, 아포를 포함한 바이러스, 병원성세균 등 모든 미생물을 사멸시킬 수 있다.
① 자비소독법 : 물을 끓여서 소독하는 것으로 끓는 물의 최고온도가 100℃이기 때문에 아포를 형성하는 세균을 없앨 수는 없다.
② 저온멸균법 : 결핵균, 소유산균, 살모넬라균, 구균 등과 같이 아포를 형성하지 않는 세균을 죽이는 멸균법으로서 보통 63~65℃에서 30분간 실시된다.
④ 유통증기법 : 가열 수중기를 직접 유통시켜 미생물을 살멸하는 방법을 말한다. 보통 100℃의 유통 증기 중에 30~60분간 방치한다.
⑤ 자외선소독법 : 자외선으로 소독하는 방법을 말한다. 화학적 소독법에서 보이는 내성균 출현의 우려도 없고, 세균, 진균 및 바이러스에 대하여 효과를 보이지만, 인체에 직접 자외선을 조사하면 눈과 피부에 장해를 입힐 수 있으므로 주의가 필요하다.

77 외과적 손세척은 수술에 참여하는 의료진의 손, 손톱, 앞 팔에 있는 먼지, 기름, 미생물을 제거하여 그 수를 최소화하고 세균의 빠른 증식을 억제함으로써 수술 환자의 창상감염을 예방한다. 손은 팔꿈치보다 높게 유지하며, 수술복에 닿지 않도록 한다.

78 메티실린내성황색포도알균(MRSA)은 주로 접촉을 통해 전파되므로, 환자 간호 시 접촉주의를 적용한다. 오염된 장갑과 가운은 병실 내에서 제거하여 병실 밖으로 감염원이 확산되지 않도록 해야 한다. 장갑을 벗은 후에는 즉시 손 위생을 실시해야 교차감염을 효과적으로 예방할 수 있다.

79 ⑤ 자간전증(임신성 고혈압)의 진단기준은 혈압의 증가, 부종 및 체중의 증가, 단백뇨가 있다. 자간전증은 임신 중에 발생하므로 산전 진찰 시 매번 혈압측정, 체중측정, 단백뇨 검사를 필수적으로 실시해야 한다.

80 ④ O형은 응집원은 없으나 응집소 α, β가 있다.

124

81 상부위장관촬영술은 식도, 위, 십이지장의 형태와 기능을 확인하기 위해 바륨이라는 조영제를 마시고 X선 촬영을 하는 검사이다. 바륨은 위장관을 통과하면서 흡수되지 않고 그대로 배출되기 때문에, 검사 후에는 일시적으로 변이 흰색 또는 회색을 띠게 된다.

82 분만 후 즉시 발생되는 산후출혈의 80~90%는 자궁이완에 의한 것이다. 초기에는 자궁저부를 마사지하거나 자궁에 축적된 혈괴 배출 또는 자궁수축제(Oxytocin)를 투여한다. 만약 출혈이 지속된다면 양손 자궁압박법을 수행한다.

83 손목보호대를 적용할 때 과도하게 꽉 조이면 혈액순환을 방해하여 저림, 통증, 부종 등을 유발할 수 있다. 따라서 손가락 두 개 정도의 여유를 두어 피부 압박을 최소화하고 혈액이 원활하게 흐르도록 유지하는 것이 중요하다.

84 ① 팔을 심장과 같은 높이에 두고 혈압을 잰다.
② 재측정이 필요한 경우 3~5분간의 간격을 둔다.
③ 커프 압력을 2~3mmHg/초의 속도로 내리면서 혈압을 잰다.
⑤ 커프와 팔 사이에 손가락 하나가 들어갈 정도의 여유를 두고 커프를 감는다.

85 ④ 조명 : 복도, 화장실, 계단에는 밝은 조명을 사용하여 사고를 예방

86 ④ 무릎과 팔꿈치를 억제대로 억제시키거나 벨트로 묶고 침대난간을 올려 안전하게 이송한다.

87 ⑤ 산모의 몸을 따뜻하게 해준다.

88 ③ 수유 때마다 유방을 완전히 비워야 한다. 만약 아기가 충분히 유방을 비워주지 못하면 손이나 전동식 유축기로 유즙을 짜내야 한다.

89 ① 침상목욕을 실시할 때 씻겨야 할 부위의 순서는 얼굴 → 양쪽 상지 → 흉부와 복부 → 양쪽 하지 → 등과 둔부 → 회음부이다.

90 ① 낮잠은 야간수면을 방해하므로 낮에는 적당한 운동과 활동을 하도록 한다.
② 알코올 섭취는 수면부족에 도움되지 않는다.
④ 침실의 조도를 낮춰야 한다.
⑤ 야간에 하는 수분섭취는 소변활동을 일으켜 수면에 방해가 된다.

91 전기패드나 온찜질 등 온열요법 사용 중 나타나는 피부발적은 저온화상의 초기 증상일 수 있다. 특히 노인 환자는 피부가 약하고 감각이 둔해 화상 위험이 높으므로, 발적이 발견되면 즉시 온열기구를 제거하여 추가적인 손상을 막아야 한다.

92 **뇌 자기공명영상(brain MRI) 검사**
- 개념 : 자기장을 걸고 고주파를 송신하였을 때 인체 내 수소 원자핵으로부터 발생되는 영상신호를 2차원 혹은 3차원 단면상으로 보여 주는 전신용 검사이다.
- 주의사항
  - 보청기, 틀니, 머리핀, 벨트, 시계, 열쇠, 지갑, 카드, 핸드폰 등 금속성 소지품은 검사에 방해가 되므로 반드시 별도의 장소에 보관하기
  - 검사 중 '탕탕탕' 하는 큰 소리가 들리므로 소음방지를 위해 귀마개를 착용하기
  - 선명한 영상을 얻기 위해서 검사 중에는 절대 움직이지 않기

93 ① 2시간마다 체위를 변경한다.
③ 환자가 바로 누운 자세를 취하였을 때 대전자 두루마리를 허벅지와 무릎 외측에 대주어 대퇴의 외회전을 방지한다.
④ 환자의 체위를 유지할 때 관절은 약간 구부린 상태가 되도록 한다.
⑤ 마찰력을 유발하지 않게 환자를 끌지 말고 들어서 옮긴다.

94 ② 음식의 온도 확인을 위해 간호조무사 손등에 음식을 조금 떨어뜨려 본다.
③ 불쾌감을 느낄 수 있는 처치는 식사 후에 실시한다.
④ 건강한 쪽으로 음식을 씹게 한다.
⑤ 가능하다면 식사 후 30분 정도 앉아 있게 한다.

95 정체관장은 주입용액을 장시간 장내에 머무르게 하여 치료적 효과를 기대하는 방법이다. 관장약 주입 시 복통을 호소하면 30초간 멈춘 후 다시 서서히 주입하며, 관장통의 높이를 조금 낮추어 보면서 상태를 살피도록 한다.

96 ③ 인공호흡 시 저항이 느껴지면 기도유지를 다시 해주고, 그래도 인공호흡이 되지 않는다면 기도폐쇄로 보아 기도폐쇄에 대한 응급처치를 실시한다.

97 ⑤ 인공호흡 시 기도의 확보가 중요하며, 두부후굴법, 하악전굴법, 하악견인법, 하악거상법, 두부후굴-하악거상법, 삼중기도조작 등의 기도유지법이 있다.

98 ③ 흉부를 압박하는 횟수는 분당 80~100회의 속도로, 압박과 이완의 비율은 50 : 50으로 한다.

99 ① 대량출혈에 의해 쇼크가 일어날 수 있으며, 이런 경우 즉각 응급처치를 하여 산소를 공급해야 한다.

100 ② 어떤 성분으로 인한 환자의 상태인지 판단이 가능해야 하므로 음독한 병을 꼭 지참해야 한다.

101 ① 멸균물품을 소독된 부위에 놓을 때 섭자를 소독된 부위에 닿지 않게 내려놓는다.
② 섭자와 섭자통을 24시간마다 소독한다.
④ 섭자를 섭자통 가장자리에 닿지 않게 주의하면서 꺼낸다.
⑤ 섭자통에 멸균된 섭자를 1개씩만 넣는다.

102 단순도뇨 시행 시 여성 환자의 적절한 체위는 배횡와위이며, 남성 환자의 적절한 체위는 앙와위이다.

103 압박스타킹은 부종, 정맥염, 혈전증과 같은 정맥질환의 발생과 진행을 예방할 목적으로 고안된 것이다. 압박스타킹은 다리에 부드러운 압력을 가해주며, 팽대한 정맥의 직경을 감소시키고 정맥의 혈류 흐름을 개선시켜준다.

104 폐쇄형 질문은 보통 '예, 아니요'로 대답할 수 있는 질문이다.

105 ① 부드럽고 조용한 목소리로 환자를 대한다.
② 숨 쉬는 것을 돕기 위해 상체와 머리를 높여 준다.
③ 독방을 주어 개인성을 유지하되 혼자 있지 않게 한다.
⑤ 마지막까지 남아 있는 감각은 청각이다.

정확하게 이해되는 명쾌한 해설!

04 정답 및 해설

문제편 p.33

▶ 4일차 정답

01	02	03	04	05	06	07	08	09	10	11	12	13	14	15	16	17	18	19	20
④	⑤	②	①	③	①	③	④	③	⑤	④	④	②	④	②	③	②	②	⑤	②
21	22	23	24	25	26	27	28	29	30	31	32	33	34	35	36	37	38	39	40
②	①	④	①	②	①	②	④	②	①	⑤	②	⑤	①	⑤	⑤	⑤	③	②	⑤
41	42	43	44	45	46	47	48	49	50	51	52	53	54	55	56	57	58	59	60
③	②	⑤	⑤	③	⑤	③	④	①	⑤	①	①	④	①	⑤	①	①	⑤	⑤	③
61	62	63	64	65	66	67	68	69	70	71	72	73	74	75	76	77	78	79	80
⑤	②	⑤	⑤	①	①	②	①	⑤	③	①	④	④	②	④	②	①	⑤	①	⑤
81	82	83	84	85	86	87	88	89	90	91	92	93	94	95	96	97	98	99	100
④	①	②	②	①	③	③	③	④	④	③	②	②	④	①	②	④	⑤	③	③
101	102	103	104	105															
①	④	①	④	⑤															

01 ① 관리자와 상의하여 출퇴근 시간을 변경한다.
② 환자에게 유리하더라도 의사가 부도덕한 행위를 요구하면 협조하지 않는다.
③ 업무상 알게 된 환자의 개인정보를 동료와 개인적으로 공유해서는 안 된다.
⑤ 환자에게 치료에 대한 설명을 해주는 것은 간호사의 역할이다.

02 ⑤ 가족에게 제공되어야 하는 간호서비스에 대한 요구는 개인이나 가족의 필요에 기초를 둔다.

03 혈 구
• 적혈구 : 산소 및 이산화탄소의 운반
• 백혈구 : 식균작용, 면역기능
  – 과립백혈구(호중성구, 호산구, 호염기구)
  – 무과립백혈구(림프구, 단핵구)
• 혈소판 : 혈액 응고

04 중조목욕
중조(탄산소다)를 푼 물에 몸을 담그는 것으로, 피부 진정효과가 있어 소양증, 홍반 환자의 피부간호로 효과적이다.

05 의무기록의 원칙
• 사실성 : 객관적 사실에 기초해야 함
• 정확성 : 정확한 관찰 및 계량척도를 사용해야 함
• 완결성 : 기록은 완전하게 작성하고 간결하게 압축된 내용이어야 함
• 동시성 : 행위가 이루어지는 즉시 기록해야 함
• 형식성 : 구조화된 지정 양식을 사용해야 함
• 보안성 : 정보 비밀을 유지해야 함

06 뇌하수체 호르몬
• 뇌하수체 전엽 : 성장호르몬, 갑상샘자극호르몬, 부신피질자극호르몬, 난포자극호르몬, 황체형성호르몬, 프로락틴
• 뇌하수체 후엽 : 항이뇨호르몬, 옥시토신

07 한국인 남자-여자의 일일 에너지 필요추정량(단위 : kcal/일)

성 별	남 자	여 자
12~14세	2,500	2,000
15~18세	2,700	2,000
19~29세	2,600	2,000
30~49세	2,500	1,900
50~64세	2,200	1,700
65~74세	2,000	1,600
75세 이상	1,900	1,500

08 ④ 교감신경이 흥분하면 동공이 커지고, 심장의 맥박수가 늘어나며 혈압이 오르지만, 소화기능은 반대로 억제된다.

09 ③ 심장판막은 심방과 심실 사이, 심실과 대혈관 사이에 위치하면서, 심장의 수축과 이완에 따라 열렸다 닫혔다를 반복하며 이를 통한 혈액의 흐름을 조절하고 혈액의 역류를 방지한다.

10 ⑤ 활력징후 측정 시에는 측정 결과가 정상 범주가 아니면 우선 시간이 흐른 후에 다시 측정하는 것이 원칙이다.

11 ④ 사용하고 남은 약은 버리는 것이 원칙이나, 마약류의 약물은 약장에 넣어 보관하거나 약국에 반납해야 한다.

12 ④ 왼쪽 엄지로는 하안검을, 검지로는 상안검을 잡는다.

13 ① · ④ 약은 다른 병으로 옮기거나 부으면 안 된다.
③ 물약은 흔들어서 복용한다.
⑤ 환자가 약을 거부하거나 투여할 수 없었을 때는 간호사나 의사에게 사유를 보고하고 차트에 기록한다.

14 ④ BCG 용액의 보관온도는 2~5℃이며, 빛에 노출시키지 말아야 한다.

15 ② 일반적으로 진통제 계열의 약은 호흡수 감소, 호흡 억제 등의 부작용이 나타난다.

16 ③ 이유식 시작 시기는 아기의 신호와 발육상태를 보고 정하는데, 너무 이르거나(생후 4개월 이전), 너무 늦으면(생후 6개월 이후) 안 된다.
① 처음에는 쌀죽으로 시작하고 곡류 → 채소류 → 과일 순으로 한다.
② 쌀죽을 기본으로 하고 새로운 재료는 한 번에 한 가지씩 섞어야 한다.
④ 이유식을 시작하면 변이 달라질 수 있다. 모유 때는 약간 질척한 황금색 변을 누지만, 이유식을 먹이면 그보다는 좀 더 된변을 본다.
⑤ 새로운 음식을 추가할 때는 4~5일 간격을 둔다.

17 ① 의치를 사용하지 않을 경우에는 물이 담긴 컵 속에 넣어서 보관한다.
③·④ 뜨거운 물에 의치를 씻을 경우 모양이 변하게 되므로 뜨거운 물은 사용하지 않는다.
⑤ 가능하면 환자 스스로 의치를 끼게 하고 필요시 도와준다.

18 구강질환 예방
- 1차 예방 : 칫솔질, 영양관리, 불소 사용, 치면 세마, 치면열구전색 등
- 2차 예방 : 치은염 치료, 초기우식병소 충전, 부정교합 차단, 정기구강 검진
- 3차 예방 : 치아 발거, 부정교합 교정, 진행우식병소 충전, 치수복조, 의치보철

19 ⑤ 의식이 없는 상태에서 토할 경우 누운 자세에서는 목을 옆으로 돌려서 기도에 토사물이 들어가지 않도록 해야 한다. 되도록 엎드려서 머리를 옆으로 두는 것이 좋다. 그러나 엎드린 체위(복위)는 척추 손상이나 심장 및 호흡기 질환자에게는 금기이므로 주의해야 한다.

20 ① 유침시간 동안 환자의 체위를 일정하게 유지시킨다.
③ 보통 침을 놓은 후 약 30분 후에 발침하는 것이 원칙인데, 이유는 혈액이 12경락을 지나 한 바퀴 도는 데 28.8초가 걸리기 때문이다.
④ 누운 체위가 가장 좋다.
⑤ 발침 후 알코올 솜으로 닦고, 출혈 시 멈출 때까지 누르고 있는다.

21 디곡신은 심근 수축력을 증가시킴으로써 심박출량을 늘리고 비정상적인 심장 박동수를 조절하는 강심제이다. 따라서 디곡신을 투여하기 전에는 환자의 맥박 상태를 정확히 확인하는 것이 매우 중요하다.

22 올바른 자세를 유지하는 것은 욕창, 근육의 위축과 강직, 경축을 예방하고 혈액순환을 증진시키며, 뼈로부터 광물질이 소실되는 것을 막을 수 있다.

23 ① 인슐린은 피하주사로 투여한다.
② 운동은 제한하지 않는다.
③ 발이 건조하여 상처가 생기면 당뇨병성 족부병증으로 진행할 위험이 있으므로 보습제를 발라준다.
⑤ 저혈당 시 설탕물을 마시게 한다.

24 ① 근육주사는 피하주사보다 흡수 속도가 빠르다. 따라서 인슐린 주사를 놓을 때는 근육에 들어가지 않도록 피부를 약 5cm 두께가 되도록 잡고 주삿바늘을 45~95°로 조정해 피하지방에 주사해야 한다.

25 관절의 운동
- 굴곡 또는 굽힘(Flexion) : 시상면을 따라 고정된 뼈와 움직이는 뼈 사이의 각이 감소하고 서로 가까워지는 운동이다.
- 신전 또는 폄(Extension) : 굴곡과 반대되는 것으로서, 시상면을 따라 고정된 뼈와 움직이는 뼈 사이의 각이 커지고 서로 멀어지는 운동이다.
- 외전 또는 벌림(Abduction) : 몸의 정중선 또는 정중면에서 사지가 멀어지도록 하는 운동이다.
- 내전 또는 모음(Adduction) : 외전과 반대되는 것으로서, 몸의 정중선 또는 정중면에서 사지가 가까워지도록 하는 운동이다.
- 회전 또는 돌림(Rotation) : 뼈의 긴 축을 중심으로 도는 운동으로서, 내측회전과 외측회전이 있다.
- 회선 또는 휘돌림(Circumduction) : 굴곡, 신전, 외전, 내전 등이 연속적으로 일어나는 것으로서 장축이 원추를 그리는 운동이다.

26 만성신부전 환자를 위한 올바른 식사요법
충분한 열량, 적절한 단백질 섭취, 나트륨 제한, 칼륨 제한, 인산 제한, 부종과 핍뇨 시 수분 제한

27 ② 출생한 지 1년 후의 키는 일반적으로 출생할 때 키의 1.5배이고, 체중은 3개월째 2배가 되고 12개월째 3배가 된다.

28 대퇴사두근 등척성 운동
다리를 반듯이 펴고 바로 누운 자세로 허벅지 윗부분 근육에 힘을 줌과 동시에 무릎관절을 위에서 아래방향으로 누르는 운동이다. 즉, 무릎관절을 움직이지 않고 근육에만 힘을 주는 운동으로 근골격의 수축을 예방하여 근육의 탄력 및 힘을 유지하는 데 그 목적이 있다.

29 호흡곤란 시에는 반좌위(파울러씨 체위)를 취해야 하며, 알레르기를 유발하는 음식과 찬 공기 등의 환경을 피해야 한다. 또한, 수분섭취는 가래를 묽게 만들어 기관지에 도움이 되며, 호흡횟수와 특성을 자주 사정해야 한다.

30 ① 젖은 거즈로 습도를 유지해야 한다.
기관절개술의 목적
- 기관절개 후 기관절개관을 삽입하는 것은 기도유지를 위함이다.
- 기침을 할 수 없는 대상자의 기관 내 분비물을 제거하기 위함이다.
- 기관 내 삽관을 대신하여 실시한다.
- 양압 인공호흡기 사용 시 무의식 환자가 분비물에 질식되지 않게 하기 위함이다.

31 ⑤ 동맥경화증은 동맥 혈관의 안쪽 벽에 지방이 축적되어 혈관 내부가 좁아지거나 막혀 혈액의 흐름에 장애를 일으키고, 혈관 벽이 굳어지면서 발생하는 것이다.

32 ② 추돌사고 시에는 갑자기 가속이 되면서 두부가 뒤로 젖혀지게 되어 경부가 과신전(Hyperextension)되었다가 두부가 앞으로 꺾여지면서 과굴절(Hyperflexion)됨으로써, 가장 많은 손상이 발생한다. 또한 가속에 의하여 운전자가 정면으로 튀어져 나오기도 한다.

33 태아 심박동수 감소는 태아에게 산소공급이 부족하다는 신호일 수 있다. 좌측위를 취하게 하면 자궁이 하대정맥을 압박하는 것을 방지하여 태반으로 가는 혈류량을 증가시킬 수 있고, 그 결과 태아에게 산소공급이 원활해져 태아 심박동수가 회복될 수 있다.

34 임종의 심리변화 단계
- 부정기 : 환자가 자기의 병이 말기라고 해도 믿으려 하지 않고 다른 의사들을 찾아다니는 시기
- 분노기 : 기진맥진해 입원한 환자가 의사·간호사·가족·친지에게 화를 내는 시기
- 타협기 : 환자가 운명의 신에게 "이렇게 하겠으니, 좀 더 살려 달라"고 타협하는 시기
- 우울기 : 직장과 건강을 영구히 잃었음을 깨닫고 망연자실해져 멍하니 천장만 바라보고 누워있는 시기
- 수용기 : 체념과 함께 죽음을 받아들이는 시기

35 ① 시술 후 고강도의 운동은 금지한다.
② 추나요법실 온도는 20℃를 유지한다.
③ 시술 중 환자가 오심을 호소하면 시술을 중단한다.
④ 골절부위는 시술을 금지한다.

36 ⑤ 그룹(집단)토의는 10~20명으로 구성된 참가자들이 특정 주제에 대해 목표를 설정하고 자유롭게 의견을 교환하는 방식이다. 상호 협력하고 결론을 내리는 것으로 가장 민주적이며 이를 통해 의사전달능력을 배양할 수 있다.

37 시범교육에 사용할 기구는 미리 준비해야 하며, 가장 최근의 내용을 선정하도록 한다. 대상자의 수가 적을수록 효과적이며, 동기유발 효과가 있다. 시범교육을 통해 습득한 내용은 실무에 적용이 가능하다.

38 ③ 집단교육은 여러 사람이 모여서 하기 때문에 비교적 적은 경비가 사용되고, 많은 사람으로부터 행동의 변화를 이끌 수 있다는 장점이 있다.

39 ① 건강증진 및 질병예방을 중점으로 한다.
③ 근로자의 특수건강진단은 보건소에서 실시하지 않는다.
④ 「지역보건법」에 근거하여 설치한다.
⑤ 지방보건행정조직이다.

40 ⑤ 보건진료소란 의사가 배치되어 있지 아니하고 계속하여 의사를 배치하기 어려울 것으로 예상되는 의료 취약지역에서 보건진료 전담공무원으로 하여금 의료행위를 하게 하기 위하여 시장·군수가 설치·운영하는 보건의료시설을 말한다(농어촌 등 보건의료를 위한 특별조치법 제2조 제4호).

41 ③ 보건의료 전달체계는 보건의료 서비스의 제공을 원하는 사람이 있을 경우 적절한 시기에 적정한 장소에서 적정한 의료인에 의해 진료를 받도록 해주는 절차이다.

42 인두제
의사에게 등록된 사람 수에 따라 진료비가 지불되는 제도로 진료비용이 적을수록 의사의 순소득이 증가하므로, 의사들은 진료비용을 절감하기 위해 노력한다. 따라서 등록된 주민들을 대상으로 예방보건사업을 적극적으로 추진할 수 있다는 장점이 있지만, 의료서비스를 최소화하거나, 병원으로 후송하는 환자 수가 증가할 수 있다는 단점도 있다.

43 ①·③ 능력에 따라 보험료는 차등 부과되지만 보험급여는 균등하게 이루어진다.
② 보험자는 국민건강보험공단이다.
④ 강제적으로 가입한다.

44 ⑤ 일본 미나마타병의 발병 물질인 염화메틸수은은 사지마비, 정신이상, 언어장애, 시청각 기능장애 등을 유발하는 수질오염 물질이다.

45 ③ 침전법은 수중의 현탁물질을 침전에 의해 제거하는 방법을 말하며, 보통침전법과 응집침전법이 있다.

46 밀스&라인케(Mills-Reincke) 현상
음료수를 정수처리(여과)하여 급수함으로써 장티푸스, 이질 등의 수인성 감염병이 감소되고 일반 사망률이 현저히 저하되는 현상을 말한다.

47 특수건강진단
건강에 유해한 작업환경에서 종사하는 근로자를 업무상의 발병으로부터 예방하는 것을 목적으로 한다. 질병을 조기에 발견하여 증세악화와 재발을 방지하고 업무에서 비롯되는 질병의 발생을 예방하고자 한다.

48 레이노병
진동공구 사용 시 발생되는 현상으로 사지, 특히 손가락의 국소성 혈관경련에 의한 동통 및 지각 이상을 초래한다. 주 증상으로 손가락의 간헐적인 창백 현상인 청색증(Cyanosis)이 나타난다.

49 열경련 응급조치
• 환자를 시원한 곳으로 이동시킨다.
• 환자에게 소금물 또는 전해질 음료를 마시게 한다.
• 편하게 휴식을 취하게 하고 경련이 있는 근육을 스트레칭한다.

50 산업피로 예방대책
• 작업부하의 개선 : 작업공간, 작업방식, 작업환경
• 유해위험작업 근로시간 제한
• 작업시간 중 적정 휴식시간 부여
• 건강증진을 위한 건강생활의 적극적 실천 및 환경조성
• 피로 징후의 조기발견과 조치

51 ① 1950년대 세계보건기구(WHO) 헌장에 나타난 건강의 정의는 신체적으로 질병이 없거나 허약하지 않을 뿐만 아니라 신체적, 정신적, 사회적으로 완전히 평안한 상태라고 하였다.

52 ① 인간면역결핍바이러스(HIV)는 후천성 면역결핍증(AIDS)을 일으키는 원인 바이러스균을 말하며, 전파 매개체는 혈액·정액·질 분비물 등이다.

53 질병의 자연사와 예방단계
• 비병원성기(제1단계) : 적극적 예방(건강증진, 환경개선)
• 초기병원성기(제2단계) : 소극적 예방(특수예방, 예방접종)으로 숙주의 면역 강화
• 불현성감염기(제3단계) : 중증화의 예방(조기진단, 조기치료, 집단검진)
• 발현성질환기(제4단계) : 조기치료로 인한 악화 방지
• 회복기(제5단계) : 무능력의 예방(재활, 사회생활 복귀)

54 ② 이른 아침 첫 기침 때 받은 객담은 밤새 농축된 병원균을 보유하고 있기 때문에 정확한 검사가 가능하다.

55 인구 통계
• 인구정태 : 인구의 크기, 구성, 성질, 밀도, 분포
• 인구동태 : 출생, 사망, 혼인, 이혼, 전입, 전출

56 정신장애 예방활동
• 1차 예방
 – 정신질환이 발병하지 않도록 미연에 예방하는 활동
 – 스트레스원을 피하거나 보다 적응적으로 대처함
 – 스트레스를 더 이상 야기하지 않도록 하며, 기능을 향상시킴
• 2차 예방 : 조기발견, 조기치료하여 악화나 만성화를 막는 예방활동
• 3차 예방
 – 질병의 중증도를 감소시키고 재발을 방지함
 – 사회복귀 후 재발을 막는 예방활동

57 임산부의 정기 건강진단 실시기준
• 임신 28주까지 : 4주마다 1회
• 임신 29주에서 36주까지 : 2주마다 1회
• 임신 37주 이후 : 1주마다 1회

58 ② 접종 전날에 목욕을 하고, 접종 당일에는 목욕하지 않는 것이 좋다.
③ 접종 당일에는 반드시 바로 눕혀 재운다.
④ 접종 당일과 다음날에는 과격한 운동을 하지 않는다.
⑤ 접종 전날 금식은 하지 않아도 된다.

59 ⑤ 건강목표 달성을 위한 의사결정의 주체는 간호사이다.

60 α-index
영아사망수 ÷ 신생아사망수로 선진국일수록 1에 가까우며, 1 이하의 수치는 나올 수 없다.

61 건강증진의 개념
• 제1차 국제건강증진회의(캐나다 오타와, 1986) : 건강에 대한 관리능력을 높이고 자신의 건강을 향상시킬 수 있게 노력하는 과정
• 세계보건기구(WHO) : 사람 개개인의 건강을 개선하고 통제할 수 있는 잠재력과 능력을 높여 주는 과정

62 가정방문 우선순위
신생아·미숙아 → 임산부 → 학령 전 아동 → 학령 후 아동 → 성병 환자 → 결핵 환자

63 장기요양 인정 점수
• 장기요양 1등급 : 95점 이상
• 장기요양 2등급 : 75점 이상 95점 미만
• 장기요양 3등급 : 60점 이상 75점 미만
• 장기요양 4등급 : 51점 이상 60점 미만
• 장기요양 5등급 : 45점 이상 51점 미만
• 장기요양 인지지원등급 : 45점 미만

64 ⑤ 간호조무사는 일반적으로 간호·진료 보조 업무를 할 수 있으며, 독자적인 치료행위를 할 수 없다.

65 의료인의 결격사유(의료법 제8조)
- 정신질환자. 다만, 전문의가 의료인으로서 적합하다고 인정하는 사람은 그러하지 아니하다.
- 마약·대마·향정신성 의약품 중독자
- 피성년후견인·피한정후견인
- 금고 이상의 실형을 선고받고 그 집행이 끝나거나 그 집행을 받지 아니하기로 확정된 후 5년이 지나지 아니한 자
- 금고 이상의 형의 집행유예를 선고받고 그 유예기간이 지난 후 2년이 지나지 아니한 자
- 금고 이상의 형의 선고유예를 받고 그 유예기간 중에 있는 자

66 정신건강증진시설이란 정신의료기관, 정신요양시설 및 정신재활시설을 말한다(정신건강복지법 제3조 제4호).

67 의사 및 그 밖의 의료기관 종사자는 결핵환자 등을 진단 및 치료한 경우, 결핵환자 등이 사망하였거나 그 사체를 검안한 경우에 지체 없이 소속된 의료기관의 장에게 보고하여야 한다. 다만, 의료기관에 소속되지 아니한 의사는 그 사실을 관할 보건소장에게 신고하여야 한다. 보고를 받은 의료기관의 장은 24시간 이내에 관할 보건소장에게 신고하여야 한다(결핵예방법 제8조 제1항 및 제2항).

68 불소용액 양치사업에 필요한 불소용액의 농도는 매일 1회 양치하는 경우에는 양치액의 0.05%로, 주 1회 양치하는 경우에는 양치액의 0.2%로 한다(구강보건법 시행규칙 제10조 제2항).

69 혈액 매매행위 등의 금지(혈액관리법 제3조)
- 누구든지 금전, 재산상의 이익 또는 그 밖의 대가적 급부를 받거나 받기로 하고 자신의 혈액(헌혈증서를 포함한다)을 제공하거나 제공할 것을 약속하여서는 아니 된다.
- 누구든지 금전, 재산상의 이익 또는 그 밖의 대가적 급부를 주거나 주기로 하고 다른 사람의 혈액(헌혈증서를 포함한다)을 제공받거나 제공받을 것을 약속하여서는 아니 된다.
- 누구든지 위반되는 행위를 교사·방조 또는 알선하여서는 아니 된다.
- 누구든지 위반되는 행위가 있음을 알았을 때에는 그 행위와 관련되는 혈액을 채혈하거나 수혈하여서는 아니 된다.

70 질병관리청장, 특별자치시장·특별자치도지사 또는 시장·군수·구청장은 필수예방접종 또는 임시예방접종을 받은 사람 본인 또는 법정대리인에게 보건복지부령으로 정하는 바에 따라 예방접종증명서를 발급하여야 한다(감염병예방법 제27조 제1항).

71 ① 소변검사는 체내의 단백뇨, 잠혈, 당뇨 등을 검사하여 기본적인 신체 상태를 체크하는 것이다. 케톤은 정상적인 소변에서 발견되지 않고, 임신, 단식, 심한 운동, 당조절이 안 된 당뇨병 환자 등의 소변에서 검출되기도 한다.

72 ④ 환자 상태에서 이상을 발견했을 때, 환자에게 약을 잘못 주거나 바꾸어 주었을 경우에는 즉시 간호사에게 보고한다.

73 ④ 물집은 터뜨리지 말아야 하고 화상 부위의 조직이나 파편은 제거하지 않는다.

2도 화상 응급처치
- 바세린을 바르는 것은 세균 감염을 일으키기 쉬우므로 금물이다.
- 쇼크를 막기 위해 다리를 높여주고, 깨끗한 천이나 담요로 환자를 따뜻하게 한다.
- 물집을 눌러 터뜨리지 않는다.
- 의복을 느슨하게 하되 상처부위의 의복은 억지로 벗기지 않는다.

74 ① 충분한 양의 비누나 손 세정제를 손에 덜어 최소 20초 이상 문지르고 30초 이상 행군다.
③ 알코올 제제 사용 시 손을 20초 동안 마찰한다.
④ 알코올 제제 사용 시 일회용 종이타월로 손을 닦는다.
⑤ 깨끗한 흐르는 물에 손을 적신다.

75 내출혈 증상 및 처치
- 기침이나 토를 할 때 또는 소변이나 대변에서 피가 발견될 수 있다.
- 출혈을 하면 피부가 차고 축축하며 창백해지고, 맥박은 약해지고 빨라지며 어지러워한다.
- 즉시 응급 구조를 요청하고 환자를 눕혀 안정시킨다.
- 환자의 몸을 따뜻하게 해주며 침착하게 대처한다.
- 의사의 허락 없이는 환자에게 먹는 약이나 음료수를 주어서는 안 된다.

76 ② DPT는 Diphtheria, Pertussis, Tetanus의 약자로 디프테리아, 백일해, 파상풍을 의미한다. DPT는 2·4·6개월에 한 번씩 기본접종을 하고, 15~18개월에 1차 추가접종, 만 4~6세에 2차 추가접종을 한다.

77 임산부 산전검사
- 기본검사 : 체중, 혈압, 신장 등
- 혈액검사 : 혈색소(헤모글로빈), 혈액형(A, B, O, RHO), B형간염(항원, 항체), 에이즈(HIV항체), 매독혈청검사

78 ⑤ 임신부에게는 쇼크 방지용 바지(MAST)를 사용해서는 안 된다.

79 요골맥박은 심장에서 멀리 떨어진 부위이므로, 맥박이 불규칙하거나 약할 경우 실제 심장 박동과 차이가 날 수 있다. 따라서 요골맥박에서 불규칙성이 감지되면, 심장의 실제 박동을 가장 정확하게 파악하기 위해 청진기를 이용해 심첨부에서 직접 맥박을 측정하여 심장 박동의 수와 규칙성을 확인해야 한다.

80 ① 여성의 단순도뇨 시 배횡와위를 취하게 한다.
② '대음순 → 소음순 → 요도구' 순서로 소독한다.
③ 복부에 힘을 주면 요도 괄약근이 수축하여 도뇨관 삽입이 어려워지므로 힘을 빼고 이완하게 해야 한다.
④ 여성의 요도는 약 4cm 정도로 짧으므로, 도뇨관은 5~8cm 정도만 삽입한다.

81 고막체온계는 고막의 온도를 측정하는데, 고막은 뇌의 시상하부와 가까워 심부 체온을 가장 정확하게 반영한다. 측정 시간도 매우 짧아 응급상황에 사용하거나 소아 환자의 체온을 측정하기에 적합하다.

82 ① 아프가 점수(Apgar Score)는 신생아의 건강상태를 5가지 항목으로 평가하는데, 심박동(맥박수), 호흡, 근육긴장도, 반사반응, 피부색으로 구성된다.

83 냉장고에서 보관해야 하는 약품
혈청, 예방백신, 인슐린, 간장추출물, 헤파린, 알부민, 혈액응고인자

84 ② 개봉 후 1~2주 이내
① 개봉 후 1년 이내
③ 개봉 후 6개월 이내
④ 개봉 후 1개월 이내
⑤ 개봉 후 2~3개월 이내

85 등 마사지 금기 환자
늑골 골절, 화농성 피부염, 혈전성 정맥염, 급성감염성 질환, 심근경색증, 골수염 등을 앓고 있는 환자, 심하게 허약한 환자 등

86 ③ 신장, 심장, 폐기능장애 환자, 악성종양 환자, 피부손상부위, 급성염증부위, 치열, 충수돌기염에는 금한다.

87 ③ 침구가 젖지 않도록 하기 위해 까는 것은 방수포이다. 반시트는 방수포가 피부에 직접 닿으면 불쾌감을 줄 수 있고 피부에도 좋지 않으므로 방수포 위에 깐다.

88 ③ 귀중품의 정리정돈은 환자의 책임하에 한다.

89 ④ 알코올은 상쾌감을 주고 목욕으로 인한 습기를 제거하기 위해서 사용하는데, 피부를 건조하게 하므로 영아나 노인 또는 피부가 건조한 환자에게는 사용하지 않는 것이 좋다.

90
① 급한 경사로 → 완만한 경사로
② 좁은 현관 → 넓은 현관
③ 미끄러운 바닥 → 마른 바닥
⑤ 어두운 조명 → 밝은 조명

91
③ 척추가 손상되면 교감신경계가 차단되어 말초혈관이 이완되므로 혈압이 저하된다.

92
② 척추 손상이 의심될 경우 부목 등으로 척추를 고정·지지해 움직이지 않게 한 후 구조요청을 한다.

93
① 관절을 약간 구부린 상태에서 감는다.
③ 순환과 감각을 확인하기 위해 말단부위는 노출시킨다.
④ 붕대의 시작이나 끝맺음은 상처 위나 민감한 부위에서 하지 않는다.
⑤ 신체의 말단부위에서 중심부위를 향해 감는다.

94
④ 상부 1~4번째 늑골은 견갑골과 쇄골에 의하여 보호되므로 골절은 거의 일어나지 않지만, 5~10번째 늑골은 충격에 자주 골절된다.

95
④ 체온을 떨어뜨리는 것이 가장 중요하므로 옷을 벗기고 시원하게 해주면서 신속히 응급실로 옮긴다.

96
열상 시 간호 처치
• 파상풍을 예방할 수 있는 처치를 한다.
• 출혈이 있으면 직접압박법에 의한 지혈을 한다(거상-소독제-드레싱).
• 먼저 상처의 범위를 사정하고 비누와 물로 세척한다. 병원에서는 멸균된 생리식염수로 세척한다.

97
활력징후 측정 순서
체온 → 맥박 → 호흡 → 혈압

98
④ 영아에게 심폐소생술을 혼자 할 경우 호흡 대 흉부압박의 비율은 2 : 30이고, 두 사람이 함께 할 경우 호흡 대 흉부압박의 비율은 2 : 15이다. 성인에게 실시할 경우 2 : 30으로 일정하다.

99
① 침상이 정리되어 있는지 확인한 후 병실로 안내한다.
② 병동 안내는 간호조무사의 역할이다.
③ 입원 전 복용하던 약물은 복용하지 않도록 안내한 후 간호사에게 알린다. 복용 여부는 담당의사가 결정한다.
④ 귀중품은 보호자가 책임지도록 한다.

100
① 대변 검사물은 5g 정도 채취한다.
② 혈액 검사물은 바로 검사실로 운반한다.
④ 객담 검사물은 신속하게 검사실로 보내거나 바로 보낼 수 없으면 냉장보관한다.
⑤ 24시간 소변검사는 첫 소변은 버리고 그 이후부터 24시간 동안의 모든 소변을 수집한다.

101
② 고압증기멸균법 : 아포형성균의 멸균에 제일 좋은 방법이다.
③ 자비소독법 : 물을 끓여서 소독하는 것으로, 아포를 형성하는 세균을 없앨 수는 없다.
④ 건열멸균법 : 160~170℃에서 1~2시간 동안 건열하여 미생물을 산화 또는 탄화시켜 미생물 및 아포를 완전히 멸균하는 방법이다.
⑤ 유통증기법 : 가열수증기를 직접 유통시켜 미생물을 살멸하는 방법이다.

102
장갑보호대는 소양증 환자나 혼돈 환자가 피부를 긁어 상처를 입을 위험이나 주삿바늘 또는 튜브 등이 제거될 위험을 방지하기 위해 적용한다.

103
편마비 대상자에게 단추 없는 상의 입히기
대상자의 마비된 쪽 손을 잡고 대상자의 마비된 쪽 손부터 상의를 입힌다. → 상의의 머리 부분을 크게 벌려 입기에 편리하도록 하여 머리 쪽을 입힌다. → 남은 한쪽 소매를 건강한 쪽 어깨 위에 놓는다.

104
① 상의를 벗기고 패드를 부착한다.
② 패드를 부착할 부위에 물기가 있으면 제거한다.
③ 심장리듬 분석 중에는 가슴압박을 멈춘다.
⑤ 패드를 부착 후 심장리듬을 분석한다.

105
① 경청 : 다른 사람의 말을 주의 깊게 들으며 공감하는 능력이다.
② 라포 형성 : 두 사람 사이의 상호신뢰 관계를 나타낸다.
③ 수용 : 상대방의 표현을 비판 없이 있는 그대로 받아들이는 것이다.
④ 공감 : 상대방이 하는 말을 상대방의 관점에서 이해하고, 감정을 함께 느끼며, 자신이 느낀 바를 전달하는 것이다.

05 정답 및 해설

정확하게 이해되는 명쾌한 해설!

문제편 p.44

▶ 5일차 정답

01	02	03	04	05	06	07	08	09	10	11	12	13	14	15	16	17	18	19	20
⑤	④	①	②	⑤	④	③	③	⑤	⑤	①	③	③	③	④	④	③	②	④	②
21	22	23	24	25	26	27	28	29	30	31	32	33	34	35	36	37	38	39	40
③	④	①	①	⑤	④	③	④	①	①	①	②	④	②	④	③	①	①	①	⑤
41	42	43	44	45	46	47	48	49	50	51	52	53	54	55	56	57	58	59	60
④	②	③	①	④	①	③	②	①	⑤	⑤	③	②	①	④	②	④	①	③	⑤
61	62	63	64	65	66	67	68	69	70	71	72	73	74	75	76	77	78	79	80
④	⑤	④	①	④	①	④	③	③	②	③	⑤	④	①	②	②	①	①	①	③
81	82	83	84	85	86	87	88	89	90	91	92	93	94	95	96	97	98	99	100
③	②	⑤	①	①	④	②	④	①	④	①	①	③	④	⑤	⑤	②	①	②	②
101	102	103	104	105															
④	④	①	②	⑤															

01 ⑤ 현대 간호의 최근 경향은 전인간호를 기본으로 하고, 환자 위주의 간호, 재활간호, 질병예방 위주의 간호를 특징으로 한다.

02 ① 객관적 사실만을 간단명료하게 작성하며, 과거시제와 현재시제만 사용하고 미래시제를 사용하지 않는다.
② 수정액을 사용하지 않고 잘못 쓴 글자 위에 줄을 그어 'error'를 표시하고 서명 후, 다시 기록해야 한다.
③ 임의로 만든 약어를 사용하여 기록하지 않는다.
⑤ 연필이 아닌 볼펜으로 작성한다.

03 ① 크래들 침상은 화상 환자가 이용하는 침상으로 위침구의 무게로 인한 고통을 덜어 준다. 침구가 직접 몸에 닿지 않도록 하기 위해 사용한다.

04 ② 바닥청소 시 비질은 하지 않는다.

05 ⑤ 인슐린은 혈당 값을 낮추지만, 글루카곤·코르티솔·성장호르몬, 에피네프린은 혈당 값을 높인다.

06 갑상샘항진증 환자를 위한 간호보조활동
• 고열량, 고단백 및 충분한 수분을 제공한다.
• 설사가 발생할 수 있으므로 섬유소가 많은 음식은 제한한다.
• 발한이 있으므로 시원한 환경을 제공한다.
• 정서적 안정을 위해 방문객을 제한하고 휴식을 취하게 한다.

07 ③ 음식물의 섭취중추는 사이뇌(간뇌)의 시상하부에 있다.

08 신장의 배설과정
신장 → 수뇨관(요관) → 방광 → 요도 → 몸 밖

09 ⑤ 영아는 목이 짧고 굵기 때문에 목동맥(경동맥)보다는 팔에 있는 위팔(상완)동맥을 촉지하는 것이 적당하다.

10 ① 임플란트 치아에도 치면세균막이 발생한다.
② 임플란트는 좌우방향 압력에 의한 저작력이 약하므로 딱딱하고 질긴 음식은 피한다.
③ 임플란트 고정체가 뼈에 자리 잡는 데에는 6개월 정도가 걸린다.
④ 수술한 날에는 수술부위에 냉찜질을 한다.

11 약물은 적절한 혈중농도를 유지하기 위해 일정 시간 간격으로 복용해야 한다.

12 ① 아세트아미노펜 : 해열진통제이다.
② 살부타몰 : 천식 환자에게 투여하는 기관지확장제이다.
④ 인슐린 : 혈당을 낮추기 위해 사용하는 약물이다.
⑤ 옥시토신 : 자궁을 수축시키는 약물이다.

13 ③ 비타민 C는 항산화, 조직성장, 상처치유, 칼슘 및 철의 흡수기능이 있고, 단백질도 상처의 치유를 촉진시키는 기능이 있다.

14 ③ 대장은 소화효소가 없으나 장내 미생물에 의해 비타민 B와 K를 합성한다.

15 ④ 영양액이 차가울 경우 혈관수축을 일으켜 소화액의 분비를 감소시키고 경련을 일으킬 수 있다.

16 ④ 진공흡인기 사용은 치과 간호조무사의 가장 기본적인 업무이다. 진공흡인기 사용 시에는 진료의사의 시야를 가리지 않도록 조심해야 한다.

17 ① 생후 6개월이 지나면 칫솔을 이용한다.
② 혼자 칫솔을 사용하는 시기는 4~6세가 적절하다.
⑤ 2~3세 이전에도 치약을 사용해 충치균 생성을 예방한다.

18 ② 구강체온 측정 전 음식물을 섭취하였다면 10분이 지난 후, 차가운 것이나 뜨거운 것을 섭취하였다면 30분 후에 측정해야 한다.

19 ④ 체침이란 침 놓는 과정에서 침을 돌릴 수도 뺄 수도 없는 상황을 말한다. 체침 반응이 나타날 시 환자를 안심시키고 잠시 기다렸다가 침을 돌리면서 발침하도록 한다.

20 복부 초음파 검사는 태아와 태반의 위치를 명확하게 관찰하기 위해 방광에 소변이 가득 차 있는 상태에서 진행한다. 방광이 팽창하면 자궁이 위로 올라가 초음파 탐촉자와 가까워지므로 자궁과 그 안의 태아, 태반 등을 더 선명하게 볼 수 있다.

21 ③ 상처, 개방성 골절, 비출혈(코피) 등으로부터 올 수 있는 외부 출혈은 일반적인 경우 신체의 방어기전에 의해 멈출 수 있다. 즉, 특별한 조치를 취하지 않더라도 우리 몸이 스스로 출혈을 조절한다는 뜻이며, 대개 출혈 6~8분 후에는 출혈이 자연적으로 정지된다.

22 ④ 복강 내 출혈이 있으면 출혈성 쇼크가 올 수 있으므로 이에 대비해야 한다. 과민성 쇼크는 일종의 알레르기에 의한 면역 반응 증상이다.

23 ① 물놀이에서 일어나는 대표적인 상해가 다이빙으로 인한 경추골절로, 머리를 부딪쳐 척추골절이 발생하기도 한다. 의식이 있는 환자에게 손을 움직여보라고 시켰을 때 잡지 못하거나, 따끔따끔한 동통을 호소하거나, 귀에서 체액이 나올 경우 척추 손상을 의심할 수 있다. 이 경우 환자의 몸을 일으켜 세우거나 음료수 등을 마시게 해서는 안 된다.

24 **구법(뜸) 시 주의사항**
• 고열 환자, 술 취한 환자 등에게 뜸을 뜨지 않는다.
• 임신부의 복부에는 뜸을 뜨지 않는다.
• 대혈관 부위에 직접구법으로 뜸을 뜨지 않는다.
• 등과 머리몸통(상부)를 먼저, 배와 사지(하부)는 나중에 뜸을 뜬다.
• 얼굴에는 직접 뜸을 뜨지 않는다.

25 ⑤ 측위는 휴식과 수면을 취하기에 편안한 자세이며, 등 마사지, 기관분비물 배출, 체위변경 시 많이 이용된다.

26 ④ 일본뇌염 : 생후 12~23개월
① B형간염 : 출생 직후, 생후 1·6개월
② 결핵 : 생후 4주 이내
③ 디프테리아 : 생후 2·4·6개월, 생후 15~18개월, 만 4~6세
⑤ 폴리오 : 생후 2·4·6~18개월, 만 4~6세

27 ③ 저혈당성 혼수란 혈액 속에 포도당이 부족하여 생기는 질환이다. 저혈당성 혼수가 되면 오직 포도당만을 이용하는 뇌의 기능이 손상된다. 회복되지 못한 채 시간이 지나면 뇌사 상태에 빠지게 된다. 저혈당성 혼수의 경우 혈압은 정상이다. 저혈당 증상을 보이는 당뇨병 환자에게는 주스나 사탕 등을 제공하도록 한다.

28 ① 이불은 햇빛에 말린다.
② 수분섭취는 충분히 한다.
③ 고열량 식품을 조금씩 자주 섭취한다.
⑤ 결핵은 공기를 통해 전파되므로 실내공기를 자주 환기시키는 것이 중요하다.

29 노인성 질환의 경우 질병의 경과가 길고 재발률이 높다. 또한, 합병증이 생기기 쉬우며, 정상적인 노화과정과의 구분이 어렵다. 원인이 불명확한 만성 퇴행성 질병이 대부분이며, 회복이 느리다.

30 ① 매년 10~12월에 독감이 유행하기 전에 접종한다.

31 ① 기관절개관 삽입구는 젖은 거즈로 덮어주어 습도를 유지시키고 먼지 흡착작용을 하게 한다.

32 **심폐소생술**
가슴압박(C) → 기도확보(A) → 호흡확인(B)

33 **1차 평가단계**
1차 평가란 심장, 폐, 뇌, 척추와 같이 생명에 직결되는 부위의 이상 여부를 평가하는 단계로 ABCDE라고 하기도 한다.

단 계	내 용
기도유지 (Airway)	환자가 숨을 쉬고 있는지, 기도가 확보되어 있는지 확인하는 단계
호흡확인 (Breathing)	환자의 호흡이 정상적으로 이루어지고 있는지 확인하는 단계
순환확인 (Circulation)	맥박이 있는지 확인하는 단계(요골 및 경동맥박을 촉지)
신경학적 검사 (Disability)	ABC 단계가 끝난 후 AVPU의 척도에 따라 의식상태와 정신상태를 확인하는 단계(A : 의식명료, V : 언어지시에 반응, P : 통증자극에 반응, U : 무반응)
노출 (Expose)	위험한 문제들의 징후에 대한 신속한 조사를 수행하기 위하여 의복을 제거하고 신체를 노출시키는 단계

34 **수혈 환자 간호**
• 자가수혈은 교차오염의 위험을 없애준다.
• 수혈 시 환자는 가장 편한 자세로 위치한다.
• 수혈 후 남은 혈액은 가온하면 안 되고, 바로 사용하지 않을 혈액은 적당한 장소에 보관한다.
• 수혈할 혈액의 종류에 따라 보관 장소와 사용기한이 다르다.
• 수혈 시작 후 첫 15분간은 대상자와 함께 있도록 한다.
• 수혈 중 이상반응이 있으면 수혈을 중지하고 보고한다.

35 미숙아는 피하지방이 적어 체온 유지가 어렵다는 특징이 있다. 또한, 솜털이 많고, 피부가 얇아 혈관이 잘 보이며, 귀 연골과 손·발바닥 주름은 덜 발달되어 있다.

36 ③ 신뢰감은 면담을 효과적으로 수행하는 데 가장 중요한 요소이다. 신뢰감은 면담자의 경험, 느낌, 생각을 있는 그대로 보여주고 진심으로 피면담자의 관심사에 대한 믿음을 줌으로써 형성된다.

37 **패널토의(Panel Discussion)**
배심토의, 즉 사전에 충분한 지식을 가진 소수의 전문가들이 다수의 청중 앞에서 그룹토의를 하는 방법이다.

38 **교육평가**
• 평가단계에 따른 분류
 – 진단평가 : 교육을 실시하기 전의 평가
 – 형성평가 : 교육이 진행되는 동안 교육방법이나 내용을 개선하기 위해 수시로 실시하는 평가
 – 총괄평가 : 교육이 끝난 후의 평가
• 평가효율에 따른 분류
 – 과정평가 : 교육이 계획대로 진행되었는지에 대한 평가
 – 영향평가 : 교육의 결과로 나타난 영향에 대한 단기적 평가
 – 성과평가 : 교육을 통한 성과에 대한 장기적 평가
 – 구조평가 : 투입되는 자원이 적절한지에 대한 평가

39 ② 고용노동부 : 고용과 노동에 관한 사무를 관장한다.
③ 기획재정부 : 경제정책의 수립, 예산·조세정책의 수립을 담당한다.
④ 행정안전부 : 정부 서무기능 및 지방자치와 관련된 사무를 총괄한다.
⑤ 문화체육관광부 : 문화예술의 창달과 체육·관광 진흥 업무를 담당한다.

40 **1차 보건의료 사업**
• 주요 건강문제에 대한 예방 및 관리에 관한 교육
• 식량 공급과 적절한 영양의 증진
• 충분하고 안전한 상수의 급수와 기본위생
• 모자보건과 가족계획
• 주요 급성 감염병에 대한 예방접종
• 풍토병에 대한 예방 및 관리
• 통상 질환과 외상에 대한 기초 진료
• 정신보건의 증진
• 필수약품의 제공

41 행위별수가제
진료에 소요되는 약제 또는 진료비를 별도로 산정하고, 의료인이 제공한 진료행위 하나하나마다 일정한 값을 정하여 의료비를 지급하는 제도로, 우리나라의 주된 지불 방식이다.

42 ② 건강보험제도는 복지정책의 한 수단으로서 사회보험 방식으로 운영되어 가입자인 국민은 일정 금액의 보험료를 납부하고 국가는 그 나머지 부분을 부담하게 된다. 따라서 민영보험과 달리 강제 가입이 전제될 수밖에 없다.

43 의료급여
생활유지 능력이 없거나 생활이 어려운 자에게 의료급여를 실시함으로써 국민보건의 향상과 사회복지의 증진에 이바지함을 목적으로 한다. 따라서 의료급여는 국민기초생활보장 수급자와 일정수준 이하의 저소득층을 대상으로 그들이 자력으로 의료문제를 해결할 수 없는 경우에 국가재정으로 의료혜택을 주는 공공부조제도로서 의료보험과 함께 국민의 의료보장정책의 중요한 수단이 되는 사회보장제도이다.

44 산성비가 미치는 환경적 영향에는 식물의 성장·생육 방해, 플랑크톤·어류·수중식물의 피해, 토양 미생물종의 감소, 토양 중 양이온 용출 등이 있다.

45 ④ 공기의 물리적 성상인 기온, 기습, 기류 및 복사열을 온열인자 또는 4대 온열요소라 하며 이들 온열인자에 의하여 이루어진 종합적인 상태를 온열조건 또는 온열상태라 한다.

46 ① CO(일산화탄소)는 무색, 무취, 무자극성의 가스로 불완전 연소에 의해 발생하며, 헤모글로빈과의 친화력이 높아 저산소증을 일으킨다.
④ SO_2(이산화황)는 무색이며 자극성이 있다.

47 ③ 산업피로란 정신적, 육체적, 그리고 신경적인 노동 부하에 반응하는 생체의 태도를 말한다. 산업피로는 생산성 저하, 재해발생 증가를 초래한다. 이를 예방하기 위해서는 충분한 휴식 등을 취해야 한다.

48 ② 열허탈은 말초혈관 운동신경의 조절장애와 심장의 박출량 부족으로 초래되는 순환기장애가 그 원인(= 열피로)이다.

49 잠함병
고기압 상태에서 정상기압 상태로 갑자기 복귀할 때 혈액에 녹아있던 질소가 기체로 변하면서 혈액 내 기포를 형성하여 인체에 손상을 준다. '감압병'이라고도 한다.

50 동창은 한랭한 환경에서 오랜 시간 추위에 노출되었을 때 발생하는 피부와 피하조직의 이상 상태이다. 군집독은 주로 고온·고습의 환경에서 발생하고, 동상은 영하의 날씨에 발생한다.

51 질병발생의 3대 요인
- 병인 요인 : 영양 요인(과잉, 결핍), 생물학적 요인(바이러스, 박테리아, 진균), 화학적 요인(중금속, 독성물질, 매연, 알코올), 물리적 요인(방사능, 자외선, 압력, 열, 중력)
- 숙주 요인 : 연령, 성별, 인종, 직업, 가족력, 건강상태, 면역상태, 인간의 행태
- 환경 요인 : 생물학적 환경, 사회·경제적 환경, 물리적 환경

52 감염병의 예방대책
- 병원소(감염원) 제거 : 환자·보균자 완전 치료, 감염된 동물 제거, 오염물 소독, 폐기
- 전파, 경로 차단 : 위생시설의 정비 개선, 식품 위생적 공급, 방역 조직 강화, 위생교육 철저
- 감염원 격리 : 감염된 사람·동물 격리, 환자와의 접촉 방지
- 환경 위생 정비 : 매개체 구제, 발생 장소 차단, 물의 정화, 오물처리, 식품의 위생적 취급
- 저항력 증강 : 정기적 예방접종

53 면역
- 자연능동면역 : 질병 감염 후 획득된 면역
- 인공능동면역 : 예방접종으로 획득된 면역
- 자연수동면역 : 모체로부터 얻는 면역
- 인공수동면역 : 혈청제재의 접종으로 획득하는 면역

54 ②·⑤ 백일해, 홍역 : 호흡기계 감염병
③·④ 장티푸스, 파라티푸스 : 소화기계 감염병

55 영아사망률의 특성
- 일정 연령군의 통계로서 통계적 유의성이 크다.
- 환경위생 상태에 따라 예민하게 영향을 받아 통계적 유의성이 크다.
- 보건의료 수준에 따라 크게 영향을 받는다.
- 영아사망률이 높을수록 그 지역의 보건수준이 낮다.
- 영아사망률의 변동범위가 조사망률의 변동범위보다 작다.

56 ① 사례관리 : 다양한 문제와 사회적 기능수행에 어려움을 겪는 대상자의 기능 향상과 복지를 위해 그들의 욕구에 따라 지역사회 보호서비스를 포괄적·체계적·지속적으로 전달하기 위한 일련의 문제해결 과정이다.
③ 낮병원 : 낮 시간 동안만 참여하는 출퇴근 형식의 주간 입원치료 방식이다.
④ 직업재활 : 직업을 통해 얻는 성취감과 사회적 역할이 자존감을 회복시키고 대인관계의 기회를 제공하여 사회적·정서적 지지체계를 얻게 되는 프로그램이다.
⑤ 중간시설 : 병원에서 퇴원하여 가정으로 복귀하기 전에 시험적인 독립거주를 함으로써 치료와 간호를 받는 과도기적 치료기관의 형태이다.

57 ④ 가족간호의 궁극적인 목적은 가족들로 하여금 그들의 건강문제를 스스로 해결해 나갈 수 있는 능력을 길러주는 데에 있다.

58 초유
- 초유는 아기가 세상에 태어나 처음으로 먹게 되는 음식으로 임신 7개월부터 만들어지며, 출산 이후 3~7일까지 분비된다.
- 성숙유보다 단백질, 비타민 A 등이 더 많이 들어 있다.
- 신생아의 콩팥 기능에 맞는 적절한 농도의 농축유로 나온다.
- 완화제 역할을 하여 태변을 빨리 배출시켜 황달을 조기에 예방할 수 있다.
- 살아있는 백혈구와 면역글로불린 등의 면역 성분이 함유되어 균에 대한 저항력이 높다.

59 지역사회 보건간호
지역사회라는 집단을 간호대상으로 간호제공과 보건교육을 실시하여 그들 스스로가 건강문제를 해결할 수 있는 기능수준으로 향상시키며 지역사회주민 전체의 건강증진을 목표로 하는 과학적인 실천이다.

60 ⑤ 건강증진은 적극적으로 건강을 향상시키고 건강의 위험요인을 감소시켜 최적의 건강상태를 유지하고 증진하는 것이다.

61 ④ 가장 먼저 불만사항에 대해 의견을 청취하는 것이 중요하다.

62 지역사회 보건사업
- 1차 간호 : 예방주사, 산전간호, 비만증 예방
- 2차 간호 : 조기진단, 조기발견
- 3차 간호 : 재활시켜 사회에 복귀

63 ④ 기록을 검토함으로써 과거의 건강상태와 대상자의 대처방법을 확인할 수 있고 다른 출처에서 얻지 못했던 새로운 정보를 얻을 수 있다.

64 건강증진사업의 중요성
- 유병인구 비율의 증가
- 의료비를 포함한 사회적 부담의 증가
- 1차 예방의 중요성 인식
- 개인생활습관의 중요성
- 짧은 건강수명

65 의료업에 종사하고 직접 진찰하거나 검안한 의사, 치과의사, 한의사가 아니면 진단서·검안서·증명서를 작성하여 환자 또는 검시를 하는 지방 검찰청검사에게 교부하지 못한다(의료법 제17조 제1항).

66 실태조사(정신건강복지법 제10조)
보건복지부장관은 5년마다 다음의 사항에 관한 실태조사를 하여야 한다. 다만, 정신건강증진 정책을 수립하는 데 필요한 경우 수시로 실태조사를 할 수 있다.
- 정신질환의 인구학적 분포, 유병률 및 유병요인
- 성별, 연령 등 인구학적 특성에 따른 정신질환의 치료 이력, 정신건강증 진시설 이용 현황
- 정신질환으로 인한 사회적·경제적 손실
- 정신질환자의 취업·직업훈련·소득·주거·경제상태 및 정신질환자 에 대한 복지서비스
- 정신질환자 가족의 사회·경제적 상황
- 정신질환자 및 그 가족에 대한 차별 실태
- 우울·불안·고독 등 정신건강 악화가 우려되는 문제
- 그 밖에 정신건강증진에 필요한 사항으로서 보건복지부령으로 정하는 사항

67 결핵관리업무에 종사하는 자 또는 종사하였던 자는 업무상 알게 된 환자 의 비밀을 정당한 사유 없이 누설한 경우 3년 이하의 징역 또는 3천만 원 이하의 벌금에 처한다(결핵예방법 제31조 제1항 제1호).

68 질병관리청장은 보건복지부장관과 협의하여 국민의 구강건강상태와 구 강건강의식 등 구강건강실태를 3년마다 조사하고 그 결과를 공표하여야 한다. 이 경우 장애인의 구강건강실태에 대하여는 별도로 계획을 수립하 여 조사할 수 있다(구강보건법 제9조 제1항).

69 헌혈자의 건강진단(혈액관리법 시행규칙 제6조 제2항)
신원확인 후에 혈액원은 헌혈자에 대하여 채혈을 실시하기 전에 다음에 해당하는 건강진단을 실시하여야 한다.
- 과거의 헌혈경력 및 혈액검사결과와 채혈금지대상자 여부의 조회
- 문진·시진 및 촉진
- 체온 및 맥박 측정
- 체중 측정
- 혈압 측정
- 다음의 어느 하나에 따른 빈혈검사
  - 황산구리법에 따른 혈액비중검사
  - 혈색소검사
  - 적혈구용적률검사
- 혈소판계수검사(혈소판성분채혈의 경우에만 해당한다)

70 ① 생물테러감염병 : 고의 또는 테러 등을 목적으로 이용된 병원체에 의 하여 발생된 감염병 중 질병관리청장이 고시하는 감염병을 말한다(감 염병예방법 제2조 제9호).
③ 의료관련감염병 : 환자나 임산부 등이 의료행위를 적용받는 과정에서 발생한 감염병으로서 감시활동이 필요하여 질병관리청장이 고시하는 감염병을 말한다(감염병예방법 제2조 제12호).
④ 인수공통감염병 : 동물과 사람 간에 서로 전파되는 병원체에 의하여 발생되는 감염병 중 질병관리청장이 고시하는 감염병을 말한다(감염 병예방법 제2조 제11호).
⑤ 세계보건기구 감시대상 감염병 : 세계보건기구가 국제공중보건의 비 상사태에 대비하기 위하여 감시대상으로 정한 질환으로서 질병관리 청장이 고시하는 감염병을 말한다(감염병예방법 제2조 제8호).

71 혈압측정
- 팔을 심장높이로 유지하고, 혈압계 수은주가 '0'에 있는지 확인한다.
- 2, 3번째 손가락으로 상완동맥을 찾아 혈압기 커프를 상완동맥 2~3cm 위에서 손가락 하나 정도 여유를 주고 감는다.
- 청진기를 상완동맥 위에 놓고 혈압계 눈금을 평소 혈압보다 20~30mmHg 높게 한다. 서서히 커프의 압력을 낮추면서 최초 맥박음이 들리는 지점과 맥박음이 감소하는 지점의 압력을 읽어준다.

72 관절의 운동
- 굴곡 : 시상면을 따라 각이 작아지는 운동
- 신전(확대) : 시상면을 따라 각이 커지는 운동
- 외전(벌림) : 관상면을 따라 각이 커지는 운동
- 내전(모음) : 관상면을 따라 각이 작아지는 운동

73 ④ 더운물 주머니는 사용 후 물기를 없애고 공기를 채워 보관한다.

74 투약 5원칙
정확한 약, 정확한 용량, 정확한 환자, 정확한 경로, 정확한 시간

75 단순도뇨의 목적
- 무균적인 소변검사물을 일회성으로 수집하기 위함
- 수술이나 검사 전 방광을 비우기 위함
- 배뇨 직후 잔뇨량을 측정하기 위함
- 소변이 정체될 때 방광의 팽만을 줄이기 위함

76 ② 의문이 있는 처방에 대해서는 반드시 간호사나 의사에게 문의한 후 간호사의 지시·감독하에 투약한다.

77 ① 산전관리 진찰의 가장 큰 목적은 임산부의 임신 중독증 및 임신성 고 혈압 유무를 파악하는 것이다.

79 ② 공기주의가 필요한 환자는 음압격리병실에 배치한다.
③ 활동성 폐결핵 환자는 균주의 특성과 전염력이 달라 코호트 격리를 하지 않는다.
④ 병실 문을 꼭 닫아 둔다.
⑤ 환자의 병실 밖 이동은 제한하며 치료목적을 위한 이동 시 수술용 마 스크를 착용한다.

80 ③ 물품이 파손되었다면 보고를 하고 새롭게 구매할 수 있도록 조치해 야 한다.

81 낙상사고를 예방하기 위해 호출기는 손에 닿는 가까운 곳에 두어야 하며, 뒷굽이 낮고 폭이 넓은 신발을 신게 해야 한다. 또한, 취침 시 침상난간을 올려주고 야간에는 간접조명을 켜두어 환자의 낙상을 예방하도록 한다.

82 ② 청력이상자는 대화 시 눈으로 입모양을 보면서 말을 알아듣는다. 그 렇기 때문에 큰 소리로 말하기보다는 대상자와 마주보며 대화를 하고 입모양을 정확하게 해야 한다.

83 비경구 투약
- 장 점
  - 약물의 효과가 빠르다.
  - 흡수된 약의 용량을 비교적 정확하게 측정할 수 있다.
  - 환자의 위장계 상태나 의식상태에 영향을 받지 않고 투여할 수 있다.
- 단 점
  - 경구투약보다 비경제적이다.
  - 투약 시 기구가 필요하고 해부 생리적 지식 및 외과적 무균술이 적용 되어야 하므로 투약과정이 복잡하다.
  - 부작용이 빨리 나타나 심한 알레르기 반응 시 치료가 어렵다.
  - 주사로 인한 통증과 불안을 느낀다.
  - 감염, 공기색전, 조직손상의 발생 가능성이 있다.

84 ① 내출혈의 경우 혈압은 정상(120/80mmHg)보다 떨어져 80/50mmHg 정도가 된다.

85 ① 에피네프린은 피하주사나 기관투여를 한다.

86 ④ 관장액 온도의 경우 어른은 40.5~43℃, 아이는 37℃ 정도로 준비하 고, 체위는 심스위(좌측위)가 가장 알맞다. 환자가 복통을 호소할 시 용액의 흐름을 늦추어 상태를 살펴야 하고, 장을 깨끗이 씻어낼 목적 으로 사용하는 관장은 생리식염수를 사용한다.

87 ② 당뇨 환자의 발은 순한 비누로 씻되 자주 씻지 않으며 건조를 확실히 해야 세균 감염을 막을 수 있다. 로션이나 파우더는 발가락 사이에 바르지 않아야 하며, 신발은 저녁에 구입한다.

88	상처부위의 이물질을 제거하게 되면 출혈이 더 심해질 수 있기 때문에 이물질을 제거하지 않고, 상처부위를 심장보다 높게 해야 지혈에 도움이 된다.
89	① 배뇨곤란인 환자에게 수분섭취를 증가시키면 배뇨곤란이 더 심해진다.
90	① 멸균된 물품 위로는 손이 지나가지 않도록 한다. ② 유효일자가 빠른 멸균물품은 보관장 앞쪽에 둔다. ③ 멸균물품은 사용하기 직전에 개봉한다. ⑤ 멸균포의 가장자리 안쪽 2.5cm는 오염영역으로 간주한다.
91	② 체인-스토크스호흡 : 무호흡과 호흡이 점차 깊고 빨라졌다가 다시 얕아지고 무호흡 상태로 돌아가는 양상이 반복되는 호흡이다. 뇌 손상, 심부전 등에서 나타난다. ③ 비오호흡 : 짧고 얕은 호흡과 무호흡이 불규칙적으로 반복되는 형태의 호흡이다. ④ 좌위호흡 : 누웠을 때 호흡이 곤란하여 앉거나 서야만 편안하게 호흡할 수 있는 상태로, 주로 심부전 환자에서 나타난다. ⑤ 빈호흡 : 호흡수가 비정상적으로 빠른 것을 의미하지만, 호흡의 깊이가 깊어지는 특징은 포함하지 않는다.
92	① 염좌의 경우 사고현장에서는 골절과 구별할 수 없으므로 골절에 준하여 처치한다.
93	안전한 마취를 위해서는 수술 전 8시간 이상 금식해야 하며, 물·껌·사탕도 섭취하면 안 된다.
94	④ 분만 후 4~6시간 이내로 소변을 확인한다.
95	① 왼쪽으로 누운 상태에서 검사를 진행한다. ② 검사 시 투여된 진정제로 인하여 위험하므로 검사 당일에는 운전할 수 없다. ③ 검사 중 의치는 제거해야 한다. ④ 검사 전 8시간 이상의 금식이 필요하며, 검사 당일에는 부드러운 음식 위주로 식사한다.
96	염좌의 증상으로는 압통, 부종과 반상출혈, 운동소실 등이 있다. 염좌 시 징후는 골절 시 징후와 중복되므로 실제로 비전위성 골절과 염좌를 구별하기 어려운 경우가 많다.
97	② 공기부목은 환자에게 편안하며 접촉이 균일하고 외부 출혈이 있는 상처에 압박을 가할 수 있어서 지혈도 가능하다는 장점이 있다.
98	② 발바닥을 때려 의식을 확인한다. ③ 영아의 경우 목을 과신전할 경우 기도폐쇄가 될 수 있다. ④ 두 손가락으로 젖꼭지 연결선 바로 아래의 흉골을 압박한다. 이때 검상돌기와 갈비뼈를 압박하지 않도록 주의한다. ⑤ 100~120회/분의 속도로 가슴압박을 한다.
99	② 두부 손상만 있는 경우 두부를 지면으로부터 15cm 정도 올려주는 것이 바람직하다. 이러한 자세는 뇌부종을 최소화시킬 수 있으나, 척추 손상이 의심되는 경우에는 척추판에 고정하여 머리 쪽을 올려준다.
100	① 동상 부위를 심장보다 높게 위치시킨다. ③ 갑작스럽게 고온이 가해지면 화상을 입을 위험이 크므로 전기담요를 덮지 않는다. ④ 수포가 있으면 터뜨리지 않는다. ⑤ 마찰을 통해 열을 내면 조직 손상이 더 일어날 수 있으므로 문지르지 않는다.
101	① 커프의 공기는 2~3mmHg/초의 속도로 뺀다. ② 첫 심박소리가 들리는 지점을 수축기혈압으로 기록한다. ③ 재측정이 필요한 경우 3~5분간 간격을 둔다. ⑤ 상완맥박 촉지부위 2cm 위에 커프를 감는다.
102	① 사레들릴 수 있으므로 음식을 먹고 있는 도중에는 환자에게 질문을 하지 않는다. ② 편마비 환자는 건강한 쪽을 밑으로 하여 약간 옆으로 누운 자세를 취한다. ③ 가능하면 앉아서 상체를 약간 앞으로 숙이고 턱을 당기는 자세로 식사한다. ⑤ 환자가 충분히 삼킬 수 있을 정도의 적은 양의 음식을 입에 넣어준다.
103	② 회귀대 : 머리, 절단부위에 사용하는 붕대법이다. ③ 나선절전대 : 종아리나 전박처럼 굵기가 급격하게 변하는 부위에 감는 붕대법이다. ④ 팔자대 : 손목, 팔꿈치, 무릎 등의 관절을 고정시킬 때 사용하는 붕대법이다. ⑤ 나선대 : 굵기 변동이 적은 부위에 사용하는 붕대법으로, 1/3~1/2 정도 겹치게 감는다.
104	**체위에 따른 욕창 호발부위** • 앙와위 : 천골, 견갑골, 후두부, 발꿈치, 팔꿈치 등 • 측와위 : 대전자부, 복사뼈, 팔꿈치, 견봉부 등 • 복위 : 하악골, 상완골, 경골, 무릎 • 반좌위 : 천골, 좌골결절, 발꿈치
105	① 동공이 확대된다. ② 호흡이 불규칙하다. ③ 피부가 하얗게 혹은 파랗게 변하면서 싸늘해진다. ④ 근육 긴장도가 저하된다.

06 정답 및 해설

정확하게 이해되는 명쾌한 해설!

문제편 p.55

▶ 6일차 정답

01	02	03	04	05	06	07	08	09	10	11	12	13	14	15	16	17	18	19	20
②	③	③	③	⑤	②	③	②	③	②	④	③	②	④	⑤	②	④	③	④	④
21	22	23	24	25	26	27	28	29	30	31	32	33	34	35	36	37	38	39	40
⑤	⑤	④	②	④	③	③	④	⑤	④	③	⑤	④	④	②	⑤	③	①	①	③
41	42	43	44	45	46	47	48	49	50	51	52	53	54	55	56	57	58	59	60
②	④	④	④	①	⑤	⑤	⑤	④	②	⑤	②	①	①	⑤	⑤	③	③	②	④
61	62	63	64	65	66	67	68	69	70	71	72	73	74	75	76	77	78	79	80
⑤	①	①	②	④	④	①	⑤	⑤	④	⑤	③	④	⑤	③	④	②	④	③	⑤
81	82	83	84	85	86	87	88	89	90	91	92	93	94	95	96	97	98	99	100
②	①	①	④	④	②	④	③	④	①	⑤	⑤	②	④	②	④	③	①	⑤	①
101	102	103	104	105															
①	①	③	③	④															

01 업무 중 체온계 파손 사실을 숨긴 것은 정직하지 못한 행동이며, 이는 간호조무사의 정직성 의무를 위배하는 것이다. 자신의 실수를 인정하고 보고하는 것은 환자의 안전을 최우선으로 하는 간호조무사의 중요한 직업윤리이다.

02 ③ 근무시간을 변경하고자 할 경우에는 가능한 한 일찍 직속상관에게 사유를 설명하고 변경한다.

03 ③ 이뇨제는 나트륨의 재흡수를 억제한다. 또한, 투여 시 나트륨과 함께 수분이 배설되고 혈압이 낮아지며, 심박출량도 감소한다.

04 칼시토닌은 갑상샘에서 분비되며, 부갑상샘호르몬과 비타민 D와는 반대 기능을 하므로 혈중 칼슘농도가 정상 이상으로 높아졌을 경우에 자극받는다. 칼시토닌은 뼛속의 칼슘 용출을 막고, 신장에서 소변을 통한 칼슘의 배설을 증가시킴으로써 혈중 칼슘농도를 저하시킨다.

05 ⑤ 호흡수는 임의로 조절할 수 있으므로 환자가 호흡수를 측정하는 것을 눈치채지 못하도록 해야 하며, 맥박수를 잰 후 손목을 계속 잡고 측정한다. 또한, 흡기와 호기의 반복되는 횟수를 약 1분간 측정하며, 운동 후나 정서적 장애 시에는 안정된 후 측정한다.

06 ② 메틸프레드니솔론은 척수손상이 의심되는 환자에게 투여할 수 있다. 이는 스테로이드로서 척수의 부종을 최소화하여 손상의 범위를 줄이는 작용을 한다.

07 ③ 정맥요법은 약물의 작용이 신속하게 나타나기를 원할 때 다량의 용액을 정맥혈관 내로 주입하는 것으로 약물을 희석해서 서서히 주입하기 위함이다.

08 저칼슘혈증
선천적 혹은 후천적으로 다양한 원인에 의하여 발생된다. 원인에 관계없이 이온화 칼슘의 감소로 인하여 신경근육계의 감각 이상, 근육통, 강축 및 경련 등 신경근육계의 흥분도 증가에 의한 증상이 발생된다.

09 ③ 편두통이 심한 경우 두통 완화에 유효한 혈자리에 침을 놓아 혈류를 개선하고 편두통의 발생을 억제할 수 있다.

10 ① 법랑질 : 치아의 맨 바깥층으로, 인체조직 중 가장 단단한 부위이다.
③ 치수 : 치아의 맨 안쪽 중심에 위치하는 조직으로, 혈관, 신경섬유, 임파관을 포함한다.
④ 치주인대 : 백악질과 치조골 사이에 있는 치아를 지지하는 결합조직이다.
⑤ 치관 : 잇몸 바깥으로 나와 있어 눈에 보이는 치아부분을 말한다.

11 약물알레르기
약물알레르기는 약물 분자가 체내 단백과 결합함으로써 항원으로 작용하여 항체를 형성하게 되고, 그 약물이 재차 체내에 들어오면 항원-항체반응을 일으켜 나타난다. 따라서 특이 체질과 비슷하게 보이지만 분명히 구별되어야 한다. 개인에 따라 또는 투여한 약물에 따라 많은 차이가 있으나, 보통 투여한 약물의 작용과 전혀 성질이 다른 증상이 나타난다.

12 ③ 가장 흔히 나타나는 아스피린의 부작용 증세로 위장 출혈과 지혈작용 방해가 있다. 따라서 아스피린은 가급적 식후 30분 이내에 복용해야 한다.

13 ② 부종 환자에게는 저염식을 제공하고 수분섭취를 제한해야 한다.

14 ② 액상 철분제를 먹을 때는 액체가 이에 닿으면 검게 착색을 일으킬 수 있으므로 빨대를 이용하는 것이 좋다.

15 ⑤ 직장체온 측정이 불가능한 대상자는 직장수술 환자, 회음수술 환자, 심근경색 환자, 설사 환자, 경련 환자 등이다.

16 ② 위장에 자극을 주는 약은 식사 직후에 복용한다.

17 ④ 근육주사는 피하주사보다 흡수가 빠르고 신경과 혈관 손상의 위험성이 높다.

18	① 맵고 짠 음식은 위점막을 손상하여 속쓰림을 더 악화시킨다. ② 식후 바로 눕지 않는다. ④·⑤ 고지방 음식과 초콜릿은 하부식도 괄약근의 압력을 낮추므로 섭취를 삼간다.
19	④ 전신마취 환자는 스스로 기도를 확보하고 유지하는 능력이 없으므로 기도유지가 중요하다.
20	**염증성 부종** 염증 반응 시 분비되는 화학적 매개체들에 의해 침투압 및 분비에 의한 혈관투과성이 증가하게 되어 체액(림프액, 혈액)이 세포 외액으로 빠져나오는 것을 말한다.
21	⑤ 음식물이나 분비물이 기도로 흡인되는 것을 막기 위해 환자의 체위를 측위(환자를 옆으로 눕힘)로 취해주고 턱을 위로 당겨 기도를 잘 열리게 한다.
22	⑤ 열은 세포대사를 증진시키고 세포성장을 촉진하므로 암세포의 전이를 증가시킨다.
23	④ 붕대의 시작이나 끝맺음은 상처나 허벅지의 후면과 같이 환자가 압박을 받는 부위에서 하지 않는다.
24	개방 골절은 뼈가 피부를 뚫고 나와 외부로 노출된 상태로, 감염 및 출혈의 위험이 매우 크다. 출혈이 동반된 경우 골절 부위를 심장보다 높이 올려주면 중력에 의해 해당 부위의 혈류량이 감소하여 지혈에 도움이 된다.
25	달걀흰자, 과일 및 채소류, 곡류 및 두류 등은 콜레스테롤이 적게 함유된 식품들이고, 콜레스테롤이 많이 함유된 식품으로는 달걀노른자, 내장(소, 돼지, 닭의 간), 생선 알류, 버터, 닭 껍질, 오징어, 문어, 전복, 뱀장어, 새우, 장어, 마요네즈 등이 있다.
26	비타민 D는 장에서 칼슘의 섭취를 증가시키고 신장에서 칼슘의 배출을 감소시켜 체내 칼슘을 보존하는 작용을 한다. 또한, 뼈 분해를 막아서 골다공증을 예방하는 효과가 있다.
27	③ 눈에 화학약품이 들어가서 심각한 손상을 일으키면 실명까지 될 수 있으므로 즉시 응급처치를 해야 한다. 이때 절대 손으로 눈을 비비거나 누르지 말아야 하며, 흐르는 물에 눈을 대고 약품을 씻어낸다. 그 후 눈동자를 확인하여 이물감 혹은 통증이 있거나 시야가 잘 보이지 않을 경우에는 즉시 병원으로 가야 한다.
28	① 옷에 대소변을 보더라도 창피를 주거나 꾸중하지 않는다. ② 또래 아이와 비교하지 않는다. ③ 변기에 앉는 시간은 5분 이내로 하고, 용변을 못 보면 다음에 다시 시도한다. ⑤ 대변은 12개월 시작~18개월에 완성, 소변은 16-18개월에 시작~24개월에 완성될 수 있게 한다.
29	①·③ 차고 건조한 공기에 노출되지 않게 한다. ② 반좌위를 취하게 한다. ④ 수분을 충분히 공급해준다.
30	**수면을 돕는 간호중재** 편안한 환경 제공(밝은 조명, 소음은 피한다), 취침의식의 존중, 적절한 야식 제공(따뜻한 우유 등), 이완 및 안위증진, 정상수면, 각성양상의 존중, 간호시간의 배려, 수면제·낮잠 피하기, 커피·홍차·콜라 등의 카페인 함유 음료 피하기, 스트레스를 줄이기 위해서 낮에 적당한 운동을 하되 잠자기 2시간 전에 과도한 육체적 운동 피하기 등이 있다.
31	**건강사정의 구성요소** • 주관적 자료 : 대상자에 의해서만 기술·입증될 수 있는 증상(가려움, 고통 등)이다. • 객관적 자료 : 관찰 및 신체사정에 의해 얻어질 수 있는 명백한 징후(활력징후 측정결과 등)이다.
32	**편마비 환자 보행 시 간호** • 환자의 마비가 있는 쪽에 선다. • 대상자의 허리 주위로 한 손을 대어 안정시킨다. • 환자의 무게를 쉽게 지지하기 위해 겨드랑이 부위에 팔을 지지한다. • 대상자가 불안정할 때는 항상 이동벨트를 사용한다. • 안전을 위해 환자를 두 명이 돕는 것이 더욱 좋다.
33	④ 동의를 요하지 않는 경우이다.
34	④ 환자 자신이 눈을 보호하고 눈을 함부로 만지거나 비비지 않도록 한다.
35	① 깊이 박힌 이물질을 제거할 경우 대출혈의 가능성이 있으므로 움직이지 않게 고정한다. ③ 척수손상 환자는 절대로 함부로 들지 말고 널빤지나 특수 척추받침대 위에 눕혀 목이나 등 또는 모든 척추가 반듯이 되도록 한 후 몸을 고정시키고 이송해야 한다. ④ 뼈가 튀어나왔다고 해서 다시 제자리에 넣으려는 행동은 금지한다. ⑤ 출혈부위는 심장보다 높게 위치시킨다.
36	⑤ 서로의 권한과 책임이 분명히 정해져 있어야 한다.
37	**보건교육 중 실물 또는 실제 상황 활용 시 장점** • 모든 감각기관을 동원하므로 흥미롭고 쉽게 목표에 도달한다. • 교육 후 실생활에 즉시 활용할 수 있다. • 단기간 내 교육자와 학습자 간의 의사소통이 이루어진다.
38	**브레인스토밍** 특정 문제를 해결하기 위해 여러 구성원이 가능한 한 많은 아이디어를 비판 없이 자유롭고 창의적으로 제시하여, 그중 최상의 아이디어를 선택하는 방식이다.
39	① 대부분 성병은 치료가 가능하므로 불임 등의 후유증이 없도록 사전 조치를 취해야 하고, 성병이 사회적으로 문제를 일으키지 않도록 해야 한다.
40	① 방문목욕 : 장기요양요원이 목욕설비를 갖춘 장비를 이용하여 수급자의 가정 등을 방문하여 목욕을 제공하는 장기요양급여이다. ② 방문요양 : 장기요양요원이 수급자의 가정 등을 방문하여 신체활동 및 가사활동 등을 지원하는 장기요양급여이다. ④ 주·야간보호 : 수급자를 하루 중 일정한 시간 동안 장기요양기관에 보호하여 신체활동 지원 및 심신기능의 유지·향상을 위한 교육·훈련 등을 제공하는 장기요양급여이다. ⑤ 방문간호 : 장기요양요원인 간호사 등이 방문간호지시서에 따라 수급자의 가정 등을 방문하여 간호, 진료의 보조, 요양에 관한 상담 또는 구강위생 등을 제공하는 장기요양급여이다.
41	② 지역주민의 건강을 증진하고 질병을 예방·관리하기 위하여 시·군·구별로 보건소(보건의료원 포함)를 1개씩 설치한다. 다만, 지역주민의 보건의료를 위하여 특별히 필요하다고 인정되는 경우에는 필요한 지역에 보건소를 추가로 설치·운영할 수 있다.
42	**1차 보건의료의 원칙** • 근접성 : 주민이 쉽게 이용하기 위해서는 주거 지역에서 적당한 거리 내에서 쉽게 접근할 수 있어야 한다. • 참여성 : 주민들의 적극적인 참여가 있어야 한다. • 보편성 : 기본적이고 포괄적인 의료를 제공해야 한다. • 지불 가능성 : 지불 능력에 맞는 보건의료비용으로 제공되어야 한다. • 수용성 : 주민이 받아들일 수 있는 방법과 수준이어야 한다. • 계속성 : 기본적인 건강상태를 유지하기에 필요한 서비스 제공이 지속적으로 이루어져야 한다. • 균등성 : 기본적인 건강서비스는 누구나 어떤 여건이든지 필요한 만큼 똑같이 받을 수 있어야 한다. • 상호협조성 : 관련부서가 서로 협조함으로써 의료체계를 구축하여야 한다.
43	① 인두제, ② 행위별수가제, ③ 포괄수가제, ⑤ 봉급제에 대한 설명이다.

44 발생률과 유병률
- 발생률 : 새로이 특정 건강문제가 발생한 사람 수 / 건강한 전체 인구수 × 1,000
- 유병률 : 현재 특정 건강문제를 갖고 있는 사람 수 / 전체 인구수 × 1,000

45 감각온도
실효온도 또는 체감온도라고 하며, 기온, 기습, 기류의 요소를 종합한 체감온도를 말한다. 포화습도(습도 100%), 정지공기(0m/s, 무풍) 상태에서 동일한 온감(등온감각)을 주는 기온을 뜻한다.

46 ① 일산화탄소는 혈중 헤모글로빈과의 친화력이 HbO_2보다 200~300배 정도 강하다.

47 염소소독의 장단점
- 장점 : 강한 살균력과 잔류효과, 조작의 간편성, 경제성
- 단점 : 강한 냄새, THM(Trihalomethane) 생성

48 ① 파쇄법 : 서로 다른 크기의 폐기물을 비교적 균일한 상태로 만드는 방법이다.
② 매립법 : 쓰레기를 지표면 아래에 묻고 흙이나 화학작용을 일으키지 않는 물질로 덮는 방법이다.
③ 투기법 : 가장 비위생적인 방법으로, 생석회 등을 이용해 빈번하게 소독해야 한다.
④ 소각법 : 의료폐기물 처리 시 사용되며 가장 위생적이나 공기오염이 우려되는 방법이다.

49 ⑤ 직업병은 전염성 질환이 아니므로 예방접종으로 예방되지 않는다.

50 ① 고온다습한 환경에서 발생, 온도를 급하강시키는 응급처치 시행
② 고온 환경에 오랜 시간 폭로되어 말초혈관 조절장애와 심박출량 부족으로 오는 순환부전
③ 한랭에 노출된 상태로 습기가 마르지 않은 경우 발생
⑤ 장시간 단말기 이용자에게 발생하는 목, 어깨, 팔의 근육통과 안정피로(눈 불편감)

51 ⑤ 장티푸스는 Salmonella typhi균에 의해서 발생하며, 환자와 보균자의 대소변이나 장티푸스균에 오염된 물 또는 음식물을 먹은 후 6~14일 뒤에 지속적인 발열, 권태감, 식욕부진, 느린 맥박, 설사 후의 변비와 허리부분에 장미 같은 발진 등의 증상을 나타낸다.

52 ② 결핵균은 강한 산이나 알칼리로 처리해도 살아 있을 수 있으므로 종이에 싸서 소각 처리한다.

53 ① 비타민 B_{12}가 부족해서 생기는 빈혈을 악성빈혈이라고 하는데, 주요 신경증상으로는 감각 이상, 피로, 기억력 감퇴, 발기불능, 우울증, 불면증 등이 있다.

54 세균성 식중독
- 감염형 식중독 : 살모넬라 식중독, 장염비브리오 식중독, 병원성대장균 식중독, 캠필로박터 식중독, 여시니아 식중독, 리스테리아 식중독
- 독소형 식중독 : 포도상구균 식중독, 보툴리누스균 식중독, 바실러스 세레우스 식중독

55 ① 장기요양급여를 제공하여 노후의 건강증진 및 생활안정을 도모하고 그 가족의 부담을 덜어줌으로써 국민의 삶의 질을 향상하도록 함을 목적으로 한다.
② 장기요양등급은 장기요양 1~5등급과 장기요양 인지지원등급으로 판정한다.
③ 별도의 장기요양인정 신청을 해야 혜택이 적용된다.
④ 65세 이상의 노인 또는 65세 미만의 자로서 치매·뇌혈관성질환 등의 노인성 질병으로 6개월 이상 혼자서 일상생활을 수행하기 어려운 자가 대상자이다.

56 ① 가족교육 : 환자가족을 대상으로 환자의 치료, 재활, 사회복귀와 관련된 심리사회적 문제에 대한 교육을 통해 가족의 문제를 해결하고, 정서적으로 지원하여 환자의 회복에 참여하도록 돕는 프로그램이다.
② 자조집단 : 구성원 간 상호지원 활동과 환자 권리에 대한 주장을 하기 위한 목적으로 퇴원 후 환자들이 모여서 서로의 고통을 이해하고 경험을 공유하는 모임의 프로그램이다.
③ 직업재활 : 직업을 통해 얻는 성취감과 사회적 역할이 자존감을 회복시키고 대인관계의 기회를 제공하여 사회적·정서적 지지체계를 얻게 되는 프로그램이다.
④ 주거서비스 : 정신질환자가 지역사회 내에서 자연스럽게 어울려 살면서 자유롭고 독립적인 삶을 누릴 수 있도록 지원하는 다양한 주거형태의 서비스를 말한다.

57 ③ 대기실, 교육실 등의 다목적 기능 공간이 있어야 하며, 이는 처치실과 어느 정도 분리되어 있어야 한다.

58 임신성 고혈압
임신 중 수축기 혈압이 140mmHg 이상, 이완기 혈압이 90mmHg 이상이며 단백뇨를 동반하지 않는 고혈압을 말한다. 임신성 고혈압 환자의 식이요법으로 염분을 줄이고 칼슘과 비타민 섭취를 늘려야 한다. 또한, 동물성 단백질과 식물성 단백질을 충분히 섭취하고 당분의 과잉섭취를 피하는 것이 중요하다.

59 ② 첫 단계로 지역사회를 진단한다. 이 단계에서는 수집한 자료를 분류하고 요약·분석하여 확인된 지역사회의 여러 가지 건강문제 중에서 지역사회 간호사업으로 해결해야 할 문제를 선정한다. 이후 지역사회 간호진단을 내려서 중재계획을 세우는 데 필요한 자료를 제공한다.

60 가족의 개념
- 외형적인 구성 면에서 혼인과 혈연 또는 양자관계를 통하여 결합된 집단이다.
- 가족 구성원 상호 간의 정서적인 표현을 위한 심리적인 집단이다.
- 기능면에서 가족은 사회 전체의 맥락과 연결되는 여러 가지 과업을 수행하는 제도이다.

61 보건사업의 역사
- 1946년 : 미군정하에서 현대 보건행정의 계기 마련
- 1956년 : 보건소법 제정·시행
- 1962년 : 가족계획사업 채택
- 1973년 : 한국간호조무사협회 창립

62 국가암 검진

종 류	검진주기	연령 기준 등
간 암	6개월	40세 이상의 남녀 중 간암 발생 고위험군
대장암	1년	50세 이상의 남녀
자궁경부암	2년	20세 이상의 여성
유방암	2년	40세 이상의 여성
위 암	2년	40세 이상의 남녀
폐 암	2년	54세 이상 74세 이하의 남녀 중 폐암 발생 고위험군

63 ① 대상자의 수준에 맞는 간호가 가능하다는 장점이 있다.

가정방문 간호의 단점
- 입원이 더 안전할 수 있다.
- 가족의 사생활이 불편할 수 있다.
- 환자상태에 대한 모니터가 이루어지지 않을 수 있다.
- 응급상황 시 대처능력이 떨어질 수 있다.
- 진단검사 및 치료조치에 접근이 늦다.
- 여러 가지를 고려하면 비용이 더 발생할 수 있다.
- 주위에 지나친 부담이 될 수 있다.
- 입원이 꼭 필요한 경우에도 지연될 수 있다.

64
② 의료기술의 발달로 인구의 노령화가 가속되어 노인인구는 증가할 것이며, 질병의 만성화, 생활양식의 변화로 보건서비스 요구는 점차 증가할 것이다.
① 보건소는 치료사업을 확대하는 것이 아니라 지역주민의 건강증진 및 질병예방·관리를 수행한다.
③ 병·의원 등이 증가하더라도 보건소 사업은 점차 확대될 것이다.
④ 영유아의 증가보다는 인구의 노령화로 노인보건 사업이 증가할 것이다.
⑤ 생활양식의 변화로 보건서비스 요구는 점차 증가할 것이다.

65 간호기록부의 기재사항(의료법 시행규칙 제14조 제1항 제3호)
- 간호를 받는 사람의 성명
- 체온·맥박·호흡·혈압에 관한 사항
- 투약에 관한 사항
- 섭취 및 배설물에 관한 사항
- 처치와 간호에 관한 사항
- 간호 일시

66 보호의무자(정신건강복지법 제39조 제1항)
민법에 따른 후견인 또는 부양의무자는 정신질환자의 보호의무자가 된다. 다만, 다음의 어느 하나에 해당하는 사람은 보호의무자가 될 수 없다.
- 피성년후견인 및 피한정후견인
- 파산선고를 받고 복권되지 아니한 사람
- 해당 정신질환자를 상대로 한 소송이 계속 중인 사람 또는 소송한 사실이 있었던 사람과 그 배우자
- 미성년자
- 행방불명자
- 그 밖에 보건복지부령으로 정하는 부득이한 사유로 보호의무자로서의 의무를 이행할 수 없는 사람

67 시·도지사 또는 시장·군수·구청장은 결핵환자가 동거자 또는 제3자에게 결핵을 전염시킬 우려가 있다고 인정할 때에는 결핵의 예방을 위하여 결핵환자에게 일정 기간 보건복지부령으로 정하는 의료기관에 입원할 것을 명할 수 있다. 이 경우 입원명령의 통지는 결핵환자 또는 그 보호자에게 하여야 한다(결핵예방법 제15조 제1항).

68 모자보건수첩의 기재사항(구강보건법 시행규칙 제13조)
- 임산부의 산전 및 산후의 구강건강관리에 관한 사항
- 임산부 또는 영유아의 정기 구강검진에 관한 사항
- 영유아의 구강발육과 구강관리상의 주의사항
- 구강질환 예방진료에 관한 사항
- 그 밖에 임산부 및 영유아의 구강건강관리에 필요한 사항

69 혈액원은 혈액제제를 공급한 때에는 혈액제제 운송 및 수령확인서를 2부 작성하여 1부는 3년간 보관하고 1부는 혈액제제를 수령한 자에게 내주며, 혈액제제를 수령한 자는 해당 확인서를 3년간 보관하여야 한다(혈액관리법 시행규칙 제12조 제3호 나목).

70 보건소장은 감염병 환자 등의 명부를 작성하고 이를 3년간 보관하여야 한다(감염병예방법 시행규칙 제12조 제1항).

71
① 알코올이 완전히 마른 후 천자해야 한다.
② 사용한 채혈침은 바늘이므로, 손상성폐기물 전용용기에 버려야 한다.
③ 혈액을 짜면 조직액이 섞여 혈당 수치가 낮게 나올 수 있으므로, 자연스럽게 흐르는 혈액만 사용한다.
④ 손바닥은 피부가 두껍고 신경이 많아 통증이 크고, 정확한 혈당 측정이 어렵다.

72 저온살균법은 63~65℃에서 30분간 가열하는 방법이다. 저온살균법으로 만든 우유는 유산균이 살아있고, 단백질이 변성되지 않는다. 또한, 저온살균법은 비타민류의 파괴를 최소화할 수 있다.

73 ④ 신생아 출혈성 질환이란 비타민 K의 부족으로 인해서 혈액이 잘 응고되지 않아 생후 2~3일경에 갑자기 피를 토하거나 피가 섞인 흑색 변을 보는 병을 말한다. 신생아들의 출혈성 질병을 예방하기 위해 종종 비타민 K를 근육 내로 주사한다.

비타민 K의 기능
- 혈액응고물질인 프로트롬빈의 생성을 돕는다.
- 간 기능을 돕는다.
- 비타민 D와 더불어 혈청칼슘이온의 생성을 돕는다.
- 뼈의 광물질화에 관여하므로 뼈의 유지 및 골절치료에 쓰인다.
- 폐경기 후 골다공증 치료 및 예방에 관여한다.
- 암 예방과 치료에 유효하다.

74 교차감염
어떤 증상을 가지고 병원에 이미 입원한 사람에게 2차적인 감염병이 부가되는 것, 즉 한 환자의 병원균이 다른 환자에게 옮겨지는 것을 말한다.

75 혈압 측정은 주로 상완동맥과 슬와동맥을 이용해서 측정한다. 팔은 심장의 높이와 같게 하고, 측정 중에는 대화를 삼가며, 식사 직후나 흡연 직후에 측정하면 혈압이 실제보다 높게 측정된다는 점을 유의한다.

76 경구투여 금기 환자
- 무의식 환자
- 연하곤란 환자
- 의식이 불분명한 환자
- 금식 환자
- 구토가 있는 환자

77 ② 즉시시행처방이란 처방이 내려진 즉시 투여하되 단 1회에 한해서만 투여되는 처방이다.

78 ④ 영양액 주입 후 비위관은 조절기로 막아준다.

79 무기폐는 수술 후 합병증으로 기관지가 폐쇄되거나 깊은 숨을 쉬지 못하는 원인으로 발생한다. 이의 예방법으로는 깊은 숨을 호흡을 하거나 기구를 사용해 깊은 숨을 쉬게 하는 것이 좋다.

80 ⑤ 노인은 방광 벽이 두꺼워져 소변의 저장량이 줄어들고, 근력의 저하로 요실금이 나타난다. 잠자리에 들기 전에 소변을 비워 잠이 깨는 것을 방지할 수도 있고, 야뇨증을 예방할 수도 있다.

81 ② 회음부 삭모를 하는 목적은 피부에 있는 세균을 최소화(감염예방)하고 수술부위의 관찰을 쉽게 하기 위함이다.

82 정맥류는 자궁이 커지면서 하반신을 압박하여 혈액순환이 원활히 이루어지지 않음에 따라 발생한다. 정맥류를 예방하기 위해서는 다리를 높여 휴식을 취하는 것이 좋으며, 병이나 스팀타월 등을 이용해 아래에서 위로 다리를 마사지해 주는 것이 좋다. 꽉 조이는 옷이나 발목이 있는 양말, 발에 꼭 맞는 신발은 피한다.

83
② 머리카락과 두피 모두 완전히 말려야 한다.
③ 간호조무사의 허리에 무리가 가지 않도록 침대 높이를 허리 높이로 조절한다.
④ 엉킨 머리카락은 머리카락 끝부분부터 빗어 엉킨 것을 풀어야 한다.
⑤ 혈액은 찬물로 먼저 닦아내 제거한 후 따뜻한 물로 세발해야 한다.

84 ④ 일반적으로 상처는 깨끗한 쪽에서 더러운 쪽으로 닦아낸다.

85 ④ 투약관장은 약물치료제를 사용하는 관장이며, 장의 기생충을 죽이기 위한 관장은 구충관장이다.

86 신생아의 활력징후
- 체온 : 36.5~37.5℃
- 맥박 : 120~160회/분
- 호흡 : 35~50회/분, 복식호흡
- 최고혈압 : 80~90mmHg

87 ③ 크래들 침상은 침구의 무게가 가해지지 않도록 하는 침상으로, 화상 환자에게 주로 사용한다.

88
① 전신마취에서 깬 환자가 갈증을 호소하면 거즈에 물을 묻혀 입술을 적셔준다.
② 기도 흡인을 예방하기 위하여 환자의 머리를 옆으로 돌려 눕힌다.
③ 수술 후 통증으로 인해 숨을 크고 깊게 쉬지 않으면 폐가 쭈그러드는 현상인 무기폐가 발생할 수 있으므로 심호흡을 해야 한다.
⑤ 척추마취를 한 환자는 앙와위를 취하게 한다.

89
상복부나 하복부 또는 흉부수술을 받은 환자는 통증 때문에 깊은 호흡과 기침을 제대로 하지 못하고 빠르고 얕은 호흡을 하게 된다. 따라서 기도 분비물이 배출되지 못하고 작은 기관지나 폐에 축적되어 무기폐나 폐렴이 발생하기 쉽다. 이런 합병증을 예방하기 위하여 가급적 빠른 시간 내에 심호흡과 기침을 하여 기관분비물을 자주 배출해내는 것이 좋다.

90
침상목욕 시 사지를 말초에서 몸의 중심방향으로 문지르며 닦는 목적은 정맥혈의 흐름을 촉진해 정맥혈의 귀환을 돕기 위함이다.

91 벤튜리마스크
저농도의 산소(24~40%)가 필요한 경우에 사용하도록 특별히 고안된 마스크이다. 산소가 마스크로 들어갈 때 분사방식을 이용하여 주위의 공기와 섞여 들어가도록 한 것이다. 벤튜리마스크는 오직 만성폐쇄성 폐질환(기관지 천식, 만성기관지염, 폐기종 등) 환자에게만 필요한 안면마스크이며, 공급되는 산소농도는 24%에서부터 시작해야 한다.

92
② 지혈대는 위험한 상태의 합병증(조직괴사)을 유발할 수 있으므로 마지막 수단으로 사용해야 한다.

93
④ 일반인의 경우 이산화탄소에 호흡중추가 반응하는 것에 비해 만성 폐쇄성 폐질환 환자는 산소에 의해 호흡중추가 반응하므로 2~4L의 산소를 준다.

94 과민성 쇼크
알레르기에 의한 면역반응의 일종으로, 원인물질과 접촉한 후 바로 또는 몇 시간 후 나타난다.

95
④ 침대나 휠체어가 고정되지 않았을 경우, 환자 이송 시 큰 사고가 발생할 위험이 높다.

96
① 베갯잇 터진 쪽이 병실문 반대편을 향하게 베개를 놓는다.
② 반홑이불을 방수포 위에 깐다.
③ 발치의 윗홑이불과 담요는 족저굴곡이 생기지 않도록 넉넉하게 주름을 만들어준다.
⑤ 담요는 윗홑이불보다 15~20cm 내려서 중앙선에 맞추어 편다.

97
③ 골격이 손상되어 두 개 이상의 골절편으로 나뉜 경우를 분쇄골절이라 한다.

98
① 대부분의 유아 환자들은 부모로부터의 격리를 두려워하는 것이 공통적이다.

99
⑤ 임신부에게는 쇼크 방지용 바지(MAST)를 사용하면 안 된다.

100
① 가장 먼저 기도를 유지하고, 이후 손상을 줄 수 있는 주변의 물건을 치운다.

101
② 손이나 손바닥으로 몸무게를 지탱하여 걷게 한다.
③ 팔꿈치를 20~30°로 굽힌 상태로 손잡이를 잡게 한다.
④ 처음 목발을 사용하여 보행하는 경우 보폭을 좁게 하여 걷다가 점점 보폭을 넓힌다.
⑤ 머리를 들고 앞을 보면서 걷게 한다.

102
② 장갑 보호대 : 소양증 환자가 피부를 긁어 상처를 입을 위험이나 주삿바늘 또는 튜브 등이 제거될 위험을 방지하기 위해 적용한다.
③ 손목 또는 발목 억제대 : 침상에서 낙상할 우려가 있는 환자의 손과 발을 침대와 연결된 끈으로 고정하여 움직임을 제한한다.
④ 재킷 보호대 : 지남력이 상실된 혼돈 환자나 진정제 투여 환자, 자해하거나 폭력적인 행동을 보이는 환자에게 적용한다.
⑤ 팔꿈치 보호대 : 주로 어린아이에게 적용하는 것으로, 정맥주사를 맞고 있는 아이가 팔꿈치를 구부리지 못하도록 한다.

103
① 정확한 검사를 위해 기침은 되도록 참아야 하며, 숨을 천천히 깊게 쉬면 기침을 줄일 수 있다.
② 검사 후 2~3시간 동안 금식하게 한다.
④ 틀니를 제거하고 검사받아야 함을 설명한다.
⑤ 검사 전 최소 6시간 이상 금식하게 한다.

104 병실소독
• 병실 내의 시설물과 물품은 환자가 배출하는 병원체에 오염되었다고 판단되기 때문에 철저한 세척과 소독을 시행해야 한다.
• 환자가 완치하여 퇴원하거나 사망 후 또는 격리 수용된 감염원을 완전히 제거하기 위한 소독을 종말소독이라고 한다.
• 환자 퇴원 후 소독은 가능하면 환기가 충분히 이루어진 후에 실시한다.
• 환자 퇴원 후 종말소독은 오염된 벽면, 전기코드, 스위치, 문고리, 침대, 침대시트, 휠체어, 기타 옷장, 세면대, 화장실 변기 등에 대해 소독하고 커튼고리 등도 세탁해야 한다.

105
타협은 환자가 운명의 신에게 "이렇게 하겠으니, 좀 더 살려 달라"고 타협을 기도하는 시기이다.

07 정답 및 해설

정확하게 이해되는 명쾌한 해설!

문제편 p.66

▶ 7일차 정답

01	02	03	04	05	06	07	08	09	10	11	12	13	14	15	16	17	18	19	20
③	②	④	⑤	④	①	①	④	③	①	⑤	⑤	⑤	②	②	④	③	④	①	④
21	22	23	24	25	26	27	28	29	30	31	32	33	34	35	36	37	38	39	40
②	④	②	①	⑤	②	⑤	④	⑤	⑤	①	④	⑤	②	①	④	④	⑤	⑤	①
41	42	43	44	45	46	47	48	49	50	51	52	53	54	55	56	57	58	59	60
③	④	②	③	①	①	②	③	①	①	①	①	③	①	③	③	②	③	①	③
61	62	63	64	65	66	67	68	69	70	71	72	73	74	75	76	77	78	79	80
⑤	⑤	①	⑤	③	③	②	①	①	②	①	④	①	③	①	①	③	⑤	②	①
81	82	83	84	85	86	87	88	89	90	91	92	93	94	95	96	97	98	99	100
④	②	④	②	②	③	①	⑤	①	⑤	③	②	①	②	③	①	⑤	③	④	④
101	102	103	104	105															
③	②	⑤	④	⑤															

01 **선행의 원리**
타인을 돕기 위해 적극적이고 긍정적으로 고려하는 의료인의 이타적·포괄적 자세를 말한다. 선행의 원리는 호의에서 나오는 친절과는 달리 의료인의 의무다.

02 **간호의 전문적 역할**
- 지역사회의 건강문제 검토
- 정책에 적극적으로 참여
- 대상자 스스로 건강요구에 대처할 수 있도록 돕는 역할

03 ① 멸균 유효기간이 경과한 물품은 즉시 폐기한다.
② 포장지에 구멍이 난 멸균물품은 폐기하거나 다시 멸균해야 한다.
③ 기준량을 초과하여 재고량을 확보할 필요는 없다.
⑤ 유효기간이 임박한 물품은 보관장 앞쪽에 배치한다.

04 모르핀은 강력한 마약성 진통제로, 도난과 오남용을 방지하기 위해 이중 잠금장치가 있는 곳에 보관해야 한다.

05 ④ 그레이브스병은 갑상샘기능 항진을 일으키는 가장 대표적인 질환이며, 자가면역성 질환이다.

06 ① 모든 음식에는 뚜껑 있는 그릇을 사용하도록 하여 청결함을 유지해야 한다.

07 ② 산소와 이산화탄소의 운반은 호흡계와 순환계의 연합에 의해 수행된다.
③ 폐환기에서 산소가 폐로 들어오는 것은 흡식에 의해서이다.
④ 내호흡은 조직세포와 모세혈관 사이에서 일어나는 가스교환으로 모세혈관에서 세포 속으로 산소가 이동하고 세포에서 모세혈관 속으로 이산화탄소가 이동한다.
⑤ 외호흡은 폐포와 모세혈관 사이에서 일어나는 가스교환으로 폐포의 모세혈관으로 들어온 산소는 혈액의 체순환을 통해 온몸의 모세혈관으로 운반된다.

08 ④ 방광세척은 방광 내에 고인 혈괴, 농 등 잔유 물질을 제거하고 감염예방 및 염증 치료를 위해 사용된다. 세척 용액은 전해질 결핍이나 수독증을 유발할 수 있으므로 멸균된 생리식염수를 이용한다.

09 **홍역예방**
- 홍역의 예방은 예방접종을 통한 능동면역과 글로불린 주사를 통한 수동면역이 있다.
- 수동면역은 홍역접종을 하지 못한 소아, 임산부, 면역기능 저하 환자 등에게 사용되며 노출 5일 이내에 면역 글로불린을 주사하여 홍역을 예방하거나 약화시킨다.

10 ② 훈침 시 즉시 침을 빼고, 편안하게 눕힌다.
③ 사용한 침은 재사용하지 않는다.
④ 유침 시 환자의 체위를 일정하게 유지한다.
⑤ 발침 시 천천히 뽑아내고 알코올솜으로 가볍게 눌러준다.

11 ⑤ 비출혈(코피)은 여러 원인에 의해 나타나며, 응급처치로는 입으로 숨을 쉬게 하거나 목덜미와 콧등에 냉찜질을 하며, 코를 풀지 못하게 하는 등 여러 가지가 있다.

12 ⑤ 비타민 B_1 결핍은 각기병, 뇌세포 손상 및 근육위축과 근육종, 부종, 피부감, 호흡곤란, 식욕부진, 설사 등의 원인이 된다.

13 **특별구강간호 대상자**
무의식 환자, 탈수 환자, 비위관삽입 환자, 기관 내 삽입 환자, 장기간 금식 환자, 산소요법 시행 환자, 쇠약한 환자, 고열 환자, 구강섭취가 불가능한 환자, 구강호흡 환자

14 ② 쓰리웨이 시린지는 치아를 건조시키거나 세척하는 기구로 물과 압축공기가 따로 나오기도 하고 함께 나오기도 한다.

15 ② 부항요법은 몸이 몹시 허약할 때, 심한 열이 날 때, 출혈증상이 심할 때, 붓기가 있을 때, 정맥류가 있을 때, 경련 때, 임신부의 아랫배 등에는 금지된다.

16 **무균법(Asepsis)**
병원감염을 줄이기 위해 병원 전체에서 수행되어야 하는 중요한 절차는 무균법이다. 무균법에는 내과적 무균법과 외과적 무균법이 있다. 내과적 무균법에는 개인건강 및 위생, 손 씻기, 환자 위생, 쓰레기 처리, 격리, 역격리(보호격리) 등이 포함되며, 외과적 무균술에는 수술에서의 손씻기, 멸균지역의 준비, 드레싱 교환, 인공도뇨, 기도흡인 등이 포함된다.

17 Z자형 근육주사 후 약물이 피하조직 내로 유출될 수 있으므로 마사지하지 않는다.

18 백내장 수술 직후 기침, 코 풀기, 무거운 물건 들기 등은 안압을 상승시켜 수술 부위에 출혈이나 손상을 일으킬 수 있으므로 주의한다.

19 **오장육부**
- 오장(五臟) : 간, 심장, 비장, 폐, 신장
- 육부(六腑) : 쓸개(담낭), 위, 대장, 소장, 방광, 삼초

20 당뇨 환자는 단순당인 설탕, 꿀, 사탕 등은 제한하고 대용품으로 인공감미료를 소량 이용한다.

21 ② 부종이 발생하면 임상적으로 부풀어 오르고, 푸석푸석한 느낌을 갖게 되며, 누르면 피부가 움푹 들어갔다가 천천히 돌아온다.

22 ① 굴곡(굽힘)은 시상면을 따라 고정된 뼈와 움직이는 뼈 사이의 각이 감소하고 서로 가까워지는 운동이다.
② 신전(폄)은 굴곡과 반대되는 것으로서, 시상면을 따라 고정된 뼈와 움직이는 뼈 사이의 각이 커지고 서로 멀어지는 운동이다.
③ 외전(벌림)은 몸의 정중선 또는 정중면에서 사지가 멀어지도록 하는 운동이다.
⑤ 회전(돌림)은 뼈의 긴 축을 중심으로 도는 운동으로서, 내측회전과 외측회전이 있다.

23 ② 피부가 건조한 영아나 습진아에게는 오일목욕이 좋다.
① 조산아와 허약한 아기에게는 스펀지목욕이 적당하다.

24 ① 체온은 반드시 30분 후에 다시 측정한다.

25 미숙아 망막증은 미숙아에게 고농도의 산소를 장기간 공급할 경우 망막의 혈관 발달에 이상이 생겨 발생하는 질환이다. 심할 경우 망막 박리로 이어져 실명에 이를 수도 있다.

26 ② 노인의 약은 복용할 약의 종류와 1일 복용 횟수가 많아 복잡하며, 만성 질환으로 일생 투약이 필요한 경우가 많다.

27 ⑤ 머리의 장신구를 제거하고 솜으로 귀를 막으며, 눈은 수건으로 덮어 보호한다. 수건으로 눈을 덮는 것은 물방울이 눈과 얼굴에 튀지 않도록 하기 위함이다.

28 **구강 대 구강 인공호흡 순서**
- 입속에 구토물 등 이물질이 있는 경우 머리를 옆으로 돌려 이물질을 꺼낸다.
- 손가락으로 혀를 눌러서 꺼낸다. 의식을 잃은 경우 혀가 말려서 기도를 막는 경우가 있다.
- 어깨 부위에 베개 등을 대어 머리가 완전히 뒤로 젖혀지게 한다. 기도가 열리게 해야 한다.
- 한 손으로 코를 막고, 환자의 입에 자신의 입을 댄다. 입과 입이 완전히 밀착되어야 한다.
- 환자의 가슴이 부풀어 올 때까지 숨을 불어 넣는다.
- 환자의 코를 잡은 손과 입을 떼고, 5초 후 다시 반복한다.

29 **소화궤양 환자를 위한 간호보조활동**
- 알코올, 탄산음료, 커피는 섭취하지 않는다.
- 소량씩 자주 섭취한다.
- 금연, 적절한 운동, 충분한 수면을 취한다.
- 우유는 위산 분비를 촉진하기 때문에 섭취를 자제한다.
- 비스테로이드성 항염증제는 소화성 궤양의 원인이므로 복용해서는 안 된다.

30 ⑤ 환자의 병동 이동 시 환자의 기록은 정리하여 옮겨가는 병동으로 보낸다.

31 ① 축동제인 필로카핀(Pilocarpine)은 안내배수와 안외배출을 도와준다. 부교감신경 자극제로서 모든 신경계 기능을 자극하여 동공, 기관지, 소화계, 심장계, 생식선계의 변화를 유발하며, 눈물 분비 증가, 소화액 분비 증가, 서맥, 이뇨작용 촉진, 타액선 자극효과를 나타낸다.

32 ④ 똑바로 누운 자세에서는 손목은 신전시키고 손가락은 모양이 자연스럽게 구부러지도록 적당한 크기의 롤을 손에 쥐어 준다.

33 **말초혈관 질환**
여러 가지 원인에 의해 손, 발 또는 팔, 다리에 분포하는 혈관이 막히거나 좁아짐으로써 통증, 감각소실, 사지의 궤양 및 괴사가 나타나는 질환을 말한다. 버거알렌 운동을 매일 하고, 혈관수축제는 투여를 금한다.

34 ② 냉찜질은 혈관을 수축시켜 회음부의 부종과 염증을 줄이고, 차가운 자극으로 신경 전달을 둔화시켜 통증을 완화한다.

35 덤핑증후군은 위 절제 수술을 받은 환자에게 나타날 수 있는 합병증으로, 음식물이 소장으로 너무 빨리 이동하여 복통, 설사, 오심, 현기증 등이 발생하는 현상이다. 조금씩 자주 천천히 식사하는 것은 한꺼번에 많은 양의 음식물이 소장으로 유입되는 것을 막아 덤핑증후군을 예방하는 가장 효과적인 방법이다.

36 **보건교육의 정의**
- 개인, 집단, 조직, 지역사회가 건강과 관련된 지식, 태도를 형성하여 건강을 실천할 수 있도록 영향을 주는 모든 경험의 종합이다.
- 건강에 대한 지식, 태도, 기술을 향상시키기 위해 체계적인 전략을 세워 개인, 집단, 지역사회 발전을 도모하기 위한 조직적인 사회교육이며 문화 운동이다.
- 보건문제 해결을 위해 행동과학을 적용한 실천학문이며, 개인과 지역사회 스스로 건강증진 능력을 갖도록 직접적으로 도와주는 수단이다.

37 ④ WHO, 미국보건협회의 Emerson이 공통적으로 중요하게 여기는 것은 보건통계, 보건교육, 환경위생이며, 이 중 가장 중요하게 여기는 것은 보건교육이다.

38 ⑤ 보건간호 분야는 보건소, 보건단체 및 산업체 시설 내의 의무실에서 건강과 질병예방에 관해 개인 및 가족들에게 조언하는 규정된 간호업무로, 간호조무사는 이를 보조한다.

39 **보건교육 담당자가 갖추어야 할 특성**
- 신뢰성 : 환자로부터의 신뢰
- 시간적, 공간적 접근성 : 적절한 순간 교육 실시, 각종 질병관리 프로그램을 통해 접근
- 준비성 : 체계적 준비

40 **1차 보건의료의 사업내용**
- 만연한 보건의료문제에 대한 교육과 그 문제의 예방과 관리
- 식량공급과 적절한 영양증진
- 안전한 식수제공과 기본위생관리
- 가족계획을 포함한 모자보건
- 주요 감염병에 대한 예방접종
- 그 지역의 풍토병 예방 및 관리
- 흔한 질병과 상해에 대한 적절한 치료
- 정신보건의 증진
- 필수의약품의 공급

41 **보건진료 전담공무원**
근무지역으로 지정받은 의료 취약지역에서 경미한 의료행위를 하기 위하여 보건진료소에 근무하는 사람으로서 농어촌 등 보건의료를 위한 특별조치법 제2조 제3호에 근거를 두고 있다. 보건진료 전담공무원은 상병 상태를 판별하기 위한 진찰·검사, 환자의 이송 및 응급조치, 예방접종, 의약품 투여, 상병의 악화 방지를 위한 처치, 정상분만 시의 분만개조, 환경위생 및 영양개선에 관한 업무, 질병예방과 모자보건에 관한 업무, 주민건강증진업무 등을 담당하고 있다.

| 42 | **본인일부부담제**
의료기관의 무분별한 이용으로 인한 의료관련 자원 낭비를 줄이고 보험재정 보호를 위해 요양급여 대상 항목에 대한 본인일부부담제를 시행하고 있다. |

| 43 | ② 콜레라는 쌀뜨물 같은 설사와 구토를 동반하며, 잠복기는 보통 12~48시간이다. |

| 44 | ③ 불쾌지수는 습도와 온도의 영향에 의하여 인체가 느끼는 불쾌증을 숫자로 표시한 것이다. |

| 45 | **공기의 자정작용**
• 강력한 희석작용
• 내리는 비에 의한 세정작용
• 산소·오존 등에 의한 산화작용
• 태양광선에 의한 살균작용
• 식물의 이산화탄소 흡수, 산소 배출에 의한 정화작용
• 중력에 의한 침강작용 |

| 46 | ③ 쓰레기를 소각할 때 발생하는 유해가스 중 다이옥신(Dioxin)은 인체에 축적되는 치명적인 발암물질이므로 반드시 후처리를 해야 한다. |

| 47 | **열중증**
• 열사병 : 체온조절중추의 기능 상실로 땀이 나지 않고, 심부체온 40℃ 이상 상승
• 열경련 : 심한 발한(수분 및 염분 소실)에 의한 근육 경련
• 열피로(열허탈) : 말초혈관 운동신경의 조절장애와 순환부전으로 발생
• 열쇠약 : 지속적인 고온작업으로 인한 비타민 B_1의 결핍으로 발생 |

| 48 | ② 이상고압에서는 잠함병, 저온작업 시에는 동상·동창, 이상저압에서는 고산병, 항공병이 나타난다. |

| 49 | ③ 운반방법은 중량, 속도, 시간을 고려하여 되도록 인력운반을 기계적 운반으로 바꾼다.
작업조건의 합리화
• 작업자세의 합리화
• 운반방법의 개선
• 작업속도의 조정
• 인간공학적 고려
• 작업시간·휴식시간·교대제·휴일 등 적절화 고려 |

| 50 | ② 규폐증 : 채석공
③ 열사병 : 제련공
④ 잠함병 : 잠수부
⑤ 백내장 : 방사선기사 |

| 51 | **복어 중독**
• 독성물질 : 테트로도톡신(Tetrodotoxin)
• 치사량 : 2mg
• 복어의 알과 생식선(난소·고환), 간, 내장, 피부 등에 함유되어 있다.
• 독성이 강하고 물에 녹지 않으며 열에 안정하여 끓여도 파괴되지 않는다.
• 증상 : 식후 30분~5시간 만에 발병하며 중독증상이 단계적으로 진행(혀의 지각 마비, 구토, 감각 둔화, 보행 곤란 → 골격근의 마비, 호흡곤란, 의식혼탁 → 의식불명, 호흡정지)되어 사망에 이른다. |

| 52 | **폐흡충의 중간숙주**
• 제1중간숙주 : 다슬기
• 제2중간숙주 : 가재, 게 → 내장, 아가미, 근육 등에 분포·기생 |

| 53 | ② 트리코모나스 질염은 원충의 일종인 트리코모나스(Trichomonas vaginalis)의 감염에 의해 발병하며 비뇨생식기에 기생한다. 일반적으로 성교에 의해 감염되는 경우가 대부분이지만 때로 불결한 변기, 타월에 의해서도 감염될 수 있다. |

| 54 | **요충증**
• 병원체 : Enterobius vermicularis(엔테로비우스 베르미쿨라리스)
• 감염
  - 인분에 의한 경구적 감염 → 성숙한 충란이 불결한 손이나 음식물을 통하여 감염
  - 항문 주위에서 산란하므로 알이 내의를 거쳐 손에 의해 접촉감염
• 증상 : 항문 주위에 산란하므로 항문소양감이 생겨 어린이에게는 수면장애, 야뇨증, 체중감소, 주의력 산만 등을 일으킨다. |

| 55 | ② 노령화지수란 15세 미만의 유년 인구에 대한 65세 이상의 노령인구의 비율로 30이 넘으면 노령화 사회로 분류한다. |

| 56 | ③ 자궁 내 장치는 자궁강 내에 이물질을 삽입하여 피임효과를 얻는 것으로 피임효과가 좋고(실패율 : 0.5~5%), 전신대사 효과를 유발하지 않으며, 한 번 삽입으로 장기간 사용할 수 있다는 장점이 있다. |

| 57 | ② 임신중독증은 고혈압과 더불어 단백뇨와 부종이 있는 것이 특징적이므로 산전 검사(혈압과 단백뇨 검사)를 통해 조기에 진단할 수 있다. |

| 58 | ① 모유는 우유에 비해 단백질, 무기질의 함유량이 적다.
모유수유의 장점
• 모유는 자연적으로 사람에게 특별히 알맞게 만들어진 영양물로서 영아의 초기(적어도 3~4개월간)에는 충분한 영양이 된다.
• 모유는 신선하고, 무균이며 적당한 온도를 유지하고 있고 쉽게 먹일 수 있으므로 경제적이다.
• 모유는 항세균성 및 항바이러스성 항체를 보유하고 있어서 위장관 감염 및 호흡기 감염에 덜 걸리게 한다.
• 우유를 먹였을 때 올 수 있는 우유 알레르기나 설사, 장출혈, 아토피성 습진 등이 모유를 먹은 영아에게는 적게 발병한다.
• 모유수유는 어머니와 아기 양측에게 정신-심리학적으로 만족스러운 관계를 맺는 데 도움을 준다. |

| 59 | **외상 후 스트레스장애**
생명을 위협할 정도의 정신적 외상(충격적이거나 두려운 사건을 당하거나 목격)을 경험하고 나서 발생하는 심리적 반응이다. 위협적이었던 사고가 반복적으로 떠오르고, 외상과 연관된 생각이나 대화를 피하려고 한다. 또한, 신경이 날카로워지고 집중하기 어려우며 쉽게 놀라는 증상을 보인다. |

| 60 | **생애주기별 주요 건강증진사업**
• 영유아기(0~6세) : 기초예방접종
• 아동·청소년기(7~19세) : 보건교육상담, 정신건강 정보 제공, 알코올·약물중독 예방
• 청·장년기(20~64세) : 고혈압·당뇨병·뇌출혈 예방·관리, 식이지침 보급
• 노년기(65세 이상) : 치매 예방·관리, 관절염 관리 |

| 61 | **유병률**
• 유병률은 어떤 지역에서 어떤 시점(특정일)에 조사한 이환된 사람의 수를 그 지역 인구수에 대하여 나타내는 비율이다.
• 유병률=어느 시점에서 질병에 이환되어 있는 사람 수/전체인구 수 |

| 62 | ⑤ 가정방문은 보건사업 중에서 가족의 건강을 감독하는 직접적이고 효과적인 방법이다. |

| 63 | 국민건강증진사업은 보건교육, 질병예방, 영양개선, 신체활동장려, 건강관리 및 건강생활의 실천 등을 통하여 국민의 건강을 증진시키는 사업을 말한다(국민건강증진법 제2조 제1호). |

| 64 | ① 주·야간보호 : 수급자를 하루 중 일정한 시간 동안 장기요양기관에 보호하여 신체활동 지원 및 심신기능의 유지·향상을 위한 교육·훈련 등을 제공한다.
② 단기보호 : 수급자를 월 9일 이내로 장기요양기관에 보호하여 신체활동 지원 및 심신기능의 유지·향상을 위한 교육·훈련 등을 제공한다.
③ 방문목욕 : 장기요양요원이 목욕설비를 갖춘 장비를 이용하여 수급자의 가정 등을 방문하여 목욕을 제공한다.
④ 방문요양 : 장기요양요원이 수급자의 가정 등을 방문하여 신체활동 및 가사활동 등을 지원한다. |

65 진료기록부 등의 보존(의료법 시행규칙 제15조)
- 환자 명부 : 5년
- 진료기록부 : 10년
- 처방전 : 2년
- 수술기록 : 10년
- 검사내용 및 검사소견기록 : 5년
- 방사선 사진(영상물을 포함한다) 및 그 소견서 : 5년
- 간호기록부 : 5년
- 조산기록부 : 5년
- 진단서 등의 부본(진단서·사망진단서 및 시체검안서 등을 따로 구분하여 보존할 것) : 3년

66 실태조사 방법(정신건강복지법 시행규칙 제5조 제2항)
보건복지부장관은 실태조사를 하는 경우에는 다음의 방법에 따른다.
- 정신질환자 등 및 정신건강증진시설의 종사자 등에 대한 설문조사 및 면접조사
- 정신질환자 등의 진료기록부 등에 대한 자료조사
- 국민건강보험 및 의료급여 청구 명세 등에 대한 자료조사
- 일반 국민에 대한 표본 설문조사 및 면접조사
- 그 밖에 보건복지부장관이 효율적 실태조사를 위하여 특히 필요하다고 인정하는 방법

67 특별자치시장·특별자치도지사 또는 시장·군수·구청장은 전염성 결핵환자에 대하여 접객업이나 그 밖에 사람들과 접촉이 많은 업무에 종사하거나 집단생활시설에서 수행하는 업무에 종사하는 것을 보건복지부령으로 정하는 바에 따라 전염성 소실의 판정을 받을 때까지 정지하거나 금지하도록 명하여야 한다(결핵예방법 제13조 제1항).

68 불소용액의 농도 등(구강보건법 시행규칙 제10조)
- 불소용액 양치사업에 필요한 양치횟수는 매일 1회 또는 주 1회로 한다.
- 불소용액 양치사업에 필요한 불소용액의 농도는 매일 1회 양치하는 경우에는 양치액의 0.05퍼센트로, 주 1회 양치하는 경우에는 양치액의 0.2퍼센트로 한다.
- 불소 도포사업에 필요한 불소 도포의 횟수는 6개월에 1회로 한다.

69 의료기관의 장은 특정수혈부작용이 발생한 사실을 확인한 날부터 15일 이내에 해당 의료기관 소재지의 보건소장을 거쳐 특별시장·광역시장·특별자치시장·도지사·특별자치도지사에게 특정수혈부작용이 발생한 사실을 신고해야 한다. 다만, 사망의 경우에는 지체 없이 신고해야 한다(혈액관리법 시행규칙 제13조 제1항).

70 제2급감염병(감염병예방법 제2조 제3호)
- 전파가능성을 고려하여 발생 또는 유행 시 24시간 이내에 신고하여야 하고, 격리가 필요한 감염병
- 종류 : 결핵, 수두, 홍역, 콜레라, 장티푸스, 파라티푸스, 세균성이질, 장출혈성대장균감염증, A형간염, 백일해, 유행성이하선염, 풍진, 폴리오, 수막구균 감염증, b형헤모필루스인플루엔자, 폐렴구균 감염증, 한센병, 성홍열, 반코마이신내성황색포도알균(VRSA) 감염증, 카바페넴내성장내세균목(CRE) 감염증, E형간염

71 주사각도는 피내주사는 15°, 정맥주사는 30°, 피하주사는 45°, 근육주사는 90°로 한다.

72 ④ 정맥주사 시 주사 후 문지르지 않는다.

73 ② 붉은색 육류에 있는 헤모글로빈 성분은 검사 결과에 영향을 미쳐 위양성을 유발할 수 있으므로 검사 전 붉은색 육류 섭취를 삼간다.
③ 대변 잠혈 검체는 환자가 직접 채취한다.
④ 외과적 무균술은 필요하지 않고, 일반 청결법으로 채취한다.
⑤ 대변 잠혈검사는 금식과 관계없다.

74 ③ 주관절 억제법(팔꿈치 억제법)은 수술상처나 치료기구 등을 만지지 못하게 하여 팔꿈치를 구부리지 않도록 하는 방법으로, 주로 영아나 어린아이에게 사용된다.

75 혈액, 체액 등이 손에 묻었을 경우, 감염 예방을 위해 비누를 사용해 충분히 거품을 내고 흐르는 물로 씻어내는 것이 가장 기본적이고 확실한 손위생 방법이다.

76 ② 기침이나 재채기를 할 때 입과 코를 휴지로 가리고, 휴지가 없다면 옷소매를 이용하도록 한다.
③ 분비물이나 혈액 등 오염물질이 튈 가능성이 있는 처치를 할 때만 보안경을 착용한다.
④ 오염된 세탁물은 폐기하지 않고, 별도로 수거하여 세탁실로 보낸다.
⑤ 오염된 주삿바늘은 소독하지 않고, 전용용기에 폐기한다.

77 ⑤ 소독포의 가장자리 1인치(2.5cm)까지는 오염영역으로 간주한다.

78 ⑤ 소독솜을 주고받을 때는 섭자끼리 서로 닿지 않아야 한다.

79 ② 파상풍 환자는 전신이 노곤하거나 잠을 잘 수 없는 등의 위화감 후에 입이 굳어져 벌리기 어렵게 되고, 이어 얼굴·목·등·배 등의 근육이 경련을 일으키게 된다. 이 발작은 소리·빛의 자극으로 유발된다.

80 ① 태아는 서서히 턱을 가슴 쪽으로 당기고 몸을 옆으로 틀어 내려오기 시작하는데, 이러한 태아의 움직임을 방해하지 않기 위해서 산모는 미리 힘주기를 하지 말아야 한다. 진통이 강해지면 배에 힘이 들어가게 되므로 몸에서 가능한 한 힘을 빼고 진통을 자연스럽게 견디는 것이 중요하다.

81 ④ 미숙아가 병원에 왔을 때 가장 먼저 살피는 것은 기도폐쇄 여부이다.

82 ③ 상대적 견인 시 침대각도는 20°보다 더 높지 않도록 한다.

83 ④ 액체 약제인 경우 병을 옮겨 담아서는 안 된다.

84 한쪽 다리가 불편한 환자가 보행기를 이용하여 걷는 순서
약한 다리와 보행기를 함께 앞으로 한 걸음 정도 옮긴다. → 체중을 보행기와 손상된 다리 쪽에 실으면서 건강한 다리를 앞으로 옮긴다.

85 ② 수술 후 금식 환자가 갈증을 호소할 때는 물에 적신 거즈를 입술에 대주거나 윤활제를 입술에 발라준다.

86 ④ 대개의 경련은 몇 분간밖에 지속하지 않기 때문에 약물을 투여할 필요가 없다. 경련 시 주위를 정리하여 외상을 받지 않도록 하고, 입에서 나오는 점액 또는 구토물 때문에 호흡곤란을 받지 않도록 가제나 수건으로 닦아낸다. 열이 있는 경우 미지근한 물로 전신을 마사지하여 해열시켜 주는 것이 중요하다.

87 ① 분만 24시간 후부터는 따뜻한 물로 좌욕을 하며, 통목욕은 분만 한 달 후에 할 수 있다.

88 ⑤ 산소포화도의 정상범위는 95~100%이며, 90% 이하이는 호흡이 곤란해지는 위급한 상태이다.

89 외과적 무균술(멸균)
- 수술 상황 : 수술기구, 수술 현장 물품
- 침습행위 : 주사기, 주사액, 수액, 드레싱, 인공도뇨, 멸균장갑 착용, 기도 흡인
- 제외 : 비위관 삽입, 관장, 인공항문 세척
- 외과적(수술실에서) 손 씻기 : 손끝을 위로, 보조가가 건네는 멸균수건으로 손 닦기
- 멸균가운, 멸균장갑을 착용하여 의료인이 미생물로부터 대상자를 오염시키지 않도록 주의
- 멸균상태를 유지하면서 멸균영역에서 멸균물품과 기자재를 자유롭게 취급
- 가운의 안쪽이 겉으로 가도록 준비, 멸균장갑 착용 전 가운의 겉면을 만지지 않도록 주의

90 결핵균의 크기는 1㎛ 정도이므로 N95마스크를 적절하게 착용하면 결핵균의 흡입을 차단할 수 있다.

91 ③ 두부 손상 환자의 응급처치에 있어서 가장 중요한 것은 기도확보와 함께 경부고정을 시행하고, 산소를 투여하는 것이다.

92 ② 의식수준이 떨어지고 있는 환자에게 가장 먼저 취해야 할 조치는 기도를 개방시키는 일이다.

93 ① 개방성 골절은 폐쇄성 골절보다 출혈량이 많고, 외부환경의 오염물이 골절 부위로 침투되어 골절 부위의 감염률이 높다.

94 ② 안전사고 예방을 위한 간호단위 내의 안전관리에 대한 기본적인 대비는 전체 병원의 안전관리 정책에 따르며, 안전관리에 대한 책임은 행정부서에 있으나 간호단위별 간호관리 책임자는 계획을 수립하여 사고를 미연에 방지할 수 있도록 만전을 기해야 한다.

95 영양액은 점성이 있어 위관 내부에 남아있으면 굳어 위관이 막힐 수 있다. 영양액 공급 후 소량의 물을 주입하여 위관 내부를 헹구면, 위관의 개방성을 유지할 수 있다.

96 ② 환자의 물건 분실을 막기 위해 환자 또는 보호자에게 인계하거나 병원 규정에 따라 안전한 장소에 보관해야 한다.
③ 수술 부위 제모는 상처 감염을 예방하기 위해 수술 직전에 시행하며, 로션은 피부에 미생물 번식을 촉진할 수 있으므로 바르지 않는다.
④ 수술 전 금식은 필수이며, 금식 시간을 정확히 확인하고, 물을 포함한 모든 음식물 섭취를 금해야 한다.
⑤ 관장 시 체온과 비슷한 온도의 미지근한 용액을 사용해야 한다.

97 ① 상처 부위의 안쪽에서 바깥쪽으로 닦는다.
② 사용 후 혈액이 묻은 드레싱 세트를 차가운 물로 씻은 후 더운 물과 비누로 닦는다.
③ 상처세척제는 편안함을 주고 혈관수축이 일어나지 않도록 차갑지 않게 유지하여 사용한다.
④ 이동겸자의 끝부분이 아래로 향하게 잡는다.

98 ③ 앙와위로 누워 있는 혼수상태의 환자는 혀가 이완되어 기도를 막고, 토물이나 분비물에 의하여 기도가 막히거나 기도 내로 흡인되어 질식될 가능성이 높다.

99 ① 화재 시 계단으로 이동하라고 설명한다.
② 낙상 예방을 위해 취침 시에는 침상난간을 올리라고 알려준다.
③ 화재 가능성이 있으므로 개인 전열기구 사용을 제한한다.
⑤ 병동 내에서는 흡연과 음주가 금지이다.

100 ① 한 번에 한 가지씩만 질문하되 간단하고 명료한 단어를 사용하고, 쉬운 단어와 짧은 문장을 사용한다.
② 지난날을 회상하면서 자신을 되찾고 불안한 감정을 가라앉힐 수 있으므로 과거를 회상하도록 유도한다.
③ 어린아이에게 이야기하는 것처럼 말하지 않으며 반드시 존칭어를 사용한다.
⑤ 낮은 음조로 천천히, 차분히, 상냥하고 예의 바르게 말한다.

101 영아 환자, 호흡기질환자, 의식이 불분명한 환자, 구강손상 환자 등은 구강체온을 측정하여서는 안 된다.

102 ① 주입 직후 바로 눕지 않는다.
③ 영양액이 중력에 의해 흘러 내려와 위장 속으로 들어가도록 위장보다 높은 위치에 건다.
④ 영양액은 체온보다 약간 높은 온도로 주입한다.
⑤ 주입 시 반좌위를 취하게 해 준다.

103 **체위에 따른 욕창 호발부위**
- 앙와위 : 천골, 견갑골, 후두부, 발꿈치, 팔꿈치 등
- 측와위 : 대전자부, 복사뼈, 팔꿈치, 견봉부 등
- 복위 : 하악골, 상완골, 경골, 무릎 등
- 반좌위 : 천골, 좌골결절, 발꿈치 등

104 **섭취량과 배설량**
- 섭취량
  - 경구 투여(물, 국, 주스 등)
  - 비경구 투여(수혈, 수액, 비위관 등)
- 배설량
  - 설사, 구토, 소변
  - 심한 발한
  - 출혈, 상처 배액
  (정상 대변, 정상 호흡 시 수분소실량, 발한, 가글액 등은 배설량에 포함되지 않음)

105 ① 피부가 하얗게 혹은 파랗게 변화하면서 싸늘해진다.
② 잠자는 시간이 점점 길어진다.
③ 보통의 경우 음식이나 수분을 섭취하지 않으려 한다.
④ 수분섭취가 적어지고 신장을 통해 이루어지는 수분의 순환도 감소되므로 자연히 소변량이 줄어들게 된다.

08 정답 및 해설

정확하게 이해되는 명쾌한 해설!

문제편 p.76

▶ 8일차 정답

01	02	03	04	05	06	07	08	09	10	11	12	13	14	15	16	17	18	19	20
⑤	④	①	③	①	①	④	③	②	⑤	②	①	④	④	②	⑤	②	⑤	⑤	③
21	22	23	24	25	26	27	28	29	30	31	32	33	34	35	36	37	38	39	40
②	③	④	③	④	⑤	④	②	②	③	②	①	③	⑤	④	①	④	①	③	③
41	42	43	44	45	46	47	48	49	50	51	52	53	54	55	56	57	58	59	60
⑤	③	③	④	④	③	②	①	①	②	②	④	②	④	④	③	②	⑤	②	④
61	62	63	64	65	66	67	68	69	70	71	72	73	74	75	76	77	78	79	80
⑤	④	③	③	④	②	②	①	①	④	⑤	②	③	②	④	②	④	③	④	①
81	82	83	84	85	86	87	88	89	90	91	92	93	94	95	96	97	98	99	100
①	①	⑤	④	①	②	④	④	②	②	③	①	④	③	①	①	①	②	①	①
101	102	103	104	105															
⑤	①	③	④	①															

01
① 환자의 요구사항을 모두 들어줄 수는 없으며, 자신의 직무 범위 내에서 요구사항에 친절하게 대응한다.
② 진단을 직접 내리는 것은 간호조무사의 직무 범위에서 벗어난다. 직무 범위를 정확히 알고 수행해야 하며, 법적인 한계를 넘어서지 않는 태도가 필요하다.
③ 자신의 직무와 관련 없거나 직무를 넘어선 질문은 의사나 간호사에게 묻도록 친절하게 설명한다.
④ 물품의 파손을 발견하였다면 즉시 관리자에게 보고한다.

02
① 마른 걸레로 바닥을 닦아 미끄럼을 방지한다.
② 비질을 하면 먼지가 발생하므로 삼간다.
③ 사용한 침구는 깨끗이 세탁한 후 보관한다.
⑤ 병실 청소는 오염이 덜한 구역에서 오염이 심한 구역 순서로 한다.

03
② 유효기간이 짧은 물품은 보관장 앞쪽에 배치한다.
③ 고무 제품은 자비소독 시 고무가 상할 수 있다.
④ 사용한 주사기는 구부리거나 부러뜨리거나 뚜껑을 다시 씌우지 않는다. 뚜껑을 씌워야 한다면, 한손기법을 이용한다.
⑤ 유리기구에 피나 점액이 묻으면 찬물로 먼저 헹구고 더운물로 씻는다.

04
①·④ 환자에게 관심을 기울이고, 친절하게 대해야 한다.
② 적절한 유머의 사용은 긴장해소 및 공격성 감소에 도움을 준다.
⑤ 상대방 상황에 따라 적절한 대화속도를 유지한다.

05
② 간뇌 : 혈당량, 체온 등 항상성 조절의 중추이다.
③ 중뇌 : 동공반사 및 안구운동 조절에 관여하는 중추이다.
④ 연수 : 호흡운동, 심장박동, 소화운동 및 무조건 반사(재채기, 침, 눈물 분비)의 중추이다.
⑤ 척수 : 뇌와 말초신경 사이의 흥분전달통로이며, 무조건 반사(뜨거운 물체에 닿았을 때, 무릎 반사 등)의 중추이다.

06
① 위에서는 위산 및 펩신이 분비되는데, 이 중 펩신은 단백질을 폴리펩타이드로 분해하는 기능을 한다.
② 트립신 : 췌장에서 분비되는 단백질 분해 효소로, 소장에서 단백질을 아미노산으로 분해한다.
③ 리파아제 : 췌장에서 분비되는 지방 분해 효소로, 소장에서 지방을 지방산과 글리세롤로 분해한다.
④ 락타아제 : 대부분 소장의 융모세포에서 분비되며, 젖당을 글루코스와 갈락토스로 분해한다.
⑤ 아밀라아제 : 침이나 위액 속에 존재하는 소화 효소로 녹말을 엿당으로 분해한다.

07
① 시럽 : 제조 시 설탕에 녹여 끓인 약이다.
② 산제 : 고형의 약제를 갈거나 부숴 얻은 분말상의 약제이다.
③ 정제 : 분말상의 의약품을 작은 원판 모양으로 압축하여 복용하기 쉽도록 만든 것이다.
⑤ 함당정제 : 빨아먹을 때 구강에서 용해되어 약물이 유리되는 편평한 원형 혹은 타원형의 약제이다.

08
③ 결핵 치료에는 내성을 줄여 치료효과를 높이기 위해 두 가지 이상의 약을 사용하며, 약물치료 후 2~4주 정도 지나면 감염성은 소실되나, 의사의 처방이 완료될 때까지 꾸준히 6~12개월 투약해야 한다.

09
② 부종이 심할 경우 일반적으로 나트륨 섭취를 제한한다.

10
⑤ 비타민 K는 혈액응고 물질인 프로트롬빈의 생성을 도우며, 비타민 D와 더불어 혈청 칼슘 이온의 생성을 돕는다. 비타민 K는 보통 필요량이 적고 장관의 박테리아에 의해 인체 내에서 합성되므로 임상적인 상황을 제외한 대부분의 경우 결핍증을 유발하지 않지만, 드물게 결핍 시 혈액응고 시간이 연장되고, 신생아에게 출혈성 질환을 가져올 수 있다.

11	② 탐침(Explorer, 익스플로러) : 구강 내에서 접근하기 힘든 부위가 손상되었을 경우 감지해 볼 수 있고, 충치의 깊이나 치아의 흔들림 등을 검사할 때 사용하는 기구이다. ① 핀셋(Pincette, Cotton Plier) : 구강 내 이물질을 빼거나 구강 내로 치료에 필요한 재료를 넣는 데 사용하는 기구이다. ③ 흡입기(Suction) : 침, 혈액 및 이물질을 흡입하는 기구이다. ④ 치경(Dental Mirror) : 원형의 작은 거울로, 어둡고 보이지 않는 부분을 밝게 하여 구강을 쉽게 관찰할 수 있게 해준다. ⑤ 핸드피스(Handpiece) : 구강 내에서 치아를 절삭하는 데 사용한다.
12	① 치수 : 치아의 맨 안쪽 중심에 위치하는 조직으로, 혈관, 신경섬유, 임파관을 포함한다. ② 치관 : 잇몸 바깥으로 나와 있어 눈에 보이는 치아부분을 말한다. ③ 법랑질 : 치아의 맨 바깥층으로, 인체조직 중 가장 단단한 부위이다. 에나멜층이라고도 한다. ④ 상아질 : 치아의 가장 넓은 부위로, 법랑질의 충격을 흡수하는 완충역할을 한다. 그리고 법랑질보다 강도가 약해 충치 침범 시 쉽게 썩는 부위이다. ⑤ 백악질 : 치근(치아뿌리)을 싸서 치아를 치조골에 붙이는 역할을 하며, 시멘트질이라고도 한다.
13	④ 어깨 통증이 있을 경우 부항요법이 통증완화와 혈액순환에 도움이 된다. ①・②・③・⑤ 경련이 심할 때, 정맥류가 있을 때, 출혈 증상이 심할 때, 몸이 몹시 허약할 때에는 부항요법을 적용하지 않는다. 이외에도 심한 열이 날 때, 붓기가 있을 때, 임신부의 아랫배 등에는 부항요법을 적용하지 않는다.
14	① 탕제는 일반적으로 1일 2~3회 복용한다. ② 급성・만성질환에 모두 사용 가능하나, 탕제는 흡수가 빠른 장점이 있으므로 급성질환에 주로 복용한다. ③ 구토 시 양을 줄여 조금씩 복용한다. ⑤ 위장에 자극을 주는 약은 식사 직후에 복용한다.
15	② 안압 상승을 예방하려면 기침, 코풀기, 구토, 무거운 물건 들기, 눈 비비기 등을 하지 말아야 한다.
16	⑤ 개방적 질문 : 대상자의 생각과 반응을 이끌어내는 것이다. ① 수용 : 비판단적이고 환자를 지지하며 정보를 받아들이는 것이다. 예 "네, 이해할 수 있어요." ② 반영 : 생각을 다시 환자에게 향하게 하는 것이다. 예 "가족들 생각에 걱정이 많으시군요." ③ 관찰 : 간호사가 관찰한 것을 환자에게 표현하는 것이다. 예 "몸을 떨고 계시네요." ④ 현실감 제공 : 비현실적인 상황을 연출하고 있을 때 솔직하게 현실과 접촉할 수 있도록 반응하는 것이다. 예 "이것은 아기 인형이에요. 진짜 아기가 아니에요."
17	② 요추천자 후에는 앙와위 자세로 휴식을 취하게 한다. ① 호흡곤란 시 - 반좌위(상반신을 45° 올린 상태) ③ 복부검진 시 - 배횡와위 ④ 척추 골절 시 - 앙와위 ⑤ 비위관 삽입 시 - 반좌위(30~45°)
18	① 수포가 생겼을 경우 터뜨리지 않는다. ② 동상부위를 심장보다 높여 부종을 예방한다. ③ 동상부위를 문지르거나 주무르면 신경 및 혈관의 손상이 나타날 수 있다. ④ 동상부위를 뜨거운 물이 아닌 40℃ 정도의 따뜻한 물에 담근다.
19	⑤ 파파니콜라우 검사는 자궁경부 세포도말검사로, 자궁경부암 진단검사이다.
20	③ 요로결석에는 체외충격파 쇄석술, 약물요법 등을 시행한다. ① 요로결석에는 충분한 수분섭취가 가장 중요하다. ② 저단백, 저염식이를 시행한다. ④ 통증 감소를 위해서는 진통제, 항염증제 등을 투약한다. ⑤ 재발률이 높은 편이므로 정기적인 추적관찰이 필요하다.
21	① 가습기를 틀어놓는다. ③ 빨대를 사용하면 상처를 건드리거나 출혈을 유발할 수 있으므로 사용을 금지시킨다. ④ 목 주위를 얼음칼라를 사용하여 시원하게 해준다. ⑤ 가래를 뱉거나 코 푸는 행위, 심한 기침 등을 피하게 한다.
22	③ 비만은 각종 성인병 유발인자에 해당하므로 식이를 조절해야 한다. 이때 고단백, 고섬유질, 저지방, 저탄수화물 식이를 권장한다.
23	① WHO는 임신 7개월까지는 매달 1회씩, 8~9개월째에는 월 2회씩, 마지막 달인 10개월째는 매주 산전진찰을 받을 것을 권하고 있다. ② 모든 임부는 임신 24~28주에 당내성 검사를 받는다. ③ 산전관리의 시작은 임신이 의심될 때부터 한다. ⑤ 산전관리의 주된 목적은 태아건강 유지, 산모의 건강유지 및 증진, 안전한 분만을 돕기 위함이다.
24	③ 신생아 간호 : 분만 2기에 시행하며, 기도유지 및 분비물 흡인 등을 확인한다. ① 관장 : 분만 1기에 시행하며, 산도 오염예방 및 자궁수축을 유도하기 위함이다. ② 태반 검사 : 분만 3기에 시행하며, 태반의 일부가 자궁강 내에 남아있는지 확인하기 위함이다. ④ 회음부 삭모 : 분만 1기에 시행하며, 감염 예방을 위함이다. ⑤ 자궁수축상태 확인 : 분만 3~4기에 시행한다.
25	① 분만 후 나오는 질 분비물이다. ② 냄새는 보통 생리혈과 비슷하다. ③ 정상적인 오로는 분만 후 3주까지 배출된다. ⑤ 회복기가 되면 색깔이 점차 옅어지고 양도 줄어든다[적색 오로(분만 후 3일까지) → 갈색 오로(분만 후 10일까지) → 백색 오로(3주까지)].
26	⑤ 신생아의 체온이 안정적이고, 체중 2.5kg 이상일 경우 통목욕이 가능하며, 미숙아 및 허약한 아기는 스펀지 목욕을 시행한다. ① 수유 이후에 바로 목욕할 경우 구토가 발생할 수 있다. ② 태지는 억지로 제거하지 않아도 된다. ③ 빠른 시간 내(5~10분 이내)에 목욕을 끝낸다. ④ 목욕물의 온도는 40℃(38~40℃)가 적당하며, 온도계가 없을 경우 팔꿈치를 담가본다.
27	④ 학령기(6~12세)의 아동은 학교에서 많은 시간을 보내면서 인지적, 사회적 기술 습득에 집중하고, 상호비교의 기회가 많아지는 단계이다. 이때 성실함이 좋은 결과로 이어질 때 근면성의 향상을 가져오며, 지속적인 실패는 열등감을 느끼게 한다. ① 신뢰감 대 불신감 - 영아기(1~12개월) ② 자율성 대 수치감 - 유아기(1~3세) ③ 주도성 대 죄책감 - 학령전기(4~6세) ⑤ 자아정체감 대 역할 혼돈 - 청소년기(12~18세)
28	② 영유아에게 중이염 발생 시 약물은 귀를 후하방으로 당겨 이관을 곧게 한 후 투약한다.
29	① 수두는 수포에서 나오는 액에 직접 접촉 또는 공기를 통해서 전파된다. 또한, 감염자의 타액(침)을 통해서도 전파될 수 있으므로 환아의 철저한 격리가 필요하다. ③ 붕산 혹은 전분목욕은 소양감 감소에 도움이 된다. 이외에도 미지근한 물 목욕, 칼라민 로션 등이 소양감 완화에 도움이 된다. ④ 항히스타민제 사용은 소양증 완화에 도움이 된다. ⑤ 온도가 높으면 땀 증가로 인해 오히려 소양감을 증가시킬 수 있다. 따라서 적절한 온도 및 습도 유지가 소양증 감소에 도움이 된다.
30	① 통증이 비대칭적이다. ② 자가면역 질환에 속하는 것은 류마티스성 관절염이다. ④ 밤에 통증이 더 심하다. ⑤ 체중부하가 많이 되는 운동은 제한한다.

31 ① 매일 목욕 시 피부건조를 유발할 수 있으므로 일주일에 한 번 정도가 적절하다.
③ 알코올은 상쾌감을 주지만 피부를 건조하게 하므로 노인에게는 사용하지 않는 것이 좋다.
④ 목욕 후 바로 보습제를 발라 피부가 건조해지는 것을 막는다.
⑤ 피부에 자극을 주는 모직의류 등은 피하고 면제품을 사용하는 것이 바람직하다.

32 ② 노인 우울증은 비정상적인 노화 과정이다.
③ 여성노인이 남성노인보다 2~3배 더 많다.
④ 우울증 노인이 알츠하이머 질환에 걸릴 가능성은 높다.
⑤ 지속되는 경우가 많으므로 지속적인 항우울제 투여가 필요하다.

33 ③ 흐르는 물에 대거나 냉찜질로 열기를 식히고, 감염 방지를 위해 멸균된 천으로 화상 부위를 덮는다.
① 물집이 생긴 경우 무리해서 터뜨리지 말고 그대로 둔 채 전문가와 상의하도록 한다.
② 화상 부위의 조직이나 파편을 제거하지 않는다.
④ 안면화상인 경우 부종에 의한 호흡장애가 나타날 수 있으므로 상체를 반 정도 일으킨 상태로 눕혀 운반한다.
⑤ 중증화상의 경우 모르핀이나 데메롤을 사용하여 통증을 조절한다.

34 ② 약물 과량복용 시 우선적으로 구토 유도나 위세척을 실시하여 약물의 흡수를 방지하는 것이 중요하다.

35 ① 맥박촉지 부위는 경동맥이다.
② 기도유지 시 머리를 젖히고 턱을 든다.
③ 성인의 흉부압박 시 손바닥으로 누르며, 손 전체를 사용하지 않도록 주의한다.
⑤ 심폐소생술은 4분 이내 시행이 원칙이다.

36 ① 「국민건강증진법」 제2조 제1호에서 "국민건강증진사업이라 함은 보건교육, 질병예방, 영양개선, 신체활동장려, 건강관리 및 건강생활의 실천 등을 통하여 국민의 건강을 증진시키는 사업을 말한다."라고 정의하며, 보건교육을 국민건강증진사업의 첫 번째 사업으로 선정하고 있다.

37 ④ 지역사회 간호란 대상이 지역사회로, 간호제공과 보건교육을 실시하여 지역사회 주민 전체의 건강증진을 목표로 한다. 이 중 보건교육은 가장 포괄적이고 중요한 업무이다.
① 주민 전체가 대상이 된다.
② 가장 능률적인 보건교육은 일반적으로 학교보건교육에서 이루어진다.
③ 보건교육에는 노약자를 위해 가정방문을 하는 방법, 전염병 유행 시 방송매체를 이용하는 방법, 보건교육자료를 서신으로 전달하는 방법 등이 있다. 이처럼 보건교육은 장소의 영향을 받지 않는다.
⑤ 교육내용은 구체적인 것에서 추상적인 것으로 진행된다.

38 보건교육 진행과정
• 도입 : 대상자와의 관계를 형성하며 학습동기를 부여하고 학습목표 등을 전달한다.
• 전개 : 본격적으로 중요한 최신의 정보를 이해하기 쉽게 교육한다.
• 정리·종결 : 주요개념을 요약해 주며 교육을 마무리한다.
• 평가 : 교육의 성과를 파악한다.

39 ③ 패널토의(배심토의) : 전문가(배심원)들이 청중 앞에서 사회자의 진행에 따라 특정 주제에 대해 토의하는 방식이다.
① 세미나 : 전문가로 구성된 참가자들이 해당 주제에 대해 먼저 발표한 뒤, 이에 대해 토론하는 공동연구 방식이다.
② 분단토의(버즈세션) : 여러 개의 분단으로 나누어 토의를 한 후 전체회의에서 종합하는 토의이다.
④ 심포지엄 : 권위 있는 전문가들이 특정 주제에 대해 의견을 발표한 후 청중과 함께 토의를 진행하는 방식이다.
⑤ 브레인스토밍 : 특정 문제를 해결하기 위해 여러 구성원이 가능한 한 많은 아이디어를 제한 없이 자유롭고 창의적으로 제시하여, 그중 최상의 아이디어를 선택하는 방식이다.

40 ③ 보건복지부에서는 보건에 관한 기술 및 교육을 지도·감독하며 행정안전부에서는 행정지도 및 인력과 예산을 지원한다.
② 고용노동부에서 인력의 근로조건 기준 준수·감시, 고용정책 입안, 고용 알선, 노사관계 발전 등 노동 분야 전반을 관장한다.

41 보건의료(전달)체계의 구성요소

보건의료자원의 개발	보건의료 서비스를 제공하는 데 필요한 인적·물적·지적자원의 생산 및 개발(의료종사자, 의료시설 및 장비, 의료지식 및 기술)
보건의료자원의 조직화	환자나 지역사회에 전달될 수 있도록 보건의료자원의 조직화(공공의료 조직, 민간의료조직, 의료보험조직)
경제적 지원	공공재원, 민간의료비, 외국원조
보건의료정책 및 관리	지도력, 의사결정, 규제
보건의료서비스의 제공	1차의료(예방), 2차의료(치료), 3차의료(재활)

42 ③ 포괄수가제(DRG ; Diagnosis-Related Group) : 우리나라는 다음의 항목 외에는 일반적으로 행위별수가제 지불방식을 채택하고 있다.

안 과	백내장수술(수정체 수술)
이비인후과	편도수술 및 아데노이드 수술
외 과	항문수술(치질 등), 탈장수술(서혜 및 대퇴부), 맹장수술(충수절제술)
산부인과	제왕절개분만, 자궁 및 난소, 난관 등 수술(악성종양 제외)

① 인두제 : 정해진 기간 동안 등록한 사람 수에 따라 일정금액의 진료비를 산정하는 방식으로, 등록자가 실제 진료를 받았는지 여부와 관계없이 진료비를 지급하므로 행정적으로는 간단하지만 의료의 질이 떨어질 수 있다.
② 봉급제 : 일반적으로 사회주의 국가에서 채택하는 진료비 사전결정방식으로, 일정기간에 따라 일정의료비를 산정한다.
④ 총액계약제 : 지불자 측과 진료자 측이 사전에 진료보수 총액의 계약을 체결하는 방식으로 진료비 사전결정 방식이다.
⑤ 행위별수가제 : 진료비 사후결정 방식으로, 제공된 의료서비스의 행위에 단위당 가격을 곱한 만큼 보상하는 방식이다.

43 일차보건의료의 필수요소(4A)

접근성 (Accessible)	지리적, 경제적, 사회적 이유로 차별이 있어서는 안 된다.
수용 가능성 (Acceptable)	지역사회 주민이 수용 가능한 방법으로 접근하여야 한다.
지불부담능력 (Affordable)	주민의 지불능력에 맞는 보건의료수가로 제공되어야 한다.
주민의 참여 (Available)	주민의 적극적인 참여를 통해 이루어져야 한다.

44 ① 위험 분산
② 강제 가입
③ 능력에 따른 차등한 보험료
⑤ 차별성 없이 균등한 보험급여 혜택

45 ③ 「노인장기요양보험법」 제3조 제3항에 따라 장기요양급여는 노인 등이 가족과 함께 생활하면서 가정에서 장기요양을 받는 재가급여를 우선적으로 제공하여야 한다.
① 재원 : 노인장기요양보험료 + 국가 및 지방자치단체 지원 + 장기요양급여 해당 본인부담금
② 시설급여 : 노인요양시설(입소 정원 10명 이상), 노인요양공동생활가정
④ 노인장기요양보험사업의 보험자 : 국민건강보험공단
⑤ 장기요양급여 : 재가급여, 시설급여, 특별현금급여

46
① 산성비 : 공장이나 자동차 배기가스에서 배출된 산화물이 대기 중에서 산화되어 있다가 지상으로 강하하여 생태계 교란, 산림 황폐화, 철제 구조물 부식 등의 피해를 준다.
② 기온역전 : 일반적으로 기온은 지상으로부터 높이가 증가함에 따라 감소하나, 밤에 지표면의 방사냉각에 의해 하부 기단의 온도가 내려가는 기온역전 현상이 발생하면 대기오염물질의 확산이 이루어지지 못하게 되어 대기오염의 피해를 가중한다.
③ 열섬현상 : 온실효과 등의 영향으로 도시중심부의 기온이 주변지역보다 현저하게 높게 나타나는 현상을 말한다.
④ 황사현상 : 주로 봄에 사막이나 건조한 지대의 흙모래가 강한 바람을 타고 날아오는 현상을 말한다.

47
① 전리층 : 태양으로부터 오는 복사에 의해서 대기가 이온화된 영역으로 오로라가 일어나는 층이다.
③ 외기권 : 지구대기가 우주공간과 접하는 최외곽 영역이다.
④ 중간권 : 지상 50km에서 80km까지의 높이로, 고도가 올라갈수록 온도가 감소하며 대류현상이 일어나 약간의 구름이 형성되기도 하지만 기상현상은 일어나지 않는다.
⑤ 대류권 : 지표면에 가장 인접한 대기의 층이다.

48 상수처리와 하수처리
- 상수처리 : 침사지(모래 제거) → 침전지(유기물과 부유물 제거) → 여과 → 소독 → 급수
- 하수처리 : 예비처리(스크린 → 침사지 → 침전지) → 생물학적 활성오니법

49
② 아플라톡신 : 견과류나 곡류의 곰팡이 등에서 발견된다.
③ 테트로도톡신 : 복어의 난소, 고환, 간, 위에 많이 분포하며 테트로도톡신에 의해 사망에 이를 수 있다.
④ 노로바이러스 : 비위생적인 경로로 급성위장관염을 유발하는 바이러스에 감염되어 설사, 복통, 구토 등의 위장관염 증세를 유발한다.
⑤ 장염비브리오 : 특히 여름철 잘 익히지 않은 어패류가 원인이 되어 설사, 복통, 구토, 발열 증세를 유발한다.

50
① 일반건강진단 : 사업주는 상근 근로자의 건강관리를 위해 주기적으로 건강진단을 실시하고, 사무직 근로자의 경우 2년에 1회 이상 건강진단을 실시한다.
③ 수시건강진단 : 유해물질 또는 유해요인과 관련하여 근로자가 증상을 호소할 때 특수건강진단과는 별개로 실시하는 건강진단을 말하며, 사업주는 특수건강진단 대상 업무로 인해 유해인자에 의한 직업성 천식, 직업성 피부염, 그 밖에 건강장해를 의심하게 하는 증상을 보이거나 의학적 소견이 있는 근로자 중 보건관리자 등이 사업주에게 건강진단 실시를 건의하는 등 고용노동부령으로 정하는 근로자에 대하여 건강진단을 실시하여야 한다.
④ 임시건강진단 : 유해환경 종사자의 중독이나 질병이 다수 노출 시「산업안전보건법」제131조 제1항에 의한 고용노동부장관의 명령에 따라 실시하는 건강진단이다.
⑤ 배치전건강진단 :「산업안전보건법」제130조 제2항에 따라 사업주는 특수건강진단 대상 업무에 종사할 근로자의 배치예정 업무에 대한 적합성 평가를 위하여 건강진단을 실시하여야 한다.

51 감염력, 독력, 병원력
- 감염력 : 병원체가 숙주 안에 들어와서 자리 잡고 증식할 수 있는 능력으로, 숙주가 건강하면 질병 발생률이 낮고, 숙주가 건강하지 않으면 질병 발생률이 높다.
- 독력 : 병원체가 숙주에 대한 심각한 임상증상과 장애를 일으키는 능력이다.
- 병원력 : 병원체가 숙주에게 현성감염을 일으키는 능력이다.

52 면 역
- 자연능동면역 : 질병 감염 후 획득된 면역
- 인공능동면역 : 예방접종으로 획득된 면역
- 자연수동면역 : 모체로부터 얻는 면역
- 인공수동면역 : 혈청제재의 접종으로 획득하는 면역

53 DTaP(디프테리아, 파상풍, 백일해)
- 3회 접종 : 2, 4, 6개월
- 추가접종 : 15~18개월, 만 4~6세

54 홍 역
- 입안의 점막에 코플릭 반점이 나타난다.
- 발진이 나타나는 카타르기에 감염력이 가장 높다.
- 12~15개월에 기본 예방접종을 실시한다.
- 발진 후 5~7일간 격리한다.

55
④ 만성질환 치료의 목표는 중증화 방지이다.
① 3개월 이상 지속(진행의 장기성)된다.
② 질병의 원인이 다양하고, 복합적이다.
③ 질병 진행에 개인차가 많다.
⑤ 나이에 비례하여 발생률·유병률이 높아지는 퇴행성 질환이다.

만성질환의 예방 및 관리

1차 예방	질병예방 건강유지 건강증진	• 발병 이전에 예방하는 것으로 위험요인을 제거하거나 피함 • 금연, 절주, 운동, 영양개선 등
2차 예방	조기발견 조기치료	• 조기진단과 치료를 통한 철저한 관리로 악화를 방지 • 건강검진, 자가검진 등
3차 예방		합병증과 불능으로의 진행을 막고 재활치료를 통해 기능 회복, 정상생활 및 사회생활에 복귀 촉진

56
③ 호로형 : 생산연령인구가 많이 유출되어 있는 농촌형 인구구성으로, 15~64세 인구가 전체 인구의 50% 미만이다.
① 종형 : 0~14세 인구가 65세 이상 인구의 2배가 되는 인구정지형이다.
② 별형 : 생산연령인구가 많이 유입되는 도시형 인구구성으로 15~64세의 인구가 전체인구의 50%를 넘는다.
④ 항아리형 : 0~14세 인구가 65세 이상 인구의 2배에 미치지 못하는 인구감소형이다.
⑤ 피라미드형 : 0~14세 인구가 65세 이상 인구의 2배를 넘는 인구증가형이다.

57
② 산전관리는 사산율, 주산기 사망률, 저체중아 및 미숙아 출산율, 선천성 기형아 출산율 등 모성 사망률을 저하시킬 수 있는 방법으로 모자보건사업의 가장 중요한 요소이다.
① 혈액검사를 통해 빈혈, 용혈성 질환, 매독 등을 발견할 수 있다.
③ 예방접종에는 파상풍·풍진 등이 있다.
④ 임산부는 혈압측정, 체중측정, 소변검사 등 정기적인 건강검진을 꼭 받아야 한다. 임신 7개월까지는 4주에 한 번, 임신 8~9개월에는 2주에 한 번, 임신 10개월에는 1주에 한 번 받아야 한다.
⑤ 유전질환 검사에는 임신 15~18주에 실시하는 다운증후군 검사인 양수천자가 있다.

58
⑤ 접종한 후 과격한 신체운동은 하지 않는 것이 좋다.
① 접종 후 20~30분간 접종기관에 머물면서 아이의 상태를 관찰한다.
② 건강상태가 좋은 오전 중에 접종한다.
③ 접종 당일에는 목욕을 하지 않는다.
④ 고열이 나면 즉시 병원에 데리고 가서 의사의 진찰을 받는다.

59
② 방문간호를 통해 건강문제를 발견하고 건강수준에 적합한 건강관리 서비스를 제공하거나 의뢰·연계함으로써 주민의 건강수준을 향상시키고자 하는 사업이다.
①「지역보건법」에 근거한다.
③ 건강위험요인 및 질환관리를 스스로 할 수 있는 능력을 향상시키고자 한다.
④ 운영주체는 보건소이다.
⑤ 보건소의 방문건강관리팀이 취약계층 주민의 가정 및 시설을 방문하여 건강문제를 가진 가구원의 건강위험요인을 발견하고 방문요구를 평가하는 등 적합한 서비스를 제공 또는 의뢰·연계한다.

60 ④ 임신중독증 : 원인불명으로 임산부가 임신 중에 고혈압, 부종, 단백뇨 검출 등의 특징을 보이는 증상이다. 임산부는 임신 5개월 이후부터 산부인과 진료 시마다 혈압, 몸무게, 소변검사를 통해 이 질환을 예방할 수 있고, 임신중독증으로 판정되면 7~8시간 정도 충분한 수면과 정신적 안정을 취하는 것이 중요하다.
① 방광염 : 임산부에게 흔한 질병으로 소변을 볼 때 질 부위가 아프거나 화끈거리고 잔뇨감이 생기는 증상이다.
② 임신성 빈혈 : 현기증을 느끼고 손발이 차며 머리가 띵해지는 증세가 있으면 정기 병원검사를 통해 질병 여부를 확인해야 한다. 임산부가 빈혈을 느끼면 태아발육에도 악영향을 끼칠 뿐 아니라 출산 시 출혈에 대한 저항력이 낮아져 수혈이 필요할 수도 있다.
③ 임신소양증 : 일종의 면역질환으로 임신 후 온몸이 가려워진다. 환절기나 주변환경이 건조하거나 따뜻할 때 가려움이 심화되기도 하나 출산과 더불어 증세가 없어지기도 한다.
⑤ 임신성 당뇨 : 임신 5개월 이후 생기는 당뇨로 출혈에 대한 저항력 저하는 물론 태아발육에도 악영향을 미칠 수 있다. 그러나 출산하면 당뇨증상이 좋아지는 특징을 지닌다.

61 ① 단기보호 : 수급자를 월 9일 이내로 장기요양기관에 보호하여 신체활동 지원 및 심신기능의 유지·향상을 위한 교육·훈련 등을 제공한다.
② 시설급여 : 장기요양기관에 장기간 입소한 수급자에게 신체활동 지원 및 심신기능의 유지·향상을 위한 교육·훈련 등을 제공한다.
③ 방문목욕 : 장기요양요원이 목욕설비를 갖춘 장비를 이용하여 수급자의 가정 등을 방문하여 목욕을 제공한다.
④ 방문간호 : 장기요양요원인 간호사 등이 방문간호지시서에 따라 수급자의 가정 등을 방문하여 간호, 진료의 보조, 요양에 관한 상담 또는 구강위생 등을 제공한다.

62 **방문간호의 자격요건**
• 간호사 : 2년 이상의 간호업무 경력
• 간호조무사 : 3년 이상의 경력과 보건복지부장관이 지정한 교육기관에서 소정의 교육(700시간)을 이수
• 치위생사 : 치과위생 업무로 한정

63 ③ 지역사회 간호활동 중 가정방문의 궁극적 목적은 가족을 단위로 한 건강관리에 있으며, 보건사업 중 가장 큰 비중을 차지하고 있다.

간호조무사의 가정방문의 목적
• 가족의 상태 파악
• 환자의 가정간호
• 보건교육
• 환경위생 개선 지도 등

64 **노인장기요양보험**
• 대상자 : 65세 이상의 노인 또는 65세 미만의 자로서 치매·뇌혈관성질환 등의 노인성 질병으로 6개월 이상 혼자서 일상생활을 수행하기 어려운 자
• 종 류
  - 재가급여 : 방문요양, 방문목욕, 방문간호, 주·야간보호, 단기보호, 기타재가급여
  - 시설급여 : 노인요양시설, 노인요양공동생활가정
  - 특별현금급여 : 가족요양비, 특례요양비, 요양병원간병비

65 **의료인(의료법 제2조)**
의료인이란 보건복지부장관의 면허를 받은 의사·치과의사·한의사·조산사 및 간호법에 따른 간호사를 말한다.

66 ① 정신의료기관 : 정신병원, 의료기관 중 기준에 적합하게 설치된 의원, 병원급 의료기관에 설치된 정신건강의학과로서 기준에 적합한 기관을 말한다(정신건강복지법 제3조 제5호).
③ 정신요양시설 : 정신질환자를 입소시켜 요양 서비스를 제공하는 시설을 말한다(정신건강복지법 제3조 제6호).
④ 정신건강복지센터 : 정신건강증진시설, 사회복지시설, 학교 및 사업장과 연계체계를 구축하여 지역사회에서의 정신건강증진사업 및 정신질환자 복지서비스 지원사업을 하는 기관 또는 단체를 말한다(정신건강복지법 제3조 제3호).
⑤ 정신건강증진시설 : 정신의료기관, 정신요양시설 및 정신재활시설을 말한다(정신건강복지법 제3조 제4호).

67 ② 질병관리청장은 감염병관리위원회 내 결핵전문위원회의 심의를 거쳐 결핵관리종합계획을 5년마다 수립·시행하여야 한다(결핵예방법 제5조 제1항).

68 **불소용액의 농도 등(구강보건법 시행규칙 제10조)**
• 불소용액 양치사업에 필요한 양치횟수는 매일 1회 또는 주 1회로 한다.
• 불소용액 양치사업에 필요한 불소용액의 농도는 매일 1회 양치하는 경우에는 양치액의 0.05퍼센트로, 주 1회 양치하는 경우에는 양치액의 0.2퍼센트로 한다.
• 불소 도포사업에 필요한 불소 도포의 횟수는 6개월에 1회로 한다.

69 혈액원 등 혈액관리업무를 하는 자는 검사 결과 부적격혈액을 발견하였을 때에는 보건복지부령으로 정하는 바에 따라 이를 폐기처분하고 그 결과를 보건복지부장관에게 보고하여야 한다. 다만, 부적격혈액을 예방접종약의 원료로 사용하는 등 대통령령으로 정하는 경우에는 그러하지 아니하다(혈액관리법 제8조 제2항).

70 **필수예방접종을 실시해야 하는 질병(감염병예방법 제24조 제1항)**
디프테리아, 폴리오, 백일해, 홍역, 파상풍, 결핵, B형간염, 유행성이하선염, 풍진, 수두, 일본뇌염, b형헤모필루스인플루엔자, 폐렴구균, 인플루엔자, A형간염, 사람유두종바이러스 감염증, 그룹 A형 로타바이러스 감염증, 그 밖에 질병관리청장이 감염병의 예방을 위하여 필요하다고 인정하여 지정하는 감염병(장티푸스, 신증후군출혈열)

71 ① 성인의 고막체온을 측정할 때는 귀를 후상방으로 당긴다.
② 심질환(협심증, 심근경색증), 설사, 변비, 치질 환자는 직장체온(항문체온)을 측정하면 안 된다.
③ 영유아(3세 이하)의 고막체온을 측정할 때는 귀를 후하방으로 당긴다.
④ 수은체온계는 먼저 35℃ 이하로 눈금을 맞춘 후 측정한다.

72 ① 액와체온계의 탐침 부분은 액와 중간에 놓고 측정한다.
③ 액와에 땀이 있을 경우 온도가 낮게 측정될 수 있어 땀을 닦아내고 측정해야 하는데, 수건으로 문질러 닦으면 마찰열 때문에 오히려 온도가 높게 측정될 수 있으므로 두드려 닦아낸 후 측정하여야 한다.
④ 보청기를 제거하고 고막체온을 측정해야 한다.
⑤ 구강체온을 측정할 때는 체온계를 혀 아래에 두고 입술을 고정한 후 측정한다.

73 ③ 맥박이 규칙적인 경우에는 30초 측정 후 2배로 기록하고 규칙적이지 않을 때는 1분간 측정한다.
① 환자를 눕히거나 앉게 하여 측정한다. 복위자세는 엎드린 자세로, 심첨맥박을 측정하기에 바람직하지 않다.
② 측정부위를 잘 확인할 수 있도록 좌측 가슴을 노출시킨다.
④ 좌측 4~5번 늑간 사이와 쇄골중앙선이 만나는 곳에서 측정한다.
⑤ 청진기 판막이 차갑기 때문에 환자가 놀랄 수 있으므로 손바닥에 잠시 대서 따뜻하게 한 뒤 측정한다.

74 ② 호흡은 다른 활력징후와 다르게 의식적으로 조절할 수 있으므로 환자가 눈치채지 못한 상태에서 측정해야 한다.

75 **혈 압**
• 혈압을 증가시키는 요인 : 노인, 운동, 부종, 스트레스, 식사 또는 흡연 후, 커프 폭이 좁을 때, 팔이 심장보다 낮을 때 등
• 혈압을 감소시키는 요인 : 쇼크, 수면, 금식, 출혈, 탈수 등

76
② 의식불명, 미숙아, 구강이 손상되어 음식을 섭취할 수 없는 환자는 비위관영양을 실시한다.
① 식사 전에는 통증이나 불편함을 줄 수 있는 소독, 드레싱 등을 하지 않는다.
③ 편마비 환자는 아픈 쪽이 위로 향하게 하여 건강한 쪽이 아래에서 지지할 수 있도록 눕힌다.
④ 식사 도중에 말을 시키면 후두개가 열리면서 음식물이 기도로 넘어갈 수 있다.
⑤ 연하곤란을 겪는 환자가 식사 도중 음식물이 기도로 넘어갔을 경우에는 가장 먼저 기침을 하도록 유도한다.

77 섭취량과 배설량
- 섭취량
  - 경구 투여(물, 국, 주스 등)
  - 비경구 투여(수혈, 수액, 비위관 등)
- 배설량
  - 설사, 구토, 소변
  - 심한 발한
  - 출혈, 상처 배액
  (정상 대변, 정상 호흡 시 수분소실량, 발한, 가글액 등은 배설량에 포함되지 않음)

78
① 정상 장루는 촉촉하고 선홍색을 보이며, 장루가 건조하고 보라색, 청색 등을 띠면 괴사가 의심되므로 즉시 간호사에게 보고한다.
② 피부 부착물은 가려움, 화끈거림 등의 증상이 있다면 즉시 교체하는 것이 바람직하나 너무 자주 교체하면 접착제 주변 피부가 손상될 수 있다.
④ 환자의 평소 배변시간에 맞추어 스스로 실시하도록 한다.
⑤ 냄새가 심한 음식, 가스유발식품은 피하도록 교육한다.

79 관장의 종류
- 청결관장 : 연동운동을 촉진시켜 배변 유도(분만, 수술 전, 검사 전)
- 정체관장 : 주입 용액을 장시간 장내에 머무르게 하는 관장
- 용수관장 : 매복된 변을 손가락을 이용하여 제거
- 수렴관장 : 지혈 목적
- 구충관장 : 기생충 제거 목적
- 구풍관장 : 가스 제거 목적

80 요실금의 종류
- 복압성 요실금 : 복부 압력이 올라가는 상황에서 의지와 상관없이 소변이 배출되는 증상
- 긴박성 요실금 : 강한 요의와 함께 바로 소변이 배출되는 증상
- 혼합성 요실금 : 복압성과 긴박성을 동시에 가지고 있는 요실금
- 역류성 요실금 : 방광에 소변이 가득 차서 소변이 넘쳐 흘러나오는 증상

81
② 손끝은 위로 향하여 항상 팔꿈치보다 위에 있도록 한다.
③ 수술실에서 손을 씻을 때는 항균비누를 이용해 팔꿈치 위까지 닦는다.
④ 손을 씻은 후 보조자가 건네는 멸균수건으로 물기를 닦는다.
⑤ 내과적 손 씻기의 방법이다. 수술실에서 수도는 발 또는 다리로 조절한다.

82 마스크의 금속선을 콧마루 모양에 맞게 구부려 밀착하고, 마스크의 하단부는 턱 밑에 고정하여 알맞게 착용하여야 한다.

마스크를 반드시 교체해야 하는 경우
- 마스크는 최소 2시간마다 교체
- 결핵환자가 간호인 얼굴을 향해 기침을 한 경우
- 전염병 환자와 접촉한 경우
- 발한으로 인해 마스크가 축축해진 경우

83 붕대법의 종류
- 회귀대 : 머리, 절단부위에 사용하는 붕대법이다.
- 환행대 : 붕대법의 시작과 마무리에 여러 번 겹쳐서 감는 방법이다.
- 사행대 : 부목 등을 고정할 때 사용하는 붕대법으로 겹치지 않게 감아 올라간다.
- 나선대 : 굵기 변동이 적은 부위에 사용하는 붕대법으로 1/3~1/2 정도 겹치게 감는다.
- 팔자대 : 손목, 팔꿈치, 무릎 등의 관절을 고정시킬 때 사용하는 붕대법이다.
- 나선절전대 : 종아리나 전박처럼 굵기가 급격하게 변하는 부위에 감는 방법이다.

84
④ 회음부는 요도, 질, 항문 순서로 되어 있어 뒤쪽에서 앞쪽으로 닦을 경우 감염을 일으킬 수 있기 때문에 앞쪽에서 뒤쪽으로 닦는다.
① 발끝에서 허벅지 쪽으로 닦는다.
② 복부는 배꼽을 중심으로 시계 방향으로 마사지한다.
③ 손끝에서 겨드랑이 방향으로 닦는다.
⑤ 얼굴 → 목 → 팔 → 가슴 → 복부 → 다리 → 등 → 회음부 순으로 닦는다.

85
② 욕조에 1/3~1/2 정도 물을 채우고 나서 대상자가 욕조에 들어갈 수 있도록 한다.
③ '사용 중' 팻말을 걸어두고 문을 잠그지는 않는다.
④ 욕조에 들어가거나 나올 때는 건강한 쪽 다리, 아픈 쪽 다리 순으로 옮겨 놓게 한다.
⑤ 대상자가 욕조 안에서 실신했을 경우에는 가장 먼저 욕조 안의 물을 뺀다.

86
② 비만은 복부 내 압력을 증가시켜 복압성 요실금을 유발하기 때문에 체중을 조절한다.
① 충분한 수분섭취로 방광의 기능을 유지한다.
③ 복부를 압박할 수 있는 꽉 조이는 옷은 피하도록 한다.
④ 골반근육 강화운동(케겔운동)을 할 수 있도록 돕는다.
⑤ 정해진 시간에 배뇨할 수 있도록 하고, 기저귀는 최후에 선택할 수 있도록 한다.

87
④ 등척성 운동이란 석고붕대 또는 견인을 적용한 환자의 다리근육을 유지하기 위한 것으로, 다리근육을 수 초간 조였다가 푸는 것을 반복하여 관절의 움직임 없이 특정 근육을 강화시키는 운동이다.

88
① 배와 엉덩이근육을 사용하도록 하고, 허리근육은 사용하지 않는다.
② 액와 목발 보행 시 겨드랑이가 아닌 손바닥으로 몸무게를 지탱하도록 한다.
③ 목발을 이용해서 이동할 때 고개를 숙이지 말고 정면을 보며 걷도록 한다.
⑤ 환측(아픈 쪽)에 서서 한쪽 팔로 환자의 허리를 안고, 다른 팔로는 팔꿈치 상완의 아랫부분을 안는다. 팔을 잡으면 환자가 넘어질 때 어깨관절이 탈구될 수 있다.

89
① 간호보조인이 양팔에 힘을 주고 휠체어 뒤로 발로 조심스럽게 눌러 휠체어를 뒤쪽으로 기울이고 앞바퀴를 들어 턱을 오른다.

90
① 쇼크 – 골반고위
③ 복부검진 – 배횡와위
④ 항문검사 – 심스위
⑤ 복수천자 – 반좌위

91
① 침대높이는 낮게 한다.
② 침대바퀴의 잠금장치를 잠가둔다.
④ 취침 시 침대난간을 올리고 취침하게 한다.
⑤ 야간에는 간접조명을 켜두어 환자의 낙상을 예방한다.

92
① 충수염, 피부 손상 부위 등에는 더운물 주머니 사용을 금한다.
② 20분 미만으로 적용하고, 물이 식으면 다시 더운물로 갈아준다.
③ 제공하기 전에 물의 온도가 46~52℃인지 확인한다.
④ 주머니를 거꾸로 들어 물이 새지 않는지 확인하고 제공한다.
⑤ 물을 1/2 정도 채우고 물을 입구까지 밀어 올려 공기를 제거한다.

93
① 수술 부위는 털이 난 방향으로 면도하며, 솜털까지 완전히 제거한다.
② 약물은 수술 30분 전에 투약한다.
③ 삭모 후 로션을 바르지 않는다.
⑤ 환자가 의식이 있는 경우 본인에게 수술동의서를 받고, 의식이 없거나 미성년자의 경우에는 보호자에게 동의서를 받는다.

94 ③ 대장내시경 검사 전날부터 금식을 유지해야 하며, 관장약을 이용해 장을 깨끗하게 비워놓아야 한다.
①·②·④·⑤ MRI(조영제 사용 시에만 금식), 심전도, 유방초음파, 갑상샘초음파, 흉부 X-ray, 뇌파검사 등은 금식이 필요하지 않은 검사이다.

95 **흉부압박에 의한 합병증**
• 흉부손상 : 폐 또는 심장파열, 늑골골절, 흉골골절
• 복부손상 : 간 또는 비장의 손상, 늑막손상

96 ① 자동심장충격기 사용 시 오른쪽 패드는 오른쪽 빗장뼈 밑에, 왼쪽 패드는 왼쪽 중간 겨드랑선에 붙인다.

97 ② 라이터, 성냥, 초 등을 사용하지 않는다.
③ 스파크 방지를 위해 전기장판, 난방기구 등은 사용하지 않는다.
④ 정전기 예방을 위해 모, 합성섬유 사용을 금지하고 대신 면담요 및 의류를 사용한다.
⑤ 산소공급 시설이 있는 장소는 화재의 위험이 있으므로 주의사항을 잘 지켜야 한다.

98 ② 비강캐뉼라는 의사소통과 식사에 방해가 되지 않아 병원에서 가장 많이 사용하는 산소공급 방법이다.

99 ② 분실 위험이 있는 귀중품이나 현금 등은 집으로 돌려보내거나 보호자가 보관하도록 한다.
③ 의사소통이 가능한 환자의 본인 확인은 반드시 본인의 대답, 등록번호, 팔찌 등과 대조하여야 한다.
④ 감염성 질환 환자가 사용한 물품은 고압증기멸균으로 소독하여 봉투에 넣어 보관한다.
⑤ 병동에 환자가 입원하면 가장 먼저 침상을 정돈하고 병실을 안내해 주어야 한다.

100 ① 일상생활을 할 때 "6시예요. 저녁 식사하세요."라고 말하며 항상 현재 상황을 알려준다.
② 막연하게 "어디 불편한 곳이 있으세요?"보다는 신체 부위를 짚어가며 "여기가 아프세요?"와 같이 구체적으로 질문한다.
③ 어린아이 대하듯 하지 않으며 반드시 존칭어를 사용한다.
④ "양치하신 후 신발을 신고 외출하세요."보다는 "양치하세요.", "신발을 신으세요.", "외출하세요."라고 한 번에 한 가지씩 차례로 이야기한다.
⑤ "이것은 해도 되고 저것은 안 된다."라는 표현 대신 할 수 있는 것을 정확히 이야기해 주는 것이 좋다.

101 ① 관장약과 공기가 함께 주입되지 않도록 주의한다.
② 관장약 주입 10~15분 후 화장실에 가야 한다고 알려준다.
③ 관장약의 온도는 어른은 40.5~43℃, 아이는 37℃ 정도로 준비한다.
④ 관장약은 왼쪽으로 눕힌 상태에서 넣는다.

102 ② 사용 후 혈액이 묻은 드레싱 세트를 차가운 물로 씻은 후 더운물과 비누로 닦는다.
③ 거즈가 배액으로 흠뻑 젖기 전에 교환한다.
④ 드레싱 세트 안에 남은 소독용액은 재사용하지 않고 버린다.
⑤ 안쪽에서 바깥쪽으로 수술 절개부위를 닦는다.

103 ①·⑤ 발톱은 너무 짧거나 길지 않게 일자로 자른다.
② 외출 시 항상 양말을 신고 신발을 신게 한다.
④ 발이 건조하지 않게 로션을 바르되 발가락 사이에는 바르지 않는다.

104 ① 홑이불 보호대 : 검사 시 영유아의 전신 움직임을 억제하기 위해 적용한다.
② 장갑 보호대 : 소양증 환자가 피부를 긁어 상처를 입을 위험이나 주삿바늘 또는 튜브 등이 제거될 위험을 방지하기 위해 적용한다.
③ 손목 또는 발목 억제대 : 침상에서 낙상할 우려가 있는 환자의 손과 발을 침대와 연결된 끈으로 고정하여 움직임을 제한한다.
⑤ 팔꿈치 보호대 : 주로 어린아이에게 적용하는 것으로, 정맥주사를 맞고 있는 아이가 팔꿈치를 구부리지 못하도록 한다.

105 **임종의 심리변화 단계**
• 부정기 : 환자가 자기의 병이 말기라고 해도 믿으려 하지 않고 다른 의사들을 찾아다니는 시기
• 분노기 : 기진맥진해 입원한 환자가 의사·간호사·가족·친지에게 화를 내는 시기
• 타협기 : 환자가 운명의 신에게 "이렇게 하겠으니, 좀 더 살려 달라"고 타협하는 시기
• 우울기 : 직장과 건강을 영구히 잃었음을 깨닫고 망연자실해져 멍하니 천장만 바라보고 누워있는 시기
• 수용기 : 체념과 함께 죽음을 받아들이는 시기

09 정답 및 해설

정확하게 이해되는 명쾌한 해설!

문제편 p.87

▶ 9일차 정답

01	02	03	04	05	06	07	08	09	10	11	12	13	14	15	16	17	18	19	20
④	②	③	⑤	③	③	①	⑤	③	⑤	④	⑤	①	⑤	②	②	④	④	④	③
21	22	23	24	25	26	27	28	29	30	31	32	33	34	35	36	37	38	39	40
④	②	③	⑤	③	④	③	③	③	①	②	⑤	③	⑤	⑤	③	④	②	①	③
41	42	43	44	45	46	47	48	49	50	51	52	53	54	55	56	57	58	59	60
⑤	④	⑤	③	②	⑤	⑤	②	②	②	②	⑤	④	④	①	④	③	⑤	①	①
61	62	63	64	65	66	67	68	69	70	71	72	73	74	75	76	77	78	79	80
②	⑤	③	④	⑤	③	④	③	④	⑤	⑤	①	③	②	④	④	①	③	⑤	⑤
81	82	83	84	85	86	87	88	89	90	91	92	93	94	95	96	97	98	99	100
④	①	⑤	①	③	⑤	②	②	②	①	④	②	③	②	①	①	③	④	①	⑤
101	102	103	104	105															
②	②	⑤	④	②															

01 ① 근무 전 개인 사유로 근무시간을 변경할 때는 관리자와 먼저 상의 후, 시간을 변경하도록 한다.
② 의사 및 간호사의 지시와 감독에 따라 지시업무를 수행하여야 한다.
③ 환자의 상태나 의사의 치료방침에 대해서 질문을 받을 때에는 의사나 간호사에게 묻도록 가족에게 친절하게 설명한다.
⑤ 환자가 금품 등을 제공할 때는 병원 규칙을 설명하고, 정중히 거절한다.

02 ① 의료폐기물은 생활폐기물과 분리하여 배출해야 한다.
③ 태반 등은 부패나 변질의 우려가 있어 전용용기에 넣어 냉장 및 냉동 시설에 보관한다.
④ 의료폐기물은 발생 즉시, 전용용기에 격리하여 배출해야 한다.
⑤ 보건, 의료기관뿐만 아니라 동물병원에서 배출되는 폐기물 중에서도 인체에 감염 등 위해를 줄 우려가 있는 폐기물은 의료폐기물에 해당한다.

03 ③ 물품재고조사는 현재 소유하고 있는 물건의 수량과 품목을 확인하는 작업이다. 이를 통해 추후 구매할 물품의 양을 정확히 알 수 있고, 낭비 및 분실된 물품의 수량을 파악할 수 있다.

04 ① 화재 시 해당 부서에 화재가 난 것을 알리고, 병원 내 사람들부터 우선 대피시킨다.
② 자력으로 움직일 수 있는 환자 및 내원객부터 먼저 대피시킨다.
③ 화재 발생 시 계단을 이용하여 이동하게 한다.
④ 불길이 번지지 않게 방화문을 닫는다.

05 ③ 정상 호흡에서 흡기 시 사용되는 주호흡근은 횡격막과 외늑간근이다.

06 ③ 항이뇨호르몬 : 뇌하수체 후엽에서 분비되며, 체내 수분 부족 시 신장에서 물의 재흡수를 촉진하는 역할을 한다.
① 옥시토신 : 뇌하수체 후엽에서 분비되며, 분만 시 분만 진행을 돕는 자궁수축호르몬이다.
② 성장호르몬 : 뇌하수체 전엽에서 분비된다.
④ 갑상샘자극호르몬 : 뇌하수체 전엽에서 분비되며, 갑상샘호르몬의 분비를 촉진한다.
⑤ 부신피질자극호르몬 : 뇌하수체 전엽에서 분비되며, 부신피질호르몬의 분비를 촉진한다.

07 ① 철분제는 복용 시 검정색 변이 배출될 가능성이 있으며, 특히 액상 철분제를 먹을 때는 액체가 이에 닿으면 검게 착색을 일으킬 수 있으므로 빨대를 이용하는 것이 좋다.

08 ⑤ 국소마취제로는 리도카인, 프로카인, 코카인 등이 사용되며, 이 중 리도카인은 심실성 부정맥 치료제이기도 하다. 리도카인은 치과나 성형외과, 피부과에서 많이 사용한다.

09 ③ 간질환이 있으면 지방 소화를 돕는 담즙의 양이 부족하므로 지방을 제한할 필요가 있다. 따라서 저지방식이가 필요하다. 또한, 세포재생 및 기력보충을 위한 고단백질 식이 및 고비타민 식이가 필요하다

10 ⑤ 수술 후 회복기 환자에게 고단백질식과 고비타민식을 제공하면 피부 재생 및 회복에 도움이 된다.

11 ④ 상아질 : 치아에서 가장 넓은 부위로, 치아의 형태를 만드는 주축이 되는 부분이다. 법랑질의 충격을 흡수하는 완충역할을 하며, 법랑질보다 강도가 약해 충치 침범 시 쉽게 썩는 부위이기도 하다.
① 치근 : 치아뿌리로, 치조골 안에 있는 치아 부분이다.
② 치관 : 잇몸 바깥으로 나와 있어 눈에 보이는 치아 부분이다.
③ 치경 : 치관과 치근의 경계 부분이다.
⑤ 백악질 : 치근(치아 뿌리)을 싸서 치아를 치조골에 붙이는 역할을 하며, 시멘트질이라고도 한다.

12 **발치 직후 간호보조활동**
• 발치 부위의 뺨에 냉찜질을 해준다.
• 격렬한 운동은 피하게 한다.
• 뜨거운 음식은 피하게 한다.
• 침이나 피를 뱉지 않게 한다.
• 빨대 사용 시 음압이 발생하여 출혈이 발생할 수 있으므로 빨대 사용을 금한다.

13 ① 구법(뜸)은 약물을 몸의 특정 부위에서 태우거나 태운 김을 쏘여 온열 자극을 줌으로써 질병을 치료하는 방법으로, 보통 쑥을 약물로 사용한다. 뜸을 통해 면역증진 작용, 진통 억제 작용, 혈액순환 및 증혈 작용 등의 효과를 얻을 수 있다.

14 ① 어지러움이 있으면 압력 및 횟수를 줄인다.
② 육식 또는 고칼로리의 산성 음식 섭취를 제한하고, 연식 섭취를 권장한다.
③ 식사 직전이나 직후 또는 과도한 운동 후에는 부항치료를 삼간다.
④ 습식부항 이용 시 1회 사혈량은 10mL가 넘지 않도록 한다.

15 ② 입술 움직임이 대상자에게 도움이 되기 때문에 얼굴을 마주해서 대화를 시도한다.
① 마스크를 쓰지 않고 대화한다.
③·④ 언어적 의사소통보다 수화와 같은 비언어적 의사소통을 활용한다.
⑤ 자세하고 길게 설명하기보다 간단하고 명확한 단어로 설명한다.

16 ① 선천면역 : 자연적으로 체내에 형성된 면역으로 타고난 것이다.
③ 인공수동면역 : 감염병에 노출되거나 감염병이 유행하여 감염병을 차단하기 위해 순간적으로 사용하는 항체로, 즉시 효력이 있으나 지속력이 짧다.
④ 자연능동면역 : 감염병을 앓고 형성된 면역으로, 홍역, 볼거리 등에 걸린 후 생기는 영구면역 등이 해당한다.
⑤ 인공능동면역 : 인공적으로 항원을 투여해 면역체를 얻는 면역이다.

17 ④ 투베르쿨린반응검사(결핵반응검사) 결과 음성이 나온 것은 결핵균에 노출된 적이 없다는 의미이므로, BCG 접종의 효과가 없던 것으로 볼수 있다. 이러한 경우에는 BCG 재접종을 한다.

18 ④ 소변에서 단백질, 지방(케톤), 혈액, 당, 빌리루빈 등이 검출된다면 비정상적인 소변에 해당한다.

19 ① 성장속도가 빠르다.
② 주변 조직으로 잘 침윤하므로 수술 시 종양 제거가 힘든 편이다.
③ 양성 종양에 비해 예후가 나쁘다.
⑤ 피막이 없어 주변 조직으로 잘 침윤한다.

20 ③ 수술한 측 팔의 보호를 위해 정맥주사 및 혈압측정을 금지한다.
① 슬관절 운동은 유방절제술 환자의 회복과는 관련 없다.
② 압박드레싱은 수술부위의 유합을 촉진하기 위함이다.
④ 수술 후 재활을 빨리하는 것은 좋지만, 무거운 물건 들기는 오히려 림프부종을 발생시킬 수 있다.
⑤ 부종 방지를 위해 수술한 측 팔은 심장보다 높은 위치에 둔다.

21 ① 수분섭취를 제한한다.
② 이뇨제를 사용한다.
③ 반좌위 자세를 유지한다.
⑤ 수시로 의식을 확인한다.

22 ① 눈 세척 시 생리식염수(0.9%, NaCl)를 사용한다.
③ 세안 및 머리감기는 1주간 제한한다.
④ 수영장 및 공중목욕탕 이용은 4주간 제한한다.
⑤ 안구운동을 자제한다.

23 ③ 태반조기박리는 임신 후반기에 정상태반이 박리되는 것으로, 심한 복통 및 질출혈이 나타나며 응급 제왕절개수술이 필요하다.
①·②·④·⑤ 유산, 포상기태, 자궁 외 임신, 자궁경관무력증은 대개 임신 전반기(임신 시작~5개월)에 발생하는 출혈 요인이다.

24 ⑤ 파수 후 가장 먼저 할 일은 태아심음을 청취해 태아의 상태를 확인하는 것이다.
① 태아의 정상분만 태위는 두정위이다.
② 진진통은 분만을 알리는 대표신호로, 규칙적이다.
③ 발로(복압이 없어도 아두가 계속 보이는 상태) 이후에 복압을 제거하도록 돕는다.
④ 경산모는 자궁경부 7~8cm 개대 시 분만실로 이동시킨다.

25 ① 규칙적으로 3시간 간격으로 젖을 짜낸다. 자주 먹이거나 짜면 젖 생산이 많아진다.
② 유두는 물로만 세척한다. 비누로 세척 시 피지선이 제거되어 유두열상을 야기할 수 있다.
③ 분만 직후부터 모유수유를 시작하는 것이 유즙 분비를 촉진한다.
④ 유즙을 짜낼 때는 유방에 유즙이 남아있지 않도록 한다.

26 ① 출생 후 1분과 5분 후 두 번 측정한다.
② 출생 후 가장 먼저 관찰할 사항은 호흡(울음소리)이다.
③ 심박동(맥박수), 호흡, 피부색, 근육긴장도, 반사반응을 검사한다.
④ 총 10점 만점 중 7점 이상이면 건강한 것으로 판단한다.

27 ③ 모로반사는 신생아에게 자극을 주면 팔을 벌리면서 안으려고 하는 반사 반응이다. 출생 시 쇄골골절, 뇌손상이 있을 때는 이 반응이 확인되지 않는다.

28 ① 미숙아는 스펀지 목욕을 시행한다.
② 체중은 인큐베이터(보육기) 안에서 측정한다.
④ 인큐베이터(보육기) 안의 온도는 30℃ 정도가 좋다.
⑤ 미숙아한테서 가장 먼저 살펴야 할 것은 기도폐쇄 여부이다.

29 ② 설사는 소화, 흡수 및 분비기능의 장애로 인해 생기는 증상으로, 수분 및 전해질 소실을 가져온다. 따라서 설사 증세를 보일 시 수분 및 전해질을 보충해 주는 것이 중요하다.

30 ② 포화지방산 대신 불포화지방산 함유 식품을 많이 섭취한다. 불포화지방산은 체내 LDL을 낮추고, 고지혈증을 예방한다.
③ 물은 금기가 아니라면 충분히 마시도록 한다.
④ 칼슘 흡수를 돕기 위해 비타민 D를 함께 섭취한다.
⑤ 채소, 과일류뿐만 아니라 해조류, 버섯류 등 저칼로리 고섬유질 식품을 많이 섭취한다.

31 ② 폐렴은 폐 조직에 염증이 생긴 것을 말하며, 세균이나 바이러스 등의 침범 및 기도를 통한 이물질 흡입 등으로 인해 발생한다.

32 ⑤ 석양증후군을 막기 위해서 단순한 일거리를 제공하거나 손뼉치기, 노래 부르기 등의 다른 곳으로 관심을 전환시킨다.
① 말을 이해하지 못할 때는 반복해서 이야기하고, 이때 간단한 문장을 사용한다.
② 어린아이 대하듯 하지 않으며, 환자를 인격적으로 대한다.
③ 억제대를 반드시 사용해야 하는 것은 아니며, 억제대 사용 시 대상자 및 보호자의 동의가 있어야 한다.
④ 환경을 자주 바꿔주면 불안해할 수 있다.

33 ③ 무의식 환자의 응급처치 시 기도를 유지하는 것이 가장 먼저 해야 할 일이며, 가장 중요하다.

34 ⑤ 흐르는 물에 15~20분간 씻고, 즉시 응급진료를 받아야 한다.
①·② 눈에 항생제를 투여하거나 화학약품을 면봉으로 닦지 말고 즉시 흐르는 물로 씻어내야 한다.
③ 절대 손으로 눈을 비비거나 누르지 말아야 한다.
④ 눈에 화학약품이 들어가서 심각한 손상을 일으키면 실명까지 될 수 있으므로 흐르는 물에 눈을 대고 약품을 씻어낸 후 즉시 병원으로 가서 응급진료를 받는다.

35 ⑤ 열피로는 고온 노출로 인한 탈수로, 심박출량 부족 증상 및 발한 증상, 말초혈관 운동신경의 조절장애 등이 나타난다. 이때 탈수가 심하면 5% 포도당 주사를 놓는다.
① 얼음물 마사지는 열사병 시 시행한다. 열사병에서는 체온 떨어뜨리기가 가장 중요하다.
② 열쇠약 시 비타민 B₁을 투여한다.
③ 의식이 있다면 맥박 확인 후 강심제를 투여한다.
④ 시원한 곳에 눕히고 머리를 낮춰준다(쇼크체위).

36 ③ 「국민건강증진법」 제2조 제2호에서 정의하고 있다.
①·②·④ WHO에서 규정한 보건교육이다.
⑤ 「국민건강증진법」 제2조 제6호에서 정의하고 있는 "건강친화제도"에 대한 설명이다.

37 보건교육의 진행방향
- 친숙한 것 → 낯선 것
- 단순한 것 → 복잡한 것
- 직접적인 것 → 간접적인 것
- 과거의 내용 → 최신의 내용
- 쉬운 것 → 어려운 것

38 교육평가
- 평가단계에 따른 분류
  - 진단평가 : 교육을 실시하기 전의 평가
  - 형성평가 : 교육이 진행되는 동안 교육방법이나 내용을 개선하기 위해 수시로 실시하는 평가
  - 총괄평가 : 교육이 끝난 후의 평가
- 평가효율에 따른 분류
  - 과정평가 : 교육이 계획대로 진행되었는지에 대한 평가
  - 영향평가 : 교육의 결과로 나타난 영향에 대한 단기적 평가
  - 성과평가 : 교육을 통한 성과에 대한 장기적 평가
  - 구조평가 : 투입되는 자원이 적절한지에 대한 평가

39 ① 관찰법 : 시범보건교육 종료 후 평가하기에 가장 좋은 방법으로 행동측정에 유용하다.
② 평정법 : 평가내용을 수치화하여 평가하는 방법이다.
③ 질문지법 : 질문을 서면화하여 피험자가 응답하게 하는 방법이다.
④ 지필검사 : 문서형태로 응답하게 하는 방법이다.
⑤ 구두질문법 : 대면하고 바로 말로 질문하여 알아보는 방법이다.

40 ① 국민건강보험공단의 업무이다.
② 보건소의 업무이다.
④ 행정안전부의 업무이다.
⑤ 근로복지공단의 업무이다.

41 ⑤ 우리나라 보건의료 전달체계는 주로 자유방임형을 채택 중이며, 일차진료 단계에서 전체 질병의 70~80%를 처리한다.

자유방임형과 사회보장형

자유방임형	사회보장형
• 우리나라, 미국, 일본 등 • 정부간섭 최소화, 민간주도 • 국민에게 선택권을 부여하고 의료진의 재량권을 인정하여 의료의 질적 수준이 높음	• 영국, 캐나다, 북유럽 등 • 강력한 정부 주도형 • 관료적이고 행정체계가 복잡하며 의료수준이 전반적으로 낮음

42 ④ 행위별수가제는 서비스 제공마다 금액을 산정하며 최적의 의료서비스를 제공받을 수 있으나, 과잉진료 및 의료비 증가의 문제가 있다.

43 ① 1차 보건의료 담당은 보건소(보건의료원 포함), 보건지소, 보건진료소, 의원급이다.
② 대두배경은 종합병원의 치료중심 의료, 의료인력 및 자원의 불균형, 비전염성 질환의 양상, 인간의 기본권 보장, 의료인력의 전문화 등이다.
③ 보건소에서는 진료의뢰서가 필요 없다. 3차 의료기관인 상급종합병원을 이용할 때 일부의 경우를 제외하고 진료의뢰서가 있어야 보험혜택이 적용된다.
④ 보건진료 전담공무원은 보건진료소에 배치돼 의료행위, 건강증진사업 등의 역할을 수행하는 전문 인력으로, 간호사·조산사 면허 보유자가 직무교육과정을 수료했을 때 보건진료 전담공무원 자격을 갖추게 된다.

44 ③ 능력에 따라 보험료는 차등 부과되지만 보험급여는 균등하게 이루어진다.
① 우리나라 국민건강보험은 강제성이 특징이다.
② 보험자는 국민건강보험공단이다.
④ 국민건강보험심사평가원이 의료비 심사를 담당한다.
⑤ 1989년에 전 국민건강보험이 실시되었다.

45 ① 시설급여 : 장기요양기관에 장기간 입소한 수급자에게 신체활동 지원 및 심신기능의 유지 및 향상을 위한 교육이나 훈련 등을 제공하는 장기요양급여이다.
③ 방문요양 : 요양보호사가 가정을 방문하여 신체나 가사활동을 지원하는 일이다.
④ 단기보호 : 수급자를 보건복지부령으로 정하는 범위 안에서 일정기간 동안 장기요양기관에 보호하여 신체활동 지원, 심신기능의 유지 및 향상을 위한 교육이나 훈련 등을 지원하는 일이다.
⑤ 특별현금급여 : 가족요양비, 특례요양비, 요양병원 간병비를 「노인장기요양보험법」에 따라 지원하는 일이다.

46 ⑤ 밀폐된 실내의 이산화탄소 증가로 인한 군집독에 대한 예방 및 대처방법은 적절한 환기를 주기적으로 실시하는 것이다.

47 수질오염지표검사
- 용존산소량(DO ; Dissolved Oxygen) : 물에 녹아 있는 산소로, 일반적으로 깨끗하고 수온이 낮은 맑은 물일수록 DO가 높다. 플랑크톤이나 염분과는 반비례 관계에 있다.
- 생물학적 산소요구량(BOD ; Biochemical Oxygen Demand) : 수중에 있는 유기물질을 미생물에 의하여 호기성 상태에서 분해·산화시키는 데 소비되는 산소량으로, 수질과는 반비례 관계에 있다.
- 화학적 산소요구량(COD ; Chemical Oxygen Demand) : 수중의 유기물질을 화학적으로 산화시킬 때 소모되는 산소량으로, 수질과는 반비례 관계에 있으므로 COD가 높으면 DO가 감소한다.

48 ① 소각법 : 의료폐기물 처리 시 사용되며 가장 위생적이나 공기 오염이 우려되는 방법이다.
③ 퇴비법 : 음식찌꺼기나 낙엽 등의 가연성 쓰레기에 분뇨를 혼합하고, 세균, 방선균 및 곰팡이 등을 이용하여 비료를 만드는 방법이다.
④ 투기법 : 가장 비위생적인 방법으로, 생석회 등을 이용해 빈번하게 소독해야 한다.
⑤ 고형화법 : 오염된 토양에 고형화제나 안정화제를 혼합하여 토양 내 오염물질의 이동확산을 방지하는 방법이다.

49 ② 감염형 식중독균으로는 살모넬라균, 장염비브리오균, 장출혈성 대장균 등이 있다.
①·③·⑤ 바실러스균, 포도상구균, 보툴리누스균은 독소형 식중독균이다.
④ 아미그달린은 자연독 식중독 중에서 청매중독을 일으키는 성분이다.

50 ② 잠함병 : 해녀병으로도 불리며 깊은 수중에서 작업하다가 급히 해면으로 올라올 때 기압차에 의해 공기 색전증이 발생하여 일어나는 산소부족 현상이다.
① 진폐증 : 규소, 석면 등에 의해 폐포에 섬유증식증이 발생되는 질환이다.
③ 새집증후군 : 새 집 입주 시 여러 자재에서 휘발되는 유해물질로 인해 실내공기가 오염되어 두통, 피부염, 눈과 목의 따가움 등을 일으키는 증상이다.
④ 미나마타병 : 수은 중독으로 인해 중추신경계의 손상을 일으키는 질환이다.
⑤ VDT증후군(단말기증후군) : 장시간 컴퓨터 사용으로 인해 발생하는 건강장애로, 목이나 어깨의 결림 현상, 팔 등의 근육통, 눈의 피로, 정신신경계 증상을 동반하는 질환이다.

51 ② 자가검진은 조기발견을 위한 2차 예방에 해당한다.

질병예방의 분류

1차 예방	• 질병이 발생하기 전에 인간의 건강수준 자체를 향상시키고 저항력을 높이는 것으로 질병예방, 건강유지, 건강증진 활동을 하는 단계 • 예방접종, 산전간호, 보건교육, 상담 등
2차 예방	• 조기발견과 진단, 조기치료의 단계로 질병의 발전을 지연시켜 중증화되는 것을 예방하는 단계 • 흉부 X선 촬영 → 결핵의 조기발견, 당뇨 환자의 철저한 식이요법 등
3차 예방	• 치료 후에 그 잔재 효과를 최소한으로 줄이는 재활 및 사회복귀 단계 • 물리치료, 재활, 정신질환자의 사회복귀 촉진 등

52 **감염병의 발생 양상**
- 유행성(Epidemic) : 특정 질병이 평상시 기대하였던 수준 이상으로 발생하는 양상
- 토착성(풍토성, Endemic) : 인구집단에서 현존하는 일상적인 양상
- 전세계성(범유행성, Pandemic) : 여러 국가와 지역에서 동시에 발생하는 양상
- 산발성(Sporadic) : 시간이나 지역에 따른 질병의 경향을 예측할 수 없는 양상

53 ④ 간디스토마 : 우리나라 5대강 유역에서 발생하며 붕어, 잉어 등의 민물고기 섭취를 통해 감염되는 기생충이다.
① 무구조충 : 덜 익힌 소고기 섭취로 감염되며, 길이가 매우 길다.
② 유구조충 : 덜 익힌 돼지고기 섭취로 감염되며, 분변으로 확인한다.
③ 사상충 : 원인이 모기이며, 혈액을 통해 확인한다.
⑤ 폐디스토마 : 게, 가재 생식이 원인으로 객담검사로 확인한다.

54 **병원체의 탈출경로**

호흡기계	• 가장 위험하고 흔한 경로 • 공기감염 : 홍역, 결핵, 수두, 독감(신종플루) • 비말감염 : 유행성 이하선염, 풍진, 백일해, 감기
소화기계	• 환자의 타액, 구토물, 대변 • A형간염, 장티푸스, 콜레라
비뇨기계	성병 : 임질, 매독
개방병소	상처를 통해 탈출 : 한센병(나병), 매독
기계적 탈출	주사기 등 : B형간염, C형간염, AIDS

55 ① 매독 : 임신 20주 이후 태아에게 수직 감염되기 때문에 20주 이전에 조기발견해서 조기치료하는 것이 매우 중요하다.
② 풍진 : 임신 초기에 산모가 감염되어 태아에게 선천성 기형(소두증, 백내장, 난청, 심장 질환)의 문제를 일으키는 질환이다.
③ 임질 : 임균(Neisseria gonorrhea)에 감염된 질환으로 신생아 임균 눈염을 유발시킨다.
④ 헤르페스 : 단순포진으로 I형(구강 주변), II형(성기 주변)이 있다. 유산, 조산, 기형, 성장지연 등을 초래하며 항바이러스제 등으로 치료한다.
⑤ 톡소플라스마증 : 고양이 분변, 오염된 토양을 만진 손을 통해 경구감염되는 질환으로 간과 비장증대, 신경학적 장애 등을 일으킨다.

56 ① 노령화 사회일수록 총부양비가 높다.
② 경제활동 인구에 대한 비경제활동 인구의 비이다.
③ 총부양비가 높을수록 경제발전에 어려움이 따른다.
⑤ 경제활동 인구는 15~64세 인구이고, 비경제활동 인구는 유년인구(0~14세 인구) + 노년인구(65세 이상 인구)이다.

57 **신생아사망률**
$$\frac{같은\ 해의\ 생후\ 28일\ 미만의\ 사망아\ 수}{특정\ 연도의\ 출생아\ 수} \times 1,000$$

58 ① 모성과 아동은 다른 연령층에 비해 질병에 대한 감수성이 높다.
② 모자보건 대상은 전체 인구의 약 50~70%이다.
③ 지속적인 관리와 예방사업 등으로 큰 효과를 얻을 수 있다.
④ 아동은 적절한 치료를 하면 만성화되지 않는다.

모자보건사업의 중요성
- 대상이 전체 인구의 2/3(50~70%)를 차지한다.
- 영유아, 모성은 질병에 이환되기 쉽고 영유아기의 건강문제는 치명률이 높거나 후유증으로 장애가 되기 쉽다.
- 지속적인 건강관리와 예방사업으로 큰 효과를 얻을 수 있다.
- 방치하면 후유증과 사망률이 높아진다.
- 어린이는 다음 세대를 이어갈 인적 자원이므로 영유아의 건강관리는 중요하다.
- 취업여성이 많아짐에 따라 모자보건의 중요성이 더 부각되고 있다.
- 적은 비용으로 건강증진에 기여하는 정도가 크다.

59 보건복지부는 2006년부터 선천성 대사이상질환 6종에 대한 무료검사를 실시하고 있다. 이 검사에는 페닐케톤뇨증, 갑상샘기능저하증, 갈락토스혈증, 호모시스틴뇨증, 단풍당뇨증, 선천성 부신과형성증이 있다.

60 ① 신생아는 생후 1개월 이내에 결핵과 B형간염을 접종해야 한다.
②·③ 수두와 풍진은 생후 12개월부터 예방접종을 권하고 있다.
④·⑤ 백일해·파상풍은 생후 2개월(1차 접종)·4개월(2차 접종)·6개월(3차 접종)에 예방접종을 해야 한다.

61 **지역사회 간호사의 역할**
- 지역사회 보건조직 관리자 : 지역사회 보건사업의 기획, 조직, 지휘, 평가 등을 한다.
- 간호제공자 : 직접적인 간호를 제공한다.
- 대변자(대변인, 옹호자) : 건강소비자(개인, 가족, 지역사회)를 대신하여 그들의 입장에서 의견을 제시함으로써 권리를 찾을 수 있도록 지지해 준다.
- 알선자(의뢰자) : 주민의 다양한 요구를 여러 분야와 접촉하여 의뢰하는 역할을 한다.
- 변화촉진자 : 지역사회로 하여금 간호를 시행하는 기관에 쉽게 접근할 수 있는 방안을 모색하고 보건의료 시설 및 전문가를 적절히 이용할 수 있도록 촉진하는 역할을 한다.
- 교육자 : 직·간접적인 방법을 통하여 보건교육을 실시한다.
- 상담자 : 전문적인 지식, 기술을 기반으로 주민의 건강문제에 대한 상담 역할을 수행한다.
- 정보수집자 및 보존자 : 각종 의료와 보건, 건강에 대한 정보를 수집하고 보존하는 역할을 한다.
- 평가자 : 필요한 간호활동을 한 후에 목표달성도, 효과 등을 평가한다.
- 연구자 : 환자의 질병과 간호 방법 등을 연구한다.
- 조정자 : 대상자들의 상태와 요구에 따라 다른 요원들과 의사소통하며, 팀 요원으로 다른 팀 요원들과 상호의존적인 관계를 맺는 역할을 한다.

62 ⑤ 투사 : 자신의 결점, 욕구, 충동 등을 타인의 것으로 간주해 버림으로써 스스로의 불안을 피하려는 방어기제이다.
① 회피 : 위험한 상황이나 대상으로부터 의식적, 무의식적으로 안전한 거리를 유지하려는 것이다.
② 퇴행 : 심한 좌절을 경험할 때 현재의 위치나 성숙의 수준을 과거 수준으로 후퇴하는 것이다.
③ 승화 : 본능적인 욕구나 참기 어려운 충동적인 에너지를 사회적으로 용납되는 형태로 바꾸려는 것으로, 생산적·긍정적인 방어기제이다.
④ 해리 : 마음을 편치 않게 하는 성격의 일부가 그 사람의 지배를 벗어나 하나의 독립된 성격인 것처럼 행동하는 것이다.

63 ③ 1차 예방에는 질병예방, 건강유지, 건강증진 등이 있다.
①·⑤ 2차 예방에는 조기발견과 조기치료 등이 있다.
②·④ 3차 예방에는 합병증과 불능으로의 진행 방지와 재활치료를 통한 기능회복, 사회복귀 촉진 등이 있다.

64 ④ 합리화 : 인식하지 못한 동기에서 나온 행동을 그럴듯한 이치에 맞는 이유를 내세워 합리화하는 행동이다.
① 회피 : 위험한 상황이나 대상으로부터 의식적·무의식적으로 안전한 거리를 유지하려는 것이다.
② 부정 : 의식화된다면 도저히 감당하지 못할 어떤 생각, 욕구, 현실적인 존재를 무의적으로 거부함으로써 현실을 차단하는 행동이다.
③ 보상 : 자신의 성격, 지능, 외모 등과 같은 이미지의 결함을 메우기 위해 무의식적으로 노력하는 행위이다.
⑤ 반동형성 : 생각, 감정, 충동이 곤란스러워서 그 생각이나 행동과 반대되는 행동으로 나타내는 것이다.

65 이 법에서 "의료인"이란 보건복지부장관의 면허를 받은 의사·치과의사·한의사·조산사 및 간호법에 따른 간호사를 말한다(의료법 제2조 제1항).

66 **입원 등의 금지 등(정신건강복지법 제68조)**
- 누구든지 응급입원의 경우를 제외하고는 정신건강의학과전문의의 대면 진단에 의하지 아니하고 정신질환자를 정신의료기관 등에 입원 등을 시키거나 입원 등의 기간을 연장할 수 없다.
- 진단의 유효기간은 진단서 발급일부터 30일까지로 한다.

67
① "결핵환자"란 결핵균이 인체 내에 침입하여 임상적 특징이 나타나는 자로서 결핵균검사에서 양성으로 확인된 자를 말한다(결핵예방법 제2조 제2호).
② "결핵의사환자"란 임상적, 방사선학적 또는 조직학적 소견상 결핵에 해당하지만 결핵균검사에서 양성으로 확인되지 아니한 자를 말한다(결핵예방법 제2조 제3호).
③ "전염성결핵환자"란 결핵환자 중 객담의 결핵균검사에서 양성으로 확인되어 타인에게 전염시킬 수 있는 환자를 말한다(결핵예방법 제2조 제4호).

68 "수돗물불소농도조정사업"이란 치아우식증(충치)의 발생을 예방하기 위하여 상수도 정수장 또는 수돗물 저장소에서 불소화합물 첨가시설을 이용하여 수돗물의 불소농도를 적정수준으로 유지·조정하는 사업 또는 이와 관련되는 사업을 말한다(구강보건법 제2조 제2호).

69 헌혈금지약물의 범위(혈액관리법 시행규칙 제9조)
- 영구적 헌혈금지약물 : 복용한 경우에는 영구적으로 헌혈이 금지되는 다음의 약물
  - 에트레티네이트(Etretinate, 중증건선치료제) 성분의 약물
  - 뇌하수체 유래 성장호르몬
  - 소에서 유래한 인슐린
  - 변종크로이츠펠트-야콥병(vCJD) 위험지역에서 채혈된 혈액의 혈청으로 제조된 진단시약
  - 그 밖에 약물의 성분이나 특성 등을 고려하여 영구적 헌혈 제한이 필요하다고 보건복지부장관이 인정하여 고시하는 약물
- 상대적 헌혈금지약물 : 복용한 경우에는 일정기간 동안 헌혈이 금지되는 다음의 약물
  - 아시트레틴 성분의 약물
  - B형간염 면역글로불린 또는 태반주사제
  - 두타스테라이드 성분의 약물
  - 이소트레티노인 또는 피나스테라이드 성분의 약물
  - 그 밖에 약물의 성분이나 특성 등을 고려하여 일정기간 헌혈 제한이 필요하다고 보건복지부장관이 인정하여 고시하는 약물

70 예방접종에 관한 역학조사(감염병예방법 제29조)
질병관리청장, 시·도지사 또는 시장·군수·구청장은 다음의 구분에 따라 조사를 실시하고, 예방접종 후 이상반응 사례가 발생하면 그 원인을 밝히기 위하여 역학조사를 하여야 한다.
- 질병관리청장 : 예방접종의 효과 및 예방접종 후 이상반응에 관한 조사
- 시·도지사 또는 시장·군수·구청장 : 예방접종 후 이상반응에 관한 조사

71
① 일반적으로 식후, 운동 후에는 체온이 상승한다.
② 호흡기질환자, 의식이 불분명한 환자, 구강손상 환자 등은 구강체온을 측정하여서는 안 된다.
③ 적외선 피부체온계는 이마, 관자놀이 등에 적정거리를 두고 측정한다.
④ 3세 이하의 영유아는 귀를 후하방으로, 성인은 후상방으로 당겨야 외이도가 일직선이 되어 체온을 정확하게 측정할 수 있다.

72 ① 요골맥박이 비정상적인 경우나 심질환자 및 노인, 신생아는 심첨맥박 부위를 1분간 측정한다.

73
③ 남성과 아기는 복식호흡, 여성은 흉식호흡으로 확인한다.
① 모르핀 투여 후와 수면 중에는 호흡이 감소하며, 출혈이 발생하거나 열이 나는 경우, CO_2가 많을 때 호흡이 증가한다.
② 호흡조절 중추는 연수, 체온조절 중추는 시상하부이다.
④ 활력징후는 체온 → 맥박 → 호흡 → 혈압 순으로 측정한다.
⑤ 호흡은 의식적으로 조절할 수 있는 활력징후이므로 환자가 눈치채지 못한 상태에서 측정하며, 측정 중에는 환자에게 대화를 시도하지 않는다.

74
① 재측정이 필요한 경우에는 3~5분 후에 다시 시도한다.
③ 눈금이 2~3mmHg/초의 속도로 떨어지도록 커프에서 공기를 뺀다.
④ 팔에서 혈압을 측정할 경우에는 상완동맥에 청진기를 대고 움직이지 않게 고정한다.
⑤ 혈압계 눈금이 160~200mmHg까지 올라가도록 공기를 넣는다.

75 ④ 좌심실이 수축했을 때의 최고 압력을 수축기압, 좌심실이 이완했을 때의 최저 압력을 이완기압이라고 한다.

76 ④ 비위관은 코끝에서 귓불, 귓불에서 검상돌기까지의 길이를 측정하여 삽입한다.

77 섭취량과 배설량
- 섭취량
  - 경구 투여(물, 국, 주스 등)
  - 비경구 투여(수혈, 수액, 비위관 등)
- 배설량
  - 설사, 구토, 소변
  - 심한 발한
  - 출혈, 상처 배액
  (정상 대변, 정상 호흡 시 수분소실량, 발한, 가글액 등은 배설량에 포함되지 않음)

78 침상 배변 자세
- 환자가 스스로 엉덩이를 들 수 있는 경우 : 엉덩이 밑에 변기를 대준다.
- 환자 스스로 엉덩이를 들 수 없는 경우 : 무릎을 세우고 발에 무게중심을 준 뒤 둔부를 들게 해 변기를 대준다.
- 움직일 수 없는 환자의 경우 : 측위 자세에서 변기를 대주고 앙와위 자세로 변경한다.

79 ⑤ 유치도뇨를 실시할 때 여성은 배횡와위, 남성은 앙와위 자세를 취하도록 설명한다.

80
① 소변주머니는 소변의 역류를 방지하기 위해 방광보다 아래에 고정한다.
② 유치도뇨관은 소변이 나오는 것을 확인한 후 2~4cm 더 삽입한다.
③ 여성의 도뇨관은 대퇴부에, 남성의 도뇨관은 하복부에 고정한다.
④ 여성은 요도에서 항문 방향으로 위에서 아래로 소독한다.

81 멸균방법

종 류	고압증기멸균법	건열멸균법	EO가스멸균법
방 법	121℃에서 20~30분	160~170℃에서 1~2시간	에틸렌옥사이드 가스
물 품	수술용 기구, 면직류, 가운 등	파우더, 유리, 종이, 솜, 바세린거즈 등	고무, 플라스틱, 특수섬유 등

82
② 대상자에게 사용한 주삿바늘에 찔린 경우 상처 난 부위의 혈액을 충분히 짜내고 흐르는 물과 비누를 이용해 깨끗이 씻은 후 상처부위를 소독한다.
③ 사용한 주삿바늘은 의료진의 부상을 예방하기 위해 뚜껑을 닫지 않는 것이 원칙이지만, 뚜껑을 꼭 씌워야 하는 경우에는 뚜껑을 바닥에 놓고 씌운다.
④ 대상자의 체액이 점막에 튄 경우 흐르는 물에 5분 이상 씻는다.
⑤ 감염 우려가 있는 대상자 처치 시 사용한 바늘, 칼날 등을 바닥에 떨어뜨린 경우 집게를 이용하여 줍는다.

83 상처소독 방향
- 상처의 위 → 아래 방향
- 상처의 안쪽 → 바깥쪽 방향
- 오염이 안 된 부위 → 오염된 부위

84
① 신생아가 열이 나거나 아픈 날에는 목욕을 피하는 것이 좋다.
② 머리에서 발 방향으로 닦아 준다.
③ 신생아 목욕은 5~10분 안에 마친다.
④ 목욕을 마친 후에는 옷부터 입혀준다.
⑤ 탯줄이 말라서 떨어질 때까지 신생아 통목욕을 피한다. 미숙아는 스펀지 목욕, 습진이 있는 아기는 오일 목욕을 해준다.

85
① 맨 처음 마비된 쪽(왼쪽)의 팔을 낀다.
② 대상자를 건강한 쪽(오른쪽)으로 돌아눕게 한다.
④ 바로 누운 자세에서 수액을 먼저 건강한 쪽(오른쪽) 소매 안에서 밖으로 빼서 건다.
⑤ 마지막으로 건강한 쪽(오른쪽) 팔을 끼우고 단추를 잠근다.

86 ① 치약을 묻힌 칫솔을 45° 각도로 치아에 대고 잇몸에서 치아 쪽으로 3분간 세심하게 닦는다.
② 흡인을 예방하기 위해 측위 또는 반좌위, 고개를 옆으로 돌린 자세를 취하게 해 구강관리를 돕는다.
③ 치아의 바깥쪽, 어금니 안쪽, 윗니와 윗잇몸, 아랫니와 아래쪽 잇몸, 입천장, 혀, 볼 안쪽 순으로 닦는다.
④ 부드러운 칫솔모를 사용해야 잇몸의 출혈을 막을 수 있다.

87 ② 수동운동이란 능동적으로 몸을 움직이기 어려운 환자를 타인이 운동시켜 주는 것으로, 근육 강도의 유지, 에너지 증가의 효과 없이 관절의 유연성만을 유지하기 위한 운동이다.

88 **지팡이 보행 순서**
• 계단을 오를 때 : 지팡이 → 건강한 다리 → 아픈 다리
• 평지를 이동할 때 또는 계단을 내려갈 때 : 지팡이 → 아픈 다리 → 건강한 다리

89 ① 쇼크 – 골반고위
③ 분만 시 – 절석위
④ 태아위치 교정 – 슬흉위
⑤ 남성 인공도뇨 시 – 앙와위

90 ① 장갑 보호대 : 소양증 환자가 피부를 긁어 상처를 입을 위험이나 주삿바늘 또는 튜브 등이 제거될 위험을 방지하기 위해 적용한다.
② 팔꿈치 보호대 : 주로 어린아이에게 적용하는 것으로, 정맥주사를 맞고 있는 아이가 팔꿈치를 구부리지 못하도록 한다.
③ 홑이불 보호대 : 검사 시 영유아의 움직임을 억제하기 위해 홑이불이나 목욕 담요 등으로 싸는 것을 말한다.
④ 손목 또는 발목 억제대 : 침상에서 낙상할 우려가 있는 환자의 손과 발을 침대와 연결된 끈으로 고정하여 움직임을 제한한다.
⑤ 재킷 보호대 : 지남력이 상실된 혼돈 환자나 진정제 투여 환자, 자해하거나 폭력적인 행동을 보이는 환자에게 적용한다.

91 ① 20분 미만으로 적용하고 개방상처에는 사용을 금지한다.
② 얼음주머니를 수건으로 감싼 후 적용한다.
③ 물을 1/2 정도 채우고 물을 입구까지 밀어 올려 공기를 제거한다.
⑤ 얼음주머니는 깨끗하게 씻어 건조한 뒤 공기를 넣어서 보관한다.

92 ① 수술실의 청결을 보조하고, 실수로 복강 내에 기구나 거즈가 들어갈 수 있으므로 수술 전과 후에 기구의 수를 정확히 확인한다.
② 환자의 이름과 성별, 연령, 병동과 병실이 적힌 팔찌를 착용시킨다.
③ 제왕절개 환자의 경우 상부는 유두선부터, 하부는 서혜부 중간까지 삭모한다.
④ 손 소독 후 손끝은 팔꿈치 위로 올려 흐르는 물에 손이 오염되는 것을 방지한다.
⑤ 수술 후 6~8시간 이내에 자연배뇨가 어려운 환자는 유치도뇨를 삽입하고 복부팽만으로 인한 방광손상을 예방한다.

93 ③ 수술 후 환자의 호흡기계 합병증을 예방하기 위해 심호흡과 기침을 시킨다.

94 ② 조영제(바륨)는 분변매복 부작용이 있으며, 검사 후 증상 호소 시 관장 등을 통해 매복된 변을 배출시킨다.
① 흉부 엑스레이 검사는 금식이 필요 없는 검사이다.
③ 정맥신우 촬영 전에는 소변을 참고, 촬영 후에 수분을 많이 섭취해 소변과 함께 조영제를 배출시킨다.
④ 흉부 엑스레이 검사는 폐와 심장의 기능을 확인하는 것으로, 숨을 깊이 들이마신 상태에서 촬영한다.
⑤ 상부위장관 촬영을 앞둔 환자가 금식 중임을 잊고 간식을 섭취했을 경우 검사를 연기한다.

95 ① 폐와 혈관 내에는 심폐기능이 멈춘 후 약 6분 정도까지 생명을 유지할 수 있는 산소의 여분이 있으나 4~6분 이상 혈액순환이 되지 않는 경우 뇌 손상이 온다.
② 복강 내 장기의 손상을 방지하기 위해 흉골 맨 밑의 칼돌기는 압박하면 안 된다.
③ 압박 : 이완의 시간비율이 50 : 50이 되게 하되, 손바닥이 가슴에서 떨어지면 안 된다.
④ 대상자의 가슴이 약 5cm 눌릴 수 있게 체중을 실어 압박한다.
⑤ 위가 팽창하지 않도록 주의한다. 위 팽창은 심각한 합병증을 유발할 수 있다.

96 ① 문제에서 설명하는 것은 질식 대상자의 주요 증상이다. 질식 증상을 보이는 대상자에게는 하임리히법(이물에 의한 기도폐쇄를 치료하기 위한 복부 밀어내기 방법)을 시행한다.

97 ① 멸균 생리식염수와 카테터는 8시간마다 교체한다.
② 저산소증을 예방하기 위해 1회 흡인 시간은 10초 이내로 제한하여 반복하되 총 5분을 넘기지 않도록 주의한다.
④ 성인은 100~120mmHg의 압력에 맞추어 사용한다.
⑤ 의식이 있는 환자는 반좌위, 의식이 없는 환자는 측위를 취해준다.

98 ① 고무포는 어깨에서 무릎까지 오도록 편다.
② 심한 화상을 입은 환자에게는 침구가 피부에 닿지 않도록 크래들 침상을 제공한다.
③ 베갯잇의 터진 곳이 출입문 반대편을 향하도록 둔다.
⑤ 밑홑이불의 솔기는 아래로 가도록, 윗홑이불의 솔기는 위로 가도록 준비한다.

99 ① 전동 시 환자의 의무기록, 남은 약, 개인 물품 등을 이동할 병동으로 보낸다.

100 ① 대상자의 정면에서 눈을 보며 이야기한다.
② 이야기를 시작할 때는 어깨를 다독이거나 눈짓으로 신호를 준다.
③ 입력은 크게, 출력은 낮게 조절한다.
④ 목소리를 크게 하기보다는 입을 크고 정확하게 벌리고, 몸짓이나 얼굴표정 등을 활용하여 의미전달이 보다 분명하게 되도록 돕는다.

101 ① 대음순 → 소음순 → 요도의 순서로 닦는다.
③ 회음부의 물기를 닦아 건조시킨다.
④ 내과적 무균술을 적용한다.
⑤ 배횡와위를 취하게 한다.

102 ① 바늘을 제거한 부위를 충분히 눌러 준다.
③ 채혈 후 멍이 들었을 경우 혈관수축을 위해 냉찜질을 해준다.
④ 채혈 전 팔을 심장보다 낮게 위치시킨다.
⑤ 채혈된 혈액이 시약과 골고루 섞이도록 검체용기를 부드럽게 흔들어 준다.

103 ① 발에 꼭 맞는 신발, 바닥에 미끄럼방지 처리가 된 신발을 신게 한다.
② 취침 시 침대높이를 최대한 낮춘다.
③ 침대난간을 올려 취침하게 한다.
④ 갑자기 자세를 바꾸거나 움직이지 말고 천천히 움직이는 것을 생활화한다.

104 환자 확인은 환자의 참여하(개방형 질문)에 환자 이름과 주민등록상 생년월일 혹은 등록번호를 이용하여 확인하는 것이 원칙이다.

105 ① 독방을 주어 개인성을 유지하되 혼자 있지 않게 한다.
③ 시력이 약해지므로 방을 밝게 조성한다.
④ 큰 소리로 말하지 말고 부드럽고 자연스럽게 이야기한다.
⑤ 실내온도는 21~23℃를 유지한다.

10 정답 및 해설

문제편 p.98

▶ 10일차 정답

01	02	03	04	05	06	07	08	09	10	11	12	13	14	15	16	17	18	19	20
⑤	②	①	⑤	④	②	⑤	②	④	①	⑤	③	③	⑤	①	①	④	①	①	④
21	22	23	24	25	26	27	28	29	30	31	32	33	34	35	36	37	38	39	40
⑤	④	⑤	⑤	⑤	①	②	⑤	④	①	⑤	⑤	⑤	①	④	②	②	⑤	⑤	③
41	42	43	44	45	46	47	48	49	50	51	52	53	54	55	56	57	58	59	60
⑤	⑤	①	②	①	②	④	①	④	②	④	②	①	②	①	⑤	③	①	②	①
61	62	63	64	65	66	67	68	69	70	71	72	73	74	75	76	77	78	79	80
⑤	⑤	②	④	①	⑤	②	②	⑤	④	①	②	④	⑤	②	④	⑤	④	②	④
81	82	83	84	85	86	87	88	89	90	91	92	93	94	95	96	97	98	99	100
⑤	①	②	②	④	④	②	④	②	④	①	①	③	④	②	①	④	②	①	⑤
101	102	103	104	105															
⑤	③	⑤	⑤	①															

01 간호조무사가 직업윤리를 준수해야 하는 이유
- 바람직한 행동의 방향을 제시해준다.
- 보건의료인으로서의 기쁨과 보람을 가져다준다.
- 직무를 정확히 알고 이행하므로 법적인 한계를 넘어서지 않게 된다.
- 간호와 관련하여 양심적이고 지혜로운 판단을 가능하게 해준다.

02 ① 눈 수술 이후에는 어두운 조명을 사용한다.
③ 바닥에 물이 있는 경우 미끄럼 방지를 위해 신속하게 닦는다.
④ 노약자 및 불안정한 환자의 침대난간은 낙상 예방을 위해 반드시 올려놓는다.
⑤ 사용하지 않거나 보관 중인 휠체어도 바퀴 잠금장치는 잠가둔다.

03 ② 객관적 사실만을 간단명료하게 작성한다.
③ 간호기록은 미리 작성하지 않고, 처치가 이루어진 직후에 작성한다.
④ 수정액을 사용하지 않고 잘못 쓴 글자 위에 줄을 그어 'error'를 표시하고 서명 후, 다시 기록해야 한다.
⑤ 기록 시 과거시제와 현재시제만 사용하고 미래시제를 사용하지 않는다.

04 ① 환자의 입원 시 중요 물품은 반드시 보호자에게 맡겨 책임지도록 한다.
② 환자의 상황에 대한 진단은 간호조무사의 업무가 아니다.
③ 지시된 보조적 업무의 한계를 임의로 넘어서는 안 된다.
④ 환자에게 약을 잘못 주었을 경우 발견 즉시 반드시 간호사에게 보고한다.

05 ① 흉추 : 몸통의 상측 뒷부분에 세로로 자리하고 있으며, 경추와 요추 사이에 위치한다.
② 늑골 : 척추에서 뻗어나와 활 모양으로 휜 형태의 뼈로, 가슴 부위에 위치해 있다.
③ 쇄골 : 흉골과 견갑골을 잇는 긴 뼈로, 흔히 빗장뼈라고 한다.
⑤ 견갑골 : 두 팔이 몸통과 연결되는, 골격의 일부를 이루는 커다랗고 편평한 역삼각형 모양의 뼈이다.

06 ② 심장판막은 심방과 심실 사이, 심실과 대혈관 사이에 위치하면서, 심장의 수축과 이완에 따라 열렸다 닫혔다를 반복한다. 이를 통해 혈액의 흐름을 조절하고 혈액의 역류를 방지한다.

07 ⑤ 항히스타민제의 대표 약물은 디멘히드리네이트로, 드라마민이라고도 한다. 이 약물은 멀미약으로도 사용되며, 부작용으로 졸음 및 전신권태감이 나타날 수 있다.

08 정맥주사의 특징
- 대량의 수액이나 혈액공급을 할 때 적합하다.
- 약물을 즉각적으로 투입하여 빠른 효과를 얻을 수 있다.
- 수분과 전해질, 영양공급 및 균형유지에 유용하다.
- 다른 투여방법이 대상자의 조직에 심한 자극을 줄 때 사용이 가능하다.
- 주사 후 문지르지 않는다.

09 ④ 사구체 신염은 신장의 사구체에서 발생하는 염증성 질환으로, 신장염 혹은 신염이라고도 한다. 대체적으로 혈뇨 및 단백뇨, 요량 감소 및 식욕부진 등이 나타난다. 이때는 수분을 제한하고, 저염분(부종 감소), 저단백질 및 고탄수화물 식이를 하여 혈중요소 질소(=BUN) 수치를 낮추고, 기력보충을 해야 한다.

10 ① 단백질은 다양한 기관, 효소, 호르몬 등 생체를 이루는 주성분이며, 면역 기능을 형성한다. 또한, 파괴된 조직을 수선하고 새로운 조직을 형성하는 역할을 한다.

11 ⑤ 타액은 구강 내 세균으로부터 치아를 보호하고 산을 중화하는 작용을 하므로 타액의 분비량 감소는 치아우식증의 발생빈도를 높인다.

12 ③ 제1대구치는 처음 맹출 시 유치 어금니(제2유구치) 뒤에 있어 유치와 혼동하기 쉬우며, 양치질이 원활하지 않아 충치 발생 위험이 높다.

13 ① 훈침 : 자침을 적용받은 환자가 어지럼증, 가슴 두근거림, 메스꺼움을 호소하는 경우이다.
② 절침 : 자침 후 침이 부러진 것으로, 핀셋을 이용하여 빼내야 한다.
④ 혈종 : 침을 뺀 후 멍이 들거나 부어오른 것이다.
⑤ 만침 : 침이 구부러진 것으로, 침을 기울어진 방향으로 서서히 빼낸다.

14
① 심장에서 먼 곳(사지말단)부터 적신다.
② 발한으로 노폐물 배설을 촉진하는 것은 한증요법(발한요법)이다.
③ 동서고금의 공통적인 치료방법은 한증요법(발한요법)이다.
④ 냉탕은 16℃, 온탕은 42℃ 전후로 조절한다.

15
① 패혈유산 : 자궁 내 감염으로 인한 유산으로, 열, 질출혈, 악취 등이 나타나기도 한다.
② 계류유산 : 태아가 사망하여 자궁 내에 4~8주 이상 머무르는 것이다.
③ 절박유산 : 임신 20주 이전에 질출혈이 동반되는 것으로, 임신 유지가 가능하다.
④ 습관적 유산 : 자연유산이 3회 이상 연속적으로 발생하는 것이다.
⑤ 불가피유산 : 절박유산보다 심한 질출혈 및 자궁수축, 양막 파열 등이 나타난다. 자궁경관이 열려 있는 것으로, 임신 유지가 매우 어렵다.

16 경구투여 금지 환자
• 무의식 환자
• 연하곤란 환자
• 의식이 불투명한 환자
• 금식 환자
• 구토가 있는 환자

17
① 검사 전에 검사 후의 합병증에 대해 설명한다.
② 검체물은 일반적으로 지체 없이 검사실로 이송한다.
③ 검사 중 이상반응 확인 시 의사에게 즉시 보고한다.
⑤ 스크린 등을 활용하는 것은 대상자의 프라이버시를 존중하기 위함이다.

18
② 만성질환은 유병률이 발생률보다 높다.
③ 질병의 진행속도가 느리고 회복이 어려운 편이다.
④ 평균수명의 증가로 계속 증가 추세이다.
⑤ 3개월 이상 회복되지 않는 질병이 해당한다.

19
② 약물은 정확한 시간에 맞춰 규칙적으로 복용한다.
③ 혈관이완제가 대표적인 혈압강하제이다.
④ 진단 시 비약물적 방법(체중조절, 운동 등)을 먼저 시행한다.
⑤ 약 복용과 함께 체중조절, 운동, 식이요법 등을 병행하여 혈압을 관리해야 한다.

20
④ 추위에 민감하므로 체온유지를 위해 담요를 제공한다.
①·②·③·⑤ 갑상샘기능항진증 환자의 간호보조 활동에 해당한다.

21
⑤ A형간염은 감염된 음식물과 대변을 통해 전파되므로 환자가 사용한 식기는 끓인 후 씻는다.
① 빠른 회복을 위해 충분한 칼로리 섭취가 필요하다.
② 수분섭취를 증가시킨다.
③ 감염 예방을 위해 환자와 함께 식사하는 것을 금지한다.
④ B형간염, C형간염은 감염된 혈액을 통해 전파되나 A형간염은 감염된 음식물과 대변을 통해 전파된다.

22
① 콧등 및 목덜미를 냉찜질해 준다.
② 혈액이 기도로 들어가지 않도록 고개를 앞쪽으로 숙인다.
③ 구강호흡을 하게 한다.
⑤ 입안으로 고인 피는 뱉어 구토를 방지한다.

23
⑤ 슬흉위는 산후 자궁후굴 예방, 자궁 내 태아 위치 교정, 월경통 완화 등의 효과가 있는 체위이다. 침상에서 무릎을 꿇고 머리와 가슴을 침상에 닿도록 한 후 머리를 옆으로 돌리고 둔부를 올려 대퇴와 침상이 직각이 되게 한다.

24
⑤ 모유수유 후에 유두를 비누로 씻어서는 안 된다. 유륜 주변에는 자연 연고 역할을 하는 유분이 분비되는데, 만약 비누로 유분을 씻어버리면 유륜과 유두 주변이 건조해져 유두가 쓰리는 증상을 더욱 악화시킬 수 있기 때문이다.

25
① 초유는 임신 7개월부터 만들어져, 출산 이후 3~7일까지 분비된다.
② 신생아의 콩팥 기능에 맞는 적절한 농도의 노란색 농축유로 분비된다.
③ 면역글로불린 등의 면역성분이 함유되어 균에 저항력이 높다.
④ 성숙유보다 단백질, 비타민 A 등의 함량이 더 많다.

26
② 출산 후 24시간 내 태변 배출을 확인한다.
③ 신생아의 제대 소독은 70~75% 알코올을 이용한다.
④ 머리를 낮추고 고개를 옆으로 돌려 눕혀 호흡을 유지하고 기도 내 점액 배출이 원활하도록 한다.
⑤ 생리적 황달은 간 기능 미숙으로 신생아에게 흔히 나타나는 것으로, 출생 후 2~3일에 나타났다가 약 7일 후 없어진다. 만약 24시간 이내에 황달이 나타나면 용혈성 황달이므로 즉시 의사에게 보고해야 한다.

27
① 머리에 찬물수건이나 얼음베개를 해주며, 발은 따뜻하게 한다.
③ 탈수를 확인하고 수분섭취를 증가시킨다.
④ 30~50% 알코올을 사용하여 알코올 마사지를 해준다.
⑤ 체온보다 2℃ 낮은 물로 미온수 목욕을 시작하며, 배는 냉해지면 복통 및 설사 가능성이 있으므로 복부는 제외한다.

28 열상 시 간호처치
• 먼저 상처의 범위를 사정하고 비누와 물로 세척한다. 병원에서는 멸균된 생리식염수로 세척한다.
• 출혈이 있으면 직접압박법에 의한 지혈을 한다(거상-소독제-드레싱).
• 파상풍을 예방할 수 있는 처치를 한다.

29
④ 이가 나기 전부터 젖은 거즈로 잇몸을 닦아주어 구강위생 관리에 신경 쓴다.
① 처음 나오는 유치는 하악유중절치이다.
② 생후 6개월이 지나면 이가 나기 시작하며, 이때부터 칫솔질을 시작한다.
③ 2~3세 이전에도 치약을 사용해 충치균 생성을 예방한다.
⑤ 혼자 칫솔을 사용하는 시기는 4~6세가 적절하다.

30
② 서늘한 환경은 몸을 움츠러들게 하여 낙상 위험을 높인다.
③ 푹신한 소파는 노인의 고관절 탈구를 유발할 수 있다.
④ 실내조명을 밝게 하는 것이 안전한 환경 유지에 도움이 된다.
⑤ 욕실의 턱은 노인의 통행을 방해하여 낙상 위험을 높인다.

31
① 손톱과 발톱이 두꺼워지고 잘 부서진다.
② 피하지방이 감소하여 온도조절 능력이 떨어진다.
③ 피지선의 분비량이 감소하여 피부건조가 잘 나타난다.
④ 피부가 얇아지고 탄력성은 감소하여 주름이 많이 생긴다.

32
① 심근의 위축 및 심근의 크기 감소가 나타난다.
② 심장의 수축력이 감소하면서 1회 심박출량도 감소한다.
③ 말초혈관의 저항이 증가하면서 혈압의 상승이 나타난다.
④ 노화에 따라 수축기, 압축기 혈압이 모두 증가한다.

33
⑤ 벌에 물린 뒤 30분 정도 알레르기 반응이 있는지 관찰하여야 하며, 상황에 따라 아나필락틱 쇼크 예방을 위해 에피네프린 주사를 놓는다.
① 쏘인 부위에 얼음찜질을 한다.
② 핀셋이나 족집게로 벌침을 잡아 빼면 독을 짜내 오히려 독이 몸 안에 더 퍼질 수 있으므로 신용카드 등의 무딘 면으로 긁어낸다.
③ 말벌독은 알칼리성이므로 레몬즙, 식초 등으로 중화시킨다.
④ 부종이 심할 경우 물린 부위를 높게 한 후 안정시킨다.

34
① 출혈 시 가장 먼저 손바닥으로 출혈부위를 압박하며, 청결한 헝겊이나 거즈로 상처부위 전체를 덮고 압박붕대로 맨다.
② 지혈대는 동맥 및 정맥을 모두 차단하여 괴사 및 절단의 위험이 있으므로 최후의 수단으로 사용해야 한다.
③ 상처부위를 심장보다 높게 하여 출혈량을 감소시킨다.
④ 상처부위의 이물질을 제거하게 되면 출혈이 더 심해질 수 있다.
⑤ 뿌리는 지혈제는 대개 국소용으로 쓰인다.

35	① 콩이나 곡류가 들어갔을 때는 알코올을 넣어 수축시킨 후 빼낸다. 물을 넣으면 콩이 불어 빼기 힘들 수 있다. ②·③ 곤충이 들어갔을 때는 손전등을 비춰 곤충이 밖으로 나오도록 유도하거나 오일을 넣어 곤충을 죽게 한 후 제거한다. ⑤ 물이 들어간 경우 들어간 쪽 귀를 아래로 하여 한 발로 뛴다.	47	먹는물의 수질기준(먹는물 수질기준 및 검사 등에 관한 규칙 별표 1) • 탁도 : 1NTU를 넘지 아니할 것 • 수소이온 농도(pH) : 5.8 이상~8.5 이하이어야 할 것 • 색도 : 5도를 넘지 아니할 것 • 총 대장균군 : 100mL에서 검출되지 아니할 것 • 일반세균 : 1mL 중 100CFU를 넘지 아니할 것
36	② WHO와 미국공중보건협회(APHA)에서 공통적으로 가장 중요하게 여기는 것은 보건교육이다. ③ 미국공중보건협회는 모자보건에 대해서 다루지 않고 있다.	48	③ 포도상구균 : 독소형 세균성 식중독으로 우리나라의 식중독 중에서 가장 많이 발생한다. 잠복기는 평균 3시간으로 짧고, 당분이 함유된 식품에 침입하여 장독소(Enterotoxin)를 분비한다. ① 웰치균 : 땅속에 널리 분포하는 균으로, 주로 어류가공품에서 발생한다. ② 살모넬라균 : 감염형 세균성 식중독으로 장티푸스의 원인이 되며, 60℃에서 20분 가열 시 사멸한다. ④ 보툴리누스균 : 치명률(25%)이 가장 높은 식중독으로, 불완전 처리된 통조림 식품이나 소시지, 햄 등에서 발생한다. ⑤ 장출혈성대장균 : 주로 완전히 익히지 않은 햄버거패티를 먹고 복통, 설사, 발열, 구토 증상을 일으키며, 일부는 심각한 용혈요독증후군을 나타낸다.
37	① 교육의 목표는 실천 가능한 범위 내에서 설정한다. ③ 주민의 요구도 반영하여 주민과 함께 계획한다. ④ 보건교육 후 반드시 사업에 대한 평가를 실시하고 그 평가를 토대로 향후계획을 수립한다. ⑤ 보건교육은 지역주민이 이해하기 쉽게 진행하도록 한다.		
38	평가기준에 따른 분류 • 절대평가 : 목표지향적 방법 • 상대평가 : 기준지향적 방법으로 경쟁을 통해 학습동기를 유발		
39	⑤ 교육 대상자의 흥미와 관심이 있어야 효과적인 교육의 성과를 낼 수 있다.	49	② 건조법 : 식품의 수분을 15% 이하로 줄여서 세균을 억제시키는 물리적 보존법이다. ① 당장법 : 당 농도를 50% 이상 유지하여 식품의 삼투압을 높여 미생물의 생육 저지 효과를 이용한 저장법으로, 과일 및 뿌리채소에 주로 이용한다. ③ 산장법 : 젖산발효 등을 이용한 보존법이다. ④ 염장법 : 소금의 삼투작용에 의해 식품이 탈수되어 미생물의 생육이 억제되는 원리를 이용한 저장법이다. ⑤ 방부제 첨가법 : 직접 세균을 죽이지 않고 미생물의 성장과 번식을 억제하는 환경을 조성하면서도 식품에는 유해하지 않도록 하는 보존법이다.
40	① 중앙보건행정조직에는 보건복지부가 있으며, 보건소는 지방행정조직에 해당한다. ②「지역보건법」제7조 제1항에 따라 시·도지사 또는 시장·군수·구청장이 지역주민의 건강 증진을 위하여 지역보건의료계획을 4년마다 수립하여야 한다. ④ 보건소는「지역보건법」에 따른다.「농어촌 등 보건의료를 위한 특별조치법」은 보건진료소 설치의 근거가 되는 법이다. ⑤「지역보건법」제10조 제1항에 따라 시·군·구에 1개의 보건소(보건의료원 포함)를 설치한다.		
41	보건의료체계의 구성요소 • 보건자원 개발 : 인력, 시설, 장비 및 물자, 지식 • 자원의 조직 및 배치 : 조직, 보험프로그램, 기타 정부기관, 비정부기관, 민간부문 • 서비스 전달체계 : 건강증진(1차–예방 중심, 2차–치료 중심, 3차–재활 중심) • 경제적 지지 : 공공재원, 지역사회재원 등 • 관리 : 지도력, 의사결정, 규제/통제	50	근로자 작업환경의 유해인자 관리방법 • 격리 : 위험한 것으로부터 분리 및 차단 • 환기 : 위험한 유해물질 배출 및 공기희석 • 대치 : 위험요소를 제거하거나 위험인자가 덜한 것으로 변경하는 우선적 방법 • 교육 : 건강관리 능력 증진 및 보호를 위해 실시 • 개인보호구 : 안전모, 안전화, 귀마개, 방진마스크(미세먼지), 방독마스크(유기용제), 장갑
42	우리나라 포괄수가제(DRG) 항목은 4개 진료과 7개 질병군으로 본인부담금이 줄어들고, 환자의 과잉진료에 대한 적은 부담으로 적정한 진료가 가능하다는 장점이 있다. 반면 평준화된 의료방법 및 저하된 의료서비스가 예상된다는 단점이 있다.	51	① 기후 : 환경적 요인에 해당한다. ③ 독력 : 병원체가 숙주에 대한 심각한 임상증상과 장애를 일으키는 능력을 말한다. ④ 병원력 : 병을 일으키는 능력을 말한다. ⑤ 감염력 : 균이 증식하는 능력을 말한다. 숙주 • 정의 : 병인에 의해 손상을 입는 개체로, 즉 감염이 되는 바탕 • 요인 – 생물학적 요인 : 연령, 성, 종족, 면역 – 형태적 요인 : 생활습관, 직업, 개인위생 – 체질적 요인 : 선천적·후천적 면역, 건강상태, 영양상태
43	①·②·④ 고용보험, 국민연금, 기초생활보장은 소득보장에 속한다. ③ 국민건강보험은 의료보장에 속한다.		
44	공공부조 「사회보장기본법」제3조 제3호에서 국가와 지방자치단체의 책임하에 생활 유지 능력이 없거나 생활이 어려운 국민의 최저생활을 보장하고 자립을 지원하는 제도라고 정의한다. 의료보장 성격의 의료급여와 소득보장 성격의 기초생활보장이 있다.	52	② 오염 : 병원체가 숙주에 존재하는 상태 ③ 기회감염 : 숙주가 면역이 떨어질 때 감염되는 상황 ④ 잠복기 : 병원체가 침범해서 증상이 나타나기 전까지의 기간 ⑤ 의사환자 : 감염원이 체내 침입해서 유사한 증상이 있고, 결과가 나오기 전 단계
45	노인장기요양보험 대상자 65세 이상의 일상생활활동 단독 수행이 어려운 노인 또는 65세 미만의 자로서 치매, 뇌혈관성 질환 등 노인성 질병(퇴행성 질환, 고혈압, 파킨슨 질환 등)으로 6개월 이상 일상생활 수행이 어려운 자를 말한다.		
46	대기오염물질 • 1차 대기오염물질 : 발생원으로부터 직접 대기로 배출되며 대기오염지표가 되는 황산화물, 탄화수소, 일산화탄소 및 질소산화물 등이 있다. • 2차 대기오염물질 : 1차 오염물질이 대기 중에서 광(光)화학적 반응 등을 일으켜 오존, PAN, 알데히드 등이 생성된 것이다.		

53 질병의 자연사 단계

단 계	내 용
1단계 비병원성기	• 질병에 걸리지 않은 시기로, 건강이 유지되고 있는 기간 • 건강증진 활동으로 1차 예방
2단계 초기 병원성기	• 병원체의 자극이 시작되는 질병 전기 • 특수예방이나 예방접종을 통한 1차 예방
3단계 불현성 감염기	• 병원체의 자극에 대한 숙주의 반응이 시작되는 초기의 병적인 변화기 • 감염병의 경우 : 잠복기 • 비감염성 질환의 경우 : 자각증상이 없는 초기 단계 • 조기진단 및 조기치료를 통한 2차 예방
4단계 발현성 감염기	• 임상적 증상이 나타나는 시기 • 적절한 치료를 통한 2차 예방

54 세균성 이질
• 병원체 : 이질균의 점막 침입에 의해 나타남
• 전파경로 : 오염된 식수와 식품을 매개로 주로 전파, 환자나 병원체 보유자와 직·간접적인 접촉에 의한 감염도 가능
• 증상 : 고열, 구역질, 구토, 경련성 복통, 설사(혈변, 점액변), 잔변감
• 치료 : 경구 또는 정맥으로 수분과 전해질을 신속히 보충, 항생제 치료

55 ② 렙토스피라증 : 병원성 렙토스피라의 감염에 의해 다양한 증상을 일으키는 질환이다.
③ 파라티푸스 : 파라티푸스균(Salmonella paratyphi A, B, C) 감염에 의한 급성 전신성 발열성 질환이다.
④ 장티푸스 : 장티푸스균(Salmonella typhi) 감염에 의한 급성 전신성 발열성 질환이다.
⑤ 출혈열신증후군 : 한탄 바이러스(Hantaan virus)와 서울 바이러스(Seoul virus) 등 감염에 의한 급성 발열성 질환이다.

56 ① 발생률 : 새로이 특정 건강문제가 발생한 사람 수 / 건강한 전체 인구 수 × 1,000
② 유병률 : 현재 특정 건강문제를 갖고 있는 사람 수 / 전체 인구수 × 1,000
③ 조사망률 : (한 해 총사망수 / 한 해 연앙인구) × 1,000
④ 모성사망률 : (임신·분만·산욕기 합병증에 의한 사망자수 / 15~49세 가임여성수) × 100,000

57 「모자보건법」상 모자보건사업 대상자
• 임산부 : 임신 중이거나 분만 후 6개월 미만인 여성
• 모성 : 임산부와 가임기 여성
• 영유아 : 출생 후 6년 미만인 사람
• 신생아 : 출생 후 28일 이내의 영유아
• 미숙아 : 신체의 발육이 미숙한 채로 출생한 영유아
• 선천성 이상아 : 선천성 기형 또는 변형이 있거나 염색체에 이상이 있는 영유아

58 「모자보건법」영유아 건강진단 실시기준에서 신생아는 수시로, 출생 후 1년 이내인 경우는 1개월마다 1회, 출생 후 1년 초과 5년 이내인 경우는 6개월마다 1회를 기간으로 한다(모자보건법 시행규칙 별표 1).

59 보건소의 정신건강증진사업
• 정신질환의 예방
• 위기상황 시 타 기관과의 연계
• 일반 지역사회 주민들을 위한 예방사업에 초점
• 재발과 만성화 예방을 위한 사례관리 서비스
• 정신건강증진사업의 기획, 조정, 수행
• 정신건강증진시설 간 연계체계 구축

60 ① 낮병원 프로그램 : 낮 시간 동안만 참여하는 출퇴근 형식의 주간 입원 치료 방식이다.
② 사례관리 프로그램 : 다양한 문제와 사회적 기능수행에 어려움을 겪는 대상자의 기능 향상과 복지를 위해 그들의 욕구에 따라 지역사회 보호서비스를 포괄적·체계적·지속적으로 전달하기 위한 일련의 문제해결 과정이다.

③ 자조집단 프로그램 : 구성원 간 상호지원 활동과 환자 권리에 대한 주장을 하기 위한 목적으로 퇴원 후 환자들이 모여서 서로의 고통을 이해하고 경험을 공유하는 모임의 프로그램이다(예 단주모임, 단도박모임, 단약모임).
④ 직업재활 프로그램 : 직업을 통해 얻는 성취감과 사회적 역할이 자존감을 회복시키고 대인관계의 기회를 제공하여 사회적·정서적 지지체계를 얻게 되는 프로그램이다.
⑤ 사회기술훈련 프로그램 : 인간관계 및 독립적인 생활에 필요한 기술의 결함을 교육과 훈련을 통해 개선시키는 프로그램이다.

61 ⑤ 외상 후 스트레스 장애 : 정신적 외상을 경험하고 난 후 발생하는 심리적 반응이다. 간호 시에는 외상 경험을 말할 수 있는 안전한 장소 제공이 필요하며, 사회적 지지체계를 넓히는 것이 중요하다.
① 조현병 : 환각, 망상, 행동이상 등이 6개월 이상 나타나는 만성적인 사고장애이다.
② 강박 장애 : 자신의 의지와 상관없이 특정한 생각이나 행동을 지속적으로 반복하는 상태이다.
③ 양극성 장애 : 조증과 울증 증상이 교대로 반복적으로 나타나는 장애이다.
④ 범불안 장애 : 6개월 이상 지속적이고 만성적이며 지나치게 비현실적인 걱정과 불안을 호소하는 장애이다.

62 ① 방문간호 : 장기요양요원인 간호사 등이 방문간호지시서에 따라 수급자의 가정 등을 방문하여 간호, 진료의 보조, 요양에 관한 상담 또는 구강위생 등을 제공한다.
② 단기보호 : 수급자를 월 9일 이내로 장기요양기관에 보호하여 신체활동 지원 및 심신기능의 유지·향상을 위한 교육·훈련 등을 제공한다.
③ 방문목욕 : 장기요양요원이 목욕설비를 갖춘 장비를 이용하여 수급자의 가정 등을 방문하여 목욕을 제공한다.
④ 방문요양 : 장기요양요원이 수급자의 가정 등에 방문하여 신체활동 및 가사활동 등을 지원한다.

63 가정방문의 우선순위
• 신생아 → 임산부 → 학령전기 아동 → 학령기 아동 → 성병환자 → 결핵환자 순으로 방문
• 감염성 질환보다 비감염성 질환을 우선 방문
• 개인보다 집단을 우선 방문
• 면역력이 낮은 집단을 우선 방문
• 만성질환보다 급성질환을 우선 방문
• 취약집단을 우선 방문

64 ① 노년부양비의 증가
② 노인 인구 비율의 증가
③ 노인 치매 유병률의 증가
⑤ 건강수명은 감소, 평균수명은 증가

65 자격정지 등(의료법 제66조)
보건복지부장관은 간호조무사가 다음의 어느 하나에 해당하면 1년의 범위에서 면허자격을 정지시킬 수 있다. 이 경우 의료기술과 관련한 판단이 필요한 사항에 관하여는 관계 전문가의 의견을 들어 결정할 수 있다.
• 의료인의 품위를 심하게 손상시키는 행위를 한 때
• 의료기관 개설자가 될 수 없는 자에게 고용되어 의료행위를 한 때
• 일회용 의료기기를 한 번 사용한 후 다시 사용한 때
• 진단서·검안서 또는 증명서를 거짓으로 작성하여 내주거나 진료기록부 등을 거짓으로 작성하거나 고의로 사실과 다르게 추가기재·수정한 때
• 태아 성 감별 행위 등 금지 규정을 위반한 때
• 의료기사가 아닌 자에게 의료기사의 업무를 하게 하거나 의료기사에게 그 업무 범위를 벗어나게 한 때
• 관련 서류를 위조·변조하거나 속임수 등 부정한 방법으로 진료비를 거짓 청구한 때
• 부당한 경제적 이익 등의 취득 금지를 위반하여 경제적 이익 등을 제공받은 때
• 그 밖에 이 법 또는 이 법에 따른 명령을 위반한 때

준용규정(제80조의3)
간호조무사에 대하여는 제66조를 준용하며, 이 경우 '면허'는 '자격'으로, '면허증'은 '자격증'으로 본다.

66 누구든지 응급입원의 경우를 제외하고는 정신건강의학과 전문의의 대면진단에 의하지 아니하고 정신질환자를 정신의료기관 등에 입원 등을 시키거나 입원 등의 기간을 연장할 수 없다. 이를 위반한 사람은 5년 이하의 징역 또는 5천만 원 이하의 벌금에 처한다(정신건강복지법 제68조 제1항, 제84조 제9호).

67 보건소장은 신고된 결핵환자 등에 대하여 인적사항, 접촉자, 집단생활 여부 등 감염원을 조사하기 위하여 보건복지부령으로 정하는 바에 따라 사례조사를 실시하여야 한다. 누구든지 보건소장이 실시하는 사례조사를 정당한 사유 없이 거부 또는 방해하거나 회피하여서는 아니 된다(결핵예방법 제9조 제1항, 제2항).

68 구강보건사업기본계획에 포함되는 사업(구강보건법 제5조 제2항)
- 구강보건에 관한 조사·연구 및 교육사업
- 수돗물불소농도조정사업
- 학교 구강보건사업(초등학생 치과주치의사업을 포함한다)
- 사업장 구강보건사업
- 노인·장애인 구강보건사업
- 임산부·영유아 구강보건사업
- 구강보건 관련 인력의 역량강화에 관한 사업
- 그 밖에 구강보건사업과 관련하여 대통령령으로 정하는 사업

69 5년 이하의 징역 또는 5천만 원 이하의 벌금(혈액관리법 제18조)
- 혈액 매매행위 등을 한 자
- 혈액관리업무를 할 수 있는 자가 아니면서 혈액관리업무를 한 자
- 허가받지 아니하고 혈액원을 개설한 자 또는 변경허가를 받지 아니하고 중요 사항을 변경한 자
- 의약품 제조업의 허가를 받지 아니하고 혈액관리업무를 한 자 또는 품목별로 품목허가를 받거나 품목신고를 하지 아니하고 혈액관리업무를 한 자
- 허가받지 아니하고 혈액관리업무를 한 자

70 질병관리청장은 보건복지부장관과 협의하여 감염병의 예방 및 관리에 관한 기본계획을 5년마다 수립·시행하여야 한다(감염병예방법 제7조 제1항).

71 신생아의 활력징후 범위
- 체온 : 36.5~37.5℃
- 맥박 : 불규칙, 120~160회/분
- 호흡 : 불규칙, 35~50회/분, 복식호흡
- 최고혈압 : 80~90mmHg

72 ① 일반 성인의 정상 맥박 범위는 60~80회/분이다.
③ 서맥은 60회/분 이하, 빈맥은 100회/분 이상을 의미한다.
④ 가장 일반적으로 측정하는 맥박부위는 요골동맥이다.
⑤ 맥결손은 두 명이 동시에 측정하는데, 한 명은 심첨맥박을, 다른 한 명은 요골맥박을 측정하여 차이를 확인한다.

73 ① 유치도뇨관을 제거하고 도뇨관을 재삽입하여 검체하는 것은 요도의 손상과 감염의 가능성을 증가시킨다.
②·⑤ 소변주머니와 도뇨관 내에 고여 있는 소변은 오염된 소변으로 간주한다.
③ 하복부천자를 통한 검체는 다른 장기의 손상과 심한 통증을 유발한다.

74 ① 맥압은 축기압에서 이완기압을 뺀 압력으로, 정상범위는 30~50mmHg이다.
②·③ 청진기를 이용하여 혈압을 측정할 때 소리가 처음 들리는 지점을 수축기압, 소리가 없어지는 지점을 이완기압이라고 한다.
④ 팔에서 혈압을 측정할 때는 상완동맥, 다리에서 혈압을 측정할 때는 슬와동맥 부위를 선택한다.

75 ② 위관영양을 실시한 후에는 구토를 예방하기 위해 반좌위 자세를 30분 이상 취하도록 돕는다.

76 ① 위관영양을 실시할 때는 반좌위(30~45°) 자세를 취하게 한다.
② 영양액은 1분에 50mL 이하의 속도로 주입한다.
③ 영양액은 체온보다 약간 높은 온도로 주입한다.
⑤ 영양액은 4~6시간 간격으로 공급하되, 영양액 공급 전에 음식물 잔여량이 50~100cc 이상일 경우에는 의사 또는 간호사에게 보고하고 주입을 연기한다.

77 ① 계측기구로 정확하게 계량하여 기록한다.
② 섭취량과 배설량은 8시간 간격으로 확인한다.
③ 배설량보다 섭취량이 많으면 부종이, 섭취량보다 배설량이 많으면 탈수가 일어날 수 있다.
④ 과다호흡으로 인한 수분손실을 배설량으로 기록한다.

78 ④ 관장을 실시할 때 환자가 좌측 심스위 자세를 취하도록 설명한다.

79 ① 더운물 주머니를 제공한다.
③ 하복부 마사지를 한다.
④ 금식 환자에게는 수액을 공급하고, 금식이 아닌 환자에게는 카페인 음료, 물 등을 제공한다.
⑤ 자연배뇨를 유도할 때는 소변을 참지 않도록 교육한다.

80 ④ 내시경, 호흡치료용 기구 등은 높은 수준의 소독이 요구된다.
①·②·③ 체온계, 청진기, 혈압계 등은 낮은 수준의 소독이 요구된다.

81 ① 이동겸자는 24시간마다 교체한다.
② 멸균포는 가장자리에서 1인치 안부터 멸균영역으로 본다.
③ 혈액이 묻은 기구는 흐르는 찬물에 세척한 후 더운물에서 세제와 솔을 이용하여 세척한다.
④ 소독용기의 뚜껑을 들고 있을 때는 뚜껑 겉면이 위로 향하게 하고, 뚜껑을 바닥에 내려놓을 때는 멸균된 내면이 위로 향하게 한다.

82 ① 교차감염은 감염성 질환 보유 환자로부터 질병이 전염되어 2차적인 감염이 발생하는 것으로, 질병관리청의 교차감염 예방 표준지침에서는 가장 기본적이면서도 중요한 행동으로 손 씻기를 강조하고 있다.

83 욕창의 4단계
- 1단계 : 피부가 분홍색이나 푸른색을 띠고, 누르면 색깔이 일시적으로 없어져 하얗게 보이고 열감이 있다.
- 2단계 : 피부가 벗겨지고 물집이 생기며 조직이 상한다.
- 3단계 : 깊은 욕창이 생기고 괴사 조직이 발생한다.
- 4단계 : 뼈와 근육까지 괴사가 진행된다.

84 ① 소양증 환자는 중조 목욕, 전분 목욕, 미온수 목욕 등이 도움이 된다.
③ 치질 환자, 방광경 검사를 마친 환자, 자연배뇨를 유도하는 경우에는 40℃에서 10분 정도의 좌욕이 도움이 된다.
④ 미온수 목욕은 20분 이내로 마치도록 하고, 30분 후에 체온을 측정한다.
⑤ 노인 또는 피부병 환자는 알코올 목욕을 피한다.

85 ① 의치를 뺄 때는 위쪽 의치를 먼저 빼서 의치용기에 넣는다.
② 칫솔이나 의치용 솔에 의치세정제를 묻혀 미온수로 의치를 닦는다.
③ 의치는 변형이 될 수 있기 때문에 뜨거운 물에 삶거나 표백제에 담그면 안 된다.
⑤ 잇몸에 대한 압박 자극을 해소하기 위해 자기 전에는 의치를 빼서 보관한다.

86 ① 한 번 쓴 솜은 재사용하지 않으며, 수건을 사용해서 닦을 때는 매번 다른 면을 사용해서 닦는다.
② 여성 환자는 배횡와위 자세로 무릎을 굽히고 회음부를 노출시킬 수 있게 도와준다.
③ 여성환자의 회음부는 '대음순 → 소음순 → 요도' 순으로 닦는다.
⑤ 포경수술을 하지 않은 남성 환자는 포피를 뒤집어서 닦아 준 뒤 원위치시킨다.

87 **수동적 관절범위 운동 시 간호보조활동**
- 문을 닫거나 커튼을 쳐서 사생활을 보호한다.
- 각 관절에 따라 3번씩 반복하여 운동시킨다.
- 환자에게 시행될 수 있는 관절의 범위를 초과하여 무리하게 움직이지 않게 한다.
- 근육경련이 일어나면 우선 운동을 중단한다.
- 큰 근육부터 작은 근육 순으로 한 번에 5~10분 운동시킨다.

88 ① 엘리베이터를 탈 때는 뒤로, 내릴 때는 앞으로 향한다.
② 울퉁불퉁한 길에서는 앞바퀴를 들어 올려 뒤로 젖힌 상태에서 이동해야 대상자가 진동을 심하게 느끼지 않는다.
③ 문턱 등을 오를 때는 휠체어 뒤를 발로 조심스럽게 눌러 휠체어를 뒤쪽으로 기울인 후 앞바퀴를 들어 옮긴다.
⑤ 오르막길을 갈 때는 되도록 자세를 낮추고 다리에 힘을 주어 밀고 올라가며, 경사도가 큰 경우에는 지그재그로 밀고 올라간다.

89 ⑤ 반좌위는 폐를 최대한 확장하여 호흡을 도와주는 체위이다.
① 앙와위, ② 골반고위, ③ 심스위, ④ 복위에 해당한다.

90 ④ 응급상황 발생 시 쉽게 풀리거나 자를 수 있도록 나비매듭, 고리매듭 등으로 묶는다.
①·⑤ 최소한의 시간 동안 보호대를 착용시키며 2시간마다 30분간 풀어준다.
② 침대다리 또는 난간이 아닌 침대 본체에 묶는다.
③ 환자와 보호자에게 보호대 착용 이유를 설명하고 동의를 구해야 한다.

91 ① 편도선 수술 후에 얼음칼라를 목 부분에 적용하여 출혈과 염증을 방지할 수 있다.

92 ② 수술 후 24시간 동안은 거즈를 교체하지 않고 소독거즈를 덧대어 준다.
③ 금식 상태에서 갈증 호소 시 거즈에 물을 적셔 입술에 대준다.
④ 마취 회복 시에는 낙상을 방지하기 위해 침대난간을 올린다.
⑤ 금식을 유지하던 환자가 위장 운동을 회복 후에는 보리차 → 유동식 → 연식 → 경식 → 일반식 순으로 음식을 제공한다.

93 요추천자란 뇌척수액을 채취하거나 조영제를 투입하기 위해 요추 3~4번에서 시행하는 검사이다. 새우등 자세로 웅크려 요추를 최대한 노출시켜 검사하고, 검사 후에는 머리와 다리가 수평이 되도록 앙와위 자세를 취하도록 한다.

94 ① 일반 소변검사에 대한 설명이다.
② 방부 처리된 용기에 수집하고 냉장보관한다.
③ 첫 소변은 버리고 두 번째 소변부터 마지막 소변까지 모은다.
⑤ 환자가 검사 도중 소변기에 소변을 본 경우 검사를 처음부터 다시 시작한다.

95 **기도유지**
- 구조자의 한 손을 대상자의 이마에 올려놓고 손바닥으로 대상자의 머리를 뒤로 젖힌다.
- 다른 한 손으로 턱 아래 뼈 부분을 머리 쪽으로 당겨 턱을 위로 들어준다.
- 심폐소생술에 자신이 없는 일반인 구조자는 기도유지-인공호흡을 생략하고 가슴압박만 하는 소생술을 권장한다.

96 ② 분석 중이니 물러나라는 음성 지시가 나오면, 심폐소생술을 멈추고 대상자에게서 손을 뗀다.
③ 30 : 2의 비율로 가슴압박과 인공호흡을 반복한다.
④ 대상자와 접촉한 사람이 없는 것을 확인한 후 버튼을 누른다.
⑤ 오른쪽 패드는 오른쪽 빗장뼈 밑, 왼쪽 패드는 왼쪽 중간 겨드랑선에 부착한다.

97 ① 기관절개관 환자는 입을 막고 기침하도록 교육한다.
② 객담이 많이 묻은 내관은 과산화수소에 담가둔다.
③ 의식이 있는 환자는 금기가 아니라면 반좌위 자세를, 의식이 없는 환자는 앙와위 자세를 취하도록 한다.
⑤ 기관절개관이 빠진 환자는 멸균겸자로 절개부위를 벌리고 의사를 기다린다.

98 ①·③ 환자가 사용한 모든 물품은 철저히 소독한다.
④ 병실에서의 침상 낙상방지를 위한 주의사항이 아닌 다음 내원일정, 약물투약방법, 운동방법, 식이요법 등을 설명한다.
⑤ 일반적으로 의사의 지시하에 퇴원이 결정되지만, 환자가 퇴원의사를 밝히면 동의서 작성 후 퇴원진행을 돕는다.

99 ② 침묵 : 말을 하지 않음으로써 대상자에게 말할 용기나 생각을 정리할 시간을 줌
③ 공감 : 상대방이 하는 말을 상대방의 관점에서 이해하고, 감정을 함께 느끼며, 자신이 느낀 바를 전달하는 것
④ 경청 : 다른 사람의 말을 주의 깊게 들으며 공감하는 능력
⑤ 라포 형성 : 두 사람 사이 상호신뢰 관계의 형성

100 ① 이미지를 전달하기 어려운 형태의 경우 촉각을 통해 이해시킨다.
② 대상자의 정면에서 이야기해야 한다.
③ 대상자를 만나면 먼저 말을 건네어 자신의 존재를 알린다.
④ 지시대명사를 사용하지 말고, 시계방향으로 사물의 위치를 설명한다.

101 소아가 구토를 하게 되면 손가락이나 흡입기로 인후를 깨끗이 해주고 머리를 한쪽으로 돌려준다.

102 소독된 수술가운을 입었을 때는 허리에서 어깨까지, 어깨에서 소매 부분만이 소독된 것으로 간주한다. 두 명의 소독가운을 입은 사람은 등을 마주 향하게 하고 지나간다.

103 척추에 손상을 받은 환자는 움직이게 하거나, 일으키거나, 목을 높이지 말아야 한다. 또한, 2차적 손상을 예방하기 위해 움직이지 않도록 고정해야 한다.

104 전동 시 환자의 의무기록, 남은 약, 개인물품 등을 이동할 병동으로 보낸다.

105 ② 욕창 예방을 위해 체위를 바꿔주며, 머리는 약간 높여 준다.
③ 청력이 가장 늦게 소실되므로, 환자가 없는 것 같이 말하지 말아야 한다. 환자가 반응하지 못한다 하더라도 정상인에게 말하는 것과 같이 이야기한다.
④ 실내온도는 21~23℃를 유지한다.
⑤ 독방을 주어 개인성을 유지하되 혼자 있지 않게 한다.

2026 시대에듀 간호조무사 10일 합격 총정리

개정13판1쇄 발행	2026년 01월 15일 (인쇄 2025년 09월 18일)
초 판 발 행	2012년 01월 17일 (인쇄 2012년 01월 17일)
발 행 인	박영일
책 임 편 집	이해욱
저 자	간호조무사 수험기획실
편 집 진 행	노윤재・장다원
표지디자인	김지수
편집디자인	장성복・유가영
발 행 처	(주)시대고시기획
출 판 등 록	제10-1521호
주 소	서울시 마포구 큰우물로 75 [도화동 538 성지 B/D] 9F
전 화	1600-3600
팩 스	02-701-8823
홈 페 이 지	www.sdedu.co.kr
I S B N	979-11-434-0061-1 (13510)
정 가	19,000원

※ 이 책은 저작권법의 보호를 받는 저작물이므로 동영상 제작 및 무단전재와 배포를 금합니다.
※ 잘못된 책은 구입하신 서점에서 바꾸어 드립니다.